천연물의약품

Natural Medicines in Clinical Practice

천연물의약품 집필위원

강교빈(숙명여자대학교) 권용수(강원대학교) 김기현(성균관대학교) 김대근(우석대학교) 김선여(가천대학교)
김승현(연세대학교) 김영식(서울대학교) 김영호(충남대학교) 김윤철(원광대학교) 김정아(경북대학교)
김진웅(서울대학교) 김철영(한양대학교) 김혜경(경성대학교) 김현정(목포대학교) 김홍표(아주대학교)
나민균(충남대학교) 남주원(영남대학교) 민병선(대구가톨릭대학교) 박소영(단국대학교) 서은경(이화여자대학교)
송경식(경북대학교) 심상희(덕성여자대학교) 안미정(경상대학교) 양민혜(부산대학교) 양희정(강원대학교)
오동찬(서울대학교) 오원근(서울대학교) 오좌섭(단국대학교) 오현철(원광대학교) 우은란(조선대학교)
유수연(순천대학교) 윤기동(가톨릭대학교) 이강노(성균관대학교) 이기용(고려대학교) 이동성(조선대학교)
이미경(충북대학교) 이민아(순천대학교) 이민원(중앙대학교) 이상국(서울대학교) 이윤실(이화여자대학교)
이익수(전남대학교) 이종현(동덕여자대학교) 이형규(한국생명공학연구원) 임동술(삼육대학교) 장대식(경희대학교)
장영표(경희대학교) 정기원(차의과학대학교) 정길생(계명대학교) 정지형(부산대학교) 정혜광(충남대학교)
조남기(전남대학교) 진영원(서울대학교) 최혁재(영남대학교) 최형균(중앙대학교) 황방연(충북대학교)
황완균(중앙대학교)

[ㄱㄴㄷ순]

천연물의약품 제2판
Natural Medicines in Clinical Practice

초판 발행 2016년 3월 7일
제2판 발행 2019년 8월 26일

지은이 천연물의약품 편찬위원회
펴낸이 최국주
펴낸곳 동명사
출판등록 1950년 11월 1일(제1-76호)
주소 (우 10881) 경기도 파주시 회동길 50(문발동)
전화 031-955-7200(대표)~2, 7203(편집부), 7204(물류)
팩스 031-955-7205
전자우편 webmaster@dmsbook.com
홈페이지 www.dmsbook.com

ISBN 978-89-411-8207-8 93510
값 45,000원

머 리 말

천연물의약품의 역사는 인류의 탄생과 더불어 시작되었지만 생리활성 물질의 본체가 밝혀진 것은 19세기 이후 과학의 눈부신 발전 덕분이다. 그 후 약효를 높이고 부작용을 최소화하기 위한 지속적인 연구를 통해 오늘날 널리 사용되는 천연물의약품이 출현하게 되었다.

전통적으로 약학대학에서는 생약학, 천연물화학, 한약제제학 등 천연물 전반의 내용을 배우고 있지만 임상에서 실제 사용되고 있는 천연물의약품에 대한 보다 전문적인 지식이 필요함을 절감하게 되었다. 따라서 구체적이고 체계적으로 정리된 천연물의약품 교재가 절실해졌으며 바로 이 점이 이 책을 집필하게 된 동기이다.

오늘날 인류가 사용하고 있는 의약품의 절반은 천연물에서 유래한 것들이다. 천연물의약품은 크게 Morphine, Aspirin, Ephedrine과 같이 천연물 유래의 단일 성분을 의약품으로 사용하는 화합물의약품과 Ginsenosides, Silymarin, 스티렌정, Veregen과 같은 복합 성분의 추출물을 의약품으로 사용하는 추출물의약품으로 크게 나눌 수 있다.

이 책은 수많은 천연물 유래의 화합물 중 임상적으로 널리 사용되는 28종의 화합물의약품, 복합 성분의 추출물의약품 10종과 국내 혹은 해외에서 개발된 천연물의약품을 선별하여 수재하였다. 세부적으로는 천연물의약품 개발의 역사, 합성 과정 또는 생합성 경로 등을 설명하고, 효능과 작용기전, 주의 및 부작용, 제품 및 관련 응용제품, 참고문헌 등을 가능한 상세히 수록하였다.

이 책을 통해 약학대학 학생들은 실제 임상에서 접하게 될 천연물의약품에 대한 구체적인 지식을 미리 습득할 수 있을 것이다. 또한 천연물의약품을 개발하고자 하는 산업체나 연구소의 연구원 및 천연물에 관심이 많은 일반인들도 천연물의약품에 대하여 보다 구체적인 지식뿐만 아니라 흥미롭고 유익한 정보를 얻을 수 있을 것으로 기대한다.

천연물의약품이라는 교재를 처음 집필하는 것이라 내용이나 형식 등 여러 가지 미비한 점이 많을 것이지만 너그러운 마음으로 양해하여 주실 것을 부탁드리며, 향후 보다 완벽한 보완을 거쳐 훨씬 더 좋은 내용으로 수정 개편할 것을 약속드린다.

바쁘신 중에도 원고를 작성하여 주신 여러 집필진 교수님께 심심한 감사를 드린다. 편집위원으로 수고하여 주신 여러 교수님과 탁월한 추진력과 지도력을 보여주신 김진웅 편집위원장님께 감사를 드린다. 특히 촉박한 일정 때문에 밤을 새워 작업을 앞당겨 주신 동명사 직원 여러분께 감사를 드린다.

2016년 2월

대표저자 **김영호**

제 2 판 머리말

『천연물의약품』은 2016년에 발행한 초판에서 천연물 유래의 화합물 중 임상적으로 널리 사용되는 화합물 의약품과 복합 성분의 추출물 의약품으로 국내에서 개발된 천연물의약품, 천연추출물의약품 및 해외에서 개발된 천연물의약품을 수록하였다.

이번에 새로이 천연물 유래의 화합물의약품과 천연물의약품 중 중요한 20여 품목을 추가하고, 초판에서 기술이 부족하였던 국내에서 개발된 천연물의약품을 각 품목마다 더욱 자세하게 기술하여 2판을 발행하게 되었다.

『천연물의약품』 초판이 나온 이래로 각계에서 좋은 반응을 보여 주신 것에 감사를 드리며, 특히 영광스러운 것은 이 책이 대한민국 학술원이 선정하는 2017년도 우수학술도서 중의 한 권으로 선정되었다는 점이다.

『천연물의약품』은 아직까지도 내용이나 형식 등 여러 가지 미비한 점이 많을 것이지만 너그러운 마음으로 양해하여 주실 것을 부탁드리며, 향후 보다 완벽한 보완을 거쳐 훨씬 더 좋은 내용으로 수정 개편할 것을 약속드린다.

바쁘신 중에도 원고를 작성하여 주신 여러 집필진 교수님께 심심한 감사를 드린다. 편집위원으로 수고하여 주신 여러 교수님과 탁월한 추진력과 지도력을 보여주신 김진웅 편집위원장님께 특별한 감사를 드린다. 언제나 좋은 교재를 만들어 주시기 위해서 땀 흘려 수고하여 주신 동명사 직원 여러분께도 감사를 드린다.

2018년 8월

대표저자 **김영호**

C O N T E N T S

CONTENTS

C O N T E N T S

CONTENTS

화합물의약품

Aspirin
Prostaglandins & Leukotrienes
Steroids
Statins
Metformin
Galantamine
Physostigmine
Atropine
Pilocarpine
Strychnine
d-Tubocurarine
Ephedrine
Cocaine
Morphine
Capsaicin
Cannabinoids
Ergot alkaloids
Paclitaxel
Vinblastine & Vincristine
Camptothecin
Podophyllotoxin
Penicillins
Oseltamivir
Artemisinin
Avermectin
Cardiac glycosides
Dicoumarol
Ursodeoxycholic Acid
Sennosides
Caffeine
Allicin
Camphor
Menthol
Arbutin
Pyrethrins
Natural Sweeteners(천연감미료)
Resveratrol
Marine natural medicines
Ziconotide
Eribulin

Aspirin

Acetylsalicylic acidASA라고도 알려진 아스피린은 사소한 통증을 완화시키기 위한 진통제, 발열을 줄이기 위한 해열제, 염증을 제거하기 위한 항염제로 사용되는 salicylate drug이다. 초기의 아스피린은 버드나무*Salix alba*에서 분리된 살리신으로 알려졌다. 살리신은 체내에서 유효 성분인 살리신산으로 변환되는 전구약물이다. 살리실산은 뛰어난 항염, 진통, 해열 작용이 있지만 살리실산의 나트륨 염은 특히 위에서 자극과 손상을 초래하기 때문에 장기간 복용이 어렵다는 단점이 있었다. 바이엘 사의 Felix Hoffman이 이런 단점을 극복하여 더 효과적이고 부작용이 적은 아세틸살리실산을 합성했다.

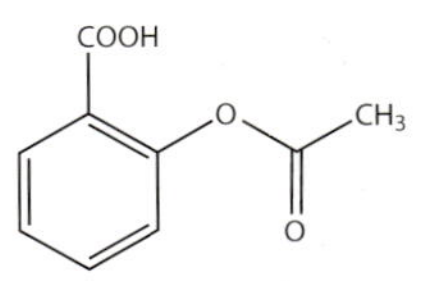

Acetylsalicylic acid

분자량	180.157, $C_9H_8O_4$
생체이용률	80~100%
대사	간(CYP2C19, CYP3A), 장관(일부 salicylate가 가수분해)
반감기	2~3시간(저용량), 15~30시간(고용량)
배설	소변(80~100%), 땀, 타액, 분변

또한 아스피린은 thromboxane 합성 억제를 통해 혈소판 응집 억제 효과를 나타낸다. 혈전이 너무 커지게 되면 혈액의 흐름을 막기 때문에 저용량으로 장기간 아스피린을 복용하는 것은 심장마비, 뇌졸중 및 혈전 형성을 막는데 도움을 준다. 따라서 저용량의 아스피린은 심장마비의 위험을 줄이거나 심장 조직의 괴사를 감소시키는데 기여한다. 그 외 아스피린은 특정 암, 특히 대장암을 예방하는 데 효과적이다.

아스피린의 주요 부작용은 고용량에서 위장관 궤양, 위출혈, 귀 울림이다. 아스피린은 어린이와 청소년에서 Reye's syndrome[1])을 유발할 수도 있기 때문에 감기 유사 증상 또는 바이러스성 질환 치료 목적으로 사용하지 않는 것이 좋다.

역사

살리실산을 함유하고 있는 버드나무*Salix alba*와 메도스위트*Filipendula ulmaria*의 추출물은 두통, 통증, 발열을 완화하는데 도움을 준다고 알려져 있다. 현대 의학의 아버지인 히포크라테스는 버드나무 껍질과 잎으로부터 만든 분말이 이러한 증상들에 도움을 준다고 기록했다.

1828년에 Johann Andreas Buchner는 탄닌과 다른 불순물을 제거한 버드나무의 추출물을 제조해 노란색의 순수한 시료를 얻었고, 이를 살리신Salicin이라 불렀다. 프랑스 화학자인 Charles Frederic Gerhardt는 1853년 살리실산의 나트륨염과 아세틸클로라이드를 혼합해 아세틸살리실산을 처음으로 제조했고, 이를 살리실산-아세트산 무수물Salicylic-acetic anhydride이라고 명명하였다.

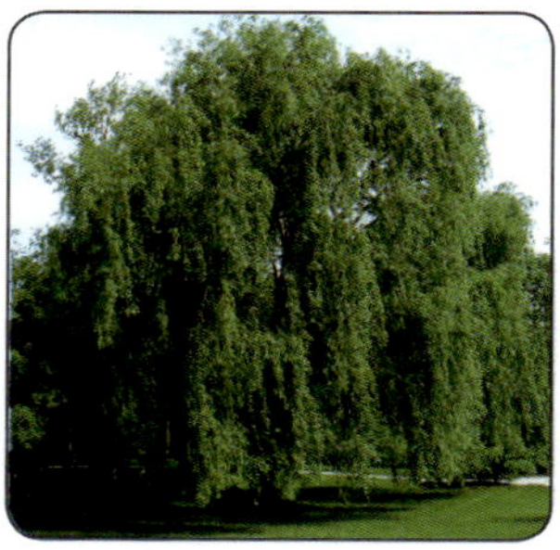

Salix alba

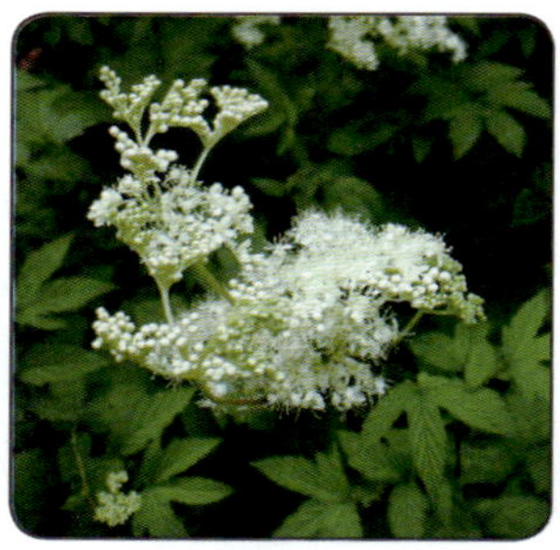

Filipendula ulmaria

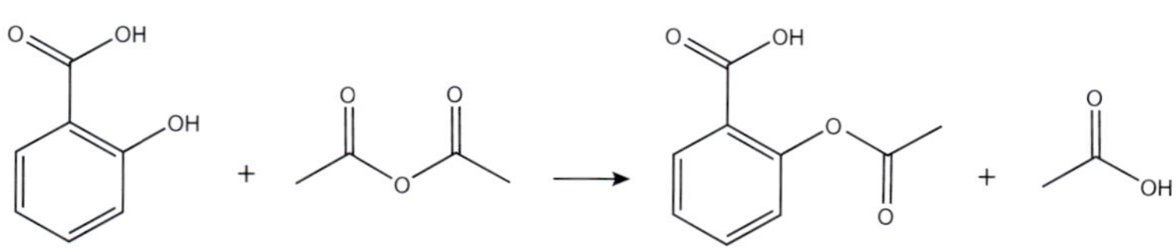

아스피린의 합성

1) 라이증후군: 급속 진행성 뇌증(encephalopathy), 구토, 성격 변화, 혼란, 발작, 의식불명을 일으킨다.

1897년 바이엘 사의 화학자 Felix Hoffmann이 메도스위트*Filipendula ulmaria*로부터 아세틸살리실산을 개발하였고 아스피린이라는 상품명으로 사용되었다. 아스피린은 1918년 스페인 독감의 여파에 힘입어 20세기 전반에 걸쳐 성장했다. 1917년 바이엘 사가 보유한 미국 특허가 만료되면서 아스피린 브랜드 및 제품의 확산을 이끌었고 아스피린 시장의 경쟁이 치열해졌다.

아스피린의 인기는 1956년 파라세타몰아세트아미노펜과 1969년 이부프로펜의 시장 출시 후 감소했다. 1960년대와 1970년대에 John Vane 등은 아스피린 효과의 기본적인 메커니즘을 발견했고, 1960년대부터 1980년대까지의 임상시험을 통해 혈액 응고와 관련된 질환의 위험성을 줄여주는 항응고제로서의 아스피린의 효능을 확인했다. 이에 따라 아스피린은 심장마비와 뇌졸중의 예방치료제로 현재까지 광범위하게 사용되고 있다.

작용기전 및 응용

아스피린은 비스테로이드성 항염증 약물NSAIDs에 포함되지만, 작용기전은 다른 NSAIDs와는 다르다. 살리신염이나 살리신염 유도체를 통해 다른 NSAIDs와 유사한 효과해열, 항염, 진통를 나타내고, cyclooxygenaseCOX를 억제한다. 아스피린은 다른 NSAIDs와 달리 비가역적으로 작동하고, COX–2보다 COX–1에 더 많은 영향을 미친다.

COX–1, COX–2 억제제

Cyclooxygenase COX는 prostaglandin–endoperoxide synthasePTGS라고도 알려져 있으며, COX–1과 COX–2 두 가지 종류가 있다. COX는 prostaglandin, prostacyclin, thromboxane을 포함하는 prostanoid의 형성을 담당하는 효소이며, prostanoid는 일반적으로 대부분의 염증 반응 전구물질이다. 따라서 COX의 약리학적 억제는 염증과 통증의 증상을 완화시킨다. 아스피린과 이부프로펜 같은 NSAIDs는 COX 억제를 통해 그 효과를 발휘한다.

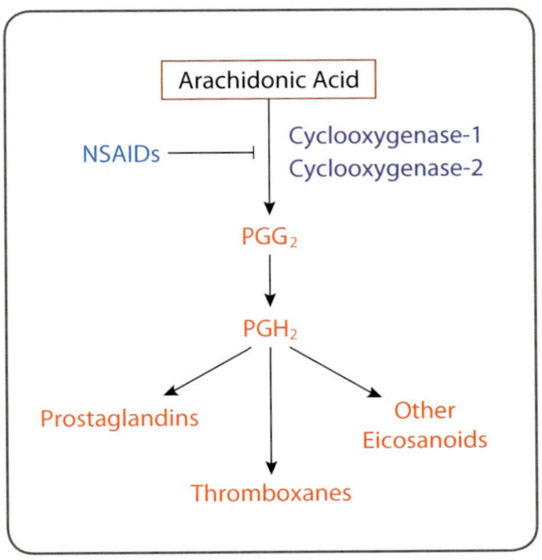

COX 억제제로 작용하는 NSAIDs

아스피린은 COX의 serine 잔기에 아세틸기를 첨

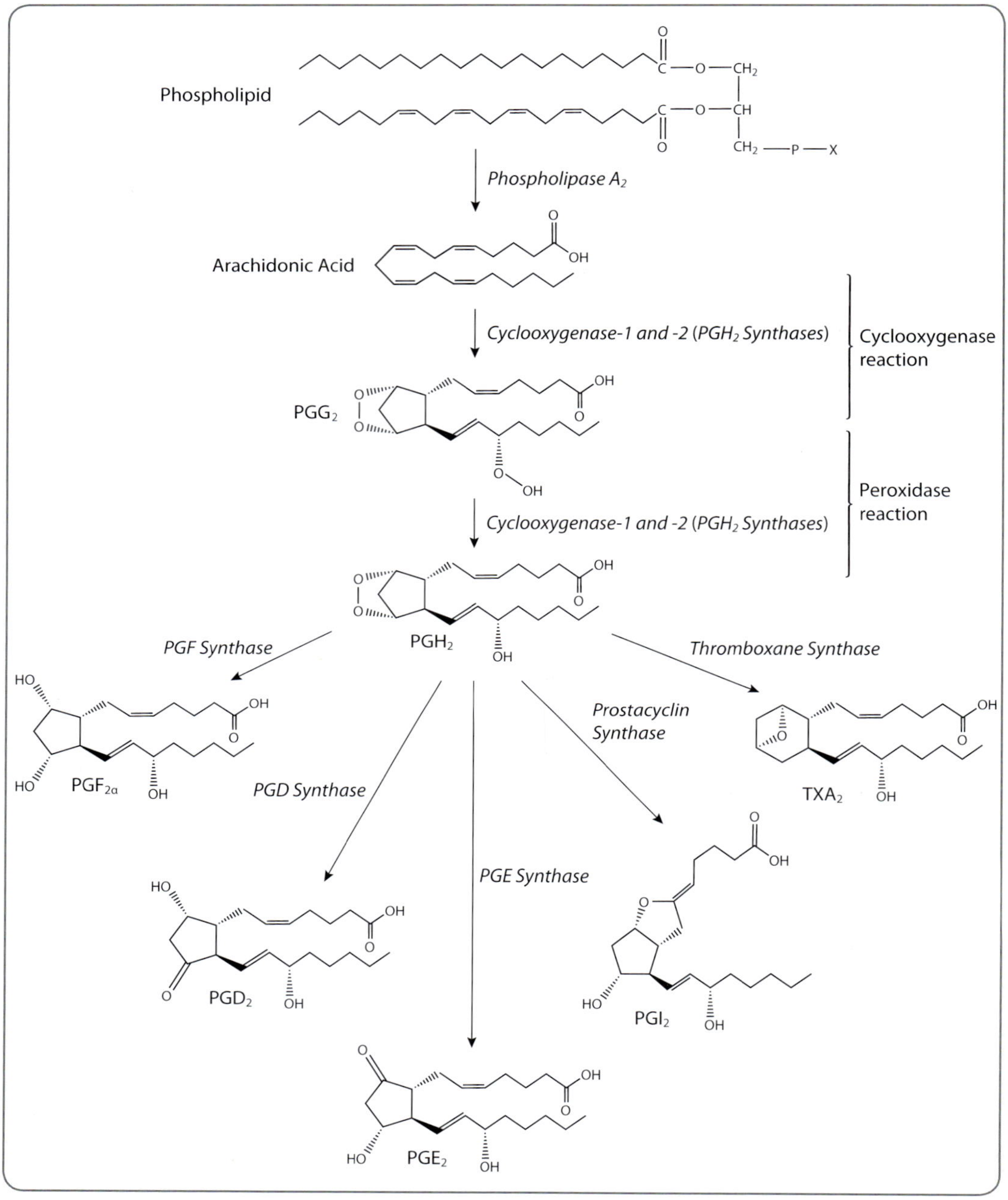

염증 물질의 생합성 경로와 COX 작용 위치

가해 arachidonic acid의 docking site를 변화시킨다. 불활성화된 COX는 prostaglandin G_2PGG$_2$의 생성을 촉매하지 못하고, 염증 반응을 일으키는 prostanoid를 생성하지 못한다. 하지만 이러한 cascade는 COX-2뿐만 아니라 COX-1의 작용까지 억제하기 때문에 아스피린의 장기 복용

시 위벽 세포를 보호하는 prostaglandin E_2 PGE_2의 생합성을 억제하여 위장관 장애를 일으킬 수 있다.

위장관 장애를 감소시킬 목적으로 개발된 선택적 COX-2 억제제Coxibs에는 Celebrex® celecoxib, Vioxx® rofecoxib가 있다. Vioxx®의 경우 18개월 이상 복용한 환자의 심혈관 질환 유병률 증가와 명확하지 않은 안전성의 이유로 2004년 9월에 시장에서 자진 회수되었다.

Prostaglandin, thromboxane 생성 억제

아스피린은 prostaglandin과 thromboxane 합성에 필요한 COX를 비가역적으로 불활성화시켜 prostaglandin과 thromboxane 생성을 억제한다.

저용량의 아스피린 사용은 혈소판의 thromboxane A_2 형성을 비가역적으로 막고, 혈소판 응집을 억제한다. 이 특징은 아스피린이 동맥 폐색과 관련된 심근경색과 뇌졸중을 줄이는 데 사용된다. 하루 40 mg의 아스피린을 복용하면 thromboxane A_2의 방출을 상당히 줄여줄 수 있다.

체내에서 생산되는 국소 호르몬인 prostaglandin은 뇌에 통증 정보를 전달하거나 시상하부 온도 조절 중추의 조절, 염증 유발 등 다양한 효과를 가진다. Thromboxane은 혈전을 형성하는 혈소판 응집의 원인이다. 심장마비는 혈전에 의해 일차적으로 발생되며, 저용량의 아스피린 복용은 급성 심근 경색에 효과적인 의료 처치로 볼 수 있다.

제품

- 해열진통 아스피린: 바이엘아스피린정 500 mg바이엘코리아, 로날정 500 mg근화제약 등
- 혈전 생성 억제 아스피린: 보령아스트릭스캡슐 100 mg보령제약, 한미아스피린장용정 100 mg한미약품, 아스피드정일화 등

참고문헌

1. Robbers, J. E., Speedie, M. K., & Tyler, V. E. (1996). Pharmacognosy and pharmacobiotechnology. Williams & Wilkins.

2. LaGow, B. Ed. (2004). PDR for herbal medicines. Thomson PDR. 562-563, 875-876.
3. Nicolaou, K. C. & Montagnon, T. (2008). Molecules that changed the world. Wiley-VCH.
4. 김진웅, 윤기동, 진영원 공역 (2013). 생합성 경로를 중심으로 설명한 천연의약품. 신일북스. 61-63.
5. Williams, C. S., Smalley, W., & DuBois, R. N. (1997). Aspirin use and potential mechanisms for colorectal cancer prevention. Journal of Clinical Investigation, 100(6), 1325.
6. Sorokin, A. (2011). Glomerulonephritis and cellular regulation of prostaglandin synthesis. *In* An update on glomerulopathies-Etiology and pathogenesis. Prabhakar, S. Ed., InTech. Chapter 8.

Prostaglandins & Leukotrienes

"때론 발명은 우연한 기회에 이루어진다. 아스피린을 처음으로 만든 카를은 자신의 공장에 있는 물질이 안티피린의 원료 성분과 흡사하다는 것을 깨닫고는 실험에 착수했다. 결국 그는 안티피린보다 훌륭한 성능을 나타내는 해열진통제인 아스피린을 개발한다"

Carl Duisberg (the head of Friedrich Bayer & Company)의 아스피린 발명 中

프로스타글란딘과 류코트리엔은 인체 내에서 혈압조절, 통증유발, 염증발생, 천식유발 등 여러 가지 중요한 역할을 담당하고 있다. 그러나 이 물질들의 생리학적 기능은 앞서 언급한 것 외에도 매우 다양하고 세분화되어 있다. 그러므로 현재 과학자들은 아직 응용하고 있지 않은 활성들에 주목하여 다양한 연구를 진행하고 있다. 앞으로 이 물질들의 추가적인 기능이 밝혀지고 이를 제대로 이용할 수 있다면 다양한 질병들을 퇴치할 수 있을 것이다.

역사

에이코사노이드류는 인체 내에서 지방산의 형태로 분비되는 물질로써, 통증유발, 혈압조절 등 사람의 생리작용에 매우 중요한 작용을 하는 물질이다. 이러한 에이코사노이드는 프로스타글란딘과 류코트리엔을 모두 포함하는데 이 물질들의 생리학적 작용을 응용함으로써 현재 인류는 다양한 질병을 치료하고 있다. 그러나 이런 중요성에도 불구하고 이 물질들은 비교적 최근에 들어서야 사용할 수 있게 되었다.

프로스타글란딘은 여러 프로스타글란딘들과 트롬복산을 통칭하는 단어이다. 1934년, 스웨덴의 과학자 Ulf von Euler가 처음 발견한 프로스타글란딘은 양의 전립샘으로부터 발견되었다하여 전립선을 의미하는 'prostate'와 샘을 의미하는 'gland'를 합쳐 프로스타글란딘이라 명명하게 되었다. 이후 많은 과학자들이 이 물질을 만들어내기 위하여 노력하였으나 인간의 몸에서 만들어지는 물질을 똑같이 만들어내는 일이란 쉬운 일이 아니었다. 그러므로 합성법을 발견하기 전까지 사람들은 자연에서 프로스타글란딘을 추출하여 사용하였다. 바닷속 산호인 *Plexaura homomalla*가 만들어내는 프로스타글란딘을 추출하여 임산부의 분만 유도제로 사용하였지만 바닷속 산호를 채집하여 추출하는 일은 쉽지 않았으며, 과학자들은 프로스타글란딘을 합성하기 위하여 부단히 노력하였다. 그러다 결국 1970년대에 이르러 이러한 노력은 빛을 보게 되는데, 화학자 E. J. Corey가 프로스타글란딘을 최초로 만들어내는데 성공하게 된 것이다. 이후 프로스타글란딘의 합성법은 더더욱 발전하여 광학적 순도를 띠는 프로스타글란딘을 합성할 수 있게 된다. 현재는 이러한 프로스타글란딘을 제제화하는 것이 가능하여 프로스타글란딘을 각종 치료제로 사용하고 있다.

류코트리엔은 1930년대 후반, Feldberg와 Kellaway가 폐 조직으로부터 slow reacting substanceSRS라고 불리는 물질을 분리해냄으로써 처음 발견되었다. SRS는 기관지 수축을 유발하여 호흡 곤란을 일으키는 물질로 류코트리엔 C4에 해당하는 물질이다. 이후 류코트리엔에 대한 연구가 더 이루어져 1979년 Bengt Samuelsson은 백혈구인 leukocyte를 어원으로 하여 류코트리엔이라는 이름을 짓게 된다. 그는 류코트리엔이 염증을 유발한다는 사실을 알고 염증의 주요 매개체인 백혈구를 어원으로 하여 이처럼 이름을 지었다. 류코트리엔은 천식을 유발하는 물질로 알려져 있어 현재, 이를 억제하는 길항제를 천식 치료제로 사용하고 있다.

화학적 특성

프로스타글란딘과 류코트리엔은 인체 내에서 생합성된다. 두 물질 모두 세포 내 인지질로부터 만들어지게 되는데 이 과정에서 작용하는 효소에 따라 프로스타글란딘이 만들어지거나 류코트리엔이 만들어지게 된다. 그러므로 기본적인 화학 구조는 지방산과 유사하다. 트롬복산을 포함하는 프로스타글란딘류는 5개의 탄소로 이루어진 고리를 기본 모획으로 하여 두 개의 친유성 탄소 꼬리를 가진다. 총 탄소의 개수는 20개이며 이는 전구체인 아라키돈산으로부터 기원한다아라키돈산은 20개의 탄소를 함유한다.

류코트리엔 역시 프로스타글란딘과 마찬가지로 20개의 탄소를 가지며 아라키돈산으로부터 기원한다. 그러나 프로스타글란딘과는 달리 탄소 고리를 함유하지는 않으며 20개의 긴 탄소 사슬로 구성되어 있다. 여러 류코트리엔들이 서로 다른 구조를 가지고 있지만, 기본적으로 20개의 탄소 사슬을 기본 모핵으로 가진다. 이러한 모핵은 류코트리엔 A_4의 구조를 토대로 하고 있으며 이는 인체 내 생화학적 합성 과정상 류코트리엔 A_4가 다른 류코트리엔들의 전구체 역할을 한다는 근거가 된다.

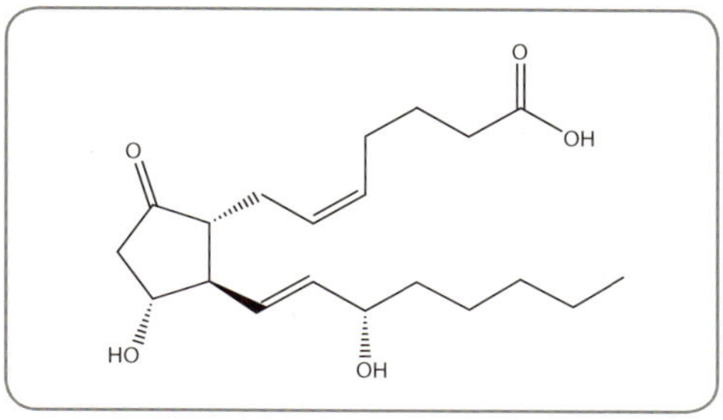

Prostaglandin E2 (PGE_2)

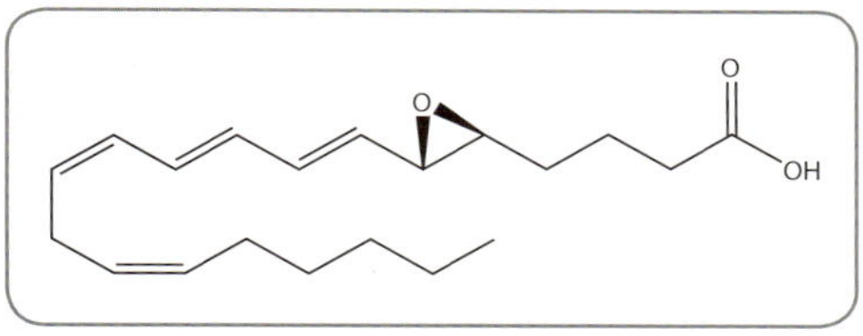

Leukotriene A4 (LTA_4)

생합성의 첫 번째 단계부터 살펴보면 우선 가장 먼저 일어나는 과정은 인지질에서 아라키돈산으로 변하는 과정이다. Phospholipase A_2PLA$_2$가 이 과정에 작용하는 핵심적인 효소인데, 이러한 PLA$_2$는 작용하는 위치에 따라 세포질 PLA$_2$와 분비형 PLA$_2$로 나눌 수 있다.

세포질 PLA$_2$는 세포질에 위치하고 있다. 리간드로 작용하는 호르몬이 세포의 수용체와 결합하게 되면 세포질 PLA$_2$는 세포질 내 증가한 칼슘 농도에 의해 세포 내 소포체로 들어가게

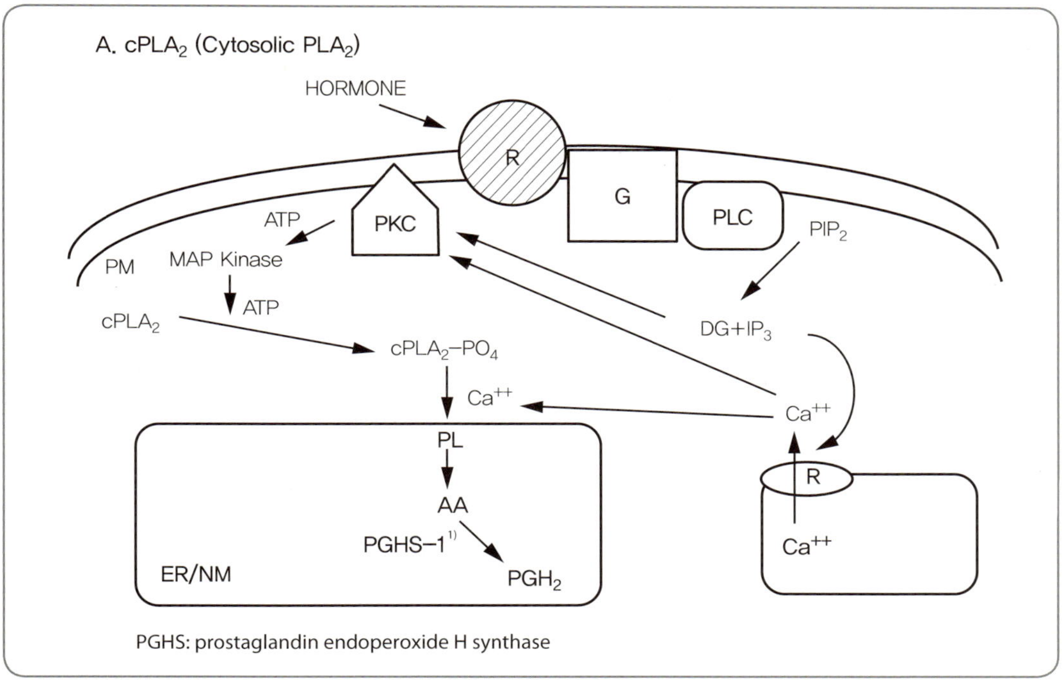

Prostaglandin의 생성(cytosolic PLA$_2$)

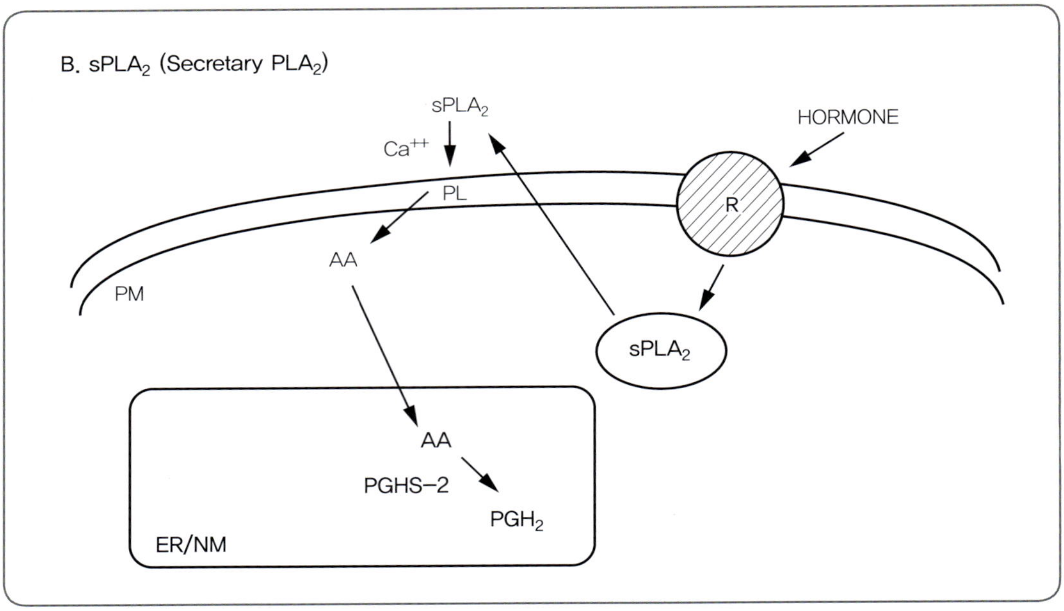

Prostaglandin의 생성

되고, 소포체 내에서 인지질을 아라키돈산으로 변형시킨다. 이 과정에서 사용되는 인지질은 세포질 내에 존재하는 인지질이며 bradykinin, angiotensin II, thrombin과 같은 호르몬들이 세포질 PLA_2의 작용을 촉진시키는 리간드로 작용한다. 이러한 전체적인 과정은 몇 초 안에 일어나는 매우 짧은 시간 내에 일어나는 반응이다.

분비형 PLA_2는 세포질에 위치하고 있지만 효소의 작용은 세포의 바깥쪽인 세포막에서 일어난다. Endotoxin, interleukin과 같이 주로 면역적 반응에 관여하는 리간드는 분비형 PLA_2의 반응을 촉진시켜, 세포질에 있는 PLA_2를 세포막으로 이동시킨다. 세포 밖으로 분비된 분비형 PLA_2는 세포막에 있는 인지질을 아라키돈산으로 변형시키게 되고, 변형된 아라키돈산은 세포질을 거쳐 소포체로 들어가게 된다. 이러한 분비형 PLA_2는 세포질 PLA_2와는 달리 반응의 진행시간이 2~3시간 정도 소요된다.

생합성의 두 번째 반응은 아라키돈산이 프로스타글란딘과 류코트리엔으로 만들어지는 과정이다. 이 과정에서 두 물질은 다른 경로로 나뉘게 되며 이 물질들을 만드는 효소 역시 각각 다르다.

프로스타글란딘을 만드는 효소는 cyclooxygenaseCOX이다. 이 효소는 COX-1과 COX-2 두 종류가 존재한다. 앞선 과정에 작용하였던 효소 중 세포질 PLA_2로부터 만들어지는 아라키돈산은 COX-1을 통해 프로스타글란딘으로 만들어지며 분비형 PLA_2로부터 만들어지는 아라키

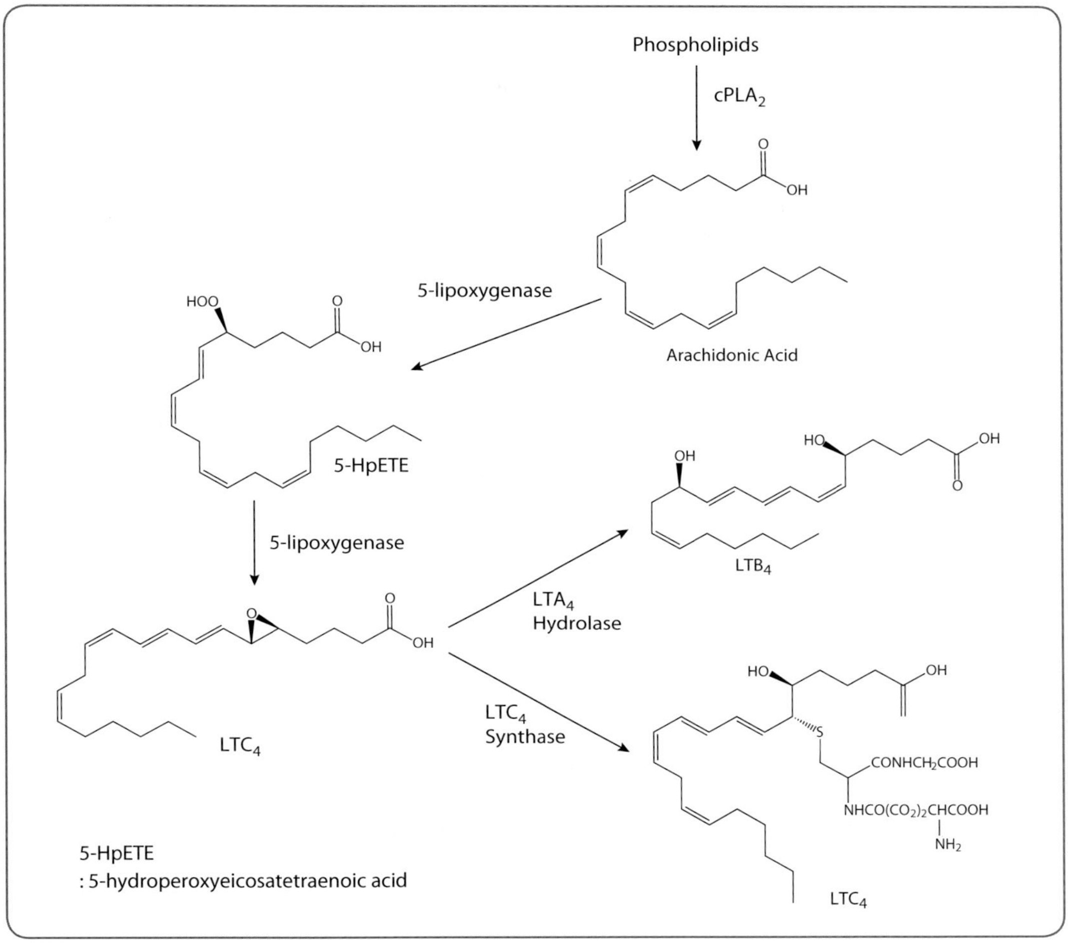

Leukotriene의 생성

돈산은 COX-2를 통해 프로스타글란딘으로 만들어진다. 이러한 COX-1, 2를 통해 처음으로 만들어지는 프로스타글란딘은 프로스타글란딘 H_2이다. 프로스타글란딘 H_2는 다른 프로스타글란딘들의 전구체로 작용하여, 이를 토대로 프로스타글란딘 I_2, 프로스타글란딘 E_2, 트롬복산 A_2 등이 생합성된다.

류코트리엔을 만드는 효소는 lipoxygenase이다. 이 효소는 아라키돈산을 5-HpETE로 만들어낼 뿐 아니라 5-HpETE를 류코트리엔 A_4로 만드는 작용을 한다. 이렇게 만들어진 류코트리엔 A_4는 프로스타글란딘 H_2처럼 다른 류코트리엔들의 전구체로 작용한다. 류코트리엔 A_4로부터 각각 류코트리엔 B_4, 류코트리엔 C_4 등이 생합성된다.

프로스타글란딘의 경우 앞서 설명했듯, 화학적 합성 역시 가능하다. E. J. Corey는 최초로 프로스타글란딘을 합성해내는데, 그는 이를 합성하기 위해 Diels-Alder 반응을 이용하였다.

Diels-Alder 반응이란 2개의 이중 결합을 가지는 diene과 1개의 이중 결합을 가지는 dienophile을 사용하는 반응으로, 이를 통해 6각형의 탄소 고리를 만들어내는 cycloaddition이 가능하다. 그는 Diels-Alder 반응을 통해 6각형의 탄소 고리를 만들고, 이는 그다음 단계에서 약간의 변형 과정을 거쳐 프로스타글란딘의 모핵인 탄소 5개로 이루어진 고리를 만들었다. 핵심적인 모핵이 만들어지고 나면 그 이후에는 이 모핵에 탄소 꼬리를 붙여, 결국 프로스타글란딘을 만들어낼 수 있게 된 것이다.

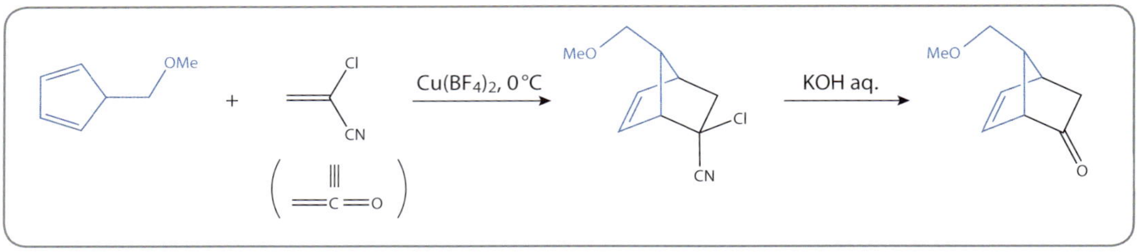

Diels-Alder 반응의 예

작용기전 및 약리

프로스타글란딘과 류코트리엔은 인체 내에서 다양한 생리 작용을 한다. 종류가 다양한 만큼 생리 기능 역시 다양하다.

프로스타글란딘 I_2는 프로스타사이클린이라고도 불리우며 주로 혈압 조절에 관여하는 물질이다. 이는 혈관을 확장시키고 혈소판 응집을 억제하여 혈압을 낮추는 역할을 담당하고 있다. 뿐만 아니라 신경전달물질로 작용하여 통증을 유발하는 물질이기도 하다.

프로스타글란딘 E_2는 I_2와 마찬가지로 통증을 유발한다. 그러나 I_2와는 달리 E_2는 소화기관인 위에도 작용하여 위 점액의 분비를 촉진시키고 위산의 분비를 억제시킴으로써 위벽을 보호하는 역할을 담당한다. 이에 더하여 자궁을 수축시키고 염증 반응을 일으키기도 한다.

트롬복산 A_2는 프로스타글란딘 I_2와는 정반대의 생리학적 작용을 일으킨다. 이 물질은 혈관을 수축시키고 혈소판의 응집을 유발하여 결과적으로는 혈압을 높이는 역할을 담당한다. 여기서 주목할 점은 이러한 혈소판 응집이 심장 또는 뇌에서 일어나게 될 경우, 심장과 뇌는 각각 충분한 혈액 공급을 받지 못하게 되어 심근경색과 뇌졸중이 발생하게 된다. 그러므로 심근경색 및 뇌졸중 환자에게 있어 트롬복산 A_2의 발현을 조절하는 것은 환자의 병을 치료하기 위한

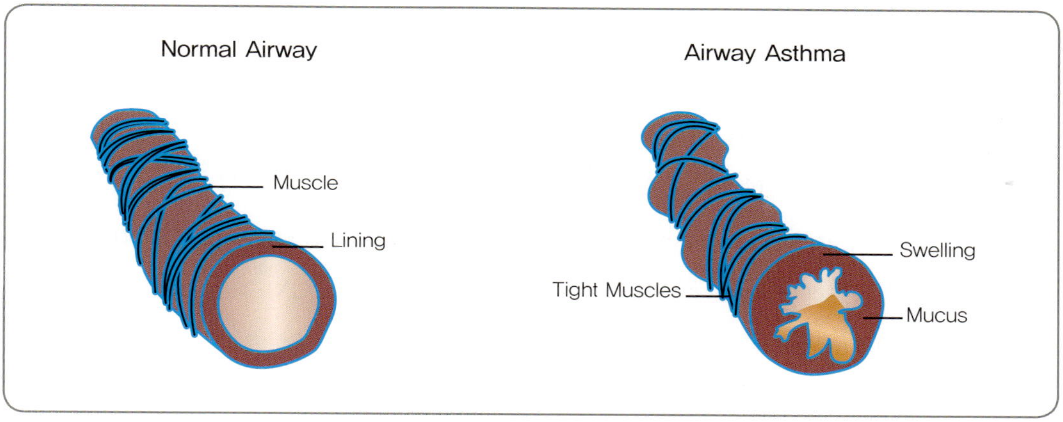

중요한 타겟 중 하나인 셈이다.

생리 활성을 나타내는 류코트리엔은 대표적으로 류코트리엔 B_4와 류코트리엔 C_4가 있다. 류코트리엔 B_4는 손상된 조직에 백혈구를 불러들여 염증반응을 일으키게 하는 물질이며, 류코트리엔 C_4는 평활근을 수축시키는 물질이다. 천식의 경우, 이 두 물질들이 기관지 평활근에 작용하게 되어 발생하는 질병이다. 기관지에 염증이 생기고 기관지 평활근이 수축하게 되면 결국 정상적인 호흡이 어려워지는 천식이 발생하게 되는 것이다.

제품

프로스타글란딘과 류코트리엔의 여러 생리학적 활성을 이용하면 다양한 질병을 치료하는데 도움을 줄 수 있다. 상황에 맞게 어떤 경우에는 효능제로서, 또 어떤 경우에는 길항제로서 응용하여 이 물질들을 유용한 의약품으로 사용하고 있다.

프로스타글란딘 효능제로 쓰이는 약들로는 dinoprost, misoprostol, latanoprost, bimatoprost 등이 있다. Dinoprost는 프로스타글란딘의 자궁 수축 작용을 이용한 임산부의 분만유도제이며 misoprostol은 프로스타글란딘의 위 벽 보호 작용을 이용한 위궤양 치료제이다. Latanoprost와 bimatoprost는 안압을 낮추어 주는 작용을 하여 녹내장 치료제로 쓰인다. 특히 녹내장 치료제로서 프로스타글란딘 효능제는 현재 빈번하게 쓰이고 있다.

프로스타글란딘의 작용에 길항하는 약물은 NSAIDNonsteroidal anti-inflamanatory drug가 유명하다. NSAID는 아라키돈산을 프로스타글란딘으로 변형하는 효소인 COX를 억제하여 프로스타글란딘의 합성을 억제한다. 이러한 NSAID는 프로스타글란딘의 통증과 염증 유발을 막는 용도로 주로 쓰이며 그 중 아스피린의 경우, 트롬복산의 혈소판 응집을 타겟으로 하여 심근경색과 뇌졸중 치료제로도 사용할 수 있다. NSAID는 작용하는 효소에 따라 COX-1, 2를 모두 억제하는 nonselective COX inhibitor와 COX-2만을 억제하는 COX-2 selective inhibitor로 나뉠 수 있는데 aspirin, diclofenac, indomethacin, ketoprofen, ibuprofen, naproxen의 경우 전자에 해당하며 celecoxib, meloxicam은 후자에 해당한다. COX-2 selective inhibitor는 nonselective COX inhibitor의 단점인 위장관계 부작용을 일으키지 않는다는 장점이 있으나 심혈관계 출혈을 일으켜 신중한 사용을 요구한다.

류코트리엔의 수용체를 차단하는 길항제는 현재 천식 치료제로 사용하고 있다. Montelukast, zafirlukast, zileuton은 류코트리엔의 기관지 염증 생성 및 기관지 평활근 수축을 억제하여 천식을 치료하는 대표적인 의약품이다.

참고문헌

1. Smith, W. L., Borgeat, P., & Fitzpatrick, F. A. (1991). The eicosanoids: cyclooxygenase, lipoxygenase, and epoxygenase pathways. *In* Biochemistry of lipids, lipoproteins and membranes, Vance, D. E., & Vance J. E. Eds., Elsevier, 297-325.
2. Dubois, R. N., Abramson, S. B., Crofford, L., Gupta, R. A., Simon, L. S., Van De Putte, L. B., & Lipsky, P. E. (1998). Cyclooxygenase in biology and disease. FASEB Journal, 12(12), 1063-1073.
3. Simmons, D. L., Botting, R. M., & Hla, T. (2004). Cyclooxygenase isozymes: the biology of prostaglandin synthesis and inhibition. Pharmacological Reviews, 56(3), 387-437.

Steroids

스테로이드는 식물, 곰팡이 및 인간에 이르기까지 빈번히 발견되는 중요한 생체물질이다. 인체에서 스테로이드는 호르몬으로 기능한다. 다양한 종류의 호르몬은 화학적 신호 전달자 및 조절자 역할을 한다. 특정 세포나 조직에서 만들어지는 호르몬은 생리적 변화를 일으키거나, 생명체 내의 다른 세포나 조직에 영향을 끼쳐 새로운 활성을 유도하기도 한다. 스테로이드 호르몬은 크게 2가지로 나눌 수 있는데 하나는 부신피질 호르몬Corticosteroids이고 나머지 하나는 성호르몬Sex hormone이다. 1930년대 스테로이드가 발견되고 그 구조가 밝혀지면서 생리활성을 조절하는 호르몬 약물의 개발이 가능하게 되었다. 우리가 일상생활에서 피부질환의 연고제로 사용하는 스테로이드제제는 부신피질호르몬 유도체이며 운동선수들이 경기능력 향상을 위해 불법적으로 사용하는 스테로이드 제제는 성호르몬, 그 중에서도 남성호르몬Testosterone의 유도체이다. 또한 피임약 제제는 성호르몬 중에서도 여성호르몬Estrogen과 progesterone 유도체를 사용하고 있다. 이와 같이 오늘날에는 출산에서부터 천식, 류마티스성 질환, 피부 질환, 알러지 질환, 안과질환 등의 관리에 이르기까지 다양한 용도의 스테로이드 기반 약물이 시장에 나와 있다. 스테로이드 호르몬은 매우 적은 양으로도 강력한 생리활성을 나타낸다.

스테로이드의 구조

스테로이드는 지방산을 함유하지 않고 5개 또는 6개의 탄소로 이루어진 4개의 고리가 결합된 공통구조를 가진 지질이다. 수백 개 이상의 다양한 구조의 스테로이드가 식물 및 동물, 미생물에 존재하며 스테로이드는 cyclopentanoperhydrophenanthrene 골격을 가진 복잡한 4개의 탄소 고리 골격을 가지는 테르펜Terpene 구조를 가지고 있다. 스테로이드는 콜레스테롤로부터

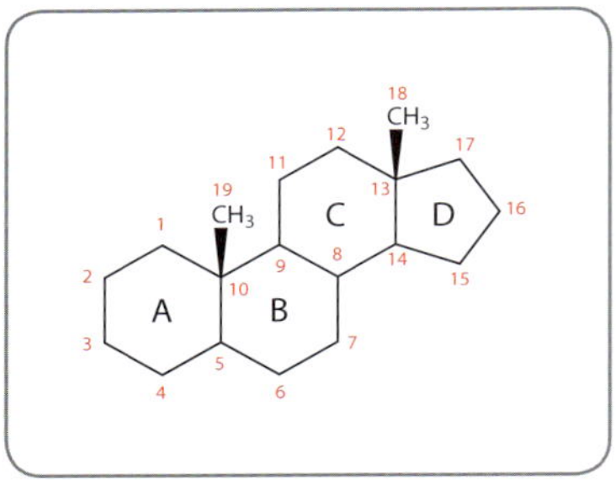

cyclopentanoperhydrophenanthrene

생합성되는데 콜레스테롤은 cholestane 골격을 가지고 있고 여성호르몬인 estron, estradiol 및 estriol은 estrane 골격을, androsterone 및 testosterone은 androstane 골격을, progesterone, corticosterone 및 aldosterone은 pregnane 골격을, cholic acid는 cholane 골격을 가지고 있다. 식물에 존재하는 스테로이드를 phytosteroid라고 하는데 stigmasterol이 대표적이다. 그 외에도 lactone환을 가지고 있는 식물 및 동물에 존재하고 강심배당체 역할을 하는 cadenolide 및 bufanolide계 물질도 스테로이드 골격을 가지고 있고 spirostan 및 furostan 골격을 가진 스테로이드 유도체도 식물에 포함되어 있다.

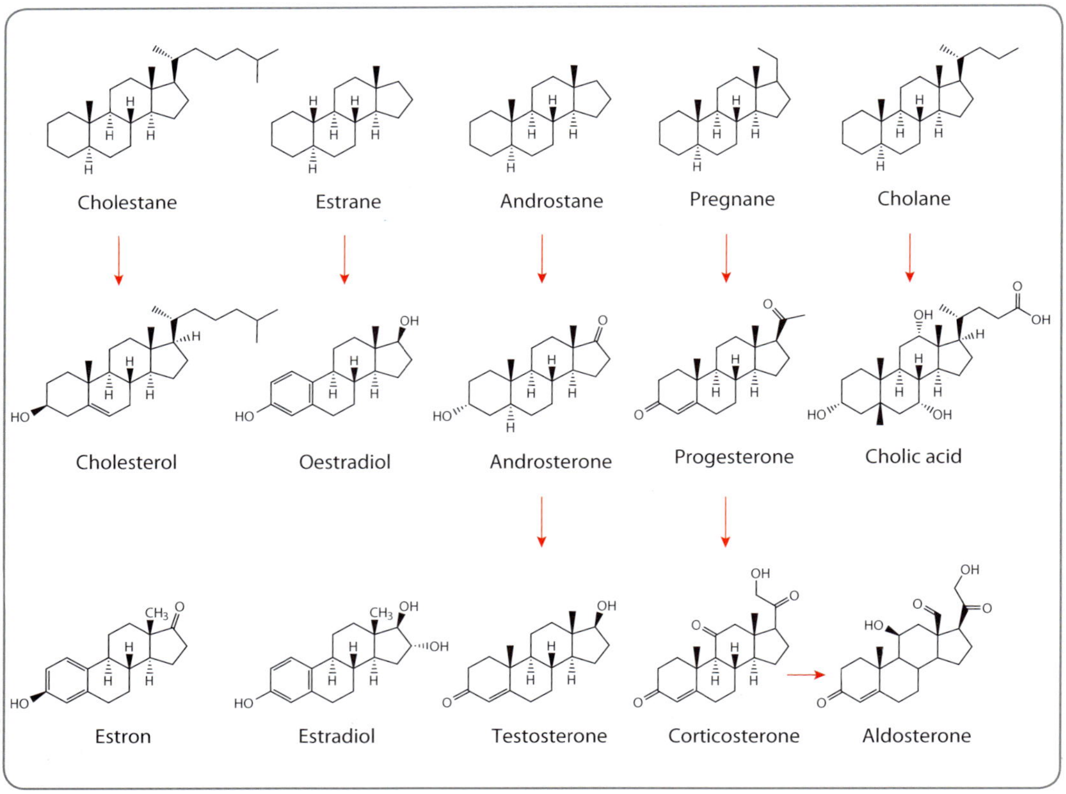

생체 내 존재하는 다양한 구조의 스테로이드

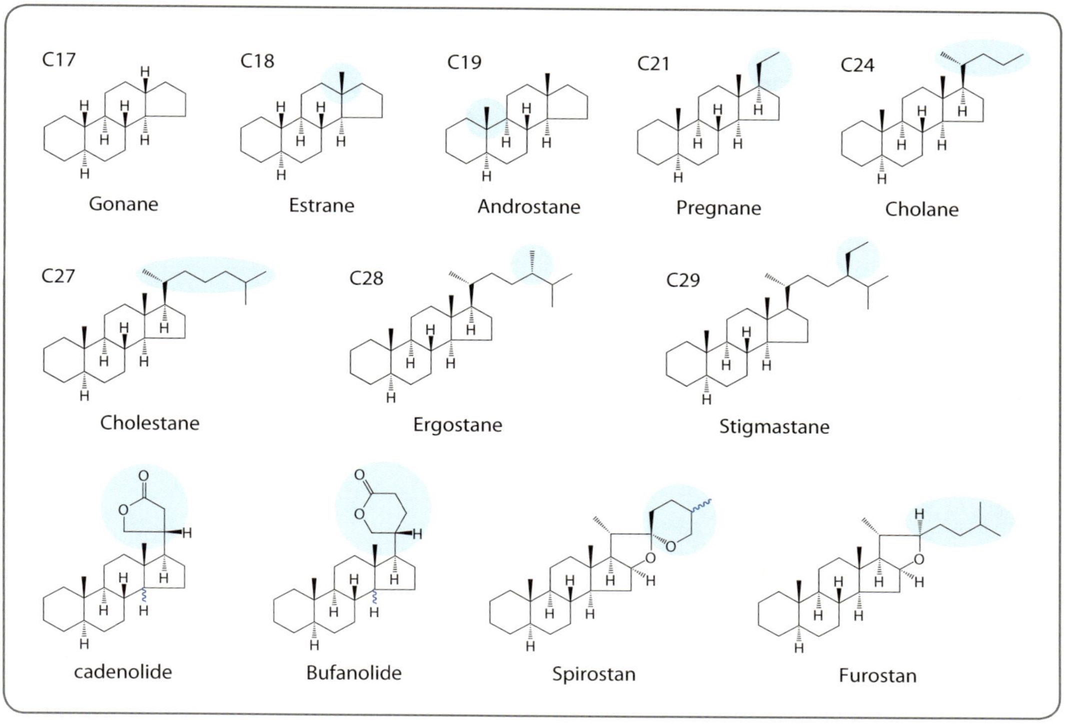

대표적 스테로이드 골격

스테로이드의 생합성

스테로이드 호르몬의 전구체는 콜레스테롤이다. 콜레스테롤이 각종 심혈관질환과 관련되어 있다는 부정적인 인식이 퍼져있지만 콜레스테롤은 세포막의 구성 성분 및 담즙산의 전구체로서 매우 중요한 역할을 한다. 실제 콜레스테롤은 우리 뇌 성분 중 17%를 차지한다. 대부분의 콜레스테롤은 세포 내에서 acetyl coenzyme A로부터 mevalonic acid pathway를 통하여 충분한 양이 생성된다. 문제는 체내에서 이미 스스로 충분한 양의 콜레스테롤을 만듦에도 불구하고 콜레스테롤 함량이 높은 현대 식단으로 인해 일부 사람들이 고지혈증을 앓고 있다는 점이다. 과도한 콜레스테롤은 혈관 손상을 야기하고, 잠재적으로 치명적인 심혈관 질환에 유발한다.

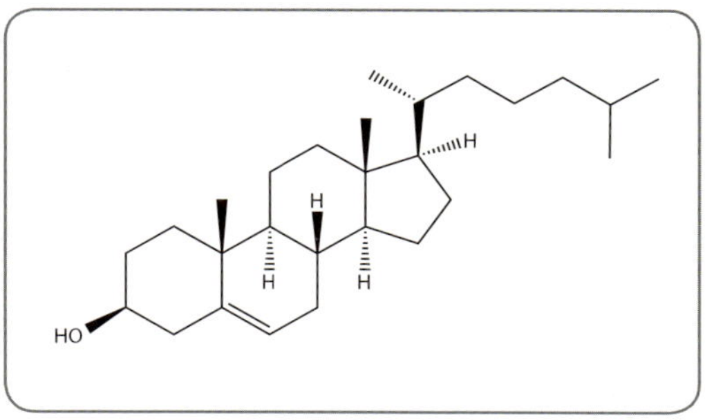

Cholesterol 구조

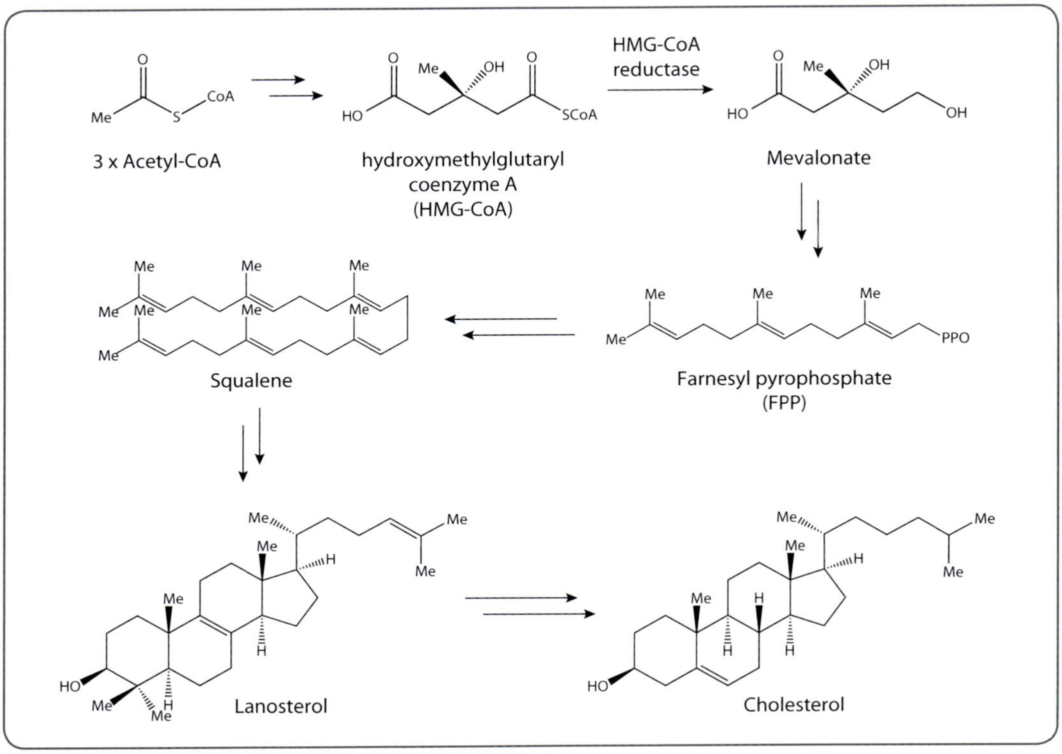

콜레스테롤의 생합성(mevalonic acid biosynthesis)

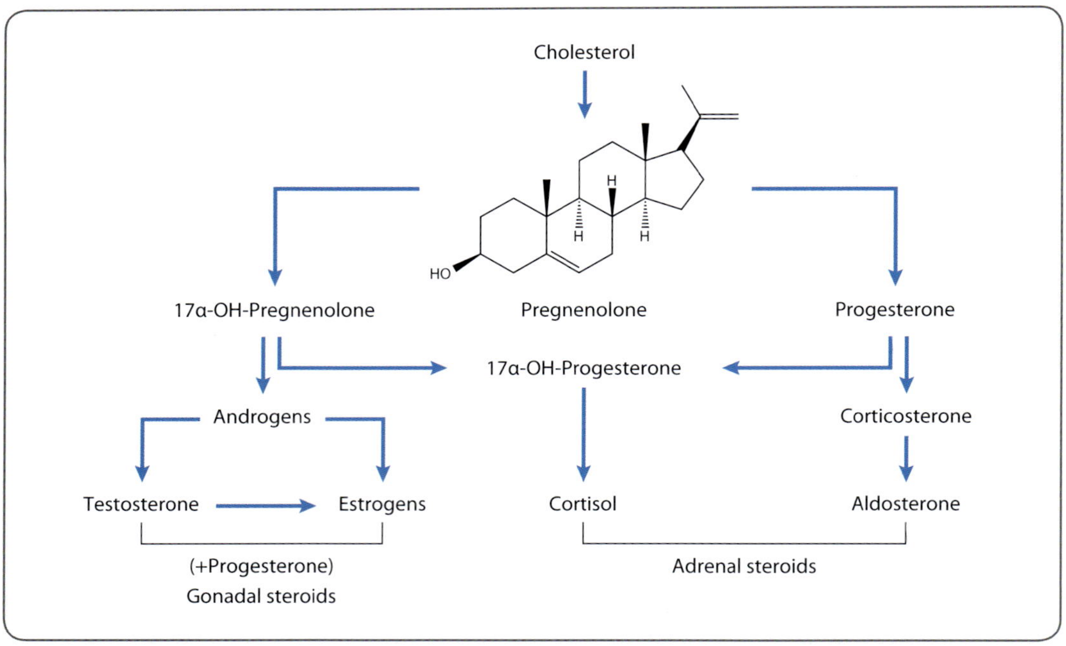

스테로이드 호르몬의 생합성

다양한 스테로이드 물질의 발견 및 분리

1927년, 독일 화학자 Heinrich O. Wieland는 담즙산과 스테롤Sterol, 콜레스테롤 유도체에 대한 연구로 그 업적을 인정받아 노벨 화학상을 수상하였다. 바로 다음 해에 그의 동료, Adolf O. R. Windhaus 또한 25년이 넘는 연구를 통하여 스테롤의 구조를 규명하면서 화학분야에서 노벨상을 수상하였고, '스테로이드 화학의 아버지'라 불리었다. 그들의 업적에도 불구하고, 이들 두 화학자는 콜레스테롤 구조를 잘못 배치하는 상당히 심각한 실수를 하였다. 1932년, 영국인 화학자 John D. Bernal은 그 당시로는 새롭고 획기적인 기술인 X-ray crystallography를 사용하여 에르고스테롤Ergosterol의 구조를 풀면서 그들의 실수비록 여기서도 작은 오류가 있었지만를 정정하였다. 스테로이드를 중심 물질로 특히 생명의 탄생을 비롯하여 인간 생리를 조절하는 전체적인 맥락을 이해하게 되면서 그 이후의 수십 년 동안 새로운 스테로이드를 분리하고 연구하기 위한 힘든 실험들이 수행되었다. 예를 들어, 1936년, Stint Louis University 의과대학의 Edward A. Doisy는 4톤의 신선한 돼지 난소로부터 겨우 25 mg의 여성호르몬인 에스트라다이올Estradiol을 얻을 수 있었다. 그전에 Doisy가 이끈 연구진이 첫 번째 스테로이드 호르몬인 에스트론Estrone을 분리해냈고1929, 독일에서 Adolf F. Butenandt가 이끈 연구진이 두 번째로 이 물질을 분리해냈다. 당시 그 어느 팀도 그들이 분리해낸 물질의 정확한 구조를 밝히지 못하였지만, Doisy와 Butenandt 모두 이 발견으로 노벨상을 수상하였다. Butenandt는 1939년 화학상을 수상하였고 Doisy는 1943년 생리의학상을 수상하였다. 1939년 Leopold Ruzicka 또한 스테로이드 구조 규명과 생합성에 대한 기여로 노벨 화학상을 수상했다.

1920년대까지, 물질에 관한 모든 구조 정보는 화학 반응으로부터 제공되었다. 물질을 분해함으로써 구조적 단서를 제공하거나, 구조를 입증하기 위해 유도체를 만들거나 합성을 수행하였다. 그 이후 X-ray crystallography을 비롯한 다양한 분석화학기술의 발전으로 물질의 물리적 특성이 매우 중요하게 되었다. 1939년, 미국의 Willard Allen은 30 mg의 프로게스틴Progestin을 분리하여 UV 분광법을 이용하여 이 물질 구조 내의 중요 작용기를 발견하였다. 이는 구조 규명에서 분석기법이 화학적 방법을 보완한 첫 사례 중 하나로 뽑힌다.

1939년 Werner E. BachmannUniversity of Michigan, USA이 처음으로 성호르몬인 에퀼레닌Equilenin을 합성하는 데 성공하기 전까지 초기 합성 시도에 많은 어려움을 겪었다. 이 위대한 성공에 이어 1951년 Robert Burns Woodward가 더 복잡한 구조를 가진 부신 호르몬인 코르티손Cortisone을 합성하는데 성공한다. 미국의 Edward C. Kendall, Philip S. Hench, 그리고 스위스의 Tadeus Reichstein은 다양한 부신 피질 호르몬을 분리하고 그 생리적 효과를 연구하여 1950년 노벨 생리의학상을 수상하였다. 또한, 1950년대 미국 뉴저지주의 라웨이에 소재한 제약회사 Merck의 연구원 Lewis Sarett과 Max Tischler가 스테로이드 합성과 화학적 조작법 영역에 큰 기여를 하였다.

뉴욕의 빈민가에서 간호사로 근무하던 Margaret Sanger는 산아제한 운동을 활발히 벌인 여성 운동가로 Gregory Pincus를 저녁식사에서 만나게 된다. Pincus는 하버드대학 교수로 토끼의 시험관 수정에 성공한 이후로 이 실험이 생명의 신성함을 모욕했다는 비난을 받아온 생리학자이다. 그녀는 'magic pill'이 원하지 않는 임신을 방지하고, 일하는 가난한 여성들의 삶에 희망을 줄 수 있을 것이라 믿었다. Pincus는 임신에 대한 연구에 대하여 이야기하였으며, 스테로이드 호르몬이 그녀가 원하는 역할을 할 수 있을 것이라 제안하였다. Sanger는 바로 그 자리에서 미국가족계획연맹Planned Parenthood Federation of America 창설로 지원받은 지원금을 Pincus에 후원하여 그의 연구를 지속할 수 있게 도왔다. 1930년대와 1940년대, 과학자들은 여성이 임신을 하고 있는 기간 동안에는 난소에서 에스트로겐Estrogen 혹은 Oestrogen과 프로게스테론Progesterone을 분비하기 때문에 계속해서 임신을 하지 못한다는 사실을 알게 되었다. 에스트로겐은 뇌하수체에 작용하여 배란을 촉진하는데 필수적인 호르몬의 분비를 억제하고, 프로게스테론은 황체형성호르몬Luteinizing hormone, LH의 생성을 억제함으로써 에스트로겐의 작용을 돕는다. 이러한 연구 결과는 스테로이드의 조절을 통해 여성의 임신을 조절하는 것이 가능하게 될 것이라는 것을 뒷받침하였다. 새롭게 떠오르는 과학 분야에 일찍이 관심을 가진 독일의 제약회사인 Schering Laboratories에서 1934년 50,000마리의 돼지로부터 얻은 625 kg의 난소에서 20 mg의 천연 프로게스테론을 분리하였다. 이러한 수치에서 알 수 있듯이 당시의 분리 기술이 얼마나 열악하였고 경제적으로 불가능함을 알 수 있다1930년대 프로게스테론은 그램당 80달러로 팔렸으며, 이 금액은 당시로서는 천문학적인 금액이었다. 이와같이 천연 프로게스테론의 분리와 정제가 어려웠기 때문에 1940년대까지 피임제 개발은 본격적으로 이루어지지 않았다.

식물성 스테로이드

식물이 생합성하여 만드는 스테로이드 성분을 phytosteroid라고 하며 200여 개가 넘는 식물성 스테로이드가 존재한다. 앞에 언급되었던 디오스게닌도 대표적 식물성 스테로이드 중 하나이다. 다양한 식물에서 다양한 식물성 스테로이드가 함유되어 있어 합성스테로이드를 만드는 원료로 활용되어 왔다. 식물성 스테로이드도 동물성 스테로이드와 구조적 유사성이 있으나 생리활성 효율 면에서는 현저한 차이가 있고 그 농도 면에서도 비교가 되지 않는다고 할 수 있다. 식물에 존재하는 대표적 식물성 스테로이드로는 β-sitosterol, stigmasterol, campesterol 등이 알려져 있다. 또한 우슬*Achyranthes japonica* Nakai이라는 식물은 유충이 탈피할 때 분비하는 호르몬인 ecdysteroid를 함유하고 있는데 inokosterone과 ecdysterone이 대표적인 예이다. 곰팡이에 존재하는 주된 스테로이드 화합물은 ergosterol이 있다.

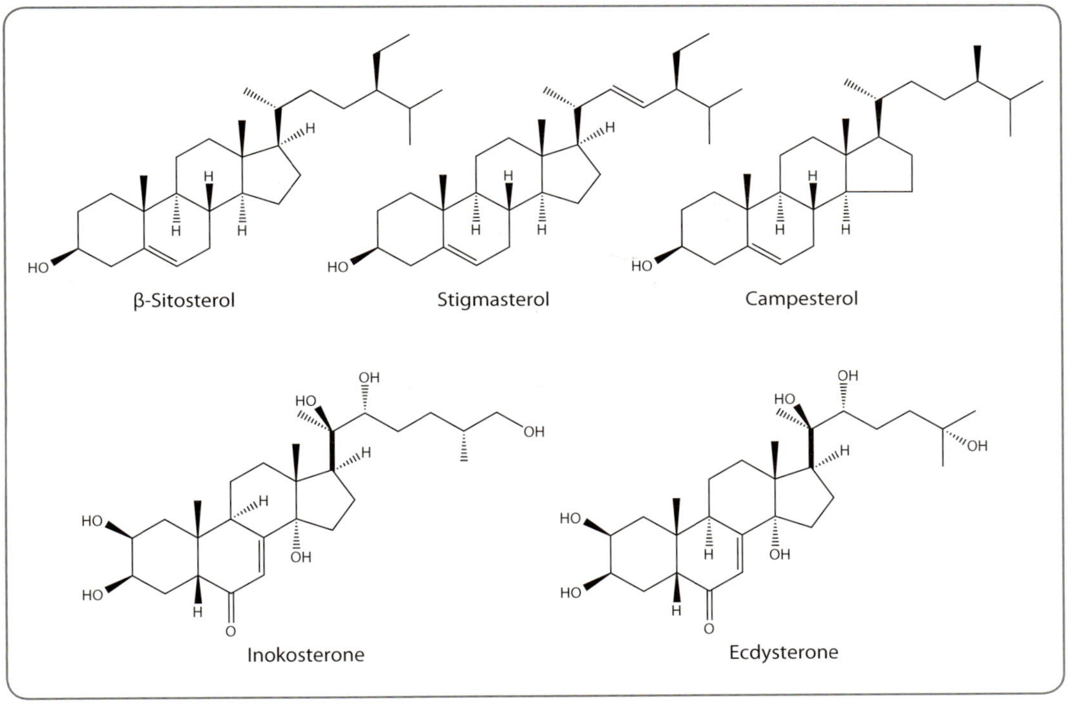

식물성 스테로이드의 예

식물성 스테로이드 물질로부터 프로게스테론의 합성

1941년 화학자 Rusesell E. MarkerThe Pennsylvania State University, USA가 프로게스테론의 시급한 공급 문제에 해결책을 제시하였다. 그는 식물에서 추출한 디오스게닌Diosgenin으로부터 프로게스테론을 합성하는 방법을 개발하였다. 새로운 디오스게닌의 대량 공급원인 멕시코

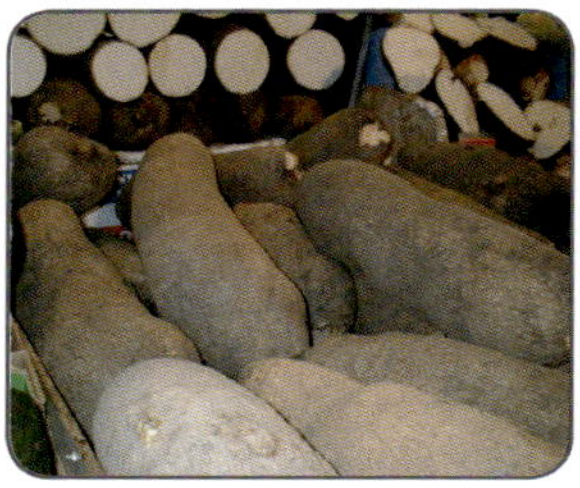

스테로이드의 식물성 소스, 마
(얌, yam, Dioscorea species)

산 야생마Yam, *Dioscorea mexicana* Scheidw., cabeza de negro라 흔히 불림를 발견하게 됨으로써 가능하게 되었다. 미국의 제약회사 Parke-Davis와 협력하고 있던 Marker는 이 공정에 대한 해외 특허권을 신청하기 위해 동료들을 설득하였으나 실패하였고, 결국 미국에서의 생활을 청산하고 멕시코로 떠나게 된다. 그 곳에서 그는 프로게스테론과 다른 스테로이드 합성을 위해 사업 파트너인 Emerik Somolo멕시코의 헝가리 이민자와 Federico Lehmann독일 과학자과 함께 Syntex**Syn**thesis+**Mex**ico라는 회사를 설립하였다. 위대한 과학자였지만, 개성이 강했던 Marker는 안타깝게도 이익 공유에 대한 분쟁으로 말미암아 1945년 공정의 핵심적인 세부사항을 가지고 Syntex를 떠나게 된다.

1935년 녹내장 치료에 사용되는 알칼로이드인 피소스티그민Physostigmine의 전합성 성공으로 명성이 높은 화학자였던 Percy L. Julian 또한 1940년대와 1950년대 스테로이드의 실제 생산에

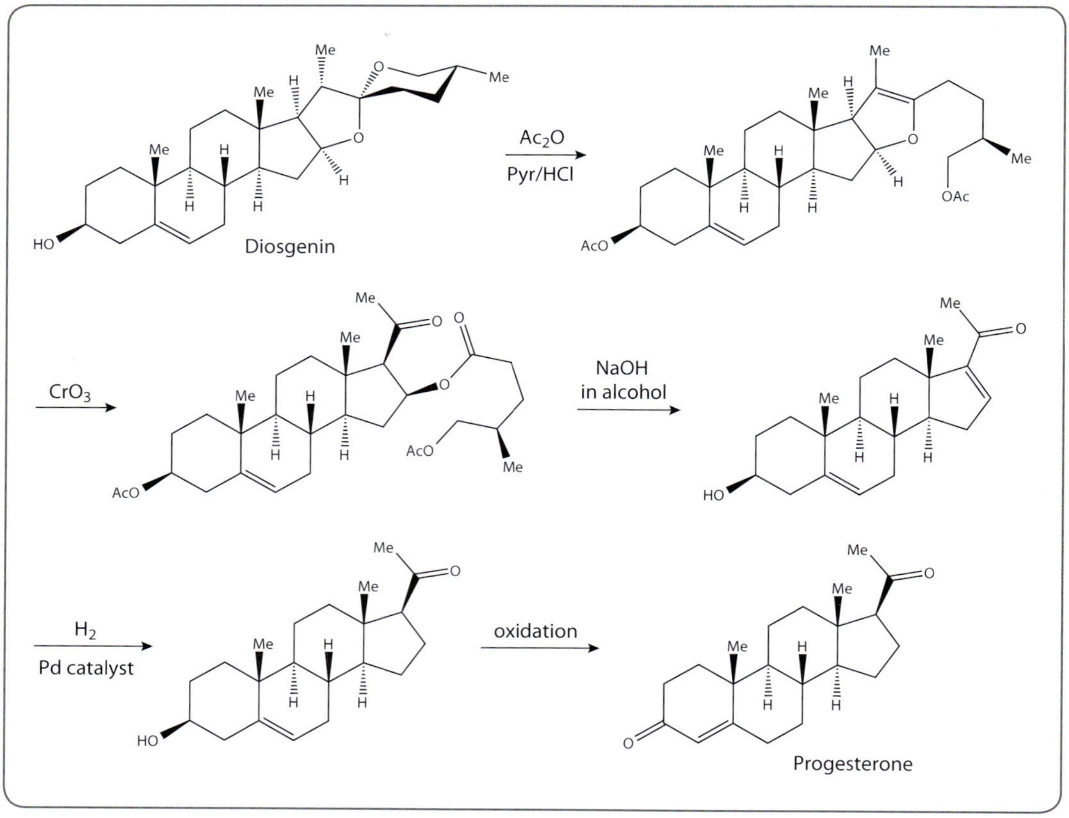

식물성 디오스게닌으로부터 프로게스테론의 합성

드 사용으로 염증이 진정되는 듯하다가 다시 악화되어 번지기 시작한다면 스테로이드 사용을 중단하여야 한다. 피부연고제의 경우 collagen 합성을 억제하여 피부 위축증이 나타날 수 있고 극심한 부작용 중에 하나이지만 혈관확장증에 의해 피부가 벌겋게 되거나 안면홍조증상이 나타날 수 있다. 그 외에도 피부소양감, 우울증, 불면, 체중 증가, 혈당 증가, 부종, 식욕부진, 골다공증, 위궤양, 근육통, 관절통 등 스테로이드 제제 타입, 사용용량 및 사용기간에 따라 다양한 부작용이 나타날 수 있다.

참고문헌

1. Woodward, R. B., Sondheimer, F., & Taub, D. (1951). The total synthesis of cortisone. Journal of the American Chemical Society, 73(8), 4057–4057.
2. Asbell, B. (1995). The Pill: a Biography of the Drug that Changed the World. Random House, New York.
3. Nicolaou, K. C., & Sorensen, E. J. (1996). Classics in Total Synthesis, Wiley–VCH, Weinheim, 83–94, 153–166.
4. Djerassi, C. (2001) This Man's Pill, Oxford University Press, Oxford. The history of the pill online: http://www. pbs.org/wgbh/amex/pill/.
5. Olah, G. A. (1972). Stable carbocations. CXVIII. General concept and structure of carbocations based on differentiation of trivalent (classical) carbenium ions from three–center bound penta– of tetracoordinated (nonclassical) carbonium ions. Role of carbocations in electrophilic reactions. Journal of the American Chemical Society, 94(3), 808–820.
6. Barton, D. H. R. (1950). The conformation of the steroid nucleus. Experientia, 6(8), 316–320.

Statins

스타틴Statin은 콜레스테롤 합성을 저해하는 약물로, HMG-CoA3-Hydroxy-3-methyl-glutaryl-coenzyme A reductase의 활성을 저해하는 물질의 총칭이다. 이 화합물은 HMG-CoA reductase의 기질인 'HMG-CoA'와 유사한 구조를 가지고 있어, 이와 길항작용을 통해 mevalonic acid로의 전환을 억제하며, 결과적으로 콜레스테롤 합성을 저해하는 작용을 한다. 현재 고지혈증 치료를 위해 전 세계에서 매일 3천만 명 이상이 스타틴계 약물을 복용하는 것으로 보고되고 있으며, 이는 스타틴이 대사성 질환의 예방과 치료에 있어서 없어서는 안 될, 인류에게 아주 중요한 약물 중 하나임을 보여준다.

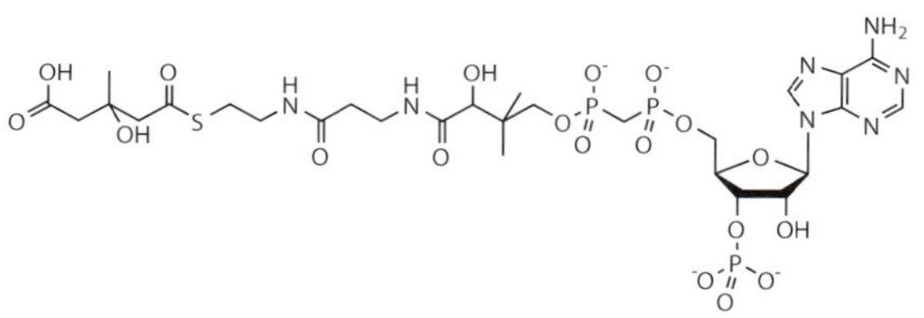

HMG-CoA

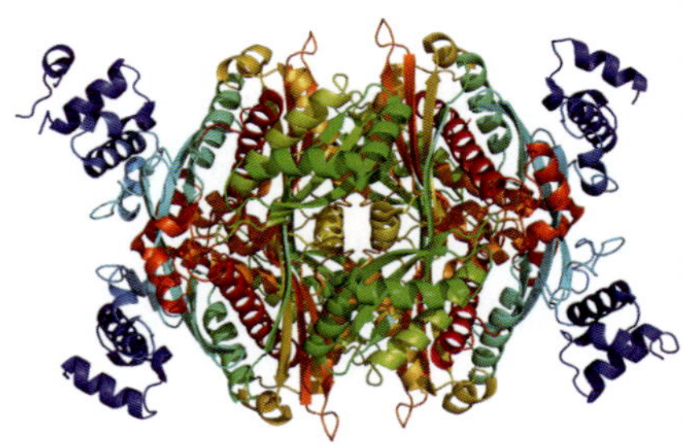

HMG-CoA reductase

역사

1971년 일본 Sankyo 제약사에 근무했던 생화학자 Akira Endo는 콜레스테롤 저해 약물에 대해 연구를 하였는데, 그 당시 콜레스테롤은 HMG-CoA reductase에 의해 간에서 생성됨이 이미 알려져 있었다. Endo와 그의 연구팀은 *Penicillium citrinum*이 다른 미생물로부터 자신을 보호하기 위해 만들어 내는 물질이 HMG-CoA reductase를 억제하는 것을 최초로 발견하였고, 그 물질을 'mevastatinML-236B'으로 명명하였다. 그리고 1970년 말에 mevastatin에 대한 임상시험을 실시하였으나 상품화되지는 못하였다. 한편 영국의 연구팀은 *Penicillium brevicompactu*에서 같은 물질을 분리하였는데, 이를 compactin이라고 명명하였고 1976년에 논문에 게재하였으나, HMG-CoA reductase 억제에 대한 언급은 없이 항진균 작용이 있는 물질로만 언급하였다.

Mevastatin은 종양과 근육 악화 등 부작용으로 인해 실험용으로만 사용되었으나, Merck사의 CEO였던 P. Roy Vagelos는 이 물질에 관심을 가졌고, 1978년에 *Aspergillus terreus*에서 'lovastatinMevinolin, MK803'을 분리하여, 이를 1987년에 Mevacor®라는 이름으로 상품화하는데 성공하였다. 이후 Merck사는 스타틴을 효과적으로 판매하기 위해 고콜레스테롤혈증의 위험성을 대중에게 알렸으며, 의료진들은 스타틴이 안전하며 수명을 연장시킬 수 있다고 확신하였다. 대중에 대한 홍보의 결과, 미국에서 좋은 콜레스테롤과 나쁜 콜레스테롤에 대한 차이를 각인시킬 수 있게 되었다. 이후 Zocor®라는 상품명으로 팔린 simvastatin은, 1995년에 4,444명의 환자에 대한 임상시험에서 성공하게 되었고, Zocor®와 Mevacor®는 연간 10억달러 이상의 매출을 올리게 되었다. 한편 1985년에 Michael C. Brown과 Joseph Goldsten은 콜레스테롤에 관한 연구 업적으로 노벨상을 수상하였으며, 수상소감에서 '스타틴에 의해 생명이 연장된 수백만 명의 사람들은 Akira Endo에게 빚을 진 것'이라고 이야기하였다.

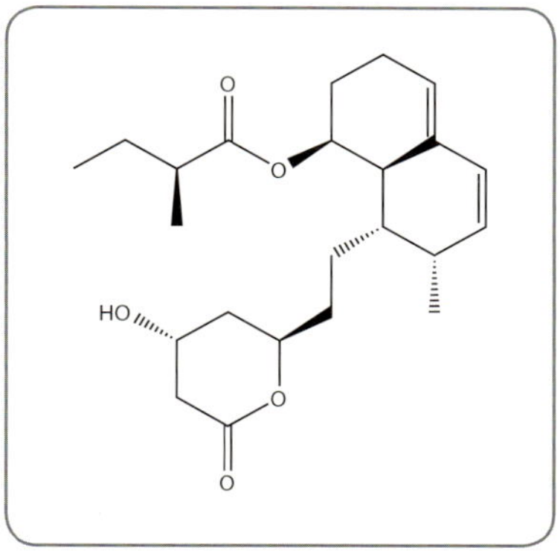

Mevastatin

스타틴의 타겟, 콜레스테롤과 죽상동맥경화증

지난 수십 년간 더 건강한 식생활을 유지하고 혈중 콜레스테롤 수치를 낮추는 것이 국민건강을 위해 필요하다는 사실이 널리 알려져 왔다. 그러나 이러한 사실과 다르게 약간의 혼선이 있었던 것이 사실이며, 보건 당국의 권고 내용도 상당히 변해 왔다. 하지만 혈중 콜레스테롤 수치 상승이 성인에게 심각한 건강 문제를 초래할 수 있다는 것은 분명한 사실이다.

콜레스테롤 대사의 불균형은 다른 수많은 유전적, 환경적 요인들과 함께 죽상동맥경화증

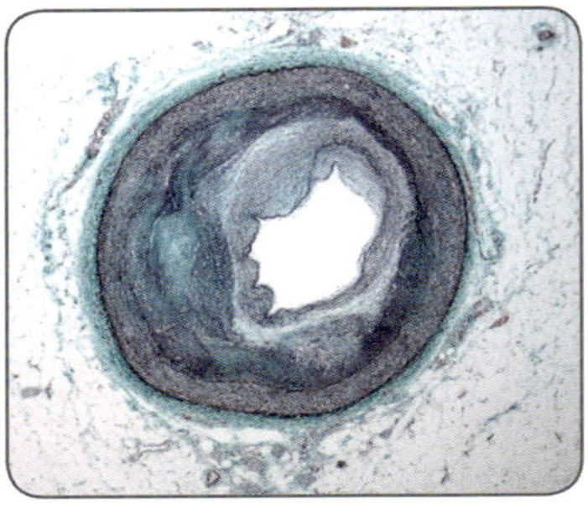

죽상동맥경화증

Atherosclerosis을 유발하는 주된 요인이다. 죽상동맥경화증은 심혈관질환과 뇌졸중 모두의 중요한 원인이며, 산업국가에서 사망 원인의 50%를 차지하고 있다. 혈중 콜레스테롤 증가가 죽상동맥경화증의 근본적인 원인이기 때문에, 이에 대한 치료는 수많은 사망자를 예방할 수 있는 방법이었으며, 높은 콜레스테롤 수치를 낮추는 치료제의 개발은 제약회사나 학계의 과학자들 모두에게 커다란 관심사였다.

생체 내에서 콜레스테롤은 세포막의 구성성분으로 존재하며, 담석의 전구체이고 또한 남녀 성호르몬과 같은 스테로이드 호르몬과도 관련되어 있다. 콜레스테롤은 오직 한 가지 형태로만 존재하나, 생리학적 관점에서는 좋은 또는 나쁜 콜레스테롤로 나뉜다. 콜레스테롤은 간에서 생성되고 저장되며 물에 녹지 않기 때문에 리포단백질Lipoprotein과 같은 carrier protein을 통해 혈중에서 이동해야만 하는데, 이는 몇 가지 형태로 나뉜다. 고밀도 리포단백질High density lipoprotein; HDL은 혈중에서 콜레스테롤을 제거하여 간으로 이동시키지만, 저밀도 리포단백질Low density lipoprotein; LDL은 반대의 기능을 한다. 좋은 또는 나쁜 콜레스테롤은 이러한 두 가지의 리포단백질의 특성에 연관되어 있다.

혈중에 고농도 존재하는 LDL은 일련의 과정을 거쳐 결국 혈관 손상과 폐색을 일으키는데, 이러한 상태를 유발시키는 과정은 매우 복잡하며 소아 초기부터 시작된다. 열 살이 되는 나이에 이미 fatty streak지방선조, 지방줄무늬가 형성되는데, 이는 대동맥 안쪽에 콜레스테롤로 가득 찬 대식세포Cholesterol-engorged macrophage; 포말세포Foam cell로 구성되어 있다. 이러한 병변 자체는 아직 의학적으로 의미 있는 상태는 아니나, 죽상동맥경화성 플라크를 생성하는 전구물질로 작용한다. 서른 살 경에는 fatty streak가 더 많은 대동맥 조직에서 나타나며 형태가 변하기 시작하는데, 문제를 일으킬 수 있는 죽상동맥경화성 플라크 모양을 띠게 된다.

죽상동맥경화증은 나이가 듦에 따라 회피할 수 없는 퇴행성 질환이라기보다는 천식과 같이 점진적으로 발병하는 만성 염증질환이다. 병변은 딱딱해지는 석회화 과정을 거치게 되고, 혈관의 내강표면Luminal surface에 궤양이 발생되는데, 이는 면역 시스템에 의해 더욱 자극된다. 비록 병변 자체가 혈관을 막을 수 있을 정도로 커지더라도 혈관 궤양은 그것이 파열을 일으킬 때 비로소 생성된다. 이때 혈소판이 파열 부위에 빠른 속도로 모여 혈전을 유도한다. 혈전의 일부는 떨어져 나가 혈류를 타고 이동하게 되며, 이 혈전이 분해되지 않고 작은 관상동맥이나 뇌혈관에 도달하게 되면 폐색이 일어나게 된다. 이러한 폐색은 심근이나 뇌에서 산소결핍을 유발하게 되고, 결국 심근경색이나 뇌졸중을 일으키게 된다. 죽상동맥경화증과 심혈관질환은 환자 개인의 고통뿐만 아니라 심각한 수준의 의료비 증가와 생산력 손실을 일으키기 때문에, 임상의와 제약회사는 죽상동맥경화증을 예방 또는 치료하기 위해 상당한 노력을 기울이고 있다.

약리작용 및 기전

스타틴은 경쟁적으로 HMG−CoA reductase를 억제하여 효능을 나타내는 약물이다. 스타틴은 분자 수준에서 HMG−CoA와 유사하기 때문에 효소반응에서 HMG−CoA를 대신하게 되고, mevalonic acid 생성률을 낮추게 된다. 결과적으로 그 이후 생합성 과정에서 생성되는 콜레스테롤의 양이 줄뿐만 아니라 다른 연관 성분들의 생성을 저해한다. 다수의 스타틴계 약물은 *Penecillium*과 *Aspergillus* 속의 진균이 생산하는 이차 대사산물로부터 얻어지는데, 이는 다른 경쟁 세균이나 진균에 있는 HMG−CoA reductase를 억제하기 위해 생성되는 것으로 여겨진다.

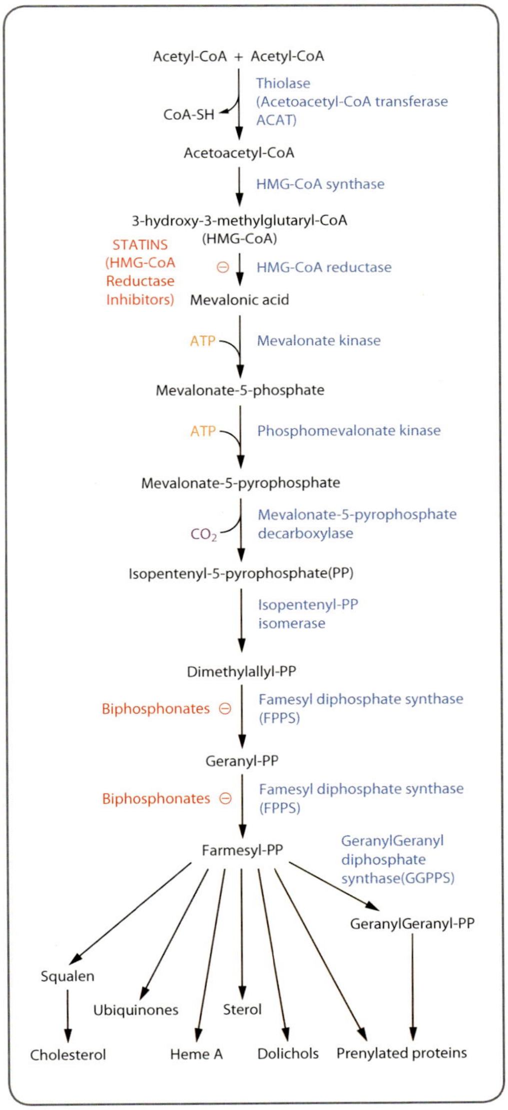

Mevalonate 경로

HMG−CoA reductase

HMG−CoA reductase는 NADH 의존성 효소로서, 콜레스테롤과 다른 이소프레노이드 Isoprenoid를 생성하는 mevalonate 경로를 조절하는 역할을 가지고 있다. 즉, HMG−CoA가 mevalonic acid로 변환하는데 촉매 역할을 한다. 통상적으로 LDL receptor에 의해 포유류 세포 내로 유입되는 LDL이 분해되어 콜레스테롤이 유리되며, 이것이 HMG–CoA reductase를 억제하게 된다. HMG–CoA의 경쟁적 억제제인 스타틴은 간에서 LDL receptor 생성과 혈장 LDL의 이화작용Catabolism을 촉진시키며, 죽상동맥경화증을 일으키는 주요인자인 혈장 내 콜레스테롤 농도를 낮춘다.

HMG–CoA reductase는 소포체막에 존재하며, 8개의 transmembrane domain을 가지고 있다. 사람의 HMG–CoA reductase 유전자는 5번째 염색체의 long arm5q13.3-14에 위치해 있으며, 같은 기능을 가진 효소는 다른 동물과 식물, 세균에도 존재한다.

콜레스테롤 생성 억제

스타틴은 HMG–CoA reductase를 억제함으로써 간에서 콜레스테롤을 합성하는 경로를 차단한다. 대부분의 혈중 콜레스테롤이 음식물보다는 생체 내에서 생성되기 때문에 매우 중요하며, 간에서 더 이상 콜레스테롤을 생성하지 못하게 되는 경우 혈중 콜레스테롤 양은 감소할 것이다. 콜레스테롤 합성은 주로 밤에 일어나며, 짧은 반감기를 가진 스타틴계 약물의 경우 밤에 복용할 경우 효과가 극대화된다. 반감기가 짧은 simvastatin의 경우 아침보다는 밤에 복용할 때 LDL과 총 콜레스테롤 양이 더욱 감소한 임상결과를 얻었으나, 반감기가 긴 atorvastatin은 복용시간에 따른 차이가 없었다.

LDL uptake 증가

간세포가 세포 내 콜레스테롤 양의 감소를 인지하게 되면 이를 보상하기 위해 LDL receptor를 생합성하여 혈중 콜레스테롤을 세포 내로 유입한다. 이는 sterol regulatory element binding proteinSREBP이라 불리는 단백질을 분해하는 protease에 의해 이루어지는데, 분해된 SREBP는 핵으로 이동하여 LDL receptor를 포함한 여러 단백질과 효소 생성을 증가시킨다. LDL receptor는 이후 간세포막으로 이동하여 세포 외에 존재하는 LDL과 VLDL particle과 결합하게 되어 혈액에서 간으로 이동하게 되고, 콜레스테롤은 담즙산염Bile salt으로 전환되게 된다. 담즙산염은 분비된 후에 recycle 과정을 거친다.

스타틴계 약물의 종류 및 제품

심혈관질환을 치료하기 위해 일반적으로 베타차단제β-Blocker, 안지오텐신전환효소 억제제

Angiotensin converting enzyme (ACE) inhibitor, 안지오텐신 II 수용체 길항제Angiotensin II receptor antagonist, 칼슘채널 차단제Calcium channel blocker, 혈소판 응집 억제제Platelet aggregation inhibitor를 두 가지 또는 그 이상 조합하여 처방하고 있다. 비록 이러한 약제들이 많은 환자들의 생명을 구하기는 했으나, 이미 손상된 대동맥에서 증상을 경감시키는 역할만을 수행하였다. 유전적으로 콜레스테롤과 연관된 심혈관질환에 취약한 환자의 경우, 초기부터 LDL 콜레스테롤 수치를 오랜 기간 낮출 수 있다면 손상이 발생하기 전에 막을 수 있는 기회가 있으며, 초기에 충분히 치료받은 환자의 경우 심각한 대동맥 손상과 고혈압 발병 기간을 늦추는 효과가 있다. 이미 심혈관질환을 겪고 있는 환자의 경우 이러한 치료는 대동맥 손상률을 낮출 수 있으며, 심근경색과 뇌졸중과 같은 급성 발병을 지연시킬 수 있다.

스타틴은 HMG-CoA reductase를 억제하여 혈중 콜레스테롤 수치를 낮추는 약물로서, 우리 몸 전체 콜레스테롤 중 약 70%를 생산하고 있는 간에서의 콜레스테롤 조절에 중요한 역할을 하고 있다. 고 콜레스테롤은 심혈관 질환과 밀접하게 관계되어 있으며, 스타틴은 심혈관질환을 예방하고, 고위험군의 환자의 사망률을 줄이는 역할을 한다. 스타틴은 심혈관질환의 초기단계Secondary prevention 환자와, 심혈관질환은 없지만 고위험군Primary prevention에 속하는 환자에게 효과가 있다. 가장 중대한 부작용은 근육통과 당뇨에 대한 위험성 증가이다. 다른 부작용은 인지능력 손상과 신경장애, 췌장과 간기능 장애, 성기능 장애 등이 있다.

현재 여러 종류의 스타틴계 약물이 시판되고 있는데, atorvastatinLipitor®, fluvastatinLescol®, lovastatinMevacor®, Altocor®, pitavastatinLivalo®, pravastatinPravachol®, rosuvastatinCrestor®, simvastatinZocor® 등이 있으며, ezetimibe/simbastatin과 같은 스타틴 복합제제도 처방되고 있다. 2005년 미국에서 187억달러의 매출 규모를 이루었으며, statin계열 약물 중 가장 많이 팔린 atorvastatinLipitor®은 역사상 두 번째로 많이 팔린 의약품으로 등재가 되었다2003년.

다음 표에서 보듯이 lovastatin을 포함한 여러 스타틴계 약물들은 천연물 유래 또는 그 유도체이다. LDL-lowering potency는 cerivastatin이 가장 강하나, 2001년에 심각한 횡문근융해 부작용으로 인해 시장에서 퇴출되었으며, 그다음으로 rosuvastatin, atorvastatin, simvastatin, lovastatin, pravastatin, fluvastatin 순으로 강한 약효를 나타낸다. 2012년부터 atorvastatin을 포함한 대다수의 블록버스터 스타틴계 약물이 특허가 만료되면서 수많은 제너릭이 출시되었다.

대표적인 스타틴계 약물

성분명	구조	상품명	기타
Atorvastatin	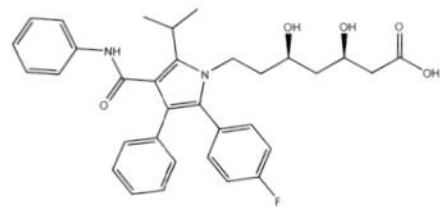	Lipitor®, Torvast® (Pfizer)	Synthetic
Cerivastatin	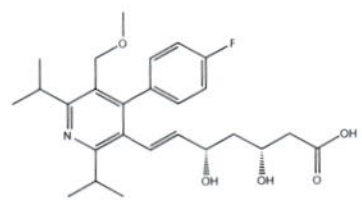	Lipobay®, Baycol® (Withdrawn from the market in August, 2001 due to risk of serious rhabdomyolysis)	Synthetic
Fluvastatin	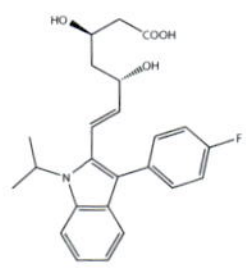	Lescol®, Lescol® XL	Synthetic
Lovastatin	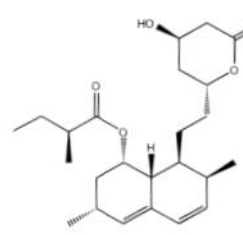	Mevacor®, Altocor®, Altoprev®	This is a naturally occurring, fermentation-derived compound. It is found in oyster mushrooms and red yeast rice.
Mevastatin	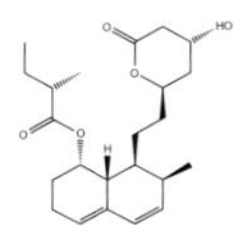	Compactin®	This is a naturally occurring compound found in red yeast rice.
Pitavastatin	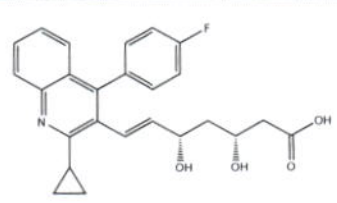	Livalo®, Pitava®	Synthetic
Pravastatin	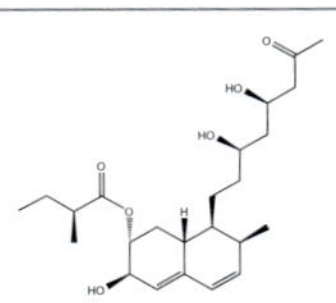	Pravachol®, Selektine®, Lipostat®	Fermentation-derived. (A fermentation product of bacterium *Nocardia autotrophica*).
Rosuvastatin	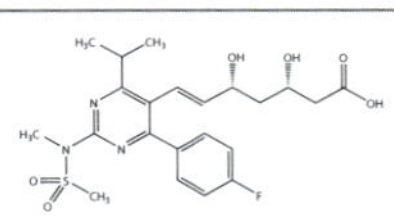	Crestor®(AstraZeneca)	Synthetic
Simvastatin	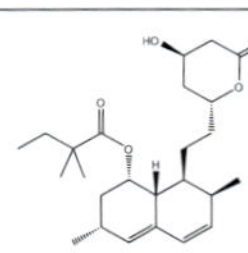	Zocor®, Lipex®(MSD)	Fermentation-derived. (Simvastatin is a synthetic derivate of a fermentation product of *Aspergillus terreus*.)
Simvastatin + Ezetimibe	-	Vytorin®	Combination therapy
Lovastatin + Niacin extended-release	-	Advicor®	Combination therapy
Atorvastatin + Amlodipine Besylate	-	Caduet®	Combination therapy - Cholesterol + Blood Pressure
Simvastatin + Niacin extended-release	-	Simcor®	Combination therapy

참고문헌

1. Lewington, S., Whitlock, G., Clarke, R., Sherliker, P., Emberson, J., Halsey, J., Qizilbash, N., Peto, R., & Collins, R. (2007). Blood cholesterol and vascular mortality by age, sex, and blood pressure: a meta-analysis of individual data from 61 prospective studies with 55,000 vascular deaths. Lancet, 370(9602), 1829-1839.
2. Naci, H., Brugts, J., & Ades, T. (2013). Comparative tolerability and harms of individual statins: a study-level network meta-analysis of 246 955 participants from 135 randomized, controlled trials. Circulation: Cardiovascular Quality and Outcomes, 6(4), 390-399.
3. Taylor, F. C., Huffman, M., & Ebrahim, S. (2013). Statin therapy for primary prevention of cardiovascular disease. Journal of the American Medical Association, 310(22), 2451-2452.
4. Bellosta, S. & Corsini, A. (2012). Statin drug interactions and related adverse reactions. Expert Opinion on Drug Safety, 11(6), 933-46.
5. Kmietowicz, Z. (2014). New analysis fuels debate on merits of prescribing statins to low risk people. British Medical Journal, 348, g2370.

Metformin

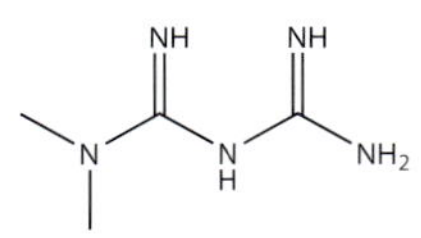

Metformin (*N,N*−Dimethylimidodicarbonimidic diamide)의 구조

메트포르민Metformin은 비구아니드계Biguanides 경구용 당뇨병 치료제로서 혈당강하 및 심혈관질환을 예방하는 효과가 있다. 이 약물은 간에서 AMPKAMP-activated protein kinase를 활성화함으로써 당신생Gluco-neogenesis을 억제하고 세포 내 당흡수Glucose uptake를 촉진함으로써 혈당을 낮추고 대사증후군을 억제한다. 메트포르민은 제2형 당뇨환자의 치료 시 1차 선택약물로 사용되며, 특히 신기능이 정상인 과체중 혹은 비만 환자에게 사용된다. 하지만 임신한 여성에게는 안전성의 문제로 사용이 제한된다. 또한 메트포르민은 다낭성 난소 증후군의 치료에 사용되며 다른 질환 치료에 대한 연구도 진행 중이다.

역사

메트포르민 개발의 기원이 된 *Galega officinalis*는 콩과의 다년생초로서 중동Middle East에서 기원하였으며 현재 유럽, 서아시아, 서파키스탄 지역에 분포하고 있다. *Galega officinalis*는 사료, 거름, 화초 등으로 널리 사용되고 있으나, 마비, 저혈압, 흉수 등 다양한 인체 독성을 일으킬 수 있어 식용으로 사용하기는 어렵다. 중세 이래로 서양에서는 *G. officinalis*가 당뇨병 및 다뇨증 등 다양한 질병에 효과가 있는 것으로 알려져 왔다. 여러 작용 중 혈당강하 활성은 식물 활성성분인 구아니딘Guanidine에 기인한 것으로 확인되었으나 이 물질은 인체독성이 강하여 항당뇨제로 사용할 수 없었다. 이 식물은 주요 약효성분이면서 독성을 나타내는 구아니딘을 다량 함유하고 있다. 1920년대 제1차 세계대전 시기에 프랑스에서 Tanret G. 등에 의해 이 식물로부터 다소 약한 독성을 나타내는 알칼로이드인 '갈레진Galegin'이 발견되었다. 1922년 Werner E.와 Bell J.에 의해 *N,N*−dimethylguanidine이 합성되면서 메트포르민의 존재가 처음으로 알려지기 시작하였으며, 1929년 Slotta과 Tschesche 등은 토끼를 대상으로 한 실험에서 메트포르민이 galegin과 비교하여 낮은 독성과 높은 혈당강하 활성을 나타내는 것으로 보고하였다. 하지만, 그 당시 혈당강하제로 구아니딘 유사약물인 신탈린Synthalin과 인슐린이 등장하면서 메트포르민에 대한 관심이 감소하였다.

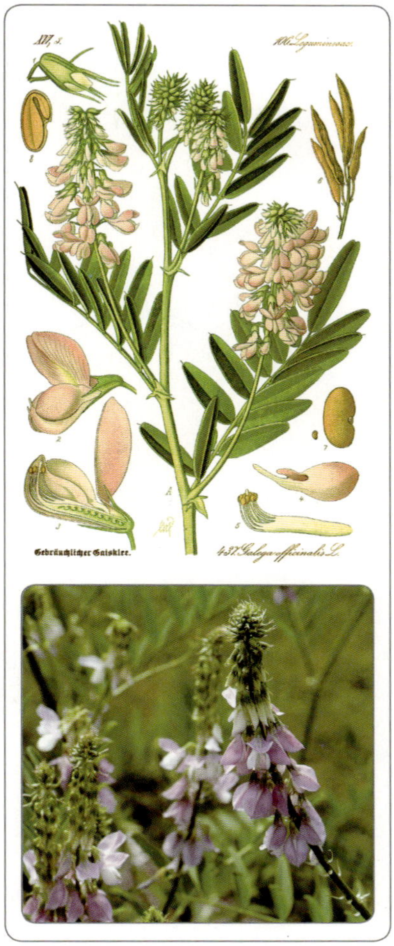

Galega officinalis

1940년대 말부터 메트포르민의 장점이 확인되면서 이에 대한 연구가 다시 주목받기 시작하였다. 1950년 Dawes G. S. 등은 동물실험을 통해 다른 혈당강하제에서 발생하는 저혈압 및 심박수 저하 등의 부작용이 메트포르민 투여 시에는 나타나지 않는 것으로 보고하였다. 또한, 같은 해 필리핀 내과의사인 Garcia E. Y.는 메트포르민의 혈당저하 활성 및 안전성에 관한 연구 결과를 발표하였으며, 혈당감소 효과뿐만 아니라 항균, 항바이러스, 항말라리아, 해열, 진통 효과도 있을 것이라 추정하였다. 이에 대하여 1954년 폴란드 약리학자 Supniewski J.는 메트포르민의 항바이러스 효과를 확인하면서 메트포르민의 다양한 질환 치료에 대한 이용 가능성을 제시하였다.

1957년 프랑스 의사 Sterne J.는 메트포르민 약물인 글루코파지Glucophage, glucose eater를 이용하여 처음으로 임상실험을 진행하였다. 그 결과 메트포르민은 제2형 당뇨환자에게 특이적으로 혈당을 낮추는 효과를 나타내었으며, 설폰요소제Sulfonylureas와는 다르게 인슐린 분비를 유도하지 않고, 간에서의 당신생을 억제하였으며, 말초신경의 당흡수와 소비를 증가시킴으로써 인슐린 감응도를 개선시켰다. 메트포르민은 위장에서 부작용이 다소 나타났으나, 메트포르민의 투여량을 조금씩 늘려가는 방식Start low, Go slow을 통해 이를 막을 수 있었다.

1957년 미국에서는 메트포르민과 유사한 효능을 나타낸 펜포르민Phenformin, phenylethyl biguanide이 개발되어 Ciba−Geigy 사를 통해 널리 홍보되었으나, 1959년 치사율이 매우 높은 부작

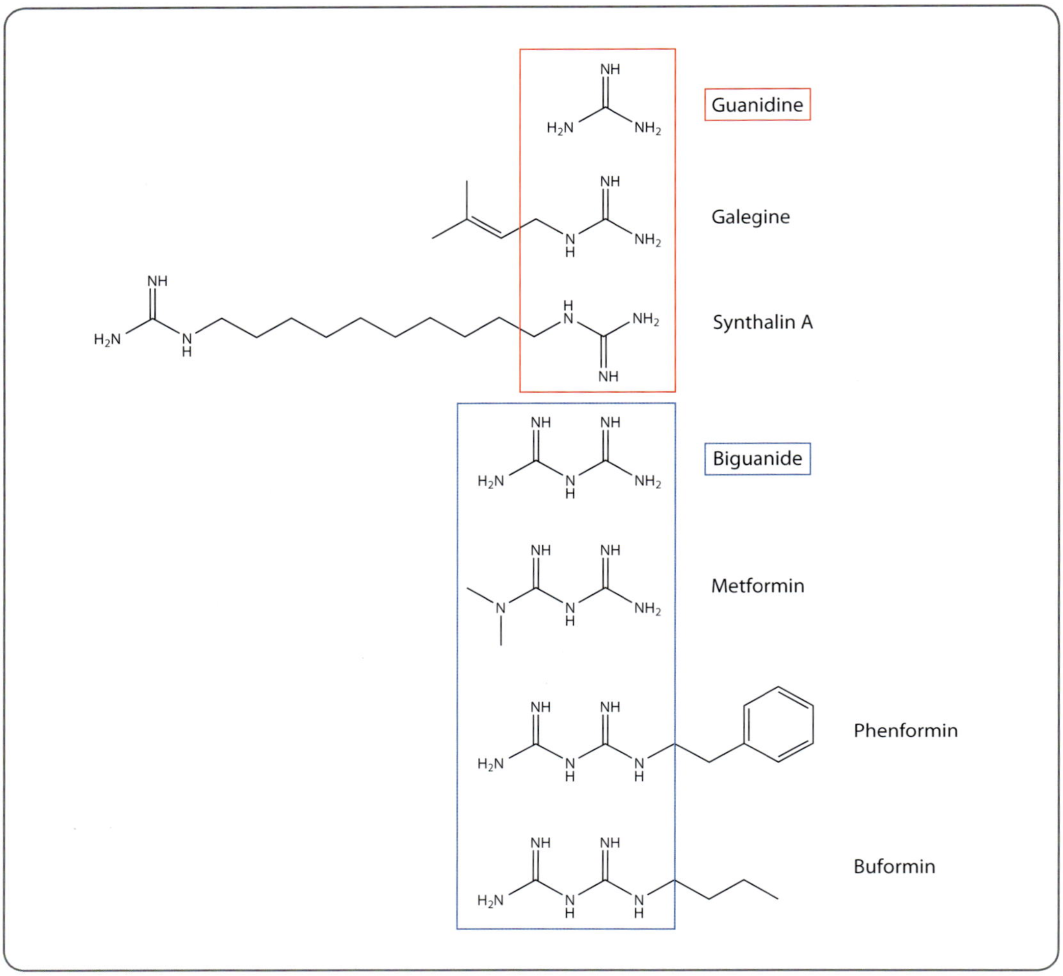

Metformin 유사 약물 구조

용으로 알려진 유산증Lactic acidosis 발생이 보고되었다. 1970년대에는 펜포르민에 의한 유산증 및 사망 사례 보고가 급증하였으며, 결국 펜포르민은 1977년에 미국을 포함한 많은 국가의 시장에서 철수되었다. 펜포르민은 간에서 대사를 받기 때문에 여러 간대사 효소 중 cytochrome P450 2D6이 유전적으로 결핍된 환자에서는 축적되어 독성을 나타낼 수 있다. 반면, 메트포르민은 신장을 통해 배설되며, 메트포르민 투여로 발생한 유산증Lactic acidosis에 대한 보고들은 약물의 과다 사용 및 신부전을 겪고 있는 당뇨환자들과 밀접한 관계가 있는 것으로 밝혀졌다. 그럼에도 불구하고 호주의 ADECAustralian Drug Evaluation Committee는 이 두 비구아니드계 약물 사용을 모두 엄격히 제한하였다.

한편, 프랑스 및 스코틀랜드의 내분비학자들은 메트포르민의 안전성을 지지하며 당뇨환자를 대상으로 메트포르민을 지속적으로 처방하였다. 1968년 및 1977년에 스코틀랜드 학자 Clarke B. F. 등은 메트포르민과 설폰요소제인 클로프로프로파마이드Chlorpropamide에 대한 비교 연구를 진행하였다. 두 약물은 혈당조절 효능은 유사하였으나, 메트포르민을 투여한 환자의 경우 저혈당 발생률이 감소하였을 뿐만 아니라 비만환자에서 체중이 감소하는 효과도 나타났다. 이러한 메트포르민의 장점에 대한 연구가 다수 보고되었으나 전 세계적으로 펜포르민에 의해 유발된 유산증의 공포로 인하여 메트포르민의 사용이 장기간 인정받지 못하였다. 1995년에 이르러 미국에서 Bailey C. J. 등에 의해 메트포르민의 우수성이 재확인되었고, 호주에서도 메트포르민의 사용이 허가되기 시작하였다.

특히, 메트포르민의 효능 및 안전성 입증에 가장 큰 영향을 준 연구는 1998년부터 10년간 3,867명의 다양한 증상을 가진 당뇨환자를 대상으로 진행된 UKPDSUK Prospective Diabetes Study의 메트포르민 임상실험이다. 이 연구에서 메트포르민 치료군의 경우 타약물 치료군과 비교하여 당뇨관련 치사율은 42%, 전체 치사율은 36%까지 감소된 것으로 확인되었다. 이러한 메트포르민의 우수한 효능 및 안전성이 알려지면서 메트포르민은 제2형 당뇨환자들이 가장 선호하는 치료제로 인정받게 되었다. 또한 2012년에 미국American Diabetes Association (ADA) 및 유럽 당뇨 전문가협회European Association for the Study of Diabetes (EASD)는 메트포르민을 제2형 당뇨환자들을 대상으로 처방하는 1차 선택약물로 선정하였으며, 호주국립보건의학 연구위원회Australian National Health and Medical Research Council에서도 이에 동의하였다. 현재 메트포르민은 당뇨치료 이외에 다낭성 증후군, 임신성 당뇨병 등에도 사용되고 있으며, 또한 초기 암 발생 억제에도 기여할 것으로 전망하고 있다.

화학적 특성

메트포르민의 일반적인 합성은 dimethylamine hydrochloride와 2−cyanoguanidineDicyandiamide의 가열반응에 기초한다. 이러한 합성법은 1922년에 처음으로 발표되었으며, 현재까지 다양한 연구를 통해 개선되고 있다.

1975년 Aron의 특허와 Pharmaceutical Manufacturing Encyclopedia에 기록된 메트포르민 합성법을 간단히 요약하면, dimethylamine과 2−cyanoguanidine을 같은 몰비Equimolar로 톨루엔에 용해한 후 냉각하여 농축된 용액을 얻은 다음 같은 몰비의 염산을 천천히 배합하여 혼합

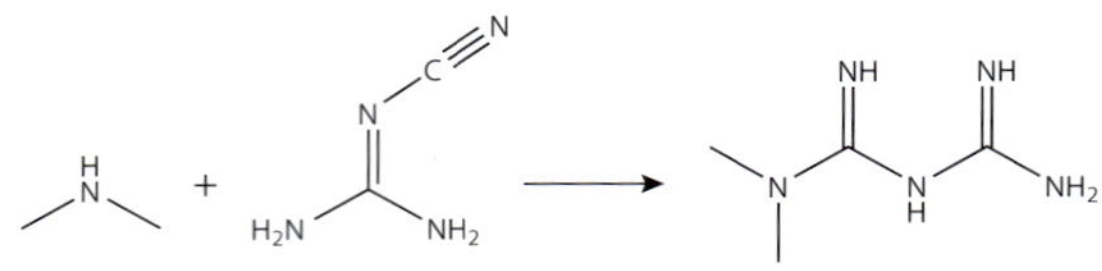

Metformin의 합성법

물을 만든다. 이 혼합물을 가열 및 냉각함으로써 메트포르민 염산화물Metformin hydrochloride을 얻을 수 있다.

메트포르민 염산화물은 현재 경구용 혈당강하제로 사용 중이며, 구조 및 약리활성은 펜포르민과 유사하다. 펜포르민이 guanidinium group에 소수성의 phenethyl기가 치환되어 있는 대신 메트포르민은 2개의 methyl기가 치환되어 있기 때문에 메트포르민은 펜포르민보다 물에 대한 용해도가 높고 생체막에 대한 결합력이 낮다. 따라서 메트포르민은 펜포르민과 비교하여 미토콘드리아에 의한 당의 산화 과정Mitochondria-mediated glucose oxidative pathway에 대한 영향력이 적기 때문에 유당 생성이 크게 늘지 않아 유당에 의한 유산증의 발생위험이 펜포르민에 비해 10배 정도 낮은 것으로 알려져 있다.

효능

메트포르민의 혈당강하 활성(Antidiabetic effect)

메트포르민의 혈당강하 활성의 주요 기전은 간의 당신생Gluconeogenesis 억제, 골격근의 당흡수Glucose uptake 증가와 관련이 있다. 먼저, 메트포르민은 간에서 글리세롤Glycerol이나 유산염Lactate, 피루브산염Pyruvate으로부터 당신생과 관련된 각각의 단계를 모두 차단한다. 또한 메트포르민은 미토콘드리아 내 칼슘 조절 및 PEPPhosphoenolpyruvate에 carboxylase가 작용하는 단계를 차단함으로써 당신생을 억제한다.

또한 메트포르민은 간에서 AMPKAdenosine monophosphate-activated protein kinase를 활성화함으로써 지방 합성에 관련된 효소인 ACCAcetyl-CoA carboxylase의 활성이나 SREBP1Sterol regulatory element-binding protein 1의 발현을 감소시킴으로써 당신생을 억제하는 한편, 지방 합성에 관여하는 효소들을 감소시켜 지방산의 산화를 증가시키고 VLDLVery low density lipoprotein의 합성을 억제하여 궁극적으로 지방간을 줄이고 간의 인슐린 민감도를 증가시킨다.

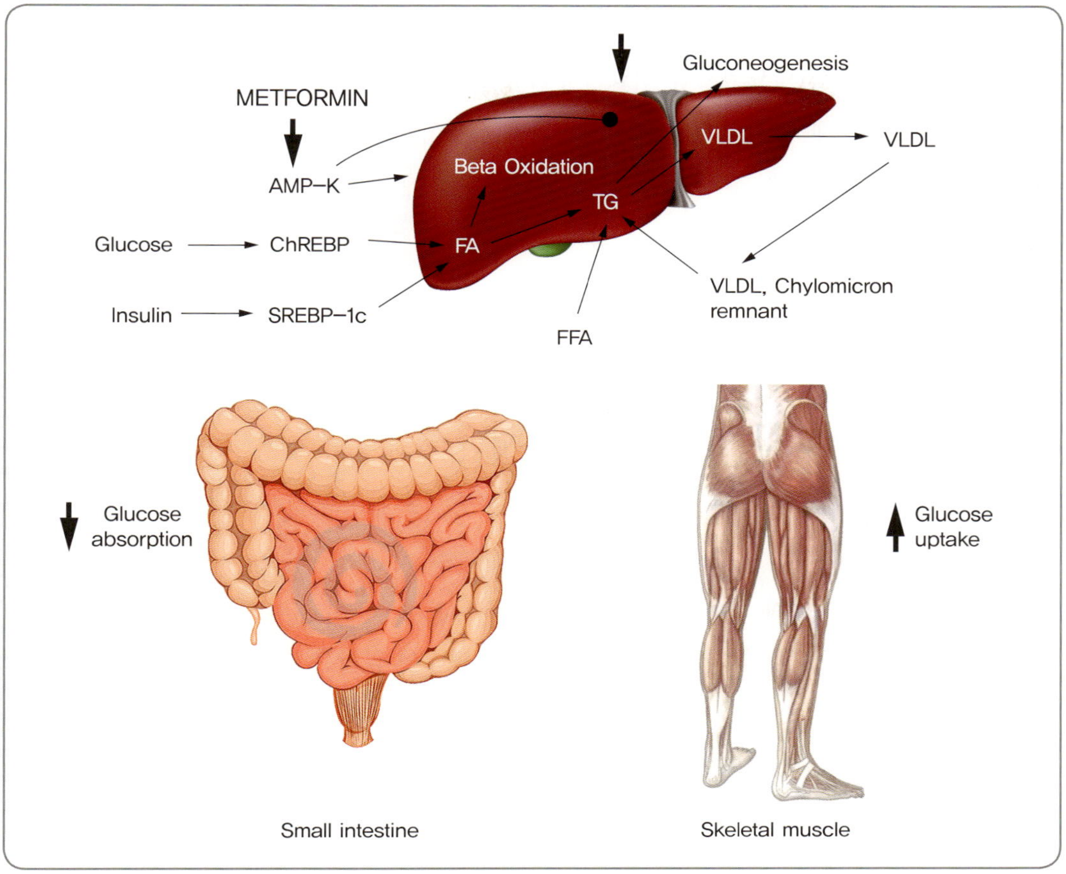

Metformin의 작용기전

메트포르민은 골격근에 작용하여 당수송Glucose transport 및 글리코겐 합성을 촉진하여 인슐린에 의한 당 흡수를 증가시킨다. 최근 연구에 따르면 3달간 메트포르민을 투여한 환자에게서 인슐린에 의한 당흡수가 29%까지 증가하는 것으로 확인되었다. 그 기전은 메트포르민에 의한 당수송체Glucose transporter인 GLUT-1과 GLUT-4의 활성 증가와 관계가 있다.

유리지방산은 대개 비만한 사람이나 당뇨병 환자에서 유의하게 증가되어 있는데, 메트포르민은 지방세포의 유리지방산 생성이나 유리지방산으로의 지방분해를 차단한다. 메트포르민을 투여할 경우 유리지방산의 산화가 10~20% 감소하는 것으로 알려져 있다. 또한 간에서 유리지방산의 β-oxidation이 과도하게 일어나면 미토콘드리아 내에 acyl-CoA와 구연산염Citrate이 축적되고, 축적된 구연산염과 acyl-CoA가 피루브산염을 통해 당생성을 증가시키게 되는데, 메트포르민은 β-oxidation 단계를 차단함으로써 세포 내 구연산염이나 acyl-CoA의 축적으로 인한 당신생 단계를 억제하는 역할을 한다.

메트포르민 단독치료(Monotherapy)

메트포르민은 제2형 당뇨환자의 치료에서 chlorpropamide, glyburide, glipizide, tolbutamide 등의 설폰요소제 계열의 혈당강하제와 유사한 활성을 나타낸다. 메트포르민 단독치료는 운동 및 식이요법으로 조절되지 않는 제2형 당뇨환자 중에 설폰요소제를 통해 혈당조절이 어려운 환자 또는 심각한 인슐린 부족 증상이 없는 환자를 대상으로 한다. 또한 메트포르민은 인슐린 또는 설폰요소제에 비해 저혈당 위험 감소, 혈중 지질 농도 개선, 고인슐린혈증 개선, 체중 유지 또는 감소 등의 다양한 효과 및 안전성을 갖추고 있다. 특히 제2형 당뇨환자 중에는 비만환자가 많고, 공복 시 혈당이 200 mg/L 이상이면 설폰요소제 혈당강하제에 반응하지 않는 경우가 많으므로 체중을 안정시키고 나아가 체중이 감소될 수 있는 메트포르민이 비만인 당뇨환자에게 초기 치료제로 추천된다.

메트포르민 복합치료(Combination therapy)

일반적으로 메트포르민 복합치료는 장기간 제2형 당뇨를 앓아온 환자가 메트포르민 단독치료로 혈당조절이 어려운 경우에 사용한다. 이러한 복합치료는 당뇨증상을 완화시키며 인슐린의 사용을 지연시킬 수 있다. 메트포르민과 함께 복합치료에 사용되는 설폰요소제의 혈당강하 기전은 췌장의 기능강화를 통해 인슐린 분비를 촉진시키는 것과 관련이 있다. 또한, 메글리티나이드계Meglitinides 약물은 설폰요소제와 유사한 췌장 기능 강화에 관여하며, 작용시간이 짧아 식후 혈당조절에 유용하다. 이와 달리, 치아졸리딘디온계Thiazolidinediones 약물은 인슐린 분비에는 영향을 주지 않지만 근육과 지방 세포에 작용하여 인슐린에 대한 민감도를 증가시켜 혈당을 저하시킨다. 소화대사 효소인 알파글루코시다제의 억제제α-Glucosidase inhibitors는 섭취된 탄수화물의 소화를 지연시켜 식후 혈당조절에 효과적이다. 마지막으로 DPP−4 억제제DPP-4 inhibitors는 GLP−1Glucagon-like peptide-1 활성을 촉진하여 인슐린 분비 증가와 글루카곤 분비 감소를 통해 혈당을 감소시킨다. 하지만 메트포르민을 포함한 경구용 혈당강하제는 산성혈증Acidosis, 케톤증Ketosis 등을 동반한 복합성 당뇨 증상을 가진 환자의 단독 치료에는 효과가 없으므로, 이때에는 인슐린의 투여가 요구된다.

메트포르민의 혈당강하 활성 이외의 효과

메트포르민은 혈당강하 활성 이외에도, 심혈관계질환과 관계된 이상지질혈증Dyslipidemia, 섬유소저용해증Hypofibrinolysis, 비만 등에 유익한 효과를 나타내는 것으로 보고되고 있다.

고중성지방혈증을 가진 당뇨환자의 경우 메트포르민 투여에 의해 간의 VLDL-C 합성이 억제됨으로써 혈중 중성지방, 총콜레스테롤, LDL-C의 수치가, 각각 50%, 10%, 25%까지 감소되는 것으로 확인되었으며, HDL-C의 경우 17%까지 증가하는 양상이 최근 연구를 통해 보고되고 있다.

또한 메트포르민 투여에 따라 섬유용해능이 증가하며 섬유용해 억제자인 PAI-1Plasminogen activator inhibitor-1의 혈중농도가 감소하는 것으로 보고된 바 있으며, 산화스트레스의 감소 및 혈소판 응집 감소 효과 등에 직·간접적으로 영향을 주는 것으로 알려져 있다.

부작용(Adverse effect)

위장관계 증상(Gastrointestinal symptoms)

메트포르민의 부작용으로는 식욕감퇴, 오심, 구토 복부팽만감, 설사 등의 위장관 증상 등이 있으며 치료 초기에 환자의 약 30%에서 발생한다. 부작용의 발생은 용량에 비례하므로 적은 용량으로부터 시작하여 점차 양을 늘리면 부작용의 발생을 줄일 수 있다. 일시적인 현상이고 식사와 함께 복용하면 증상이 가라앉기도 한다. 소장조직에 메트포르민이 고농도로 축적되어 국소적으로 젖산 생산을 증가시키는 것이 위장관계 부작용이 일어나는 원인과 관련될 것으로 추정된다. 이때 장점막의 조직학적인 변화는 관찰되지 않는다.

혈액계 증상(Hematologic effects)

메트포르민을 장기간 투여 시 10~30%에서 비타민 B_{12}의 흡수장애가 유발되며 이는 장세포의 세포 내 칼슘대사에 이상이 유발되어 칼슘에 의존한 비타민 B_{12}의 흡수가 영향을 받아 발생한다. 하지만 이와 같은 흡수장애와 관련된 악성 빈혈은 매우 드물며 임상적인 의미는 거의 없다.

유산증(Lactic acidosis)

유산증은 당뇨병, 저관류Hypoperfusion, 저산소증Hypoxemia 같은 병태생리적 상태에서 잘 발생하며 혈중에 유당 농도가 5 mmol/L 이상이고 혈중 pH가 감소하며 전해질 불균형Anion gap이 증가하고 lactate/pyruvate 비율이 증가된 상태를 말한다. 유산증은 매우 심각한 부작용으로 사망률은 20~50%에 달하지만 메트포르민과 관련된 유산증은 환자 10만 명당 1년에 3건의 발생률을 보이며 펜포르민과 비교하여 10배가 낮은 것으로 보고되고 있다. 메트포르민에 의해 발생하는 유산증은 내인성 신장질환, 신장의 저관류 등으로 인한 신장기능의 장애가 있거나 간질환으로 인한 유당 대사 장애를 가진 환자들에게서 주로 나타난다. 따라서 당뇨환자의 신장기능을 지속적으로 확인하면서 메트포르민의 최소유효량을 투여할 경우에는 신장기능 장애에 의한 유산증 발생을 감소시킬 수 있고 간질환이 있는 경우 메트포르민의 복용을 중단함으로써 유산증의 발생을 예방할 수 있다.

관련 제품

메트포르민은 제품성분 조성에 따라 단독제품과 복합제품 두 부류로 구분된다. 메트포르민 단독제품은 다양한 상품명이 존재하는데, 대표적으로 Glucophage®, Glucophage® XR, Glumetza®, Fortamet® 등이 있으며 비설폰요소제이다. 메트포르민이 제2형 당뇨병 치료에 사용될 때에는 일반적으로 환자에게 메트포르민 복합제품이 처방된다. 대표적인 메트포르민 복합제품에는 치아졸리딘디온계Rosiglitazone, Pioglitazone, DPP-4 억제제Alogliptin, Linagliptin, Sitagliptin, Saxagliptin, 설폰요소제Glipizide, Glyburide, 메글리티나이드계Repaglinide 등이 있다.

<table>
<tr><th>제품유형</th><th>제품성분</th><th>제품명</th><th>약물계열</th><th>의약적 용도</th></tr>
<tr><td rowspan="3">Medications containing metformin</td><td rowspan="3">Metformin</td><td>Glucophage®
Glucophage® XR</td><td rowspan="3">non-sulfonylureas</td><td rowspan="3">Diabetes, Type 2
Female Infertility
Insulin Resistance Syndrome
Polycystic Ovary Syndrome</td></tr>
<tr><td>Glumetza®</td></tr>
<tr><td>Fortamet®</td></tr>
<tr><td rowspan="5">Multi-ingredient medications containing metformin</td><td>Alogliptin /metformin</td><td>Kazano®</td><td></td><td></td></tr>
<tr><td>Glipizide /metformin</td><td>Metaglip®</td><td></td><td></td></tr>
<tr><td>Glyburide /metformin</td><td>Glucovance®</td><td rowspan="3">antidiabetic combinations</td><td rowspan="3">Diabetes, Type 2</td></tr>
<tr><td>Linagliptin /metformin</td><td>Jentadueto®</td></tr>
<tr><td>Metformin /pioglitazone</td><td>ActoPlus Met®
ActoPlus Met® XR</td></tr>
</table>

Multi–ingredient medications containing metformin	Metformin /repaglinide	PrandiMet®	antidiabetic combinations	Diabetes, Type 2
	Metformin /rosiglitazone	Avandamet®		
	Metformin /saxagliptin	Kombiglyze® XR		
	Metformin /sitagliptin	Janumet® Janumet® XR		

참고문헌

1. Campbell, I. W. (2007). Metformin–life begins at 50. The British Journal of Diabetes & Vascular Disease, 7(5), 247–252.
2. UK Prospective Diabetes Study (UKPDS) Group. (1998). Intensive blood–glucose control with sulphonylureas or insulin compared with conventional treatment and risk of complications in patients with type 2 diabetes (UKPDS 33). Lancet, 352(9131), 837–853.
3. Werner, E., & Bell, J. (1921). The preparation of methylguanidine, and of ββ–dimethylguanidine by the interaction of dicyanodiamide, and methylammonium and dimethylammonium chlorides respectively. Journal of the Chemical Society, Transactions, 121, 1790–1795.

Galantamine

전 세계적으로 경도 및 중등도 alzheimer's diseaseAD의 치료제로 현재 tacrine1993, donepezil1997, rivastigmine2000 및 galantamine2001 네 종류의 아세틸콜린분해효소 억제제Acetylcholine Esterase Inhibitor, AChEI가 치료제로 승인을 받아 널리 시판되고 있다. Galantamine은 *Galanthus* 속의 Caucasian snowdrop*Galanthus woronowii*에서 분리된 alkaloid로, 수선화과Amaryllidaceae에 속하는 나팔수선화*Narcissus pseudonarcissus*, 은방울 수선화Snowflake, *Leucojum aestivum*와 같은 다른 식물에서도 발견되고 그 함량은 약 0.1~2% 정도이다. Galantamine은 AChEI로서 시냅스에서 효소의 분해작용을 억제함과 동시에 시냅스전Presynapse의 신경세포막에 위치한 니코틴성 아세틸콜린 수용체Nicotinic acetylcholine receptor, nAChR를 직접 자극하는 allosteric modulation 기능도 한다고 보고되고 있다.

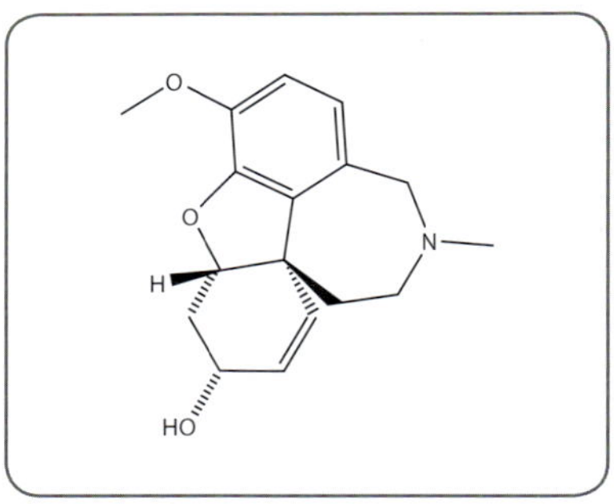

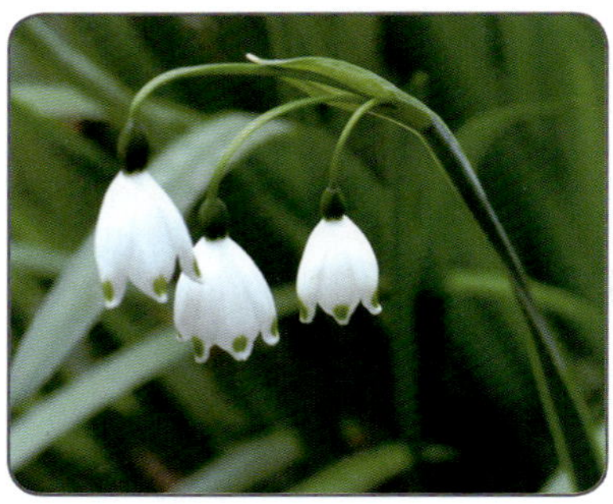

Galantamine의 구조 및 Caucasian snowdrop

역사

Galantamine은 *G. woronowii* 기원의 화합물로 *Galanthus* 속 식물들은 'snowdrop' 또는

'설강화'라고 불리는데 수선화과Amaryllidaceae의 알뿌리 식물로 여러해살이 풀이다. 속명인 *Galanthus*는 우유Gala와 꽃Anthos의 합성어로 우유 빛깔 꽃이라는 뜻이다. *Galanthus* 속은 불가리아, 터키의 동쪽 지역, 코카서스 산Caucasus mountain 지역에 주로 분포한다. 수선화과Amaryllidaceae의 식물은 오랫동안 경험에 의해 약용으로 사용된 천연물이 많기 때문에 민족 식물학적으로 의미가 있는데 *Galantamine* 속 식물도 그중의 하나이다. 1950년대에 불가리아의 약사들은 야생에서 자라는 snowdrop을 이마에 문질러 신경통을 치료했었고, 루마니아, 우크라이나 등의 동유럽에서는 snowdrop을 다양한 질환에 처방하여 사용하였다고 한다. 특히 소아마비의 치료법으로 오랫동안 사용되었는데 코카서스 지역에서는 어린이가 소아마비에 걸리면 snowdrop의 알뿌리를 달여 먹여서 마비 증상을 사라지게 하였다는 기록이 있다.

1951년 소련의 과학자 Maskovsky와 Kruglikova-Lvova는 galantamine의 AChE 저해 효과를 증명하였고, 그다음 해인 1952년, Proskurnina와 Yakovleva는 *G. woronowii*에서 galantamine을 최초로 분리하여 그 화학구조를 밝혔다. 1956년에 *Narcissus* 속의 잎에서도 galantamine이 분리되었으며 현재 galantamine의 주요 공급원인 *L. aestivum*에서도 분리되었다. Galantamine이 뇌혈관장벽Blood-brain barrier를 잘 통과하여 중심 콜린성 기능Central cholinergic function을 나타내는 것을 이용하여 이를 AD 치료제로 개발하였다. 결국 hydrobromide 염 형태로 1958년에 주사제로 만들어졌으며 1984년에 정제로 개발되었다. 1996년 오스트리아의 Sanochemia Pharmazeutika가 처음 Nivalin®으로 특허를 획득하였다.

생합성

수선화과Amaryllidaceae 식물에서 galantamine은 norbelladine과 관련된 전구체로부터 산화적인 짝지음과 유사한 방법을 통해 생합성된다. Norbelladine은 phenylalanine으로부터 생합성된 3,4-dihydroxybenzaldehyde와 tyrosine으로부터 생합성된 tyramine을 전구체로 하여 합성된다. 4'-*O*-Methylnorbelladine으로부터 페놀환의 정렬방식에 따라 다음 그림에서와 같이 *para-ortho*(A), *para-para*(B), *ortho-para*(C)의 세 가지 형태의 alkaloid가 만들어지는데 galantamine의 경우 산화적 짝지음에 의해 만들어진 dienone이 페놀기로부터 친핵성 첨가반응을 거쳐 ether 결합을 형성하게 되며, 환원과 메틸화 반응을 통하여 만들어 진다.

Galantamine을 의약품으로 사용하기 위해 수선화과 식물0.1~2% 건조중량로부터 직접 분리하

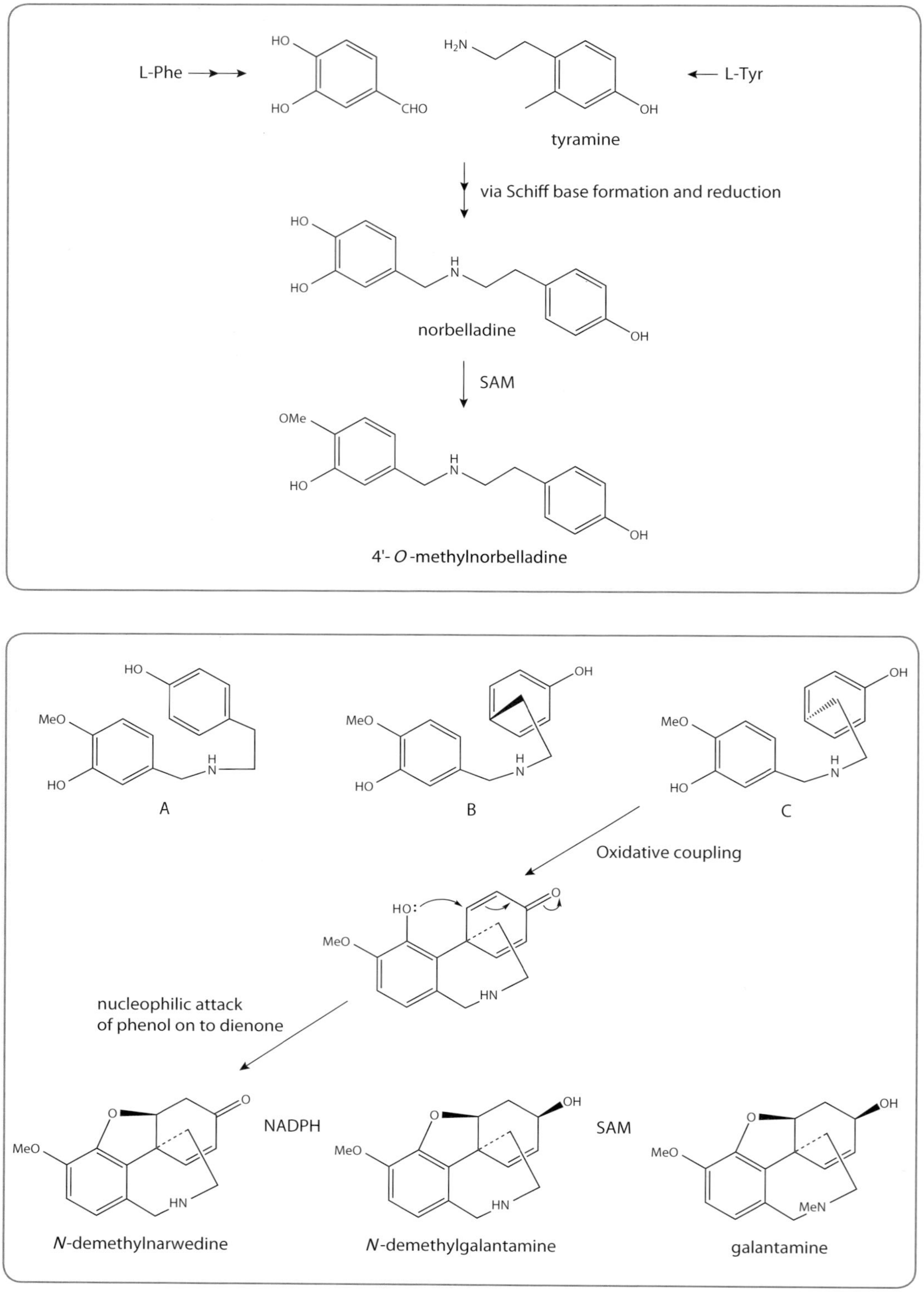

Galantamine의 생합성 과정

는 것은 비용약 $50,000/kg이 많이 들 뿐만 아니라 식물 자원 고갈의 우려가 있어 이를 경제적으로 합성하는 방법이 연구되었다. 현재는 주로 norbelladine과 narwedine을 전구체Precursor로 하여 합성된다.

작용기전

2세대 AChEI인 galantamine은 acetylcholinesterase를 억제할 뿐만 아니라, nAChR의 비경쟁적 결합부위에 결합하여 allosteric 작용으로 nAChR의 α4/β2와 α7의 기능을 강화시킴으로써 콜린성 신경전달을 강화시키고 신경전달물질의 방출을 증가시킨다. 이러한 강화작용으로 세포 내 칼슘의 신호전달이 증가되어 galantamine으로 인해 시냅스 후 신호전달이 증가되어 acetylcholine의 효과를 증가시키게 된다. 그러므로 단순히 AChEI의 역할만을 하는 donepezil과 비교했을 때 nAChR의 시냅스 후 작용에 대한 영향에 차이가 있다.

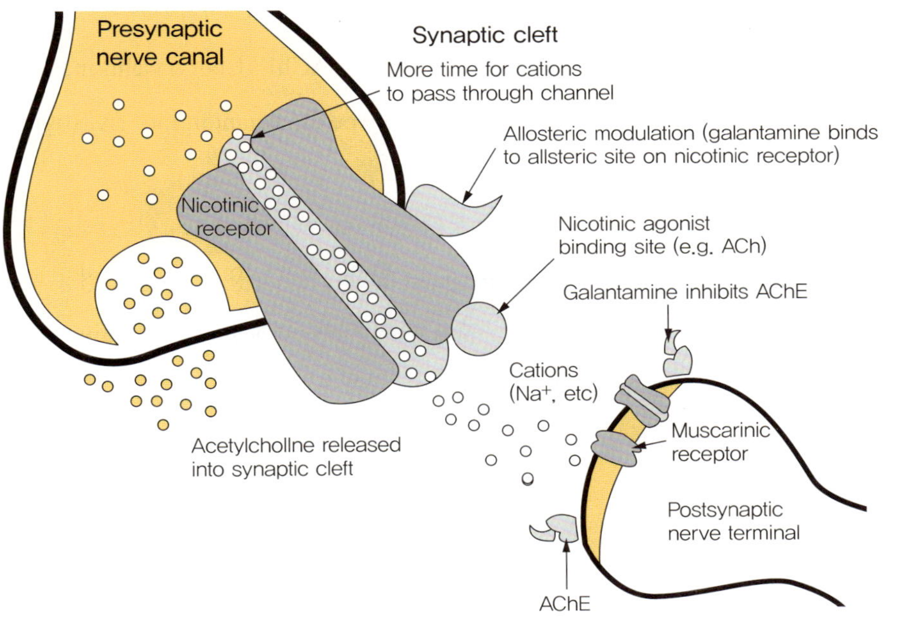

Galantamine의 작용기전

약리

AD의 정확한 발병 기전은 알려져 있지 않으나, 베타아밀로이드β-amyloid의 침착으로 인한 뇌세포 손상이 발병의 주요 기전이다. 뿐만 아니라, 타우 단백질Tau protein의 과인산화, 염증반응, 산화적 손상 등도 원인이 된다. 근본적인 치료법이 아직 개발되지 않았으나, AD 환자의 뇌에서 감소된 acetylcholine의 양을 증가시킴으로써 뇌 손상을 막아 병의 진행을 늦추고 증상을 완화하는 방법이 주로 사용되고 있다. Acetylcholine은 신경전달물질의 90% 정도를 차지하며 기억과 학습의 중추적 역할을 담당한다. AD 환자는 뇌 내 acetylcholine과 아세틸콜린 합성 효소인 콜린아세틸전이효소Choline acetyltransferase가 감소하고, 중격Septum과 메이너트 기저핵Nucleus basalis of Meynert의 콜린성 세포의 수도 줄어들게 된다. 이러한 중추 콜린성 신경전달의 장해가 인지 능력이 감퇴되는 정도와 연관성을 보인다. 따라서 AD 환자의 인지 기능 개선을 위해 콜린성 신경전달을 증가시키기 위해 다양한 방식으로 접근했는데 현재까지는 AChEI의 효과가 가장 우수한 것으로 인정되고 있다. 현재까지 tetrahydroaminoacridineTHA, Tacrine, Cognex®, donepezilAricept®, rivastigmineENA-713, Exelon®, galantamineReminyl® 등 네 가지 AChEI가 알츠하이머병 치료제로 미국 식품의약품안전청FDA의 승인을 받았다. 현재 임상에서는 비선택적으로 중추와 말초의 모든 cholinesterase에 작용하고 반감기가 짧으며 간독성이 흔한 1세대 cholinesterase inhibitor인 tacrine보다 중추의 AChE나 butyrylcholinesterase에 선택적으로 작용하는 2세대 콜린분해효소 억제제인 donepezil, galantamine, rivastigmine이 주로 사용되고 있다.

Galantamine은 AChEI이므로 항콜린성 부작용이 나타날 수 있다. 신경근차단약Neuromuscular blocking agents나 콜린작동제Cholinergic agonist 같은 콜린 작용성 약물과 병용 투여 시 상가적 작용Synergistic effect이 나타날 수 있다. 예를 들어 마취 중에 succinylcholine 계열의 근이완제의 효과를 증강시킨다. 그 외 galantamine의 부작용은 다른 AChEI와 비슷하다. 이중맹검, 위약대조군 임상시험에서 구역, 구토 등의 위장관계 부작용이 빈번히 나타났으며 대부분의 경우 일주일 미만으로 지속되었고 항구토제나 적절한 수분 섭취가 부작용 개선에 도움이 되었다.

제품

Galantamine상품명 Reminyl®은 4 mg, 8 mg, 12 mg의 세 가지 용량의 정제와 수제로 100 mL 병4 mg/mL이 시판되고 있다. 초기 약물 사용 시 용량은 8 mg의 범위에서 1일 2회로 복용하며, 유지 용량은 16~24 mg이다. 최근에는 하루 한 번만 복용할 수 있도록 작용시간이 연장된 galantamine PRCProlonged Release Capsule, 상품명 Reminyl® PR capsule이 8 mg, 16 mg, 24 mg의 세 가지 용량의 정제로 시판되고 있다.

참고문헌

1. Loy C., & Schneider L. (2006) Galantamine for Alzheimer's disease and mild cognitive impairment. The Cochrane Database of Systemic Reviews, 25, CD001747.
2. Thomsen, T., & Kewitz, H. (1990). Selective inhibition of human acetylcholinesterase by galanthamine in vitro and in vivo. Life Sciences, 46(21), 1553-1558.
3. Greenblatt, H. M., Kryger, G., Lewis, T., Silman, I., & Sussman, J. L. (1999). Structure of acetylcholinesterase complexed with (-)-galanthamine at 2.3 Å resolution. FEBS Letters, 463(3), 321-326.
4. Heinrich, M., & Teoh, H. L. (2004). Galanthamine from snowdrop-the development of a modern drug against Alzheimer's disease from local Caucasian knowledge. Journal of Ethnopharmacology, 92(2), 147-162.
5. Farlow, M. R. (2003). Clinical pharmacokinetics of galantamine. Clinical Pharmacokinetics, 42(15), 1383-1392.
6. Coyle, J. T., Geerts, H., Sorra, K., & Amatniek, J. (2007). Beyond in vitro data: a review of in vivo evidence regarding the allosteric potentiating effect of galantamine on nicotinic acetylcholine receptors in Alzheimer's neuropathology. Journal of Alzheimer's Disease, 11(4), 491-507.
7. Iqbal, K., Sisodia, S. S., & Winblad, B. Eds.. (2003). Alzheimer's disease: advances in etiology, pathogenesis and therapeutics. John Wiley & Sons.
8. Marco-Contelles, J., do Carmo Carreiras, M., Rodríguez, C., Villarroya, M., & Garcia, A. G. (2006). Synthesis and pharmacology of galantamine. Chemical Reviews, 106(1), 116-133.

Physostigmine

Physostigmine은 카라발두의 성분으로 acetylcholinesteraseAchE 저해 활성을 갖는 indole alkaloid이며, IUPAC name은 (3a*R*,8a*S*)−1,3a,8−trimethyl−1*H*,2*H*,3*H*,3a*H*,8*H*,8a*H*−pyrrolo[2,3−*b*]indol−5−yl *N*−methylcarbamate이다. 기원 식물인 카라발두는 콩과Leguminosae 식물인 카라발콩*Physostigma venenosum* Balf.의 성숙 종자이며, 생약명은 Calabar Bean이고 성상은 흑갈색~암적갈색의 씨로 길이 3~4 cm 너비 약 2.5 cm, 두께 1.5 cm 정도로 단단하며 표면에는 광택이 있다. 주성분으로 alkaloid를 0.1~0.3% 함유하고 있으며, physostigmine=eserine, norphysostigmine, isophysostigmine, eseramine, physovenine, geneserine, calabarine, calabacine을 함유하고 있다.

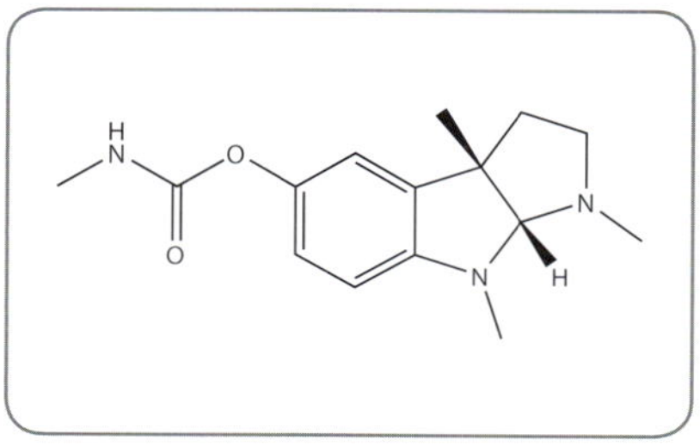

Physostigmine의 구조

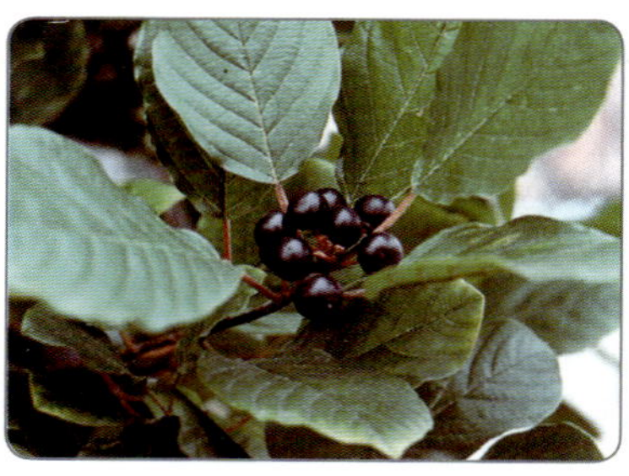

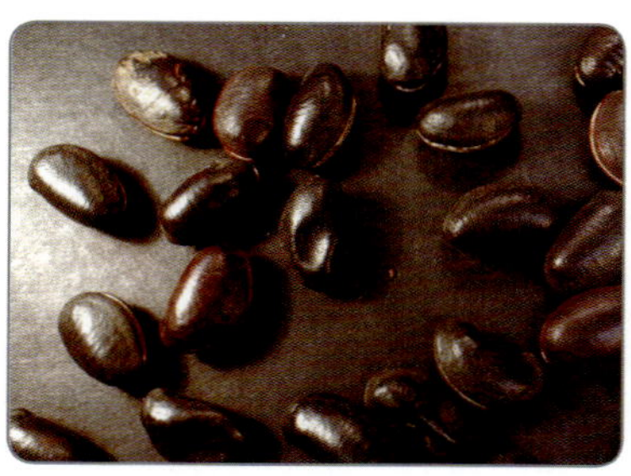

카라발콩(*Physostigma venenosum*)과 카라발콩의 종자(카라발두)

역사

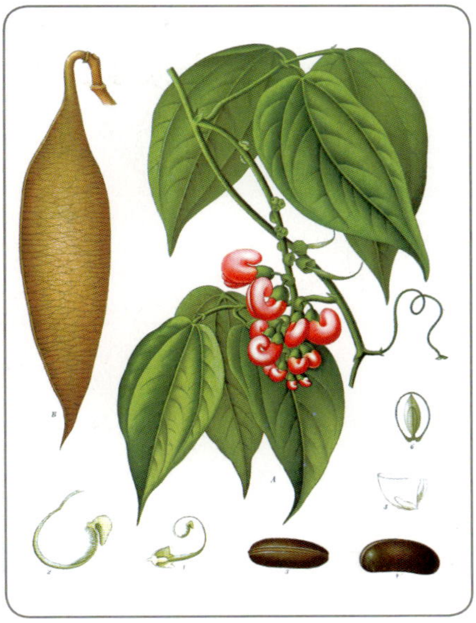

카라발콩(*P. venenosum*)의 그림

카라발콩*Physostigma venenosum*은 서아프리카에서 자생하는 식물로서 이 지역의 원주민들은 esera라고 부르며, 죄를 지은 사람들에게 주는 독약으로 사용하였다. 고발당한 사람은 뿌리의 밑부분을 삼켜야 했으며, 이것을 토해내게 되면 그 사람은 결백한 것으로 판결 받고 풀려났다. 이를 섭취할 때 독이 작용하게 되면 근육 마비를 거쳐 심장과 호흡기 이상으로 인해 사망할 수 있다. 독이 천천히 퍼질 경우 위와 같은 독성을 나타내지만, 빠르게 흡수되면 30분 내 구토가 나타난다고 알려져 있다. 임상 실험 결과, 0.25~1 g 용량에서 독성을 나타내므로 미국 약전에서는 용량을 0.125 g으로 제한하고 있다. 카라발콩은 1846년 서아프리카에 도착한 선교사들에 의해서 스코틀랜드의 에딘버러로 옮겨 심어지면서 주목받은 식물로 15 cm의 긴 콩 껍질에 2~3 cm의 신장 모양의 자주색 콩이 1년 내 열매를 맺는다. Douglas Argyll Robertson은 카라발콩의 눈에 대한 의학적 치료효과에 대한 논문을 작성하였으며, Thomas Richard Fraser은 카라발콩 추출물의 주요 활성성분이 physostigmine임을 밝혔다. Physostigmine의 녹내장에 대한 첫 임상적 적용은 1876년에 Ludwig Laqueur 의해 이루어졌는데, 자신이 앓고 있는 녹내장에 대해서 스스로에게 치료를 실시하였다. 한편 1920년에 Otto Loewi는 인체의 부교감신경을 연구하면서 아세틸콜린을 발견하였으며 physostigmine의 약리학적 메커니즘을 발견함으로써 이를 통해 1936년에 노벨상을 수상하였다.

생합성 경로

Physostigmine은 tryptamine이 *S*−adenosyl methionineSAM에 의해서 C−3 메틸화 반응이 일어나고 이어서 제1급 amine이 iminium 이온에 반응하여 pyrrolidinoindoline 골격을 형성한 후 benzene환 부분의 분자 수식에 의해서 생합성된다고 알려져 있다.

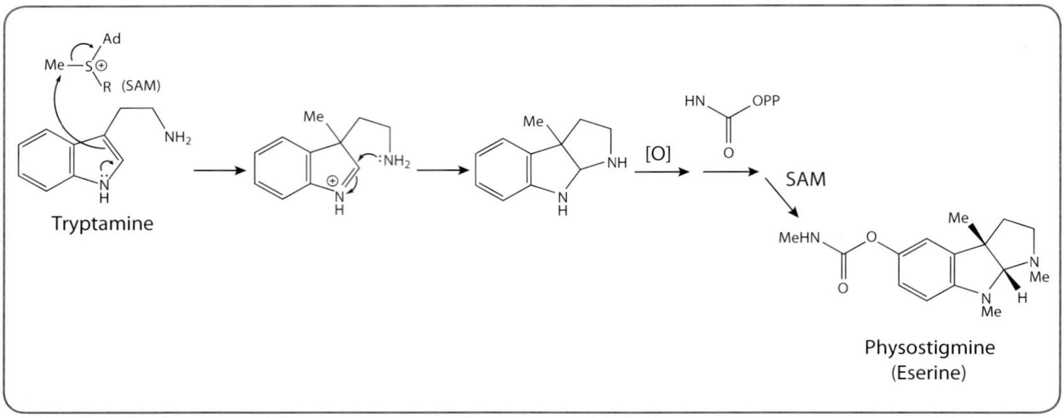

Physostigmine의 생합성 경로

분리, 전합성 및 화학적 특성

1861년에 Balfour가 physostigmine이 함유된 식물을 *Physostigma venenosum*이라 명명하였으며, 후에 Thomson Fraser가 *Physostigma venenosum*의 종자에서 무정형의 가루 형태로 eserine을 분리하였다. 그리고 1864년에 Jobst와 Hesse가 처음으로 physostigmine을 결정형으로 분리하였다. Physostigmine의 구조는 1925년에 Edgar Stedman과 George Barger에 의해 규명되었는데 흥미롭게도 physostigmine의 약리학적 연구가 처음 이루어진 에딘버러대학에서도 같은 연구를 수행하고 있었다.

Physostigmine의 전합성 연구는 당시 유기합성 분야의 권위자인 Robert Robinson과 Percy Julian에 의해서 각각 진행되었다. Robert Robinson이 경쟁에서 승리할 것으로 예상되었지만 목표했던 합성의 중간체인 eserethole를 합성하지 못한 채 논문을 발표하게 되었다. 이 결과 Percy Julian은 논문에 발표된 물질이 자신이 합성한 eserethole과 결과가 다름을 발견하였고 곧 eserethole을 마지막 중간체인 eseroline으로 변환시키는데 성공하면서 physostigmine의 전합성을 완료하게 된다.

한편 physostigmine은 공기 중에서 빛이 있을 때 불안정하며, 특히 알칼리 조건에서는 붉은색을 가지는 quinone인 rubreserine으로 산화된다.

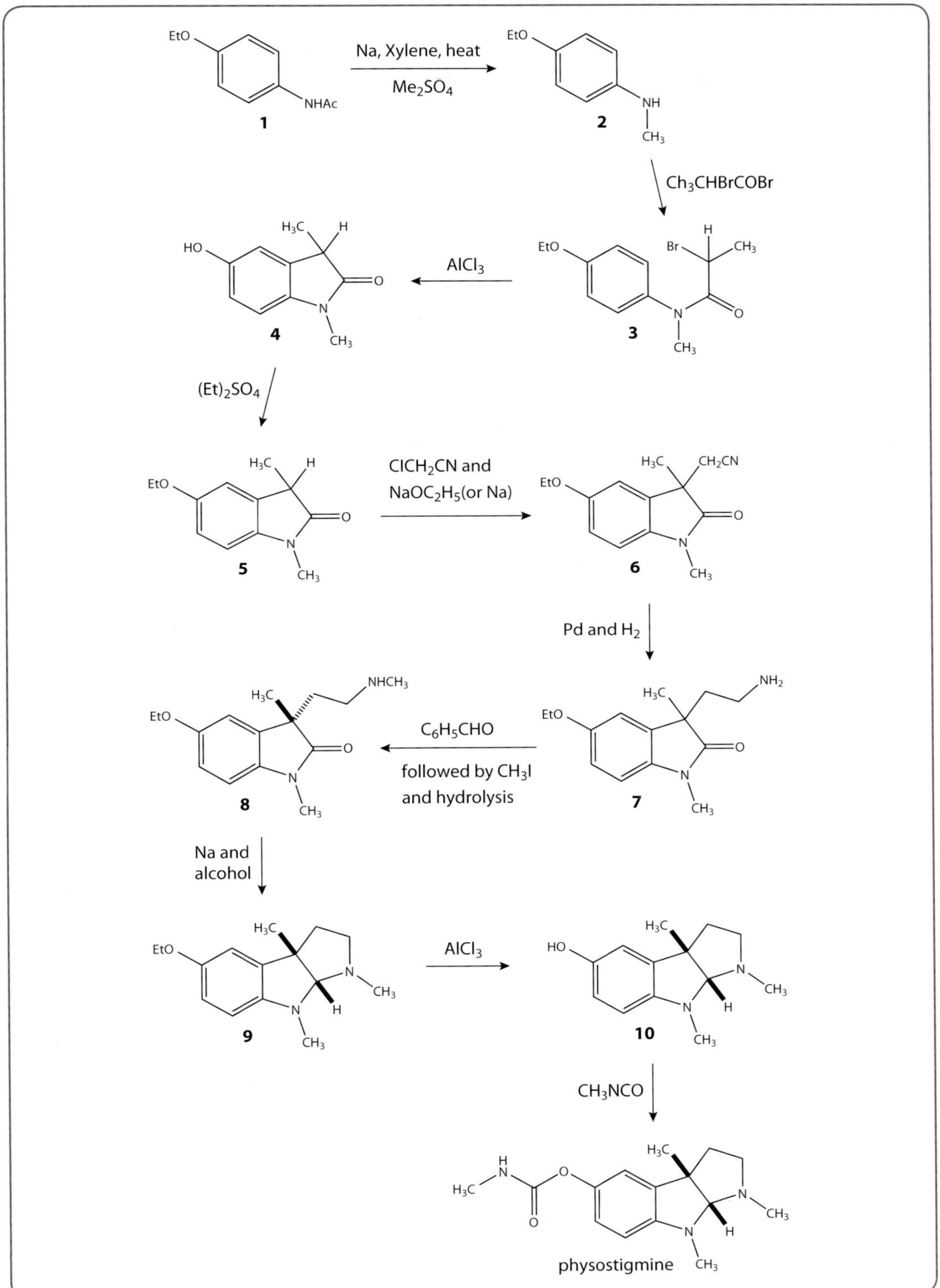

Physostigmine의 전합성

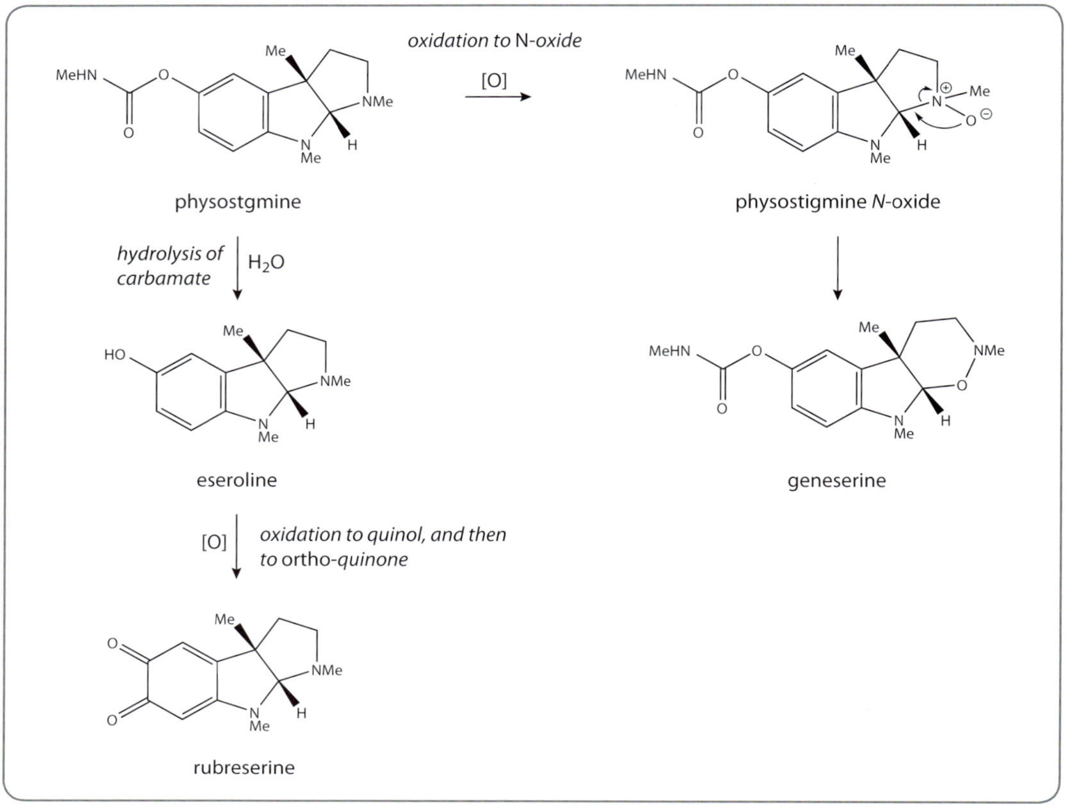

Physostigmine의 알칼리 조건에서의 구조 변화

작용기전

Physostigmine은 cholinesterase의 가역적인 저해제이며, acetylcholine이 분해되는 것을 막아서 콜린성 작용을 증가시킨다. 이것은 주로 눈동자를 축소시키는 동공축소제로 atropine 같은 산동제에 대응하여 쓰인다. 이것은 또한 aqueous humour의 흐름을 증가시켜 눈의 안압을 낮춰줌으로써 pilocarpine과 같이 녹내장에 쓰인다. Physostigmine은 acetylcholine의 효과를 지속시키기 때문에 hyoscyamine/atropine 같은 항콜린성 독에 해독제로 쓰일 수 있다. 이것은 또한 curare, tubocurarine, atracurium 같은 경쟁적인 근육이완제의 작용을 억제하는 효과가 있다. Anticholinesterase 억제 약물은 또한 콜린성 중추신경계의 기능을 확연히 증가시킴으로써 Alzheimer's disease병에 대한 치료제로도 쓰일 수 있다. AcetylcholinesteraseAchE 저해제는 환자의 기억력을 증강시키는데 physostigmine의 유도체Rivastigmine가 현재 쓰이고 있거나

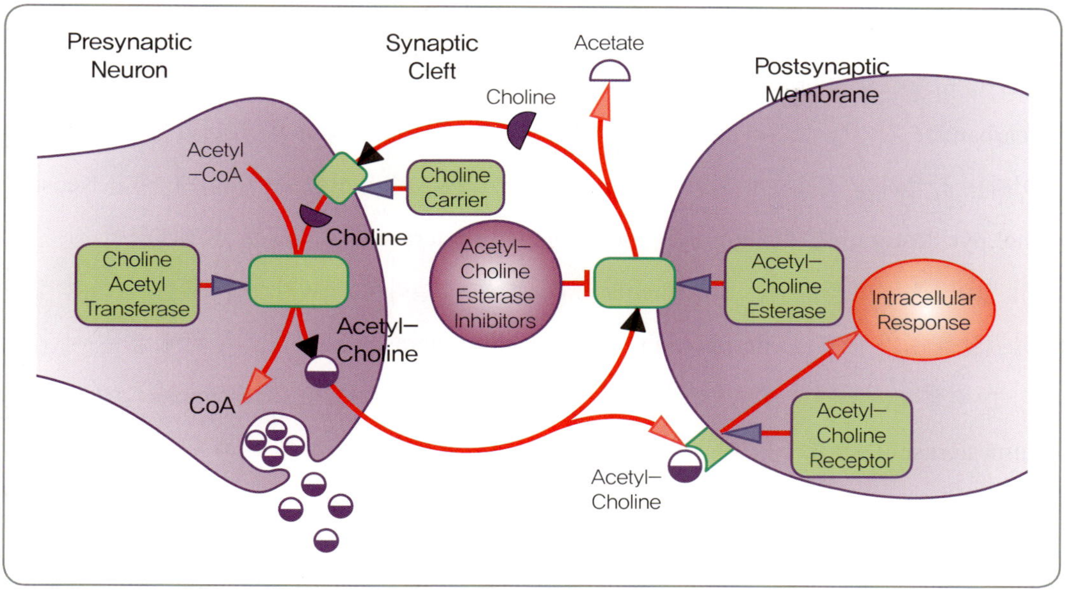

Physostigmine의 작용기전

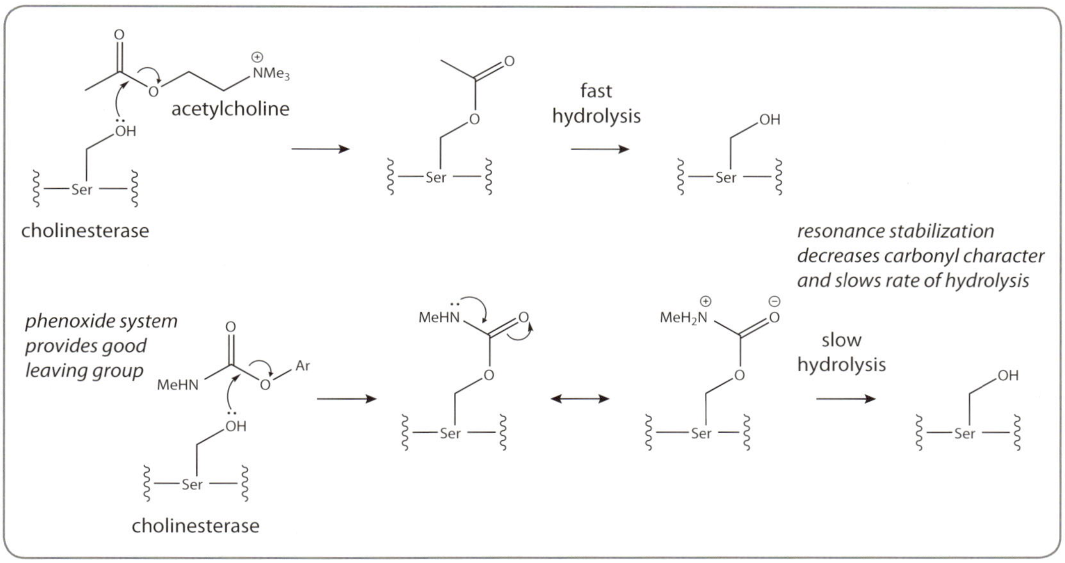

Physostigmine의 생체내 반응 기전

임상시험 중Eptastigmine에 있다. 유도체들은 physostigmine보다 지속시간이 더 길고 독성은 더 약하다.

Physostigmine의 생리활성은 기본적으로 carbamate 구조에 의한 것인데 이것은 cholinesterase의 활성부위 serine의 수산기로 옮겨진다. 이 resonance에 의해서, ester에 비해 amide

의 카르보닐기의 반응성이 감소되기 때문에 매우 서서히 가수분해되어 효소가 느리게 작용하게 된다. 따라서 cholinesterase가 일시적으로 불활성화 된다. Physostigmine의 합성 유도체들은 carbamate 잔기를 보존하는 방향으로 개발되었기 때문에 방향성 환은 결합에 관여하고 잘 떨어지는 작용기를 제공하게 되고 4급 ammonium 골격은 수용성을 증가시키게 된다. Neostigmine, pyridostigmine, distigmine은 합성 anticholinesteraseAchE 약물로 신경자극이 잘 전달되지 않아 근육이 약화되는 myasthenia gravis중증근무력증라는 희귀자가면역질환에 쓰여 신경근육전달을 증가시킨다. Edrophonium도 acetylcholinesteraseAchE의 활성부위에 짧은 시간 작용하는 경쟁적 차단제로 중증근무력증에 쓰인다. Carbaryl 같은 몇몇 carbamate 살충제 역시 cholinesterase 차단 효과를 이용한 것인데 이들 화합물들은 포유류에 비해 곤충의 acetylcholinesteraseAchE에 더 선택적이다. Physostigmine은 지용성이 낮아서 살충효과가 거의 없다고 알려져 있다.

약리 효능

Physostigmine은 부교감신경 흥분 작용을 나타내는 대표적인 천연물질이다. Physostigmine은 cholinesterase를 가역적으로 저해하며, cholinesterase에 대한 친화력은 acetylcholine보다 10,000배 더 높다. 부교감신경 말초를 흥분시켜 장운동을 촉진시키며, 동공을 수축시키고 선분비를 항진시킨다. 또한 신경전달계 이상으로 야기되는 근무력증을 개선시키며, cholinesterase 저해에 기인한 콜린성 신경계의 흥분을 증강시킨다. 주로 말초에 작용하지만, 대량에서는 중추신경계를 초기에 흥분시키고 후에는 마비시킨다.

Physostigmine은 또한 장관계의 평활근이 atony상태가 있을 때 사용되는데, 수술 후 환자들의 위장관 운동이 활발하지 않을 때 이를 자극시키기 위하여 사용된다. 녹내장은 안압이 지속적으로 장기간 높게 나타날 때 이로 인해 시신경이 파괴되어 실명할 수 있는 질환이다. 이에 physostigmine은 primary glaucoma의 치료 및 녹내장의 급성악화가 있을 때 사용될 수 있지만, 최근에는 pilocarpine, timolol, prostaglandin 등의 약물로 대체되고 있다. Physostigmine의 또다른 적응증으로는 중증근무력증이 있는데 이는 골격근의 운동능력이 상당히 저하되는 특징을 지니며 현재는 자가면역질환으로 분류되고 있다. 여러 가지의 원인으로 인해 골격근의 니코틴 아세틸콜린 수용체에 대한 체내에서 항체가 생성됨으로써 아세틸콜린에 의한 골격근의 수의적 운동이 제한되는 특징을 지닌다. Physostigmine을 사용하면 시냅스에서 아세틸콜린의 양을 증가시킴으로서 중증근무력증의 진행을 막을 수 있다. 그밖에 아세틸콜린이 뇌에서 기억에 관여한다는 사실에 주목하여 알츠하이머의 치료에도 사용될 수 있음이 제기되었으나, 짧은 약효 지속시간 때문에 임상적 사용이 제한되었다. 이에 physostigmine의 구조적 변형을 통해 rivastigmine과 같은 long-duration의 약물들이 사용되고 있지만 심한 구토와 속쓰림이 부작용으로 나타난다.

기타

Physostigmine의 전합성의 성공 후에도 구조적으로 유사한 화합물들을 합성하려는 시도가 지속되었다. Physostigmine의 인체 내 활성을 증가시키고 콜린성 작용으로 나타나는 부작용을 최소화시키려 하였다. 이러한 노력으로 1931년에 제약회사 로슈에서 neostigmine을 상품으로 출시하였다. 이 화합물은 dimethyl carbamate구조로서 physostigmine보다 가수분해에 대해 안정적이어서 체내에서 약효 지속시간이 더욱 길어졌다. Physostigmine을 중증근무력증에 사용하려는 임상적 시도에서는 위장관의 운동을 촉진시키는 부작용이 나타나서 이를 개선하기 위해 1950년에 ambenonium, distigmine, pyridostigmine이 개발되었다.

Physostigmine의 콜린성 작용은 알츠하이머 치료에 대한 가능성을 제시하였지만 짧은 시간의 약효 발현은 약물개발의 장애물이 되어왔다. 약효 지속시간이 개선된 약물로 rivastigmine, donepezil, galantamine이 개발되어 현재까지도 경구투여제제로 이용 중이다.

Physostigmine의 부작용은 구토, 속쓰림, 설사, 두통, 복통, 발작 등이 있다. 최근 physostigmine이 체내에서 대사되었을 때 만들어진 대사체가 신경독성을 나타내는 것이 알려졌고, 과용량에서는 심장마비나 호흡계 정지 등으로 사망을 초래할 수도 있다는 결과가 있다.

제품

Physostigmine sulfate 및 physostigmine salicylate은 현재 동공 수축작용, 안압 저하작용, 초기 녹내장 치료, 근무력증 개선, 수술 후의 장 마비에 사용하며, strychnine, atropine, 큐

라레독의 해독에도 쓰인다. Physostigmine은 현재 합성품인 neostigmine이나 pyridostigmineCholinesterase 저해제으로 대체되어 사용되고 있다. Neostigmine methylsulfate의 경우, 1회 0.25~0.5 mg근육 또는 피하 주사, 1일 1회~3회 투여한다.

참고문헌

1. 지옥표 (2009). 생약학. 성균관대학교 출판부.
2. 생약학교재편찬위원회 (2015). 생약학. 개정2판. 동명사.
3. Dewick, P. M. (2009). Medicinal natural products: A biosynthetic approach. 3rd. Ed., John Wiley & Sons.
4. Scheindlin, S. (2010). Episodes in the story of physostigmine. Molecular Interventions, 10(1), 4-10.

Atropine

아트로핀Atropine=*d,l*-hyoscyamine은 *d*-hyoscyamine과 *l*-hyoscyamine의 racemic mixture로서 아세틸콜린Acetylcholine이 무스카린성 수용체Muscarinic receptor에 결합하는 것을 가역적으로 억제하여 부교감신경 억제활성을 나타낸다. 선침, 땀, 소화액분비, 기관지 분비 및 기관지수축 작용을 억제하고, 진토작용 및 내장평활근에 대한 진경작용을 나타내며, 동공을 확장시키는 작용을 나타낸다.

아트로핀은 가지과Solanaceae에 속하는 아래 식물에 주로 함유되어 있다.

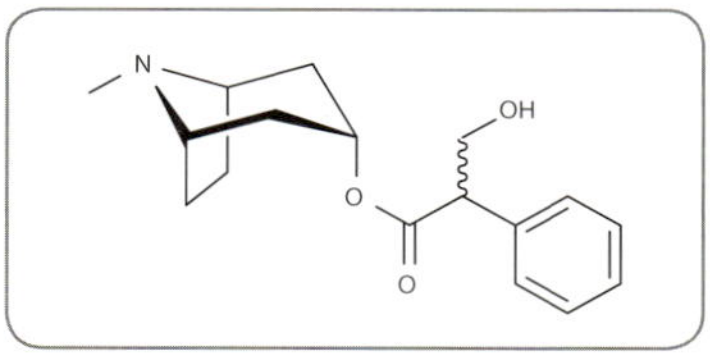

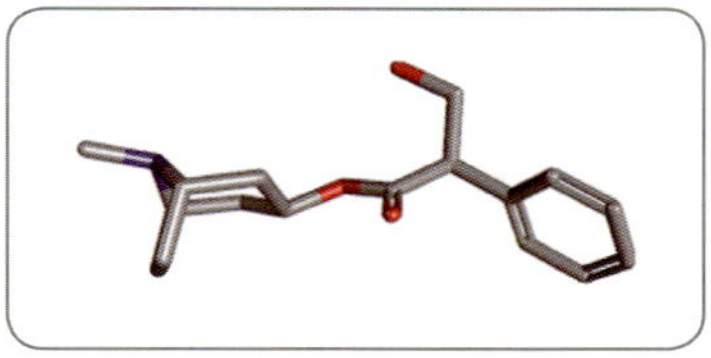

(*RS*)-(8-Methyl-8-azabicyclo[3.2.1]octan-3-yl) 3-hydroxy-2-phenylpropanoate

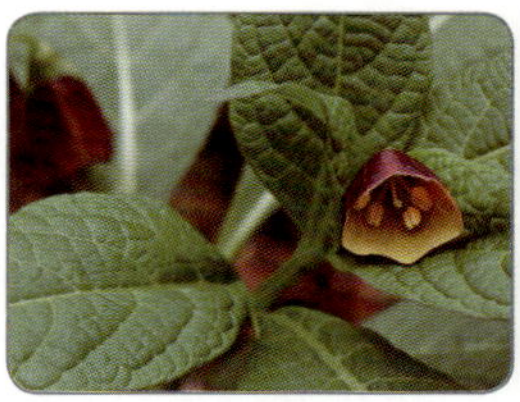

스코폴리아근

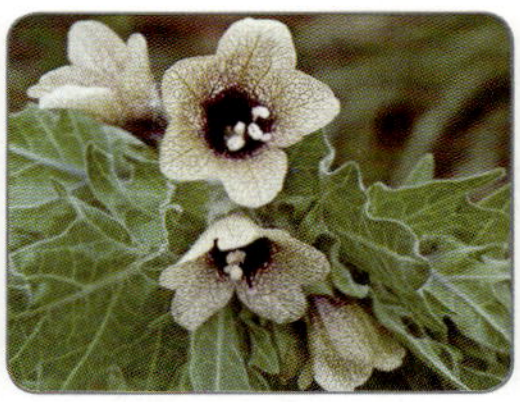

히요스엽

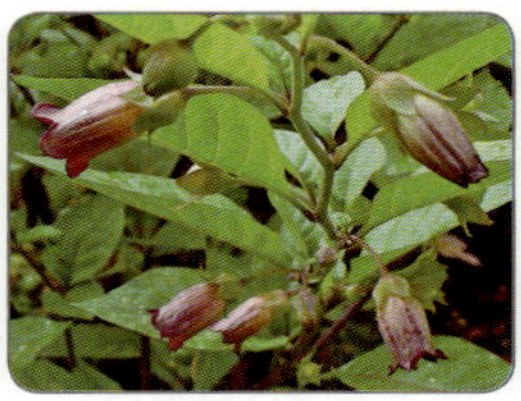

벨라돈나근(엽)

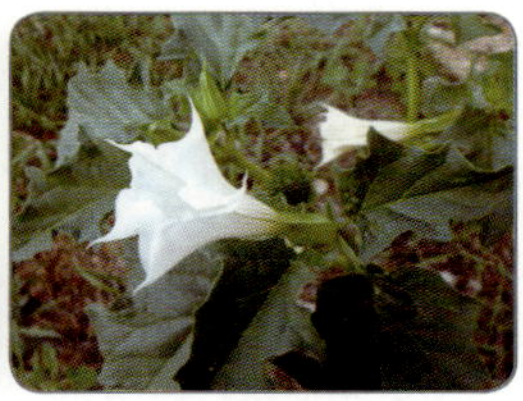

다투라엽

- **스코폴리아근**(Scopoliae Rhizoma): **미치광이풀** *Scopolia japonica* Maxim. **또는** *S. caniolica* Jacquin
- **히요스엽**(Hyoscyami Folium): **싸리풀** *Hyoscyamus niger* L.
- **벨라돈나근(엽)** [Belladonnae Radix (Folium)]: **벨라돈나** *Atropa belladonna* L.
- **다투라엽**(Daturae Folium): **독말풀** *Datura stramonium* L., **흰독말풀** *D. metel* Nees

역사

그리스 신화에 등장하는 '모이라이Moirai'는 운명의 세 여신으로 각각의 이름은 '클로토Clotho', '라케시스Lachesis', '아트로포스Atropos'이며, 이들은 인간의 생명을 관장하는 실을 관리한다. 클로토그리스어로 '실을 짓는 여자'가 생명의 실을 뽑으면 라케시스그리스어로 '할당하는 여자'는 클로토가 뽑은 실의 길이를 측정하고 결정함으로써 운명을 통제한다. 큰 가위를 들고 있는 존재로 그려지는 아트로포스그리스어로 '돌아오지 않다'는 라케시스가 표시한 지점에서 실을 끊는데, 이것은 죽음을 의미한다.

이러한 그리스 신화를 바탕으로 스웨덴의 유명한 식물학자 린네1707~1778는 유독식물인 벨라돈나에 '아트로파Atropa'라는 속명을 부여했다. '벨라돈나Belladonna'는 이탈리아어로 '아름다운Bella 여인Donna'이라는 뜻으로, 아름다움 속에 '아트로포스' 여신처럼 생명의 실을 끊을 수 있는 치명적인 독을 함유하고 있다는 것을 의미한다. 르네상스 시대 유럽의 여성들은 눈동자가 크고 빛나는 것을 아름다움의 조건으로 여겼기 때문에, 산동작용이 있는 벨라돈나 즙을 눈에 넣어 눈동자를 크고 예뻐 보이게 하는 약으로 사용하였다. 이후 벨라돈나에서 분리된 독성산동작용물질을 '아트로파Atropa'의 이름을 따서 아트로핀Atropine이라고 명명하였다.

아트로핀은 고대 이집트의 클레오파트라가 눈동자를 크고 빛나 보이게 할 목적으로 사용했을 정도로 오랜 역사를 가지고 있다. 르네상스 시대에도 미용의 목적으로 벨라돈나*Atropa belladonna*를 산동제로 사용하였고 19세기말~20세기초에도 같은 목적으로 사용하였다. 아트로핀의 동공확장 효과는 독일의 화학자 Runge F. F.1795~1867를 비롯한 여러 연구자들에 의해 연구되었다. 1831년 독일의 약사인 Mein H. F. G.1799~1864는 순수 결정 형태의 아트로핀 제조에 성공하였고 이 물질은 1901년 독일의 화학자 Willstätter R.에 의해 최초로 합성되었다. 그 후 아트로핀의 미주신경 작용 억제에 의한 맥박수 증가, 선분비 억제작용 등이 밝혀졌다. 벨라돈나에 함유된 많은 tropane 알칼로이드 유도체들은 위장관 운동 조절을 목적으로 하는 무스카린성 수용체Muscarinic receptor 길항제 개발에 활용되었다.

식물체 내에서 아트로핀은 *l*–hyoscyamine 형태로 발견되지만, 의약용으로는 *d,l*–racemic mixture로 사용한다. 아트로핀은 'sarin' 가스와 같은 신경독에 대한 해독제로 사용하기 위해 군사용 응급주사제로도 개발되었다.

생합성 경로

아트로핀은 ornitine에서 유래하는 N-methyl-Δ^1-pyrrolinium cation에 acetoacetyl-CoA가 축합하여 트로핀Tropine 구조가 만들어지고 여기에 phenylalanine의 분자내 전위에 의하여 생기는 트로픽산Tropic acid가 에스터 결합하여 만들어 진다.

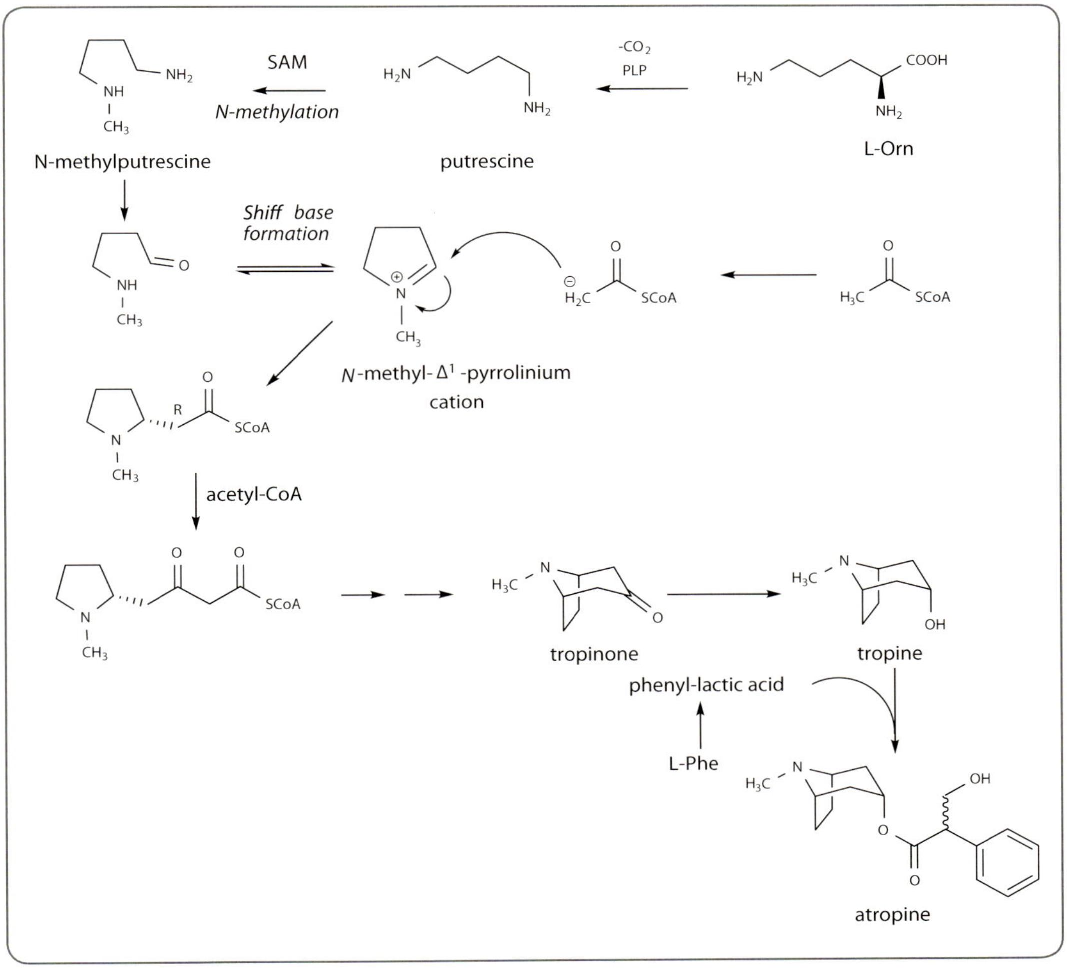

Atropine의 생합성

가지과Solanaceae 식물벨라돈나, 싸리풀, 히요스엽, 미치광이풀속 등에 함유된 히오스시아민Hyoscyamine은 광학활성 물질로서 가수분해되면 광학적으로 불활성인 트로핀Tropine과 광학활성인 트로픽산(–)-tropic acid을 생성한다. 그러나, 트로픽산(–)-tropic acid은 라세미화되기 쉬운 성질을 가지고

시킨다. 그러므로 일반적으로 수유부에게는 투여하지 않는다.

항콜린제 투여 시 일반적인 부작용은 투여를 중단하거나 감량 시 부작용이 사라지거나 감소된다. 특히 구내 건조증Xerostomia, 섬광, 울혈Cycloplegia, 동공산대, 눈부심, 무한증Anhidrosis, 배뇨 곤란Urinary hesitancy, 요저류Urinary retention, 빈맥, 심계항진, 변비가 흔히 발생하는 부작용들이다. 근육 내 주사나 정맥투여 시 일시적인 국소 자극이나 섬광이 일어나기도 한다.

기관별 부작용을 알아보면 다음과 같다.

- 심혈관계: 부정맥, 홍조, 저혈압, 심계항진, 빈맥
- 중추신경계: 운동실조, 혼수, 섬망, 방향감각 상실, 졸음, 현기증, 발열특히 어린이, 정신혼란, 흥분, 환각, 두통, 불면증, 신경과민
- 피부: 무한증, 두드러기, 기타 피부 증상을 포함한 심각한 알러지 반응.
- 위장관계: 고창, 변비, 위배출 지연, 미각상실, 구역, 구토, 연하곤란Dysphagia, 변비, 마비성 장폐색, 구강건조
- 비뇨생식기: 배뇨 곤란, 요저류, 발기부전
- 눈: 섬광, 동공산대, 눈부심, 안근마비, 안내압 증가
- 기타: 유즙 분비 억제, 코 울혈, 발한감소, 졸음이나 섬광이 일어날 수 있으므로 투여 후 운전이나 주의를 요하는 일을 피해야 한다.

제품 및 관련 응용제품

아트로핀 주사제(황산염)

- 대한아트로핀황산염주사액(www.druginfo.co.kr)
- Atropine injection (www.webmd.com)
  - 분류: 부교감신경차단제, 위장운동조절 및 진경제
  - 약리:
    - 평활근, 분비선, 중추신경계의 부교감신경 부위에서 아세틸콜린의 작용을 차단하여 경련, 분비 등을 억제
    - 심박출량을 증가시키고 분비물을 감소시키며 histamine과 serotonin을 길항
  - 효능: 위장관의 경련성 동통, 담관·요관의 산통, 경련성 변비, 위십이지장궤양에서의 분비

및 운동 항진, 방실전도장애, 미주신경성 서맥, 마취전 투약, 유기인 살충제 부교감신경흥분제 중독

- **금기**: 녹내장 환자, 전립선 비대에 의한 배뇨장애 환자, 마비성 장폐색 환자, 천식 환자
- **주의**: 전립선비대 환자, 울혈성 심부전 등 심질환 환자, 궤양성 대장염 환자, 고온 환경에 있는 자

아트로핀 점안액

- ■ **오큐트로핀점안액**(www.druginfo.co.kr)
- ■ **아트로핀점안액**(www.newhealthadvisor.com)
  - **분류**: 부교감신경차단제, 산동약
  - **약리**:
    - 눈동자를 크게하여 안과 진단이나 치료목적으로 사용하는 안약
    - 평활근, 분비선, 중추신경계의 부교감신경 부위에서 아세틸콜린의 작용을 차단
    - 심박출량을 증가시키고 분비물을 감소시키며 histamine과 serotonin을 길항
  - **효능**: 진단 및 치료 목적의 산동 및 조절마비
  - **금기**: 원발성 녹내장, 협우각 등 안압 상승의 소인이 있는 환자, 12세 미만의 어린이
  - **주의**: 다운증후군 환자, 뇌 손상 환자, 연축성 마비 환자, 전립선비대 환자, 방광 기능 약화로 인한 소변 분비 장애, 결장비대증, 급성 폐부종 환자
- ■ **부스코판정**(Scopolamine butylbromide 10 mg) (www.druginfo.co.kr)
  - **분류**: 위장운동조절 및 진경제
  - **약리**: 평활근, 분비선, 중추신경계의 부교감신경 부위에서 아세틸콜린의 작용을 차단, 심박출을 증가시키며 분비물을 감소시키고 히스타민, 세로토닌과 길항작용
  - **효능**: 위장관계 질환의 발작성 동통 또는 여성생식기계의 기능장애 및 경련성 동통
  - **금기**: 녹내장 환자, 우문협착 등 위장관의 기능적 협착 환자, 마비성 장폐색 환자, 중증 근무력증 환자, 거대 결장 환자, 부정 빈맥 환자, 중증의 심질환 환자, 이 약에 과민증 환자, 출혈성 대장염 환자, 전립선 비대에 의한 배뇨장애 환자
  - **주의**: 세균성 설사 환자, 울혈성 심부전 환자, 부정맥 환자, 궤양성 대장염 환자, 갑상선 기능 항진증 환자, 고온 환경에 있는 환자, 전립선 비대 환자

■ **스코폴라민 패취(Scopolamine 1.5 mg) (www.druginfo.co.kr)**

- **분류:** 진토제
- **약리:** 평활근, 분비선, 중추신경계의 부교감신경 부위에서 아세틸콜린의 작용을 차단한다. 심박출량을 증가시키고 분비물을 감소시키며 histamine, serotonin을 길항한다.
- **효능:** 멀미에 의한 구역, 구토의 예방
- **금기:** 이 약에 과민증 환자, 연고기제에 과민증 환자, 협우각형 녹내장 환자, 서맥 환자, 전립선비대 등 배뇨장애 환자, 임부, 수유부, 7세 이하의 영유아
- **주의:** 고령자, 대사질환 환자, 간질환 환자, 신질환 환자, 유문협착, 방광폐색, 장폐색 환자, 발작이나 정신질환의 병력이 있는 환자, 알코올과 같은 중추신경계 작용을 가지는 약물, 특히 항콜린약물, 항히스타민제, 항우울약 등을 투여하는 경우, H2-수용체 저해제를 투여하는 경우

참고문헌

1. 생약학교재편찬위원회 (2015). 생약학. 개정2판. 동명사. 277-283.
2. Behçet A. (2014). The source-synthesis-history and use of atropine. The Journal of Academic Emergency Medicine, 13, 2-3.
3. http://m.kpanews.co.kr/article/show.asp?idx=82364&table=column
4. http://sdic.sookmyung.ac.kr/drug_monograph/view.asp?id=103#chemistry

Pilocarpine

역사

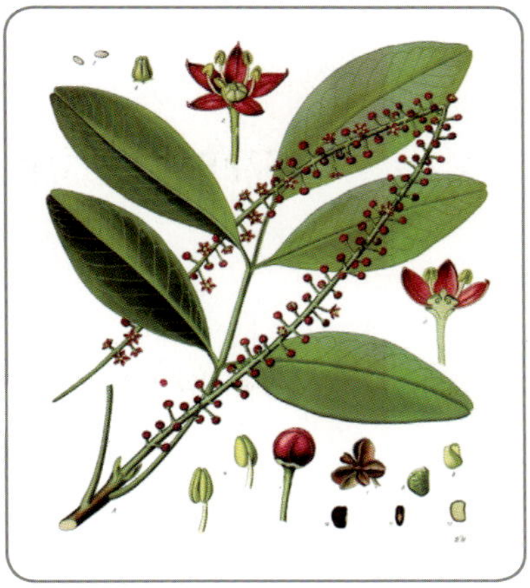

야보란디*Pilocarpus jaborandi* Holmes, 운향과, Rutaceae는 브라질 열대 우림 지역에 자생하는 다년생 초본으로서 'jaborandi'라는 용어는 브라질에서 처음 사용되었다.

브라질에서는 민간요법으로 야보란디의 잎을 다양한 질병을 치료하기 위해 오랫동안 사용해 왔으며, 1873년 Bahia 출신 의사인 Symphronio Coutinho가 연구 목적으로 프랑스에 야보란디 잎을 들여오면서 유럽 지역에 처음으로 소개되었다. 프랑스 의사들은 야보란디 잎의 탁월한 발한 작용과 타액분비 작용에 관심을 가지고, 이를 여러 질병에 응용하기 시작했다. 1875년 Hardy와 Gerrard는 야보란디 잎으로부터 약효 성분인 알칼로이드 계열의 물질인 pilocarpine을 분리·정제하였다. 현재는 야보란디 잎과 pilocarpine을 사용한 약물치료가 많이 감소하였지만, 1876년 Weber에 의해 동공 축소제로 소개된 후, 안과에서 산동 및 녹내장 치료의 목적으로 여전히 사용되고 있다.

Pilocarpine의 생합성

Pilocarpine의 생합성 경로는 아직까지 실험적으로 증명된 바는 없으나, 아래와 같은 경로일 것으로 추측하고 있다. Pilocarpine은 화학구조 내 imidazole을 포함하고 있는 알칼로이드 화합물로, histidine으로부터 유래된 urocanic acid로부터 유래되었을 것으로 추정된다. Urocanic acid로부터 pilocarpine이 생합성되는 과정은 pathway 1에서 보여지듯이 2–oxobutyric acid와

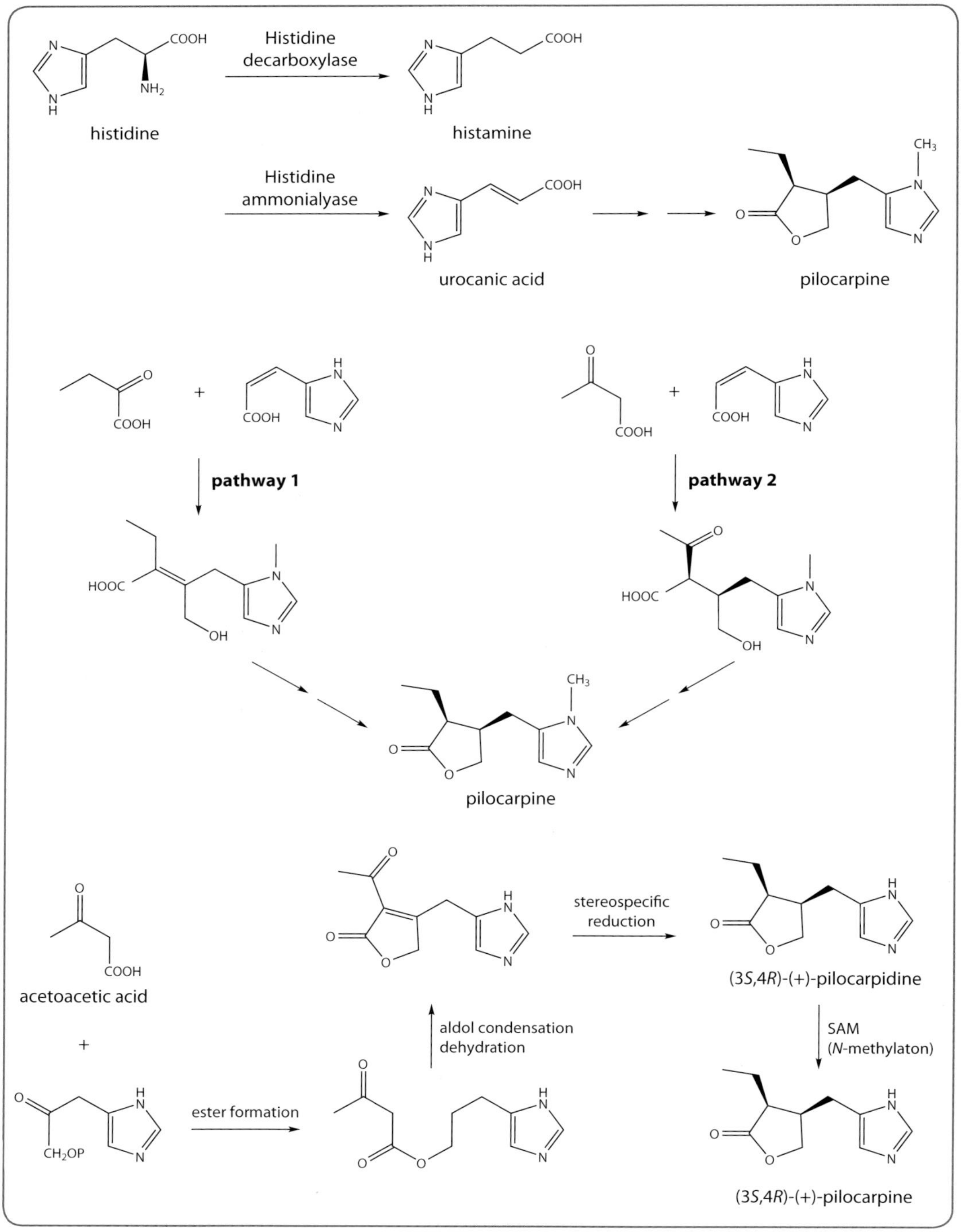

Pilocarpine의 예상 생합성경로

urocanic acid가 반응하여 생성되었을 것으로 예상한다. 다른 imidazole ring을 포함하는 알칼로이드에서와 같이, pilocarpine은 acetoacetic acid와 2–oxo–3–(5–imidazolyl)–propanol로부터 생합성되었을 가능성도 있다(pathway 2).

생합성 경로 2번을 더 자세히 살펴보면, acetoacetic acid와 2–oxo–3–(5–imidazolyl)–propanol의 phosphate ester가 알돌축합Aldol condensation, 탈수Dehydration, 락톤화Lactonization, 환원Reduction, *N*–methylation 등 순차적으로 반응하여 생성되는 것으로 보고되었다.

흡수, 분포, 대사 및 배설

Pilocarpine은 무스카린, 콜린성 작용제이며 수년 동안 녹내장 치료를 위한 점안제로서 널리 사용되어 왔다. Pilocarpine은 타액 분비를 자극하는 것으로 잘 알려져 왔으며, 최근에는 두경부 방사선 치료로 인한 쇼그렌 증후군Sjögren's syndrome 및 구강건조증Xerostomia 치료를 위한 경구용 약물로 사용되고 있다. Pilocarpine의 다양한 임상적 사용에도 불구하고 그 흡수, 분포, 대사 및 배설의 기작은 비교적 잘 알려져 있지 않다. 최근 Omori 등이 [^{14}C] 표지된 pilocarpine을 이용하여 쥐에서의 흡수, 분포 및 배설에 대해 보고한 바 있으며, 투여 후 약 90%의 약물이 24시간 내에 소변으로 배출되는 것이 밝혀졌다. 또한 사람의 경우, pilocarpine의 혈장 농도는 경구 투여 후 약 1시간 후에 최고치에 도달하며 반감기는 약 1시간인 것으로 나타났다. 그러나 pilocarpine의 대사과정에 관해서는 아직 연구가 미흡한 실정이며, pilocarpine의 lactone의 개환에 의해 생성되는 pilocarpic acid가 지금까지 거의 유일하게 확인된 대사산물이다. 이의 형성에 관여하는 효소는 혈청 등에 존재하는 양이온 의존성 esterase로 생각되고 있다.

약리

녹내장 치료

Pilocarpine은 녹내장 치료제로 광범위하게 사용되고 있다. Pilocarpine은 모양체근 수축 및 방수 유출을 증가시켜 안압을 강하시키는 약제이다. 특히, pilocarpine은 홍채 괄약근Iris sphincter muscle에서 발견되는 무스카린성 수용체M_3에 작용하여 홍채 괄약근 근육을 수축시켜 동공 수축에 이르게 한다. Pilocarpine은 섬모근에 작용하여 수축을 일으키는데, 섬모근Ciliary muscle이 수축되면 공막 박리Scleral spur의 긴장이 증가하여 섬유주망막이 열리면서 이로 인한 안압 감소의 속도가 촉진된다. 따라서 안과에서 환자가 유수정체 안구 내 렌즈Phakic intraocular lenses의 이식을 받았을 때 pilocarpine을 사용하면 동공의 크기가 줄어들어 야간의 눈부심을 완화시킬 수 있다. 하지만 처치 시 망막신경절 세포에 apoptosis가 발생하고 bax, caspase-3 등의 apoptosis 관련 단백질이 관여하므로, 고농도로 장시간 사용 시 pilocarpine으로 인한 망막신경절세포의 apoptosis를 주의해야 한다.

구강건조증(Xerostomia) 치료

Pilocarpine은 타액과 땀의 분비를 자극시켜 구강건조증Xerostomia, 특히 쇼그렌 증후군Sjögren's syndrome을 치료하는 데 사용되어 왔다. 이 약물은 구강건조증 치료에서 침샘분비 촉진제로 사용되는데, 방사선 치료 시 나타나는 입이 마르는 부작용은 타액 분비 증가 효과가 있는 pilocarpine을 병용 투여함으로써 해결할 수 있다. Pilocarpine hydrochloride는 콜린작용성 부교감신경 흥분제로 분비샘의 muscarinic 수용체에 직접적으로 작용하여, 구강건조증 치료에는 실제로 pilocarpine과 함께 부교감신경의 M_3 수용체를 자극시키는 cevimeline을 병용 투여하는 경우가 많다.

과민성방광증후군 치료제 부작용 개선

과민성방광증후군Overactive bladder, OAB은 요실금이나 야간 빈뇨를 주증상으로 하는 비뇨기계 질환으로, 수면의 질, 정신 건강 등 전반적인 삶의 질에 심각한 부정적 영향을 미친다. 방광 조절에 관여하는 M_2 및 M_3 수용체의 길항제가 OAB 증상을 감소시키는 것으로 나타나, 항무스카린제는 OAB에 대한 일차 약리 치료제로 간주된다. 그러나 항무스카린제의 사용은 M_3 수용체 길항 작용으로 인한 구강건조, 변비 및 시야 흐려짐과 같은 부작용을 유발하며, 이러한 부작용을 개선시키면서 약효를 지속시키기 위해 선택성 있는 단시간 작용성 무스카린 작용제와 함께 OAB 용으로 승인된 항무스카린성 제제를 함께 투여하고 있다. Pilocarpine은 비선택적 무스카린 작용제로 이러한 OAB의 부작용 개선을 위해 사용할 수 있는 최적의 약물로 간주된다.

심상성천포창(Pemphigus vulgaris, PV)

Pilocarpine은 심상성천포창PV의 치료에도 사용된다. PV는 아세틸콜린 수용체에 대한 자가 항체가 형성되어 표피의 각질형성세포들 간의 접착이 소실되어 수포가 발생되는 표피 내 자가 면역성 수포성질환으로, 전신성 corticosteroid와 같은 약물이 개발되기 전 PV 환자의 5년 이내 사망률은 100%였다. 현재 전신성 스테로이드제와 면역억제제의 사용으로 사망률은 5~15%까지 감소했으나, 다양한 합병증 때문에 대체약이 필요한 실정이다. 최근 대두된 PV의 병태 생리학적 이론에 따르면, 아세틸콜린 수용체가 자극되면, 각질 세포를 자극하여 상피세포의 탈락과 수표 형성이 유발된다. 이 이론을 바탕으로, pilocarpine과 같은 콜린효현제Cholinomimetics는 각질세포의 접착 특성을 향상시킬 수 있으며, 표피 세포 분리를 방지할 수 있을 것으로 생각되고 있다.

부작용 및 응용

Pilocarpine100~400 mg/kg을 생쥐의 복강 내 투여 후 행동, 뇌파 및 신경 병리학적 변화를 관찰한 결과, 가장 적은 양100 mg/kg의 pilocarpine을 투여한 군에서는 이상 행동 현상이 관찰되지 않았지만, 200 mg/kg의 용량을 투여한 군에서는 뒷다리의 가벼운 진전 및 근육 긴장이 발견되었다. 300, 325 및 350 mg/kg의 pilocarpine을 투여했을 때, 수 시간 동안 대뇌 변연계 간질 및 시동 주문Staring spells, 변연 자동 검사Limbic gustatory automatisms 및 운동 변연 경련Motor limbic seizures 등의 행동 변화가 관찰되었으며 400 mg/kg의 pilocarpine은 생쥐에게 치명적인 것으로 나타났다. 또한 pilocarpine은 뇌파Electroencephalography, EEG에서 간헐적인 발작과 발작성 간질을 일으켰는데, 300~350 mg/kg을 주입할 경우 10~15분 만에 EEG 발작이 시작되는 것으로 나타났다. 광학 현미경으로 전두엽의 전뇌 부분을 검사한 결과, 해마, 편도체, 시상, 후각피질, 신피질 및 흑색질을 포함한 뇌 영역에 광범위한 손상이 나타났다. Pilocarpine에 의한 경련과 뇌 손상은 scopolamine과 diazepam으로 예방이 가능한 것으로 알려졌다. 결론적으로 pilocarpine은 콜린성 수용체의 과도하고 지속적인 자극을 통해 발작과 뇌 손상을 일으킬 수 있다. 이로 인하여 동물에 pilocarpine을 투여함으로써 측두엽 간질에 대한 기전과 치료 방법을 연구하는 데에도 활용할 수 있다.

참고문헌

1. Bagetta, G., Cosentino, M., Corasaniti, M. T., & Sakurada, S. (2016). Herbal medicines: development and validation of plant-derived medicines for human health. CRC Press. P384.
2. Holmstedt, B., Wassén, S. H., & Schultes, R. E. (1979). Jaborandi: an interdisciplinary appraisal. Journal of Ethnopharmacology, 1(1), 3-21.
3. Santos, A. P., & Moreno, P. R. H. (2013). Alkaloids derived from histidine: imidazole (Pilocarpine, Pilosine). In Natural Products (pp. 861-882). Springer, Berlin, Heidelberg.
4. Hoyng, P. F., & van Beek, L. M. (2000). Pharmacological therapy for glaucoma. Drugs, 59(3), 411-434.
5. Rhodus, N. L., & Schuh, M. J. (1991). Effects of pilocarpine on salivary flow in patients with Sjögren's syndrome. Oral surgery, oral medicine, oral pathology, 72(5), 545-549.
6. Omori, Y., Endo, T., Hara, Y., Nishiyama, M., Midgley, I., Smart, C. I., & John, B. A. (2004). Absorption, distribution and excretion of 14C-pilocarpine following oral administration to rats. Arzneimittelforschung, 54(03), 171-178.
7. Peter, J. V. S., Lambrecht, L. J., Gunderson, B. W., Andersen, S. A., Gallagher, S. C., & Swan, S. K. (2000). Pharmacokinetics of pilocarpine in subjects with varying degrees of renal function. The Journal of Clinical Pharmacology, 40(12), 1470-1475.
8. Ellis, P. P., Littlejohn, K., & Deitrich, R. A. (1972). Enzymatic hydrolysis of pilocarpine. Investigative Ophthalmology & Visual Science, 11(9), 747-751.
9. Dmochowski, R. R., Staskin, D. R., Duchin, K., Paborji, M., & Tremblay, T. M. (2014). Clinical safety, tolerability and efficacy of combination tolterodine/pilocarpine in patients with overactive bladder. International Journal of Clinical Practice, 68(8), 986-994.
10. Iraji, F., & Yoosefi, A. (2006). Healing effect of Pilocarpine gel 4% on skin lesions of pemphigus vulgaris. International Journal of Dermatology, 45(6), 743-746.
11. Turski, W. A., Cavalheiro, E. A., Bortolotto, Z. A., Mello, L. M., Schwarz, M., & Turski, L. (1984). Seizures produced by pilocarpine in mice: a behavioral, electroencephalographic and morphological analysis. Brain Research, 321(2), 237-253.

Strychnine

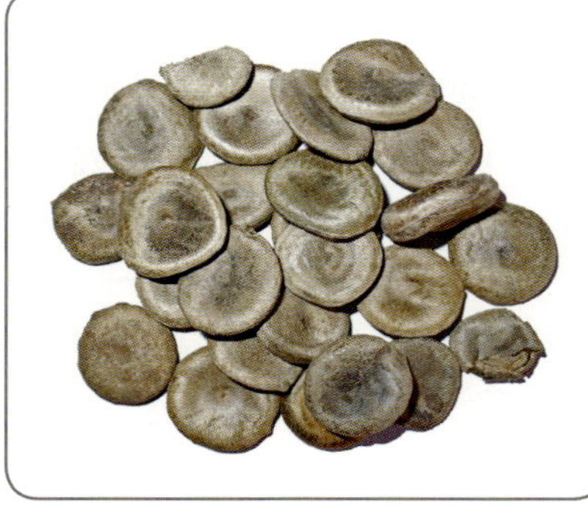

스트리크닌Strychnine은 corynanthe형 indole alkaloid로서 호미카에 함유되어 있다. 호미카Strychni Semen는 마전과Loganiaceae에 속하는 마전馬錢, *Strychnos nux-vomica* L.의 열매로 아프리카, 아시아에서 자란다. Strychnine은 1817년 호미카에서 분리되었으며 brucine과 함께 호미카의 주성분으로 건조 중량 당 약 1% 이상이 함유되어 있다.

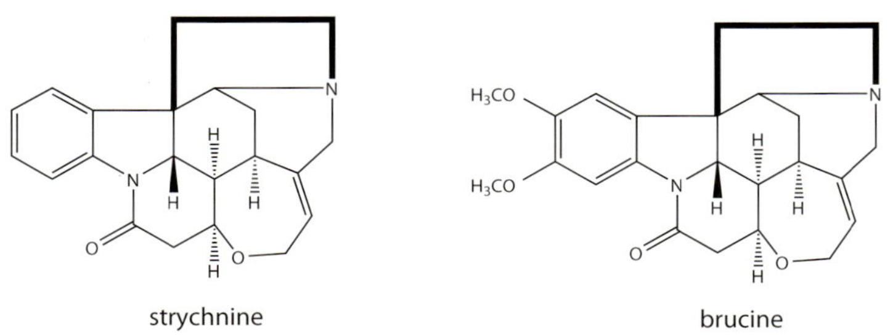

역사

호미카는 아프리카, 아시아 등에서 오래전부터 사용되어 왔으며 질병의 치료뿐만 아니라 주술사에 의한 부족 의식이나 미신적인 전통에 사용되었다. Strychnine은 각종 자극에 예민하게 반응하여 강직성 경련을 일으키므로 주술사들이 범인으로 예상되는 사람들에게 복용시킨 후

경련을 일으키면 범인으로 판단하기도 하였다.

호미카는 강한 독성으로 인하여 법제 후 심한 통증이나, 경련, 마비 등에 사용된다. 법제 과정 중에 다양한 화학적인 변화가 일어나 독성이 감소하며, 특히 열을 가하면 strychnine을 비롯한 주요 알칼로이드의 함량이 변하게 된다. 즉 열에 의하여 strychnine의 ether 결합이 분해되어 *N*−oxidation이 일어나 isostrychnine으로 변화하며 이로 인하여 독성이 감소된다.

생합성

Strychnine은 indole alkaloid로 tryptophan으로부터 생성된 tryptamine과 iridoid인 loganin으로부터 생성된 secoiridoid 계열의 secologanin이 결합하여 생성되는 monoterpenoid indole

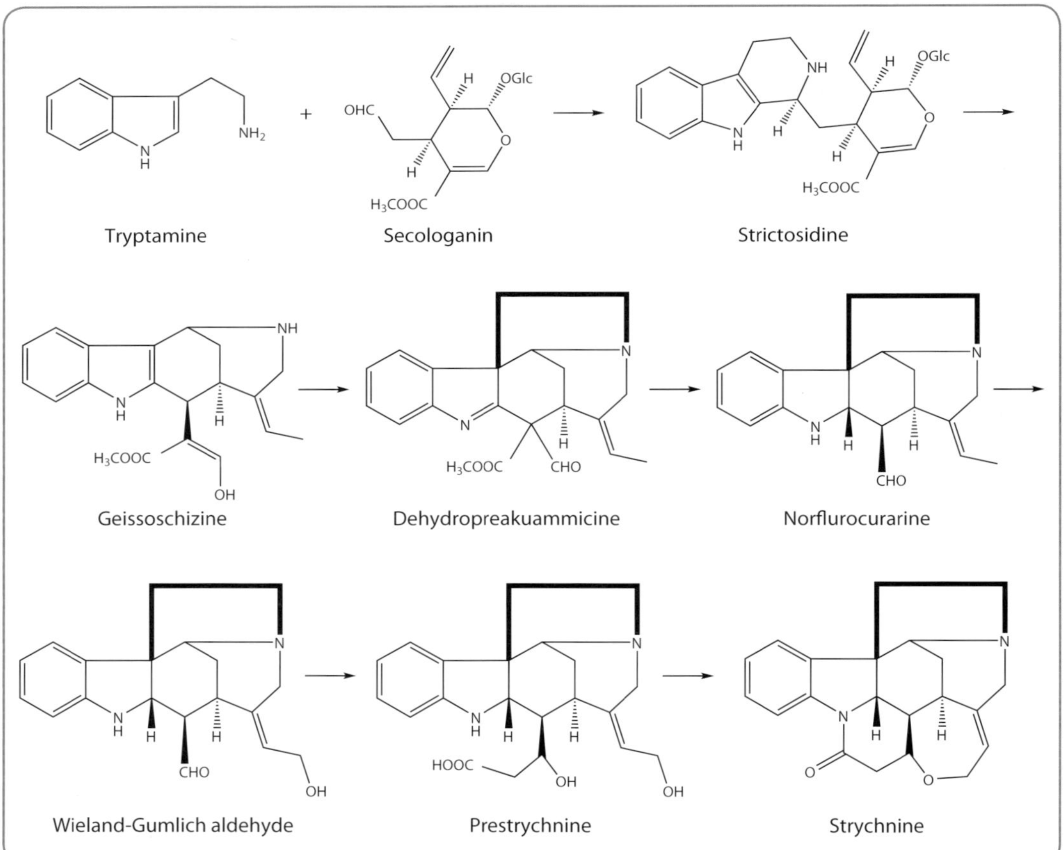

Strychnine의 생합성

alkaloid이다. Tryptamine과 secologanin이 결합하여 중요한 중간체인 strictosidine이 생성되고 이후 당이 유리되고 환이 형성되어 strychnine이 생성된다.

효능 및 응용

중추신경 흥분작용

Strychnine은 중추신경계에 강한 흥분작용을 나타낸다. Strychnine의 흥분작용은 inhibitory neurotransmitter인 glycine의 작용을 억제함으로써 척수 및 중추신경계를 지속적으로 강하게 흥분시키며 외부의 자극에 민감하게 반응하여 빛, 소리와 같은 작은 자극에도 강한 강직성 경련을 유발한다.

Strychnine의 작용은 매우 빠르게 나타나며 고용량 투여 시 5분 이내에 강한 경련, 마비 등의 증상을 유발한다. 이러한 증상은 점점 근육 마비 및 경직으로 진행되고 결국 사망하게 된다.

이와 같은 strychnine의 신경계에 대한 작용으로 다양한 임상적인 응용이 보고되어 있다. Strychnine은 신경계 작용은 위액의 분비를 촉진하고 감각을 예민하게 하여 우선 소화기계를 활성화하여 소화불량, 위무력증의 치료에 사용된다. 그리고 운동신경의 이상으로 인한 경련, 마비 등의 치료에도 사용되며 이를 포함하는 다양한 방제들이 전통적으로 사용되어 왔다. 또한 호흡기와 순환기의 자극제로도 사용된다.

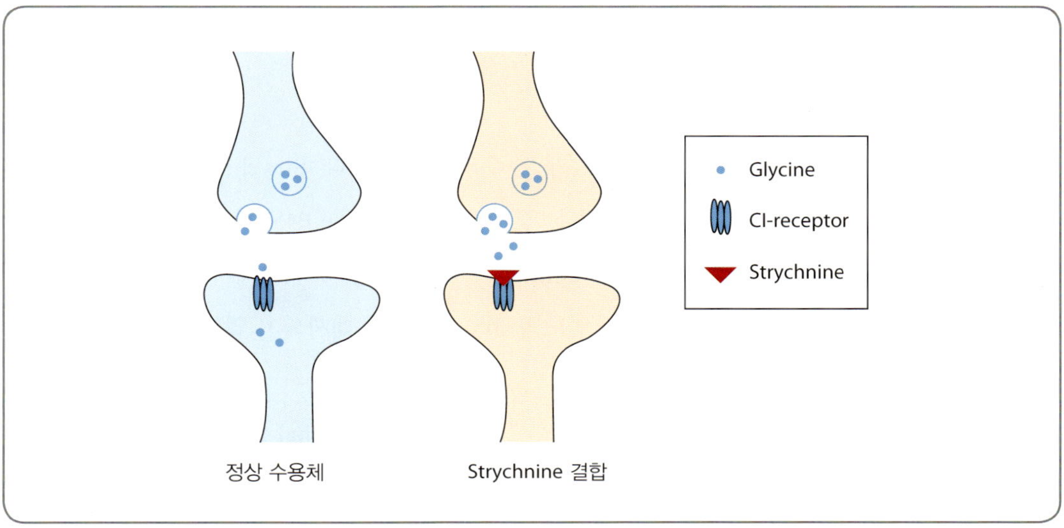

Strychnine의 작용기전

나치 독일의 히틀러는 심각한 복통, 설사, 그리고 만성적인 소화불량을 포함한 건강 문제에 오랫동안 시달렸다고 한다. 히틀러의 주치의인 모렐(Theodor Gilbert Morell) 박사는 '히틀러를 치료할 수 있는 기적의 약물로 strychnine과 atropine이 함유되어 있는 Doktor Koster's Antigaspills® (Belladonna extract와 Strychnos nux-vomica extract)를 투여했다'고 알려져 있다.

소염 진통 작용

Strychnine은 진통효과를 나타내는 것으로 알려져 있으며 항염증 효능도 보고되었다. Strychnine의 진통효과는 매우 뛰어나 특히 골절, 치통 등의 강한 통증의 완화에 사용되고 있다. 최근 연구 결과 strychnine은 염증 지표를 감소시켜 관절염 등 동물모델에서 interleukin-1IL-1, prostaglandin E_2PGE$_2$, interleukin-6IL-6, tumor necrosis factor-α TNF-α의 분비를 억제하는 것으로 보고되었다.

항암효과

Strychnine 및 이를 주성분으로 하는 호미카의 추출물은 간암, 유방암, 대장암 등 다양한 종류의 암에 대한 억제 효능이 있다. 이러한 strychnine의 항암효능은 vascular endothelial growth factorVEGF의 발현을 감소시켜 암세포의 성장을 억제하고 apoptosis를 유발하여 세포독성을 나타내는 것으로 알려져 있다.

흡수, 대사, 배설 및 독성

Strychnine은 지용성 물질로 신체에 빠르게 흡수되는 물질이다. Strychnine은 소화기, 호흡기 및 피부로 쉽게 흡수되며 간으로 전달된다. 간에서 cytochrome P450과 같은 대사효소에 의하여 대사되며 2-hydroxystrychnine, strychnine-*N*-oxide 등의 대사체가 확인되었다. 이와 같은 대사체들은 소변으로 배출되며 20% 정도의 strychnine은 대사되지 않은 상태로 배출되기도 한다.

Strychnine의 독성은 매우 강력하여 성인의 경우 minimum lethal dose는 500 μg/kg으로 매우 강력하며 지속적인 경련발작으로 오는 질식과 피로 때문에 사망에 이르게 된다. 독성에 대한 치료로는 diazepam 등을 이용하여 경련을 조절하거나 근육이완제 등을 사용하며 자극에 민감하므로 빛과 소리가 없는 어두운 곳에서 환자를 치료해야 한다.

유사생약

■ **보두(寶豆, Ignatii Semen)**

S. ignatii Berg.의 종자. 필리핀, 현재는 베트남에서도 생산되고, 여송과呂宋果라고도 부른다. 과실 속에 30개의 씨가 있고 길이는 25 mm이며 회색이다. Alkaloid의 함유량이 2.5~3.0%인데, 이 중에 strychnine이 45~60% 들어 있으며, Strychni Semen의 대용품으로 이용된다.

참고문헌

1. 생약학교재 편찬위원회 (2015) 생약학, 개정2판, 동명사. 382–385.
2. Ma, L., Gu, R., Tang, L., Chen, Z. E., Di, R., & Long, C. (2015). Important poisonous plants in Tibetan ethnomedicine. Toxins, 7(1), 138–155.
3. Patel, K., Laloo, D., Singh, G. K., Gadewar, M., & Patel, D. K. (2017). A review on medicinal uses, analytical techniques and pharmacological activities of *Strychnos nux-vomica* Linn.: A concise report. Chinese Journal of Integrative Medicine, 1–13.
4. Guo, R., Wang, T., Zhou, G., Xu, M., Yu, X., Zhang, X., Sui, F., Li, C., Tang, L., & Wang, Z. (2018). Botany, phytochemistry, pharmacology and toxicity of *Strychnos nux-vomica* L.: a review. The American journal of Chinese medicine, 46(01), 1–23.
5. Doyle, D. (2005). Adolf Hitler's medical care. The Journal of the Royal College Physicians of Edinbburgh, 35(1), 75–82.

d–Tubocurarine

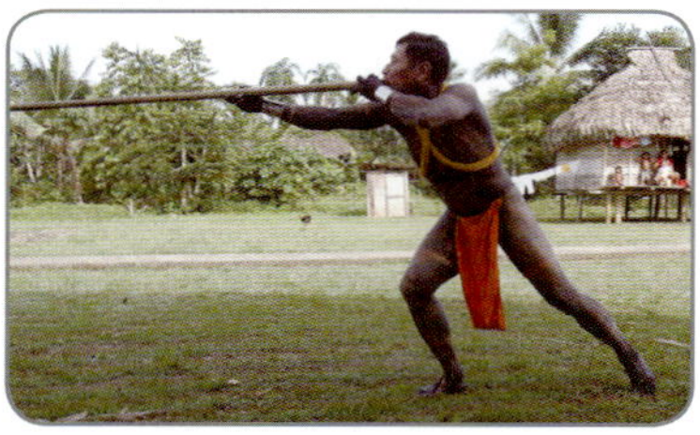

수 세기 동안 남미지역에서는 큐라레Curare라는 독을 묻힌 화살을 사냥에 사용해왔다. 이 화살에 맞은 사냥감은 곧 움직일 수 없게 되고 호흡근이 마비되어 질식하게 되나, tubocurarine의 분자구조가 크고 전하를 띠고 있어 위장관계에서 흡수되지 않으므로 이 독으로 잡은 사냥감을 섭취하여도 인체에 중독증상을 일으키지 않아 안전하게 먹을 수 있었다.

d–Tubocurarine은 *Chondrodendron tomentosum* Ruiz & Pav. 및 기타 방기과Menispermaceae의 동속 식물의 수피에서 얻은 수성 추출물인 큐라레Curare의 유효 성분으로, bisbenzylisoquinoline alkaloid이다. 주로 수술 시 신경근 차단제로 사용되었으며, 신경근 접합부에서 nicotine성 acetylcholine 수용체에 경쟁적으로 결합하여 근 이완을 일으킨다.

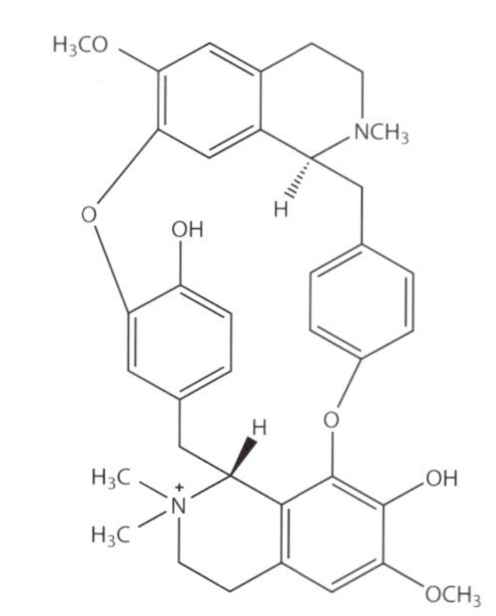

Tubocurarine

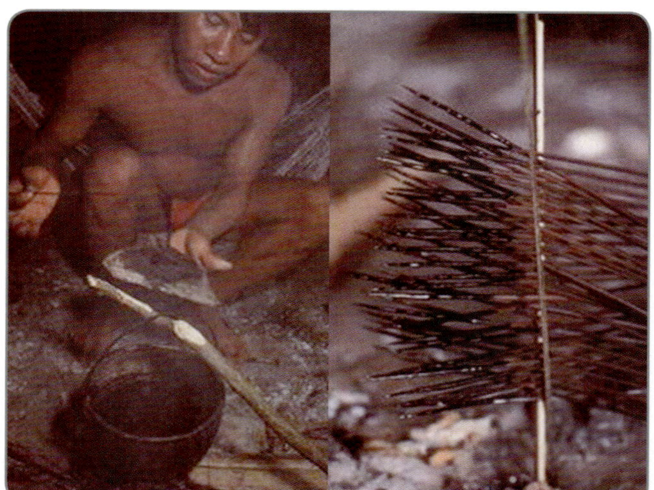

역사

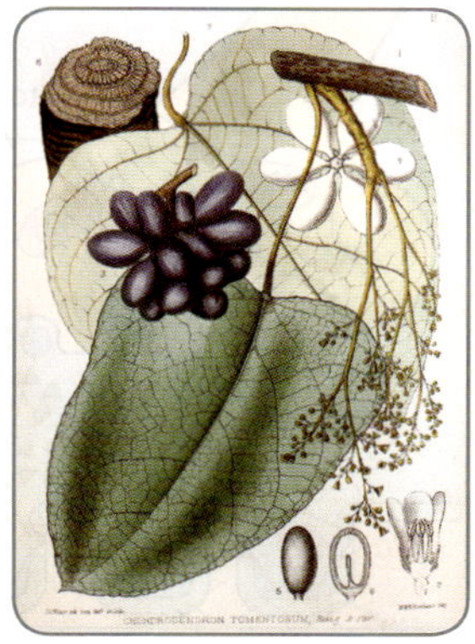

1895년, 약리학자 Rudolf Boehm의 분류에 따르면, 큐라레는 *C. tomentosum*을 주성분으로 하는 대통 큐라레Tubocurare, bamboo-curare, 마전과Loganiaceae의 *Strychnos toxifera* R. H. Schomb. ex Lindl.이 주성분인 표주박 큐라레Calabash-curare, gourd-curare, 마전과와 방기과 식물의 혼합물로 이루어진 항아리 큐라레Pot curare 등으로 분류할 수 있으며, 이 중 대통 큐라레에 *d*-tubocurarine이 주성분으로 함유되어 있다.

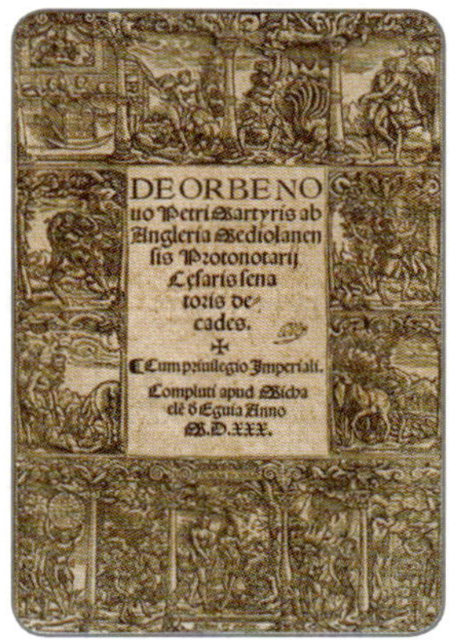

큐라레 독화살에 대한 최초의 기록은 1516년 Peter Martyr d'Anghiera의 책De Orbe Novo에서 찾을 수 있으며, 1594년 Walter Raleigh 또한 베네수엘라를 방문하고 쓴 책에서 이를 언급하였다. 그의 부관이 그 독을 'ourari'새를 죽인다는 뜻의 인도어 uiraer로부터 변형된 단어라고 불렀는데, 유럽에서 이를 번역하는 과정에서 ourara, urali, urare, woorari, wourali 그리고 curare 등으로 쓰게 되었다.

1760년대 영국의 의사인 Edward Bancroft가 남미에서 큐라레를 가지고 돌아온 후, 1780년대 Felix Fontana에 의해 큐라레가 수의근에 작용한다는 사실이 밝혀졌다. 1810년대에는 Benjamin Brodie가 큐라레를 주입한 작은 동물의 폐를 풀무로 부풀려 살려냄으로써, 인공적으로 호흡을 유지시키면 큐라레에 의한 마비로 동물이 사망하지 않고 완전히 회복될 수 있다는 것을 증명하였다. 1814년에는 괴짜 탐험가 Charles Waterton이 원시부족으로부터 얻은 큐라레 샘플을 당나귀에게 실험한 결과를 발표하였는데, 마찬가지로 풀무질을 통해 당나귀가 소생하였고, 이 당나귀는 Wouralia라는 이름을 받아 살다가 지역신문에 사망기사까지 나기도 하였다. 1846년 Claude Bernard는 큐라레가 신경근 접합부에 작용한다는 사실을 증명하였고, 1850년대 George Harley는 큐라레가 파상풍과 strychnine 중독에 효과가 있음을 밝혀냈다. 1860년대에 T. R. Fraser와 A. C. Brown은 구조-활성 관계 연구를 통해 atropine, codeine, morphine, nicotine의 질소 원자가 3차에서 4차형태로 바뀌면서 큐라레와 유사한 활성을 나타낸다는 것을 밝혔다.

20세기에 들어서면서 acetylcholine의 생리학적 역할이 밝혀지고 영국 국립의학연구소의 Henry Dale에 의해 신경근 전달의 기초가 확립되었으며 acetylcholine의 신경근 전달이 큐라

신경근 접합부 전의 sodium 이온통로도 차단하여 신경말단에서 acetylcholine의 이동을 방해하기도 한다.

d-Tubocurarine에 의한 시냅스 후 차단은 가역적이다. 따라서 높은 빈도의 전기자극으로 말초신경을 자극할 경우, 다량의 acetylcholine이 유리되면서 단일수축강도가 일시적으로 증가하여 신경근 차단이 해소될 수 있다. 또한 acetylcholinesterase 억제제Neostigmine, pyridostigmine, edrophonium 사용 시 acetylcholine 농도 상승으로 인해 *d*-tubocurarine에 의한 차단이 역전될 수 있다.

약리

d-Tubocurarine은 4차 암모늄기를 가지고 있는 극성이 큰 화합물로, 경구 투여 시 흡수되지 않아 작용을 나타낼 수 없어 I.V. 등 비경구적인 경로로 투여해야 한다. 발현시간은 4~5분으로 다른 비탈분극성 신경근 차단제에 비해 느리며, 신장에서 제거되어 지속시간은 50분 이상 장시간 작용한다.

d-Tubocurarine 투여 시 근력이 저하되다가 골격근이 이완되는데, 얼굴 및 손발과 같은 작은 근육이 먼저 마비되고, 복부, 몸통, 횡격막 등의 큰 근육은 좀 더 저항적이며 회복도 빠르다. 보통 횡격막이 가장 늦게 마비된다. 호흡만 적절히 유지된다면 마비에 따른 유해작용은 나타나지 않는다. 투여 중단 시 큰 근육부터 역순으로 회복되어 횡격막의 기능이 가장 먼저 회복된다.

유해작용

d-Tubocurarine은 임상용량에서 혈액-뇌 관문Blood-brain barrier을 통과하지 못하여 중추작용은 없으나, 자율신경절과 부신수질을 일부 억제하여 혈압저하와 빈맥을 초래한다. 또한 비만세포에서 히스타민 방출을 일으켜 저혈압, 기관지 수축, 침 분비를 초래할 수 있고, 횡격막의 마비로 인한 지속적 무호흡이 나타날 수 있다.

임상적 이용

- **수술 시 근육이완:** 복강 내 수술과 흉강 내 수술 등의 외과적 수술을 위한 지속적인 근육이완에 사용된다. 신경근 차단제가 사용되기 전에는 심장과 호흡을 억제시킬 수 있는 정도의 깊은 흡입마취에 의해서만 충분한 골격근 이완이 가능했다. 그러나 신경근 차단제를 보조적으로 사용하게 되면서 심장과 호흡에 대한 억제 효과 없이도 충분한 근육이완이 가능하게 되었다.
- **기관 내 삽관:** 인두와 후두의 근육을 이완시켜 후두경 검사 또는 기관 내 삽관을 용이하게 한다.
- **호흡근육 이완:** 중환자실에서 인공호흡기 작동을 용이하게 하기 위해 호흡근육을 이완시키는 데 사용한다.
- **경련의 치료:** 뇌전증 지속상태, 국소마취제 독성, 또는 전기경련요법에 의한 경련 등의 증상을 완화시키는 데 쓰일 수 있다.
- **해독작용독거미:** 검은과부거미와 같은 *Latrodectus* 속 거미는 α–latrotoxin란 독을 가지고 있다. 이 독소는 acetylcholine을 포함한 신경전달물질의 방출을 야기하는 독소로, 이 거미에 물렸을 경우 특히 신경 말단에서 근육경련과 심한 통증을 일으킨다. 이때, *d*–tubocurarine은 nicotine성 acetylcholine 수용체를 억제함으로써 통증과 근육경련을 완화시킬 수 있다.

제품

d–Tubocurarine은 비탈분극성 신경근 차단제의 원형으로, 더 이상 임상에서 널리 사용되고 있지는 않지만 이를 원형으로 하여 개발된 합성 신경근 차단제들이 사용되고 있다. 공통적으로 acetylcholine과 구조적 유사성이 있으며, 1개 혹은 2개의 4차 암모늄기가 있어 지용성이 약하고 중추신경계로의 유입이 제한된다. 크게 isoquinoline류와 steroid류로 나눌 수 있다.

(1) Isoquinoline류

- Atracurium (Tracrium): 중시간 작용형으로 tubocurarine보다 빠르게 작용이 발현하며 지

속시간은 더 짧고, 효력은 더 크다. 현재 임상에서 널리 쓰이지 않는다.

- Cisatracurium (Nimbex): Atracurium를 구성하는 여러 입체이성질체 중 효력이 큰 이성질체 중 하나로, atracurium 대신 임상에서 가장 널리 사용되는 약물이다. 대사에 덜 의존적이며, 히스타민 유리도 더 적어 atracurium의 장점을 가지고 유해약물반응은 더 적은 약물이다.

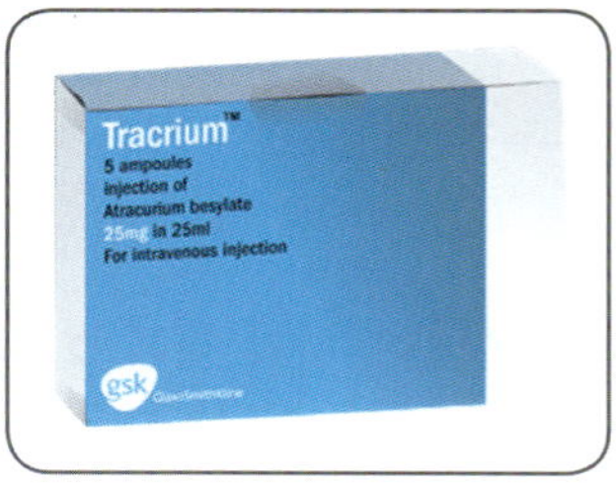

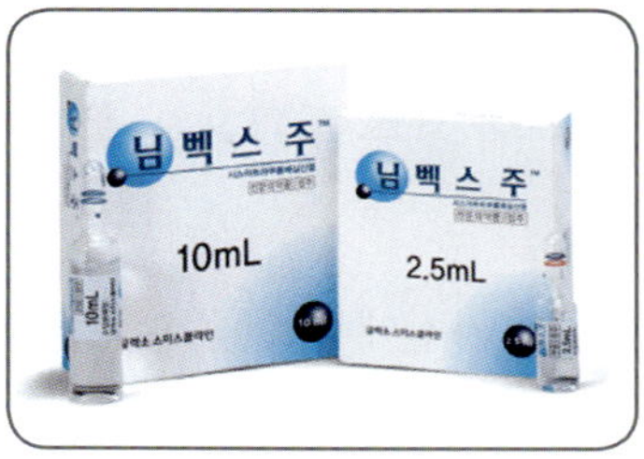

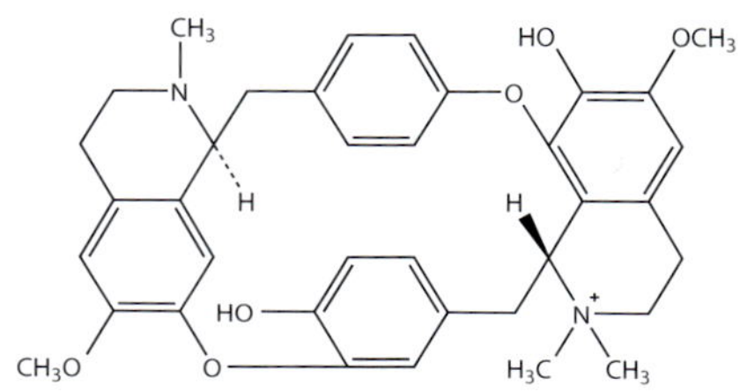

Tubocurarine

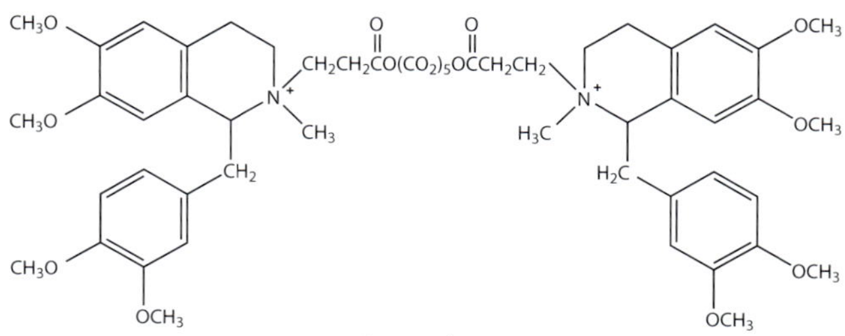

Atracurium

(2) Aminosteroid류

- Pancuronium (Pavulon)
- Vecuronium (Norcuron)

• Rocuronium (Zemuron)

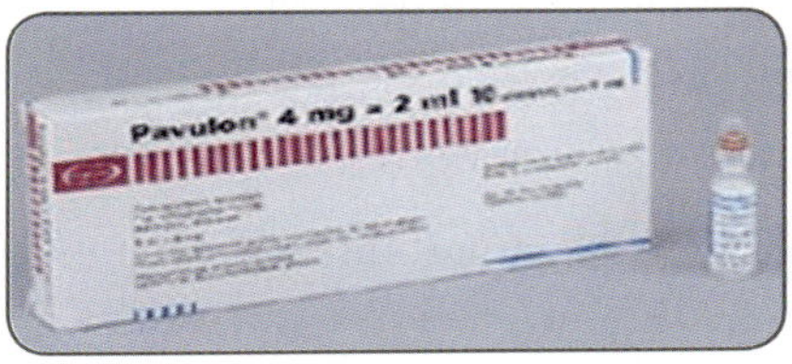

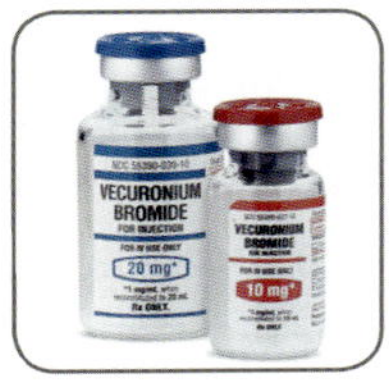

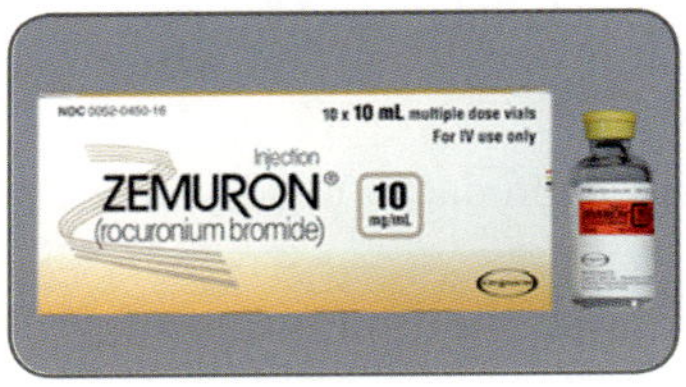

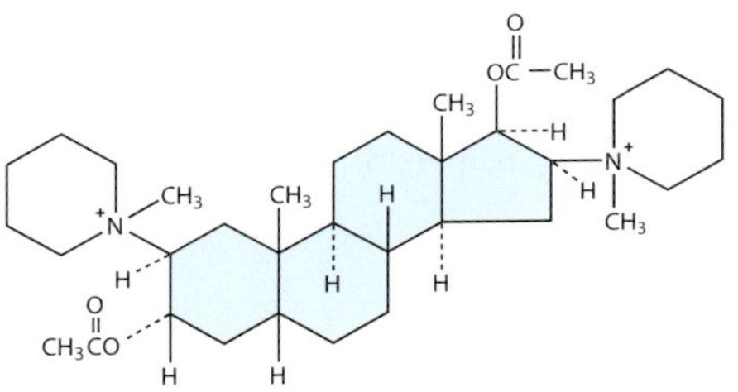

Pancuronium

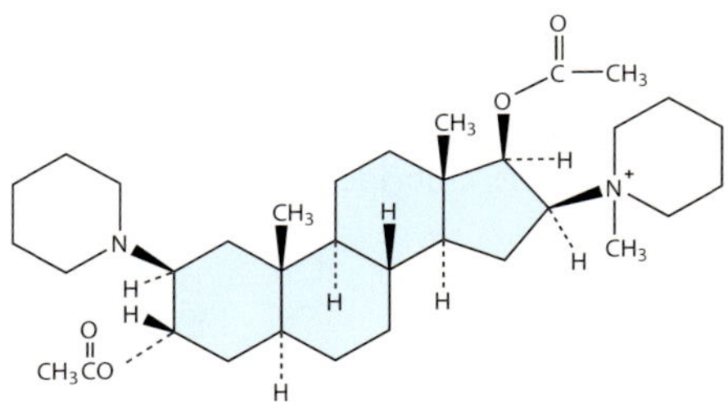

Vecuronium

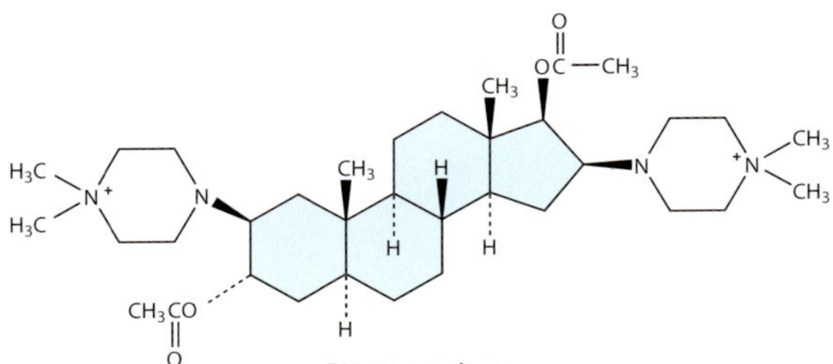

Pipecuronium

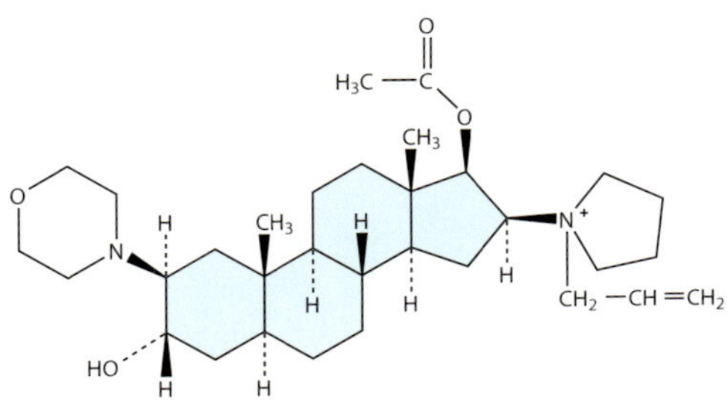

Rocuronium

참고문헌

1. 한국약학교육협의회 약물학분과회. 약물학(2015). 범문에듀케이션
2. 천연물화학교재 편찬위원회. 파트너 천연물화학 제2판(2016). 신일북스
3. 김진웅, 윤기동, 진영원, 생합성 경로를 중심으로 설명한 천연의약품 제3판(2013), 신일북스
4. Raghavendra, T. (2002). Neuromuscular blocking drugs: discovery and development. Journal of the Royal Society of Medicine, 95(7), 363-367.
5. Rang, H. P. (2003). Pharmacology. Edinburgh: Churchill Livingstone. 151. ISBN 0-443-07145-4. OCLC 51622037.
6. Dewick, Paul M. Medicinal natural products: a biosynthetic approach. John Wiley & Sons, 2002.
7. McEvoy, G.K. (ed.). American Hospital Formulary Service - Drug Information 1999. Bethesda, MD: American Society of Health-System Pharmacists, Inc. 1999 (Plus Supplements), p. 1185.
8. Südhof, T. C. (2001). α-Latrotoxin and its receptors: neurexins and CIRL/latrophilins. Annual Review of Neuroscience, 24(1), 933-962.
9. Allen, G. W. (1953). Black widow spider (Latrodectus mactans) poisoning treated with *d*-tubocurarine chloride. Annals of Internal Medicine, 39(3), 624-625.

Ephedrine

마황*Ephedra sinica*은 그 주요 활성 성분으로 ephedrine 및 pseudoephedrine이 함유되어 있으며 동양의 전통약물로 오랫동안 사용되어 왔다. Ephedrine은 마황과Ephedraceae 식물에서 발견되는 phenethylamine 골격을 가지는 alkaloid로서 중요한 신경 전달 물질인 epinephrine뿐만 아니라 잘 알려진 약물인 phenylpropanolamine 및 methamphetamine과 분자 구조적인 면에서 유사하다. Ephedrine은 일반적으로 흥분제, 집중력 보조제, 충혈 완화제, 식욕 억제제 및 마취 시의 저혈압 처치제로 사용되는 교감신경흥분제이다. 이는 주로 adrenaline 수용체에서 norepinephrineNoradrenaline의 활성을 증가시킴으로써 효능을 나타낸다.

역사

Ephedrine을 함유하고 있는 마황은 중국의 한나라BC 206~AD 220 때에 이미 항천식 및 각성제로 사용한 기록이 있다. Ephedrine의 화학적 합성은 1885년에 일본의 유기 화학자 Nagai Nagayoshi에 의해 완성되었다. 1920년대에 Merck사는 ephetonin이라는 이름으로 상업적인 생산을 시작하였다.

화학적 특징

Ephedrine은 두 개의 chiral center를 가지고 있어 네 개의 입체 이성질체가 존재한다. 거울상 입체 이성질체인 (1*R*,2*S*)와 (1*S*,2*R*)은 ephedrine이라 명명되었으며, (1*R*,2*R*)와 (1*S*,2*S*)는

pseudoephedrine으로 명명되었다. Ephedrine의 IUPAC name은 각각 (1*R*,2*S*)- 또는 (1*S*,2*R*)-2-methylamino-1-phenylpropan-1-ol이며 이를 *erythro*형 ephedrine이라 부른다. 그 거울상 이성질체인 pseudoephedrine은 *threo*형 ephedrine이라 한다. 오래전부터 사용되어온 *d*/*l* 시스템에서는 (+)-ephedrine을 *l*-ephedrine으로, (-)-ephedrine은 *d*-ephedrine으로 부른다.

Ephedrine의 화학구조는 amphetamine과 매우 유사하며, β 위치에 수산기를 가지고 있는 z의 유사체이다. Ephedrine의 methamphetamine과의 구조적 유사성 때문에 ephedrine의 수산기를 화학적으로 환원시켜 amphetamine을 생성하는데 사용될 수 있다. 이러한 이유로 ephedrine은 methamphetamine의 불법제조의 전구체로 빈번히 사용되어 왔다.

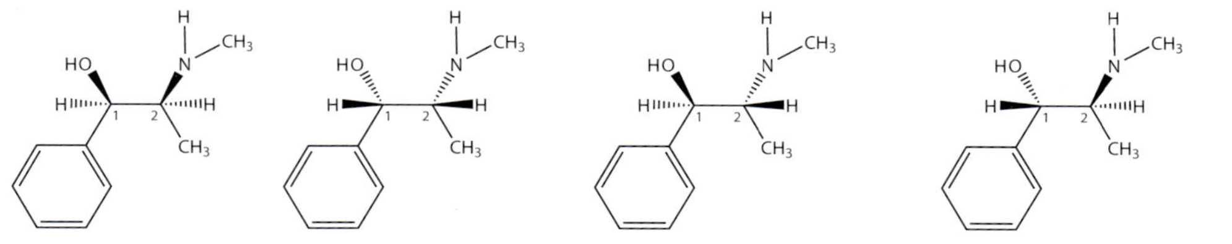

Ephedrine과 pseudoephedrine 이성질체의 구조

생합성

Ephedrine은 phenylalanine을 전구물질로 cinnamic acid와 benzoic acid를 거쳐 pyruvate에 의해 acyl화되고 탈탄산 및 transamination 등을 거쳐 생합성되는 것으로 추정되고 있다.

Ephedrine을 의약품으로 사용하기에는 마황으로부터 분리, 정제하는 방식이 비용과 효율이 좋지 않아 현재는 합성하여 사용하고 있다. 제조하는 방법에는 발효법과 전합성법이 있다. 발효법은 당밀과 benzaldehyde의 혼합물을 발효시켜 제조하는 방법이다.

전합성법에서는 benzoylacetyl1-phenylpropane-1,2-dione을 methylamine 존재하에 methanol 용액 중에서 촉매 환원시켜 ephedrine을 제조한다.

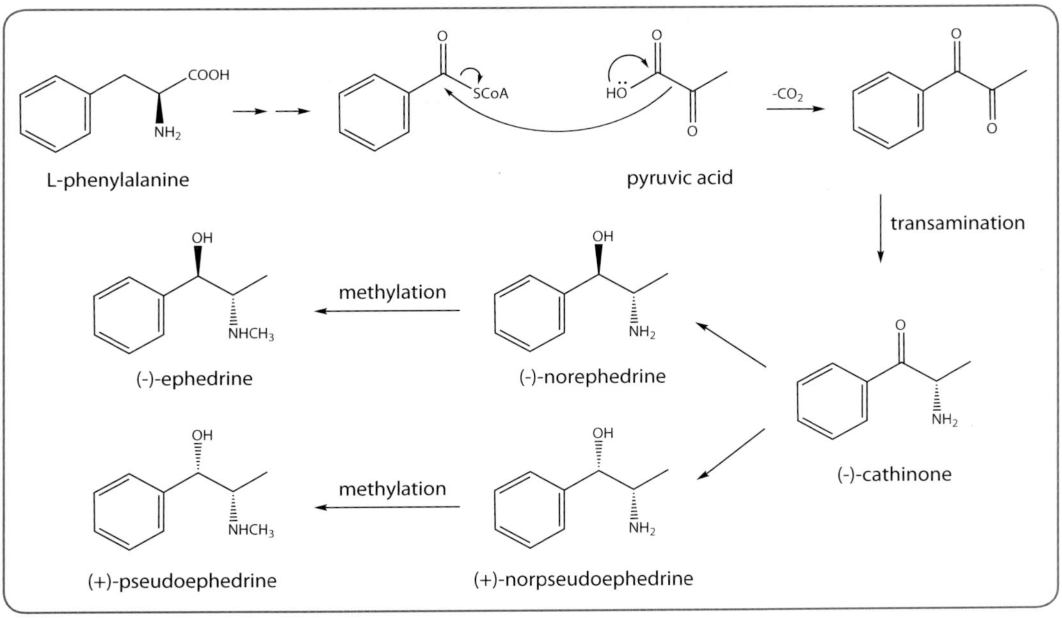

Phenylalanine으로부터 ephedrine의 생합성 추정 경로

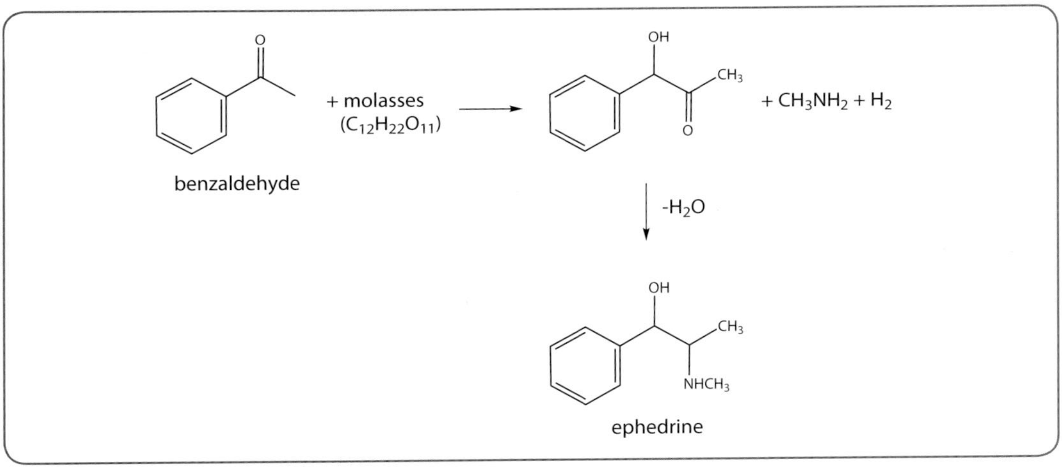

발효법을 이용한 ephedrine의 합성

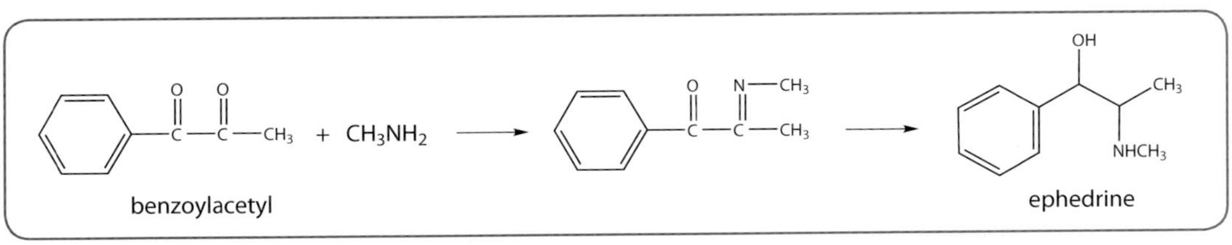

Ephedrine의 전합성 과정

작용기전

Ephedrine은 교감신경계에 작용하는 phenethylamine계 alkaloid이다. 교감신경계의 post-synaptic α-와 β-수용체에서 noradrenaline의 활성을 증가시킴으로써 adrenaline 수용체 시스템을 간접적으로 자극하여 활성을 나타낸다. α-수용체와의 직접적인 상호 작용의 가능성도 존재하지만 이에 대해서는 아직 명확히 규명되지 않았다.

약리

마황은 전통적으로 천식과 기관지염 치료에 사용되어 왔으며, 그 유효성분인 ephedrine이 교감신경 흥분작용을 통해 기관지 평활근을 이완시켜 진해효과를 나타내므로 기관지 천식 등에 진해제로 사용될 수 있었다. Pseudoephedrine도 혈압 상승 및 기관지 확장 작용이 있으나 ephedrine에 비하여 효능이 아주 약하여 상기도 알러지, 부비동염으로 인한 비충혈 등에 주로 사용된다. Ephedrine은 단기간에서는 어느 정도의 체중감소를 야기하며 특히 지방의 감소를 촉진하지만 장기간의 효과에 대해서는 아직 알려지지 않았다.

Ephedrine의 부작용은 국소투여보다는 주사와 경구투여와 같은 전신적인 투여에서 발생할 가능성이 더 높다. 그 증상으로는 심혈관계에서는 빈맥, 부정맥, 협심증, 혈관 수축 등이 나타날 수 있으며, 피부의 홍조, 여드름, 발한 등의 현상과 신장 동맥의 혈관 수축으로 인한 배뇨 감소가 나타날 수 있다. 신경계에서는 불안, 혼란, 불면증, 약간의 도취감, 조증, 환각, 망상, 편집증, 적대감, 공포 등이 나타날 수 있으며, 호흡기계 부작용으로는 호흡곤란, 폐부종 등이 있고, 그 외에 현기증, 두통, 진전, 고혈당증 및 구강건조감 등이 나타날 수 있다.

Ephedrine은 norepinephrine-dopamine reuptake inhibitors와 같은 특정 항우울제와 함께 사용해서는 안 되는데 이는 과도한 norepinephrine의 혈중 농도 상승으로 위에서 언급한 부작용의 발생 위험성을 증가시킬 수 있기 때문이다. Ephedrine은 폐쇄성 우각 녹내장, 부신 기능 장애, 저산소증, 과탄산혈증, 산증, 고혈압, 갑상선 기능 항진증, 전립선 비대증, 당뇨병, 심혈관계 질환 등이 있는 환자에게는 주의해서 투약해야 한다.

Ephedrine은 세계반도핑기구WADA가 금지약물로 지정하여 엄격하게 관리하고 있는 약물로 그 남용 여부를 혈액, 혈장, 또는 소변에서 정량적으로 확인할 수 있으며, 이러한 분석법을 이용하여 중독을 진단하거나 법의학에서 사망에 관련된 수사를 하는 데 활용하기도 한다. 혈액 또는 혈장 중의 ephedrine 농도는 치료용으로 투약할 경우에는 보통 20~200 μg/L이고, 중독 환자의 경우가 300~3000 μg/L이며, 급성으로 중독되는 치명적인 과량투여 농도는 3~20 mg/L 정도이다. 현재 세계 반 도핑기구WADA의 운동선수에 대한 소변에서의 ephedrine의 제한 농도는 10 μg/L이다.

제품

Ephedrine은 또는 pseudoephedrine은 호흡기계 질환, 기관지 천식, 비강 질환 치료제, 비충혈 제거제 등으로 단독 또는 다른 성분들과 함께 처방되어 시중에 유통되고 있다.

에페드린 제품

- 에페드린염산염 25 mg(종근당)
- 대원염산에페드린 주사액 40 mg/mL(대원제약)
- 제일에페드린 염산염 주사액 4%(제일약품)

슈도에페드린 제품

- 대우수도에페드린염산염정(슈도에페드린염산염 30 mg) (대우제약)
- 슈다페드정(슈도에페드린염산염 60 mg) (삼일제약)
- 슈페린(슈도에페드린염산염 60 mg) (뉴젠팜)
- 신일슈도에페드린정(슈도에페드린염산염 60 mg) (신일제약)
- 코슈정(슈도에페드린염산염 60 mg) (코오롱제약)

참고문헌

1. Kobayashi S., Endou M., Sakuraya F., Matsuda N., Zhang X. H., Azuma M., Echigo N., Kemmotsu O., Hattori Y., & Gando S. (2003). The sympathomimetic actions of l-ephedrine and

d-pseudoephedrine: Direct receptor activation or norepinephrine release? Anesthesia Analgesia, 97(5), 1239-1245.

2. Drew C. D., Knight G. T., Hughes D. T., & Bush M. (1978). Comparison of the effects of D-(-)-ephedrine and L-(+)-pseudoephedrine on the cardiovascular and respiratory systems in man. British Journal of Clinical Pharmacology, 6(3), 221-225.
3. Shekelle P. G., Hardy M. L., Morton S. C., Maglione M., Mojica W. A., Suttorp M. J., Rhodes S. L., Jungvig L., & Gagné J. (2003). Efficacy and safety of ephedra and ephedrine for weight loss and athletic performance: A meta-analysis. Journal of the American Medical Association, 289(12), 1537-1545.
4. Dwyer J. T., Allison D. B., & Coates P. M. (2005). Dietary supplements in weight reduction. Journal of the American Diabetic Association, 105(5), S80-S86.
5. Schier J. G., Traub S. J., Hoffman R. S., & Nelson L. S. (2003). Ephedrine-induced cardiac ischemia: exposure confirmed with a serum level. Journal of Toxicology Clinical Toxicology, 41(6), 849-853.

Cocaine

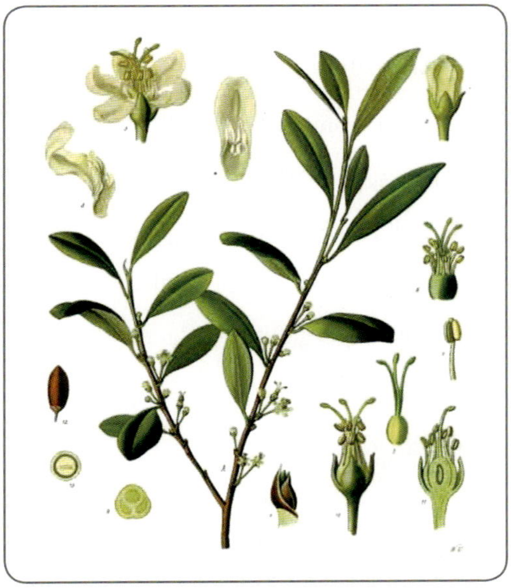

Erythroxylum coca

코카인Cocaine은 코카나무 잎에서 발견되는 tropane alkaloid로 세포막의 소듐 채널Na^+ channel을 차단하며, 신경세포의 시냅스에서 도파민Dopamine과 노르아드레날린Noradrenaline의 재흡수를 억제하여 도파민에 의한 '쾌감 중추'를 자극한다. 코카인은 강한 중독성 마약으로 엄격히 사용이 금지되고 있으나, 국소마취 효과를 유도하는 약리작용을 가지고 있어 여러 국소마취제 개발로 이어졌다.

코카나무는 열대지역에 광범위하게 분포하는 관목으로 2~3 m까지 자라며 털이 없는 잎과 흰 꽃, 작고 빨간 열매가 특징적인 나무이다. 코카인을 만들어내는 코카나무로는 *Erythroxylum coca* var. *coca*, *E. coca* var. *ipadu*, *E. novogranatense* var. *novogranatense*, *E. novogranatense* var. *truxillense*가 있다. 코카나무는 주로 동부 안데스 지역*E. coca* var. *coca*, 아마존 *E. coca* var. *ipadu*, 콜롬비아 내 건조지대*E. novogranatense* var. *novogranatense*, 북페루*E. novogranatense* var. *truxillense* 등의 남아메리카에 분포하고 있다. 종마다 코카인의 함유량 차이가 있으나, 잎에 보통 0.25~0.77%로 존재한다고 알려져 있다.

역사

코카나무의 잎은 약 3000여 년 전부터 사용되면서 주로 라임Lime과 같이 씹거나 차Mate de coca로 마셔 왔다. 잉카 제국에서는 일부 상류층과 종교적 의식에서만 코카나무 잎을 사용하도록 제한되었지만, 스페인에 의해 잉카제국이 멸망한 후 정복자들이 코카나무 잎을 노동력 향상과 배고픔을 잊게 하는 용도로 사용하여 계층과 상관없이 광범위하게 사용되기 시작하였다. 16세기 처음 유럽에 소개된 코카나무 잎은 19세기 중반에 이탈리아의 의사 출신 과학자인 Paolo Mantegazza가 코카나무 잎이 가진 강력한 인간의 인지능력 자극 효능에 대한 연구 결과를 보고한 후 본격적으로 사용되었다. 이후 다양한 코카나무 잎 추출물이 함유된 제품들이 나오면서 코카나무 잎은 의약 용도로 널리 사용되기 시작하였다. 이들 제품 중에는 미국의 약사였던 John Pemberton이 개발한 코카콜라Coca-Cola가 있다. 초기에는 카페인을 다량 함유한 콜라나무*Cola nitida*에 코카나무 잎 추출물을 첨가하여 만든 와인이 자양강장 효과를 가진 음료로 소개되었으나, 1886년에 알코올 성분이 설탕 시럽으로 대체되면서 코카-콜라로 불리게 되었다. 20세기 초에 이르러 코카나무 잎의 중독성이 알려지게 되었고, 일부 남아메리카 지역을 제외한 곳에서는 코카나무 잎 추출물을 함유한 제품의 사용이 법으로 금지되었다. 이에 따라 코카-콜라에도 1904년부터 코카나무 잎 추출물이 제거되었지만 현재까지도 계속 코카-콜라로 불리고 있다.

코카인은 1859년 독일 화학자 Albert Niemann이 코카나무 잎으로 분리에 성공한 후, 모르핀 중독 치료와 다양한 외과수술에 국소 마취제로 사용되기 시작하였다. 1898년에 독일 화학자 Richard Willstätter가 처음으로 tropinone 구조로부터 합성에 성공하였다. 20세기에 접어들며 벤조카인Benzocaine, 리도카인Lidocaine, 테트라카인Tetracaine과 같은 합성 국소마취제의 개발과 함께 코카인의 심각한 중독성이 알려지면서 법적으로 사용이 엄격히 금지되고 더 이상 국소마취제로 사용되지 않고 있다. 그러나 현재까지도 마약으로서 불법 유통되고 있으며, 전 세계적으로 2,000만 명 이상이 매년 투여하는 것으로 예상되고 있다. 이에 따라 코카인 남용이 여러 나라에서 심각한 문제로 인식되고 있다.

생합성 경로

코카인은 *N*–methyl–Δ^1–pyrrolinium cation을 거쳐 생성되는 tropane환과 phenylalanine으로부터 생성되는 benzoyl기가 결합된 구조이다. *N*–Methyl–Δ^1–pyrrolinium cation은 식물의 경우 L–glutamine으로부터 생합성된 L–ornithine이 Schiff 염기를 형성하며 생합성되는 것으로 알려져 있다. 이렇게 생성된 *N*–methyl–Δ^1–pyrrolinium cation에 두 분자의 acetyl–CoA가 첨가반응을 통해 tropane 환을 생성한다. 이후 phenylalanine을 거쳐 생성된 benzoyl–CoA와 에스터Ester 결합을 통해 코카인을 생성하는 것으로 알려져 있다. 특이할 점은 가지과 식물에서 주로 발견되며, 부교감신경을 자극하는 물질인 히오스시아민Hyoscyamine이나 스코폴라민Scopolamine도 같은 tropane 환을 가지고 있으나 acetyl–CoA가 결합할 때 *S*형으로 결합하는 코카인과 달리 *R*형으로 결합하여 반대 배향을 갖고 있다는 것이다.

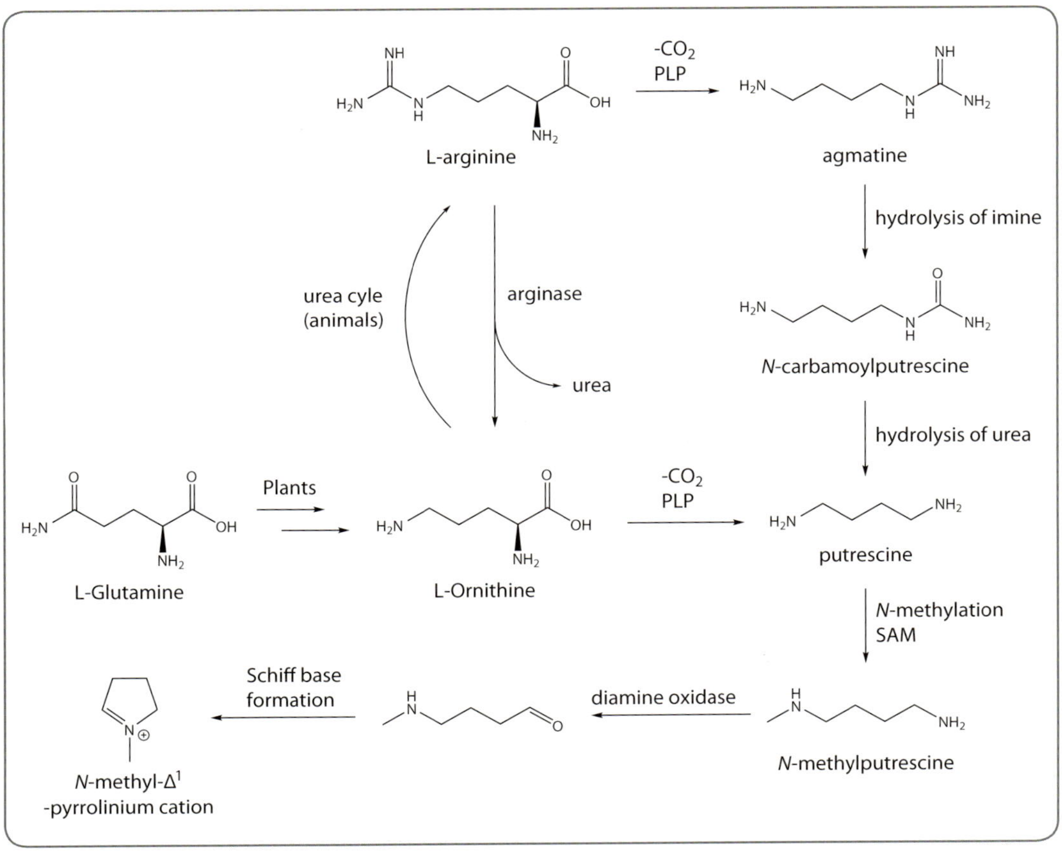

N–methyl–Δ^1–pyrrolinium cation 생합성 기전

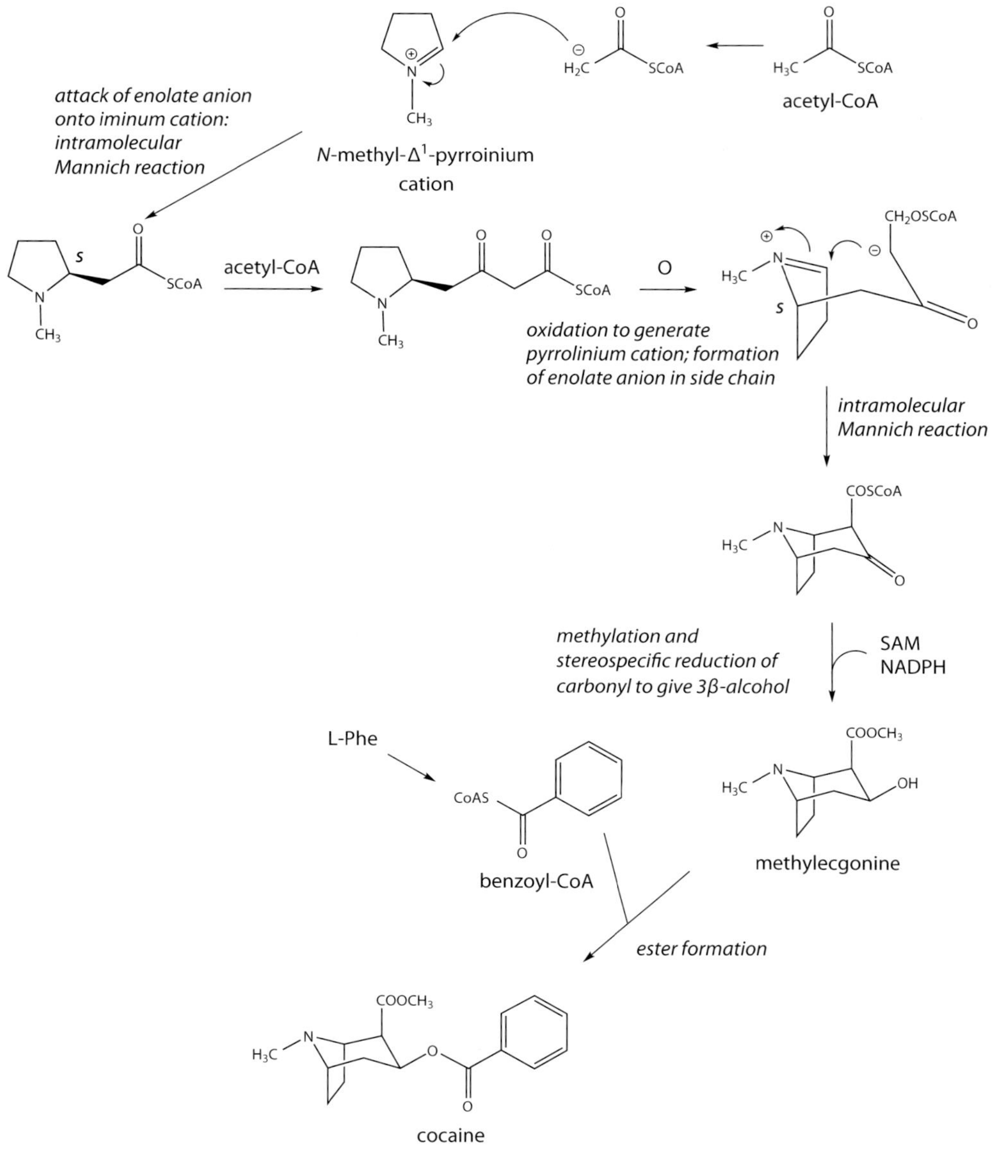

코카인 생합성 기전

효능/작용기전

코카인의 약리기전은 도파민 운반체와 소듐 채널 차단으로 알려져 있다. 도파민은 중추신경계에서 중요한 신경전달물질로서 뇌신경세포의 흥분 전달 역할을 할 뿐 아니라 노르에피네프린Norepinephrine이나 에피네프린Epinephrine 합성 전구체로 알려져 있다. 도파민은 절전뉴런에서 유리되어 절후 뉴런의 도파민 수용체Dopamine receptor를 통해 신경전달을 수행하며, 절전뉴런에 발현된 도파민 운반체Dopamine transporter에 재흡수 되어 농도를 조절한다. 코카인은 도파민 운반체와 결합하여 도파민의 뉴런 내 재흡수를 차단하여 시냅스의 도파민의 농도를 높아지게 하여 도파민 수용체의 흥분을 더 오래 지속시킨다. 도파민은 쾌감의 조절에 관여하기 때문에, 코카인이 자극하는 곳을 쾌감 중추라고 한다. 또한 코카인은 소듐 채널에 작용하여 뇌로 통증을 전달하는 활동전위Action potential의 전달을 차단하여 국소 마취효과를 유도하는 것으로 알려져 있다.

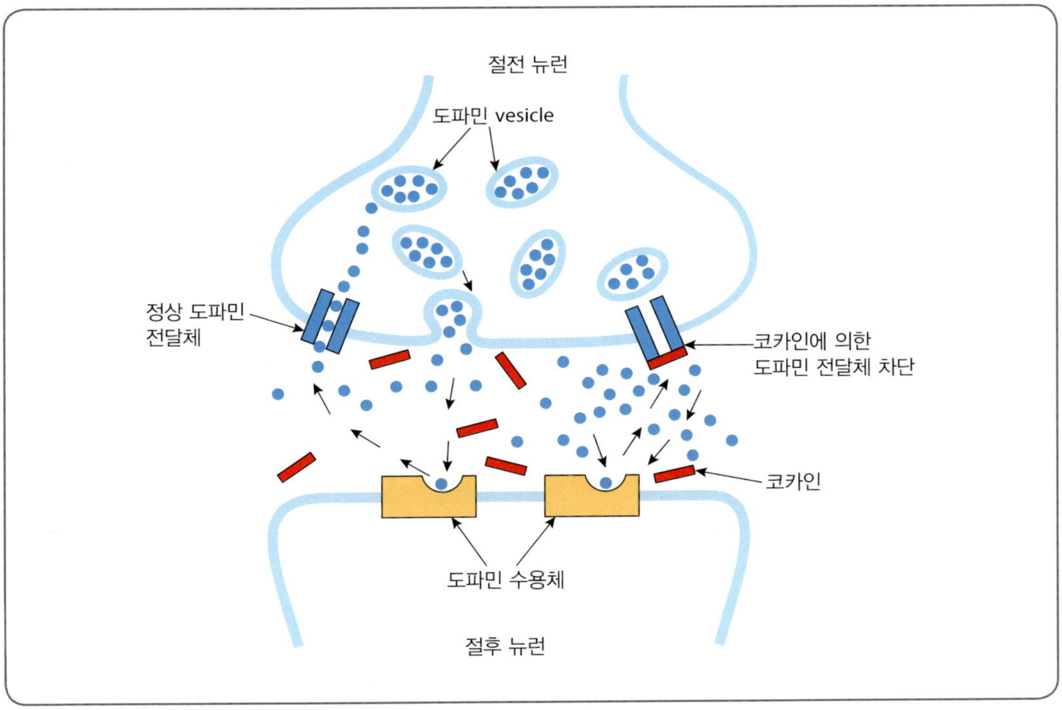

신경세포 내 코카인의 작용

주의 및 부작용

코카인의 남용은 세계 여러 나라에서 심각한 문제로 치사량은 경구로 1~2 g이나 피하투여로 0.2~0.3 g정도이다. 일부 민감한 사람은 30 mg의 코카인을 흡입한 뒤 사망하기도 했다.

급성독성

코카인은 급성적으로 불안, 떨림, 경련, 가려움, 빈맥, 환각, 망상 등을 유발할 수 있고, 과량 복용 시 고열과 혈압상승에 의한 부정맥과 사망을 일으킬 수 있다.

만성독성

코카인은 만성적으로 신경전달 물질의 수용체 대한 민감성Susceptibility을 변화시켜 중추신경계의 불균형을 초래한다. 이로 인해 만성적 배고픔, 통증, 불면, 과수면, 무기력, 지속적인 콧물을 유발하며, 심각한 경우 자살 충동을 동반한 우울증을 불러일으킨다. 이밖에 혈관수축, 동공산대, 체온상승, 심박수 및 혈압증가 등도 잘 알려진 코카인의 만성독성이다. 코카인의 만성복용에 의한 금단증상으로는 정신적 의존성에 의한 불쾌한 꿈, 불면, 과수면, 식욕증진, 정신운동 지연Psychomotor retardation이나 초조함 등이 있다. 신체적 의존성은 상대적으로 낮은 편이나 기침, 기관지 경련, 가려움, 발열, 천식, 호흡곤란 등을 초래할 수 있다.

중독치료

코카인 중독을 치료할 수 있는 효과적인 방법으로 제시되는 것은 없으나, 현재 약물치료로서 carbamazepine, gabapentin, lamotrigine, topiramate와 같은 항경련제를 사용하고 있으나 뚜렷한 효과가 없다는 보고도 있다. 이 밖에도 항정신병약, 항우울증 치료제로도 중독치료를 시도하였으나 뚜렷한 효과는 없었다.

관련 제품

코카인의 국소마취 효과를 증가시키고 의존성, 고혈압, 혈관수축 등의 부작용을 감소시킨 다양한 합성 국소마취제가 개발되었다. 국소마취제는 세포막의 소듐 채널에 결합하여 세포 내 소듐 유입저해를 통한 활동전위 발생을 차단한다. 기본 구조에 따라 아미노에스터Aminoester형과 아미노아마이드Aminoamide형으로 구분하고 있다.

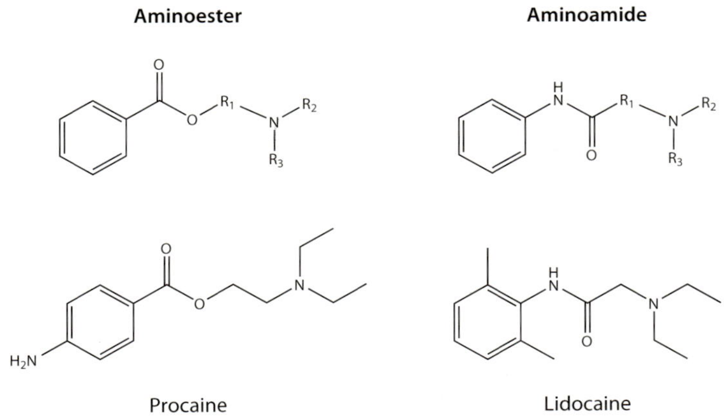

국소마취제의 aminoester형과 aminoamide 형의 기본 구조 및 주요물질

- Aminoester 형: 혈장 cholinesterase에 의해 가수분해되며, 분해산물 중 하나인 *p*–aminobenzoic acidPABA로 인해 알러지를 유발할 수 있으므로 사용에 주의해야 한다. Cocaine, procaine, chloroprocaine, tetracaine 등이 있다.
- Aminoamide 형: 대부분 간에서 대사되며, PABA를 생성치 않아 알러지 반응이 거의 없다. Lidocaine, bupivacaine, ropivacaine 등이 있다. 이 중에서 lidocaine은 procaine과 비교하여 발현시간이 빠르고 국소 자극증상이 없으며 작용시간이 긴 장점으로 가장 빈번하게 사용되는 국소마취제이지만 서서히 분해되면서 졸음, 시각장애, 정서적 혼란 등을 유발할 수 있으므로 투여 후 환자의 상태를 관찰할 필요가 있다.

참고문헌

1. Plowman, T. (1979). Botanical perspectives on coca. Journal of Psychedelic Drugs, 11(1–2), 103–117.
2. Plowman, T., & Rivier, L. (1983). Cocaine and cinnamoylcocaine content of *Erythroxylum* species. Annals of Botany, 51(5), 641–659.
3. Rivera, M. A., Aufderheide, A. C., Cartmell, L. W., Torres, C. M., & Langsjoen, O. (2005). Antiquity of coca–leaf chewing in the south central Andes: a 3,000 year archaeological record

of coca–leaf chewing from northern Chile. Journal of Psychoactive Drugs, 37(4), 455–458.

4. Dillehay, T. D., Rossen, J., Ugent, D., Karathanasis, A., Vásquez, V., & Netherly, P. J. (2010). Early Holocene coca chewing in northern Peru. Antiquity, 84(326), 939–953.
5. Paul, G. (1999). Cocaine. Global histories. Londres et New York, Ed. Routledge, pp. 47–49.
6. Humphrey, A. J., & O'Hagan, D. (2001). Tropane alkaloid biosynthesis. A century old problem unresolved. Natural Product Reports, 18(5), 494–502.
7. Pomara, C., Cassano, T., D'Errico, S., Bello, S., Romano, A. D., Riezzo, I., & Serviddio, G. (2012). Data available on the extent of cocaine use and dependence: biochemistry, pharmacologic effects and global burden of disease of cocaine abusers. Current Medicinal Chemistry, 19(33), 5647–5657.
8. Leete, E., Marion, L., & Spenser, I. D. (1954). Biogenesis of hyoscyamine. Nature, 174(4431), 650.

Morphine

아주 먼 옛날 아시아에서 시작된 전설이 있다. 잠에 굴복하지 않기 위해 부처는 자신의 눈꺼풀을 잘라냈고, 그의 눈꺼풀이 떨어진 곳에서 식물이 자라나기 시작했다. 이 식물은 살랑거리는 보라색의 아름다운 꽃을 피워냈다. 이 꽃은 사람들을 잠들게 하고 악몽을 꾸게 만들었다.

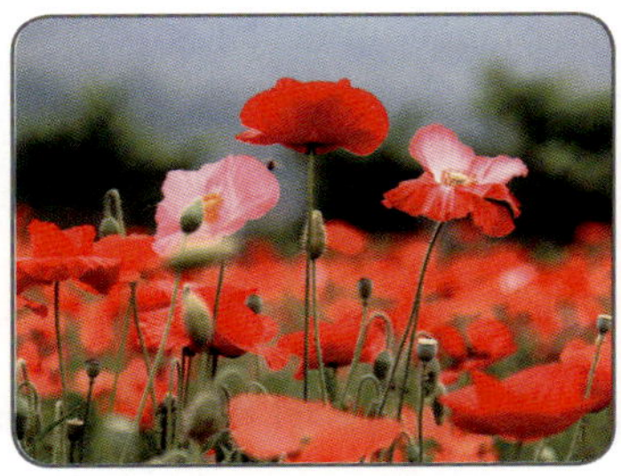
양귀비 꽃

여기에서 묘사되는 꽃은 양귀비Opium poppy로, 이 식물에서 나오는 천연물질이 모르핀Morphine이다.

모르핀은 강렬한 통증을 완화시킬 뿐만 아니라, 빠르게 의존성과 중독성을 유도한다. 이 단원에서는 모르핀의 역사와 생물학, 화학, 약학 관련 내용과 모르핀에 관련된 다른 진통제들에 대하여 알아보도록 하겠다. 또한 천연물에서 유래한 다른 의존성, 중독성이 있는 마약[1] 관련 물질에 대해서도 알아보도록 할 것이다.

역사

아편은 양귀비Opium poppy, *Papaver somniferum*, Papaveraceae의 덜 익은 삭과에서 삼출되는 유액을 말려 얻은 짙은 색의 수지Gum이다. 주성분인 모르핀은 아편의 4~21%질량비를 차지한다. 두 번째로 많은 성분은 코데인Codeine, 0.8~2.5%이다. 또한 아편은 평활근 이완제인 파파베린Papaverine을 함유한다. 모르핀, 코데인, 파파베린은 모두 L-tyrosine을 생합성 전구체로 한다.

1) 모르핀, 코카인, 아편 등과 그 유도체로서 미량으로 강력한 진통작용과 마취작용을 지니며 계속 사용하면 습관성과 탐닉성이 생기게 하는 물질을 가리킨다.

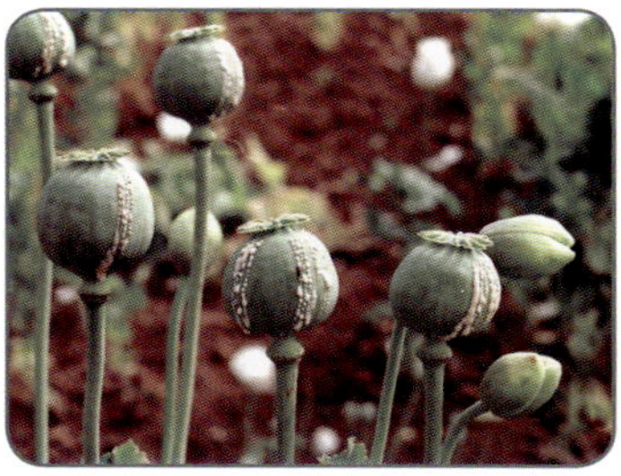

아편의 채취

모르핀은 가장 강력한 진통제 중 하나로 잘 알려져 있지만 동시에 진정제이기도 하여 중추신경을 억제하며 졸음을 유도하고 혼수상태에 이르게 할 수도 있다. 문명의 시작과 함께 인류는 일찍부터 아편을 사용해 왔다. 6,000년 전 고대 수메르인들이 아편을 사용하였다고 기록되어 있으나, 명확한 용도가 알려져 있지 않다. 3,500년 전의 이집트 의학서적인 에베르스 파피루스Ebers papyrus에 따르면 심하게 우는 아이들에게 아편을 사용했다고 한다. 1세기의 저명한 그리스 식물학자이자 의사였던 디오스코리데스Dioscorides가 아편의 채취법을 구체적으로 제시하였고, 중세에 들어 아편은 동양의 중국이나 인도로부터 서구의 유럽과 신대륙으로 전해지는 약제상의 중요한 상품이 되었다. 이 시기에 연금술사이자 의사였던 Paracelsus본명은 Theophrastus Phillippus Aureolus Bombastus von Hohenheim는 유럽 전역을 돌며 일반적인 진정제로서 아편의 사용을 장려하고 아편이 널리 사용되는데 크게 기여하였다. 그는 또한 아편 틴크인 laudanum라틴어 찬양한다는 의미의 *laudare*로부터 기원의 제법을 개발하였다. 이들은 수 세기 동안 최면 진정제로 널리 사용되었다. 하지만 아편은 사용자들에게 희열을 느끼게 하고 중독성이 있었기 때문에 의학적 용도와 쾌락적 용도 사이의 경계가 쉽게 무너지곤 했다. 아편의 강한 중독성 문제로 인해 결국 아편은 사회에 악영향을 미칠 수 있는 남용 약물로 간주되었다. 그러나 아편의 사용이 세계적으로 유행하기 전까지 이 문제는 널리 인식되지 못했다. 18세기 말~19세기 초에는 사회적 명망을 가진 사람들이 아편 틴크Laudanum를 마시거나 소량의 아편을 사용하는 것이 관례였다. 예를 들어 Lord Byron과 Samuel Taylor Coleridge, Mary Shelley, Percy Shelley 등의 재능 있는 작가, 지식인들로 이루어진 엘리트들이 서로 어울리며 단순히 즐거움을 위하여 아편이나 아편 틴크를 사용하는 것이 일반적이었다. 아편이나 아편 틴크를 쾌락을 목적으로 사용하는 관습은 오랫동안 수그러들지 않았고 Louisa May Alcott와 George Washington, Florence Nightingale과 같은 수 많은 유명한 역사적 인물들도 유혹에서 벗어나지 못했다. 또한 아편 틴크가 술보다도 저렴한 시기가 있었고 런던과 같은 도시의 가난한 사람들은 한 주의 일과를 마치면 술 대신 저렴한 아편 틴크를 대량으로 마시며 즐겼다. 국가적 수준에서 아편 사용을 심각한 사회적 문제로 인식하기까지는 오랜 시간이 걸렸으며 중독자 수가 줄어드는데도 오랜 시간이 걸렸다.

아편 무역은 1800년대 중반에 중국과 영국 사이의 전쟁을 유발하는 계기가 되기도 하였다. 17세기 초반까지 중국의 아편 사용은 유럽과 마찬가지로 류마티스 통증과 설사에 제한적으로 사용하는 등 의학적 용도로 대부분 사용되었고, 종종 손님들을 즐겁게 하기 위해 케이크나 과자에 첨가되기도 하였다. 하지만, 1644년 명나라의 숭정제崇禎帝, Tsung Chen가 대중적인 풍습인 흡연을 금지하자 많은 중국인들이 대안으로 아편을 사용하기 시작했다. 수요는 곧 지역 생산 능력의 한계를 초과하였고 외국 상인들은 수익성이 있는 중국 시장을 점령하기 시작하였다. 실제로 1830년대 후반, 영국의 동인도 회사는 그 당시 연간 일만 파운드 이상 가치를 가진 인도 아편을 중국에 공급하였다. 하지만 중국 정부는 사회에 타격을 주는 아편 무역을 제한하기 시작하였고 이는 1839년의 아편전쟁으로 귀결되었다. 일 만 대군의 연합 영국군은 수많은 항구와 전략적 요지를 점령함으로써 마침내 중국의 항복을 이끌어 냈다. 이에 따라 중국은 홍콩을 영국에 할양하고 영국 상인들에게 제한 없는 자유 무역 권한을 허락한다는 내용의 난징 조약에 서명할 처지에 이르렀다1842년. 홍콩은 1997년 조약이 파기되기 전까지 중국으로 반환되지 못하였다.

아편에서 모르핀 유도체의 분리

처음으로 아편에서 모르핀을 추출한 사람이 누구인지 그리고 정확히 언제 이 중요한 사건이 일어났는지에 대한 역사적 기술은 명확하지 않다. 독일의 약제상인 Friedrich Wilhelm Adam Sertürner가 1803년에서 1806년 사이에 모르핀을 분리하였다고 주장하는 반면에 소수의 사람들은 덜 알려지기는 했지만 Armand Séquin이 1803년 모르핀을 분리하였음을 인정해야 한다고 주장한다. 비슷한 시기에 두 과학자가 각각 독립적으로 모르핀을 분리하였을 가능성도 있다. 이 백색의 결정성 물질은 그리스 신화의 잠의 신인 히프노스의 아들이자 꿈의 신인 모르페우스의 이름을 따서 모르피움Morphium으로 불렸다. 모르핀의 분리 이후, 특히 1853년에 피하 주사가 가능해진 이후, 정제 모르핀은 통증을 치료하기 위해 자주 사용되었다. 하지만 중독성 때문에 중독성이 없는 모르핀의 유도체 혹은 대체물을 찾기 시작하였다. 1832년에 코데인Codeine; 메틸화된 모르핀이 아편의 구성 성분으로 알려졌다. 이 진통제는 모르핀의 대략 1/10 정도의 효력을 가진다. 발견 이후 약한 통증 완화제로서 널리 사용되고 있으며 오늘날 세계 곳곳에서 일반의약품으로 판매되고 있다. 코데인이 소화되면 일부는 탈메틸화 되며 모르핀으로 변형될 수 있다.

1874년 런던의 St. Mary's Hospital Medical School에서 영국인 과학자 C. R. Alder Wright

가 모르핀염기과 다양한 산 종류를 배합하는 실험을 하였다. 그는 무수 모르핀과 무수 초산, 초산을 난로 위에서 수 시간 끓여서 그가 테트라아세틸모르핀Tetraacetylmorphine이라 명명한 물질을 만들어냈다. 이것이 우리가 현재 흔히 알고 있는 헤로인Heroin이다. 비록 Wright가 최초로 하기는 했지만 이러한 연구를 추구한 다른 연구자들도 있었다. 그 당시 신생 제약회사였던 Bayer의 연구원인 Felix Hoffmann은 모르핀을 아세틸화시키는 데에 성공하였고 심각한 마른기침과 결핵 치료제로 이 약물을 홍보하였다. 하지만 이것을 시험해 본 직원들이 이 약물이 위험할 정도로 쾌락을 유도하는 물질이라고 보고하여 헤로인이라고 이름 지었다.

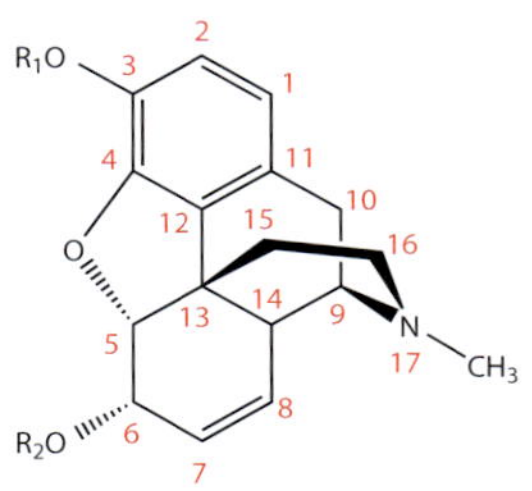

Morphine, $R_1=R_2=H$
Heroin, $R_1=R_2=$acetyl
Codeine, $R_1=CH_3$, $R_2=H$

헤로인은 전구약물Prodrug의 중요한 초기 예시 중 하나이다. 전구약물은 체내에서 활성 약물로 전환되는 비활성 물질로 원하는 활성 약물이 낮은 생체이용률을 가지거나 낮은 안정성을 가질 때 주로 사용된다. 헤로인은 혈관뇌장벽Blood-brain barrier을 통과할 정도의 소수성을 지니기 때문에 수용성인 모르핀에 비해 훨씬 높은 농도로 중추신경계에 도달하여 체내에서 훨씬 강력한 효능을 유도한다. 1900년 미국에서, 또 다른 거대 제약회사인 Eli Lilly가 헤로인을 일반의약품으로 판매하기 시작하였다. 그 당시 의약품 광고를 보면 헤로인과 아스피린을 기침과 감기 치료제로 나란히 옹호하는 기이한 상황을 볼 수 있다. 후에 헤로인은 제1차 세계대전 당시 군 의학에서 중요한 역할을 했다. 심하게 다쳐 고통을 호소하는 병사들에게 헤로인을 정기적으로 정맥투여하였다. 비록 잠깐이긴 했지만 헤로인은 모르핀 중독 치료제로 사용되기도 하였다. 그러나 임상에서 헤로인과 관련된 심각한 문제가 알려지기 시작하면서 1920년대에 이르러 헤로인은

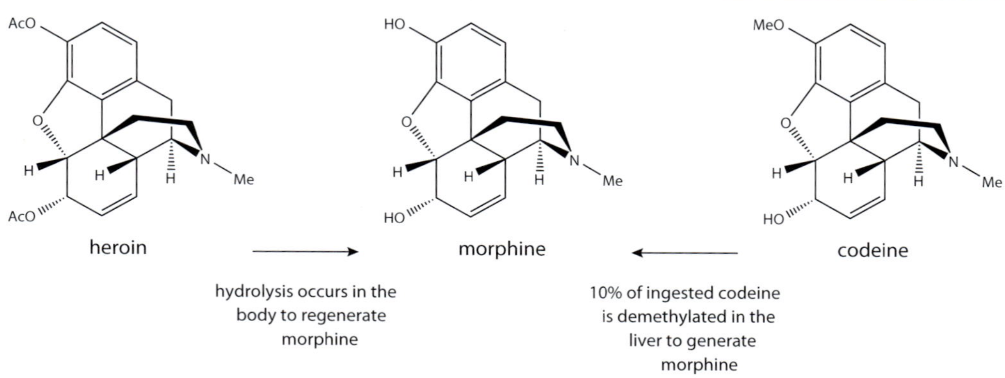

체내에서 heroin과 codein의 morphine으로의 전환

점차 약국에서 사라지기 시작했다. 오늘날 헤로인은 불법 약물 목록의 앞자리를 차지하고 있으며 전 세계 정부가 불법 마약 거래를 근절하기 위하여 노력하고 있다. 하지만 헤로인의 강력한 진통효과 때문에 영국과 같은 일부 국가에서는 여전히 헤로인Diamorphine을 심한 통증을 치료하기 위한 처방 약물로 사용하기도 한다.

약리작용

통증 감각은 매우 복잡한 현상이다. 통증의 인식 강도는 조직 손상의 종류나 정도에 항상 비례하지는 않으며 중추신경 내에서 심리적, 감성적, 호르몬 화학매개 물질 등이 다양하게 관여한다. 따라서 연쇄 반응에서 통증의 종류와 원인 등 다양한 변수에 따라 서로 다른 경로와 화학물질들이 관여한다. 통증은 일반인들이 병원을 찾는 가장 주된 원인이며 따라서 진통제의 중요성을 이해할 수 있다. 모르핀을 포함하는 오피오이드는 체내에서 수용체오피오이드 수용체, Opioid receptor에 결합한다. 오피오이드 수용체에 결합하는 오피오이드는 내재적 인자인 뉴로

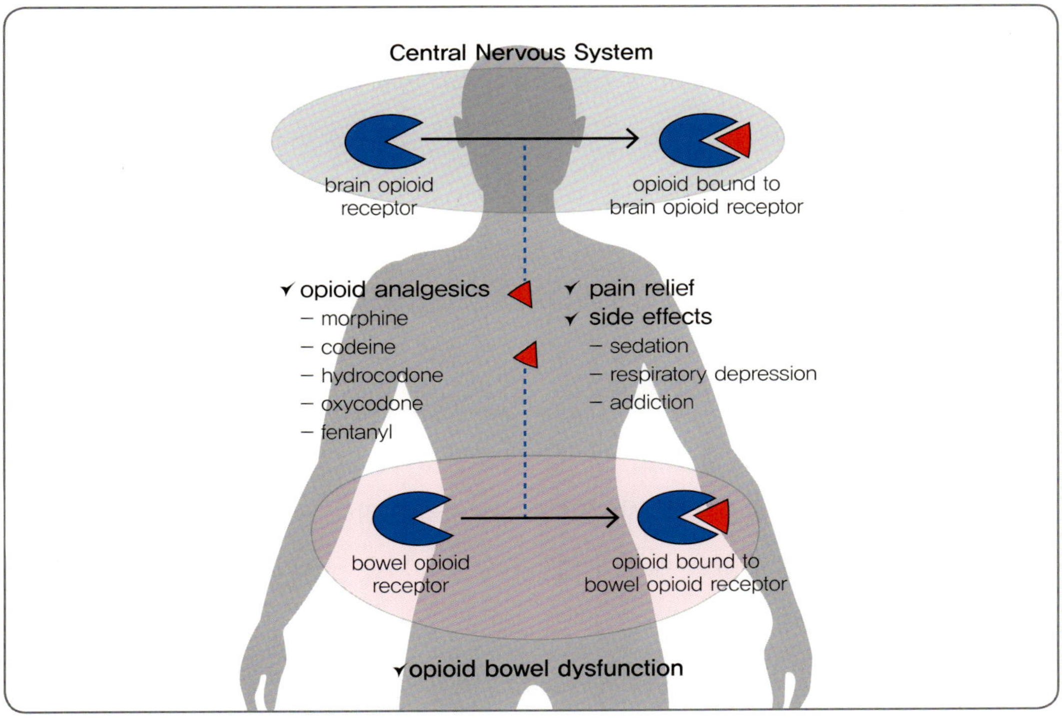

모르핀의 약리작용

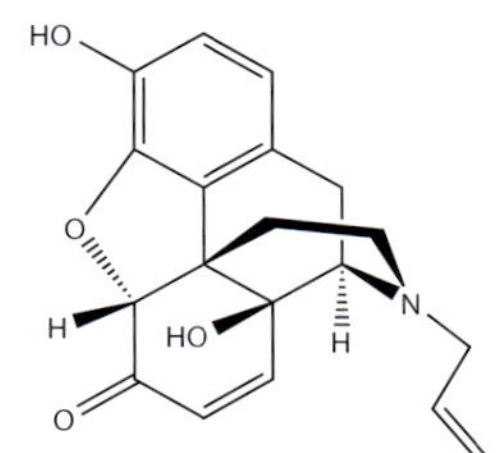

naloxone

펩타이드엔돌핀, Endorphins, 저분자 합성물질, 그리고 모르핀 같은 아편류가 포함된다. 오피오이드 약물은 중추신경계에 직접 작용하여 진통 작용을 나타낸다. 국소 마취제와 같이 말초에 작용하는 비스테로이드성 소염제예를 들어 아스피린와는 극명한 차이를 나타낸다. 1970년대 초 아편류의 수용체를 찾는 연구가 시작되었고 다양한 종류의 오피오이드 수용체μ, κ, δ가 발견되었다. 이러한 오피오이드 수용체는 주로 위장과 중추신경계에 존재한다. 존스 홉킨스 의과대학의 Solomon H. Snyder와 그의 제자, Candace Pert가 처음으로 오피오이드 수용체를 규명하였다. 날록손Naloxone은 수용체를 두고 헤로인과 경쟁하기 때문에 헤로인을 과다 복용하였을 때 해독제로 사용된다.

합성 오피오이드

20세기의 활발한 연구에 힘입어 여러 종류의 합성 오피오이드Opioid가 등장하게 되었다. 대표적인 예는 메페리딘Meperidine과 메타돈Methadone이다. 1939년, I. G. Farbenindustrie독일 회사의 연구실에서 Otto Eisleb과 그의 동료들은 비중독성 오피오이드 약물 연구를 이어가며 진정 목적의 수용성 수면제수술을 하기 편하도록 위장운동을 억제하는 수단와 비중독성 통증 완화제로 사용될 수 있는 약물을 찾고자 노력하였다. 유럽 전역을 휩쓴 전쟁에서 부상당한 병사들을 치료하기 위하여 이러한 세 가지 조건 중 후자의 중요성은 계속해서 커졌다. 그들의 첫 번째 성공은 돌란틴Dolantin의 발견이었다. 이 물질은 본래 아트로핀 유사 약물을 개발하기 위한 목적으로 합성되었지만 나중에 모르핀의 유용한 대안으로 알려졌다. 1944년이 지나면서 매년 1,600 kg의 돌란틴이 생산되었다. 오늘날 이 약물은 메페리딘Meperiidine, 데메롤Demerol, 혹은 페티딘Pethidine이라는 상품명으로 더 잘 알려져 있다. 비록 부작용으로 인하여 사용이 감소하고 있지만 이 약물은 수술 후 혹은 분만 시 통증을 완화시키기 위해 사용되고 있다. 처음 메페리딘의 구조를 2차원상으로 보았을 때는 모르핀과 상당히 다른 구조라고 여겼지만 후에 3차원 활성 구조를 관찰한 결과 모르핀과 상당히 유사한 것으로 나타났다. 이는 메페리딘이 오피오이드 수용체와 상호작용할 수 있다는 뜻이다. 1941년 9월 25일, Eisleb의 가까운 동료인 Max Bockmühl과 Gustav Ehrhart의 노력으로 폴라미돈Polamidone, 현재 메타돈Methadone이 합성되었고 Amidon이라는 코드명으로 전시 군인을 대상으로 임상 시험이 진행되었다. 전쟁이 끝나고 Eli Lilly가 이 새로운 약물을 상품화하였다. 메타돈은 모르핀과 유사하게 약물학적으로 강력하지만 중독성이 강하고 상당히 유독하다. 다소 논란이 있지만 많은 나라에서 헤로인 중독을 치료하기 위한 대체 약물로서 메타돈을 처방하여 사용하고 있다.

모르핀 외 중독성 천연물

모르핀 외에도 천연물 중 흔히 남용되거나 악용될 수 있는 물질은 커피와 차 등에 들어있는 카페인이다. 운동중추 자극제로 작용하는 이 물질은 커피콩, 콜라 나무 열매, 찻잎, 야자 열매에 들어 있어 음료나 사탕 등을 만드는데 사용된다. 코카인도 운동중추를 활성화하는데 신경말단에서 카테콜아민의 흡수를 억제하며 코카잎*Erythroxylon coca*에서 주로 발견된다. 추출 후 코카인은 주로 염화수소염 형태로 제공된다. 코카인에 탄산수소나트륨을 처리하여 염기를 유리시키면 크랙 코카인Crack or Base-free cocaine이 생성된다. 크랙 코카인은 주사하거나 흡입하기보다는 담배처럼 피울 수 있으며 훨씬 강력하고 위험하다. 따라서 국소마취제로 사용할 수 있는 중독성이 없는 코카인 유도체를 개발하려는 노력이 있어왔고 그 결과 1905년 노보카인Novocaine이라는 이름으로 상품화된 프로카인Procaine이 등장하게 되었다. 비중독성의 국소마취제로 프로카인은 오늘날에도 여전히 사용되고 있다. 원래 코카콜라에도 코카인이 함유되어 있었지만 1929년이 되어서 비로소 코카콜라에서 코카인이 완전히 사라졌다. 코카인 대신 지금은 카페인을 첨가한다. 코카콜라Coca Cola 상품명은 오리지널 음료의 코카잎Coca leaf과 콜라나무 열매Kola nut로부터 추출한 두 가지 주요 성분코카인과 카페인으로부터 비롯되었다.

마리화나Marijuana, 하시시Hashish는 삼Hemp plant 등은 대마*Cannabis sativa*를 표현하는 여러

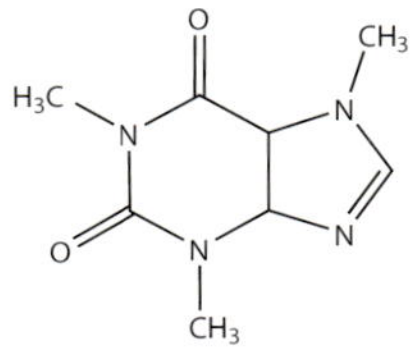

caffeine
(1,3,7-trimethylxanthine)

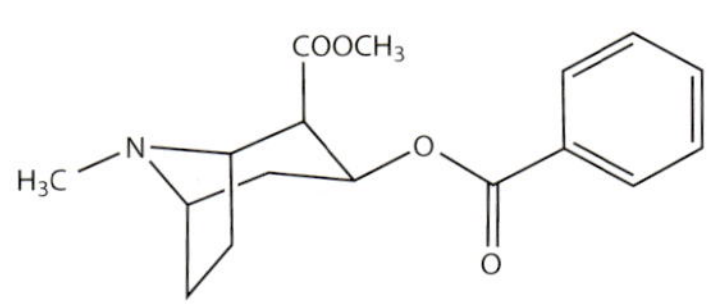

(-)-cocaine

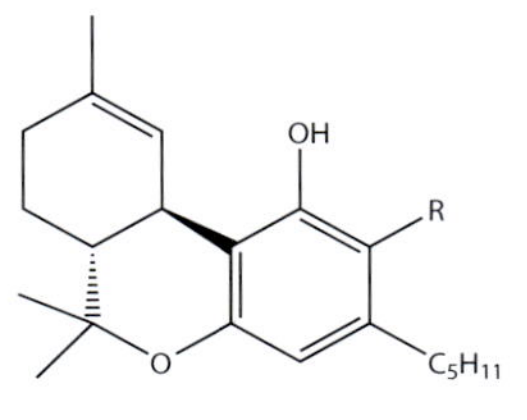

용어들 중 일부이다. 대마와 마리화나는 마른 잎과 꽃을 가리키며, 하시시는 추출한 수지Resin을 일컫는다. 이 물질들을 피우거나 삼키게 되면 활성 물질인 Δ^9–tetrahydrocannabinolTHC이 중추신경계 활성을 억제하고 환각을 일으킨다. 사용자들은 행복감을 느끼고, 긴장이 풀리며 감각이 예민해지는 것이다. 부정적인 영향이 매우 과소평가되고 있는 쾌락성 약물이지만 대마가 학습, 기억 그리고 운동 수행 능력을 손상시킨다는 것이 잘 알려져 있다. 비록 그 부정적 영향이 어느 정도인지를 정확히 규명해야겠지만 대마는 우울증과 같은 장기적 부작용을 초래하기도 한다.

메스칼린Mescaline은 멕시코의 peyote cactus*Lophophora williamsii*로부터 얻어지며, 그 효능은 수 세기 전부터 알려졌다. 가시가 없는 선인장의 말린 머리부분을 섭취하면 매우 강력한 환각작용을 나타내는 것으로 알려져 있다. LSDLysergic acid diethylamide는 메스칼린과 유사한 반응을 끌어내는 약물이지만 훨씬 강력한 효과를 가진다. LSD는 lysergic acid의 화학적 유도체로 호밀 등 벼과 식물에 기생하는 맥각균이 만들어 낸다. LSD는 시각과 청각, 촉각, 후각의 감각을 왜곡시키고 악몽 같은 위협적인 환각을 유도한다. 약물을 중단하고 몇 년이 지난 후에도 이런 환각은 다시 재발하기도 한다고 알려져 있다.

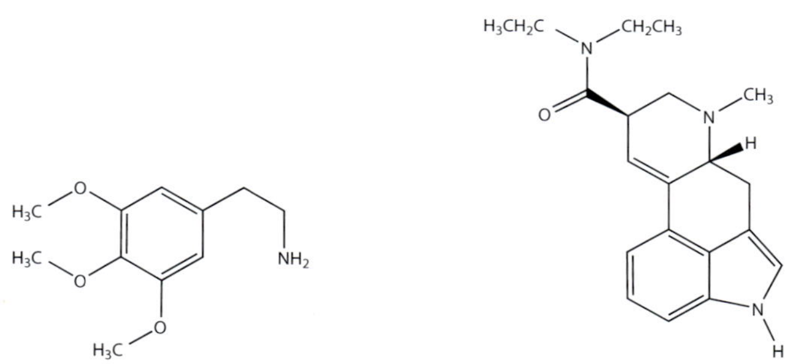

mescaline　　LSD (Lysergic acid diethylamide)

참고문헌

1. Nicolaou, K. C., & Montagnon, T. (2008). Molecules that changed the world. Wiley-VCH.

Capsaicin

캡사이신Capsaicin은 고추*Capsicum annuum* L., 가지과, Solanaceae에 주로 함유되어 있는 매운맛을 내는 무색의 휘발성 알칼로이드 계열의 성분이다. 소화운동을 촉진하고, 국소 혈관을 확장, 발적하며, 말초 신경 통증을 조절하는 작용이 알려져 있다.

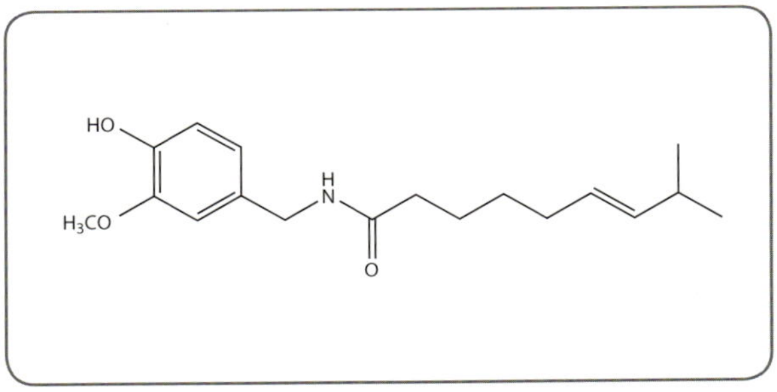

캡사이신의 구조

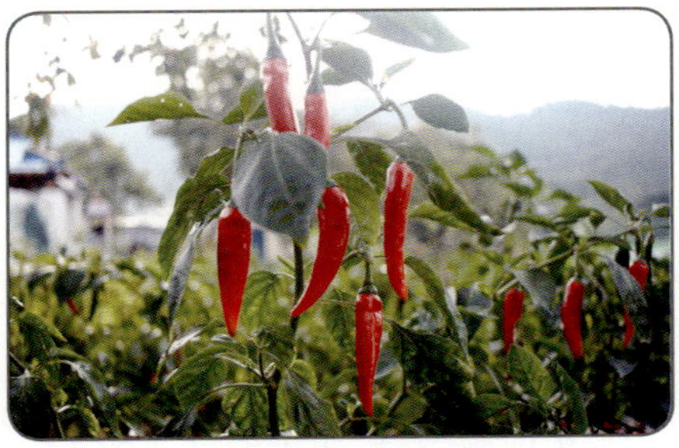

고추 *Capsicum annuum*

역사

고추의 원산지는 남아메리카볼리비아, 아마존강 유역 지역으로 알려져 있으며, 식용으로 사용하기 시작한 것은 기원전 약 9000년 전부터라고 전해지고 있다. 미국 스미소니언 자연사박물관의 인류학자인 린다 페리Linda Perry 박사에 따르면 적어도 6000년 이전부터 고대 남아메리카인에 의해 고추가 재배되기 시작했다고 한다. 남아메리카가 원산지인 고추는 이곳을 다녀간 유럽인들에 의해 대서양을 건너 유럽과 아시아로 전파되었으며, 우리나라에는 임진왜란이 일어나던 해 1592년에 일본으로부터 전래되었다.

고추는 야생동물을 수렵하며 살던 시대에는 고기의 냄새를 중화시키고 장기간 보존하기 위한 보존제의 용도로 사용되었으며, 식욕을 촉진하고 원기를 회복시켜주는 효과가 있어 전 세계 곳곳에서 향신료로 애용되고 있다.

생합성 경로

캡사이신은 vanillylamine과 지방산 유도체가 capsaicin synthase에 의한 중합 과정을 거쳐 생합성된다. 이때 vanillylamine은 phenylalanine으로부터 생합성되고, 지방산 유도체는 valine에서 유도된 isobutyryl-CoA와 3분자의 malonyl-CoA가 축합하는 polyketide pathway를 거쳐 생합성된다.

효능

캡사이신은 크림이나 패치와 같은 외용제로 사용되고 있다. 캡사이신을 피부에 도포하게 되면 통증 신호가 신경으로 전달되는 것을 막아준다. 따라서 류마티스 관절염이나 골관절염 같은 관절 통증, 섬유근육통, 손·발목 삔 곳, 편두통이나 심한 두통, 당뇨병성 신경병증, 수술로 인한 통증 완화를 목적으로 사용되고 있다. 또한 캡사이신은 건선으로 인해 발생하는 가려움증, 염증, 발적, 동통 등을 완화시키는 효과도 알려져 있다. 그러나 캡사이신을 함유한 크림이나 패치를 피부에 사용하게 되면 발적, 부종, 쓰라림, 건조, 작열감과 가려움, 동통 등의 부작용이 나타날 수 있는데, 특히 덥고 습한 날씨가 계속될 때, 뜨거운 물로 목욕을 하거나 땀을 흘리게 되면 위와 같은 현상이 나타날 수 있다. 또한 캡사이신은 피부를 햇볕이나 열에 대해 더 예민하게 만들 수 있으므로 야외활동을 할 때는 선크림을 도포하는 것이 좋다. 패치의 경우 드물게 심장에 영향을 미쳐 심박수나 혈압의 변화를 유발할 수 있으므로, 이런 경우 의사와 반드시 상의해야 한다.

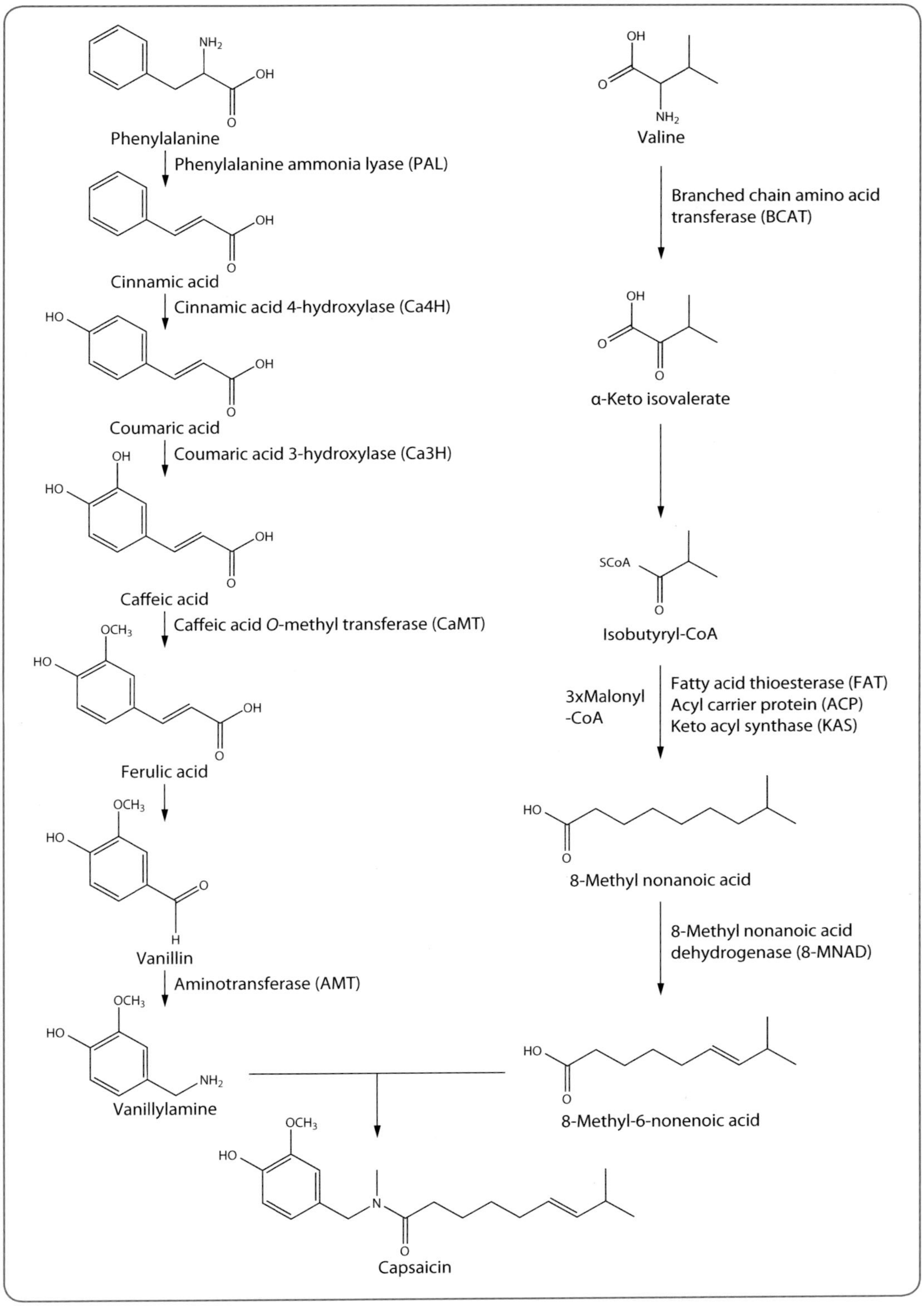

Capsaicin의 생합성 경로

작용 기전

캡사이신은 말초의 감각 신경세포 내에 substance P를 고갈시키고 재축적을 억제하여 피부나 관절의 통증에 대한 감수성을 감소시키고 통증을 완화시킨다고 알려져 있다. Substance P는 말초로부터 중추신경계로 통증 자극을 전달하는 주요한 화학매개체이다. 이 외에도 캡사이신은 TRPV1Transient receptor potential cation channel subfamily V member 1의 리간드로 알려져 있다. TRP ion channel은 통증, 맛, 온도 변화 인지 등을 매개하는 ion channel로, 이 중 TRPV1의 발현 변화가 말초 신경병성 과민반응을 유발하는 것으로 알려져 있다. TRPV1의 효현제Agonist인 캡사이신이 TRPV1에 결합하면 TRPV1을 지속적으로 활성화시키고, 이는 결국 TRPV1의 활성을 감소시켜Desensitization TRPV1이 매개하는 염증물질의 방출을 줄여 통증을 완화하게 된다.

제품 및 관련 응용 제품 소개

- 캡사이신 크림: 당뇨병성신경증, 대상포진에 의한 신경통, 류마티스성 관절염, 골관절염 통증 완화, 대상포진에 의한 통증 등 신경통의 일시적 변화
- 다이펜탈크림(캡사이신 0.25 mg/g, 다림바이오텍)
- 다이악센크림(캡사이신 0.75 mg/g, 다림바이오텍)

참고문헌

1. Darré, L., & Domene, C. (2015). Binding of capsaicin to the TRPV1 ion channel. Molecular Pharmaceutics, 12(12), 4454–4465.
2. Aza-González, C., Núñez-Palenius, H. G., & Ochoa-Alejo, N. (2011). Molecular biology of capsaicinoid biosynthesis in chili pepper (*Capsicum* spp.). Plant Cell Reports, 30(5), 695–706.
3. Srinivasan, K. (2016). Biological activities of red pepper (*Capsicum annuum*) and its pungent principle capsaicin: a review. Critical Reviews in Food Science and Nutrition, 56(9), 1488–1500.
4. Hazan, A., Kumar, R., Matzner, H., & Priel, A. (2015). The pain receptor TRPV1

displays agonist-dependent activation stoichiometry. Scientific Reports, 5, 12278. DOI: 10.1038/srep12278.

Cannabinoids

Cannabinoids는 대마Cannabis 혹은 마리화나라고 불리는 *Cannabis sativa* L.의 미숙 과수 및 잎을 말려 사용하는 생약인 Cannabis Herba뽕나무과, Moraceae에 함유된 성분이다. 대마Cannabis에서 적어도 85종 이상의 cannabinoid 성분이 확인되었으며 이중 tetrahydrocannabinolTHC 즉, (−)−*trans*−Δ9−tetrahydrocannabinol [(6a*R*,10a*R*)−Δ−9−tetrahydrocannabinol]의 isomer가 주요 향정신성psychoactive 물질[1)]로 알려져 있다.

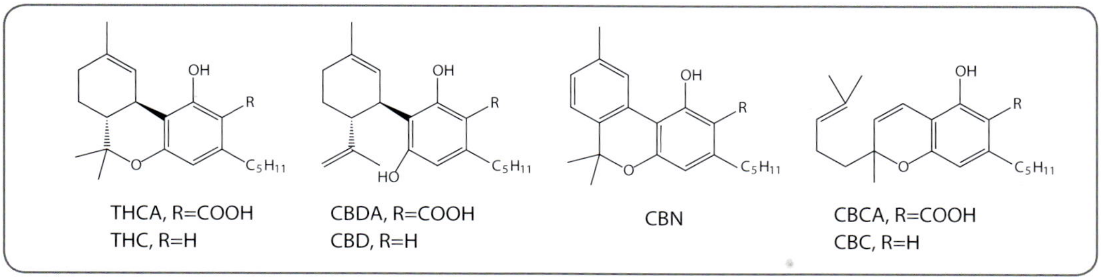

Cannabinoids의 구조

Cannabinoid2~5%는 향정신성 효과를 나타내는 것과 그렇지 않은 것으로 나눌 수 있으며 benzene ring의 carboxyl기 유무에 따라 다음과 같이 나눌 수 있다.

- 산성 Cannabinoid: tetrahydrocannabinolic acidTHCA, cannabidiolic acidCBDA, cannabichromenic acidCBCA 등

1) 향정신성의약품은 사람의 중추신경계에 작용하는 것으로 이를 오용하거나 남용하는 경우 인체에 심각한 위해가 있다고 인정되는 물질이다. 안전성이 확보되고 의학적 유용성이 인정되어 의약품으로 쓰이는 것도 있고, 안전성이 확보되지 않고 의학적 유용성이 없어서 의약품으로 쓰이지 않는 것도 있다. 환각, 각성, 수면 또는 진정 작용을 하며, 오용하거나 남용할 경우 신체적 또는 정신적 의존성을 일으킨다. 마약류 관리에 관한 법률 등에 의해 지정되고 관리된다. (출처: 네이버 지식백과)

- 중성 Cannabinoid: Δ9−tetrahydrocannabinolTHC, cannabidiolCBD, cannabichromeneCBC, cannabinolCBN

Cannabinoid acid는 저장 중에 탈탄산작용 및 그 외의 작용을 받아서 neutral cannabinoid로 변화한다. 또한 pentyl기 대신에 propyl기나 methyl기를 가진 것도 있다. 환각작용을 갖는 것은 4종으로, THC가 가장 강하고, THCA는 THC의 1/100이며 CBC와 CBN 등은 거의 활성을 나타내지 않는다.

역사

마리화나Marijuana, 해시시Hashish는 삼Hemp 혹은 대마*Cannabis sativa* L.를 표현하는 수많은 용어 중의 하나이다. 대마는 대마에 포함된 2차 대사산물을 통칭하여 말한다. 마리화나는 대마의 마른 잎과 꽃을 말하며, 해시시는 대마에서 추출한 수지Resin를 말한다. 마리화나라는 이름은 예전에는 사용되지 않고 대마초라는 이름을 많이 사용했는데, 최근 들어 마리화나라고 통용된다. 이 이름은 스페인의 여성 이름 중 가장 흔한 마리아Maria와 후아나Juana의 합성어이다. 미국에서는 메리제인Mary Jane이라 부르기도 한다.

대마 관련 생산품의 소지, 사용, 및 판매는 20세기 초부터 불법으로 규정되어있다. 현재 전 세계적으로 대부분의 국가들이 대마초의 소지와 흡연을 불법으로 규정하고 이를 처벌하는 법률을 시행하고 있지만, 일부 국가에서는 일정한 조건과 한계를 두고, 그 범위 내에서 사실상 합법화하고 있다. 미국의 모든 주에서 대마초 흡연은 불법이지만, 사적인 공간 내에서의 대마의 흡연을 경찰이 단속하는 것은 찾기 힘들다. 대표적인 대마 합법 도시로 네덜란드의 암스테르담을 들 수 있는데, 암스테르담 내에서만 합법이고, 나머지 다른 시에서는 불법이다. 이외에 최근 캐나다에서 대마가 합법화 되었다. 국내에서는 마약류 관리에 관한 법률에 따라 규제된다. 한국은 대마초의 규제와 처벌을 가장 엄격히 하는 나라 중 하나이다.

대마는 전통적으로 중국, 인도 등지에서 약재로서 사용이 되어 왔다. BC 800년의 고대 중국 문헌에 따르면, 대마를 다른 약재와 함께 심신의 질병에 사용했다는 기록이 있고, 서남아시아의 고대 제국이었던 Assyria에서는 gan−zi−gun−nu라는 이름으로 기록이 있다. 이 이름의 뜻은 마음을 멀리 없어지게 한다는 뜻을 가지고 있다. 20세기에 들어, 순수한 화합물을 분리할

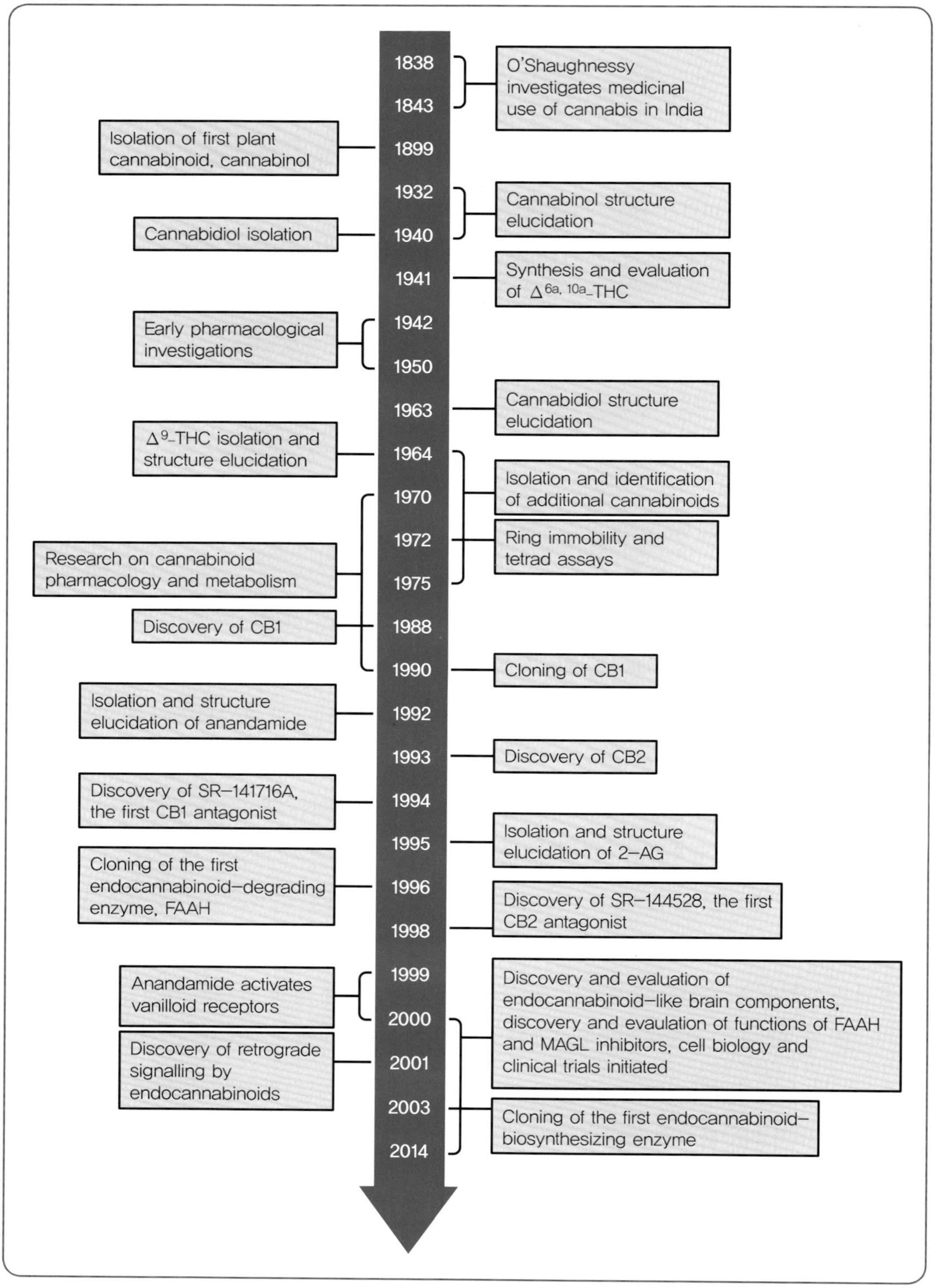

Cannabinoid와 endocannabinoid의 연대별 연구과정

수 있는 chromatography기법, 구조를 결정할 수 있는 다양한 분광학적 기법이 발전됨에 따라, 대마의 주요성분으로 알려진 THC가 1964년도에 Hebrew 대학교의 Gaoni와 Mechoulam의 연구그룹을 통하여 처음 분리, 구조 규명이 되었다. 구조는 그 당시 가장 현대적인 구조결정 방법인 NMR을 통하여 결정하였다. 그 후 THC의 전합성에 관련한 논문이 보고되었으며, THC를 비롯한 cannabinoid의 생합성뿐만 아니라 전합성법 또한 개발되었다.

Cannabinoid와 endocannabinoid의 연구는 합성 화합물을 이용한 화학과 약리학에 근간을 두고 발전되어 왔다. 대마 관련 식물에서 cannabidiol과 Δ^9−tetrahydro cannabinolΔ^9-THC을 분리하여 구조를 규명함에 따라 약리학적, 생리학적 연구가 시작되었고, endogenous cannabinoid의 수용체와 그들의 길항제를 발견함으로써 anandamide 분쇄효소인 fatty acid amide hydrolaseFAAH의 클로닝, 2−arachidonoyl glycerol2-AG의 신호전달체계 발견, cannabinoid receptor 1CB1의 알로스테릭 자리 발견, endocannabinoid의 결합 수용체CB1와 CB2 이외의 수용체 발견, 뇌 속의 endocannabinoid 유사 분자구조 발견과 규명, endocannabinoid 분쇄 효소 억제제의 발견 및 그 기능을 규명할 수 있게 되었다. 세포생물학과 뇌과학 연구는 임상시험을 가능하게 하였고 diacylglycerol lipaseDAG lipase의 클로닝도 보고되었다.

Cannabinoids의 화학적 특성

대마에서 분리된 주요 cannabinoid인 THCTetrahydrocannabinol의 화학구조는 monoterpenoid systemΔ^1-THC 혹은 dibenzopyran systemΔ^9-THC에 따라 구조를 명명한다.

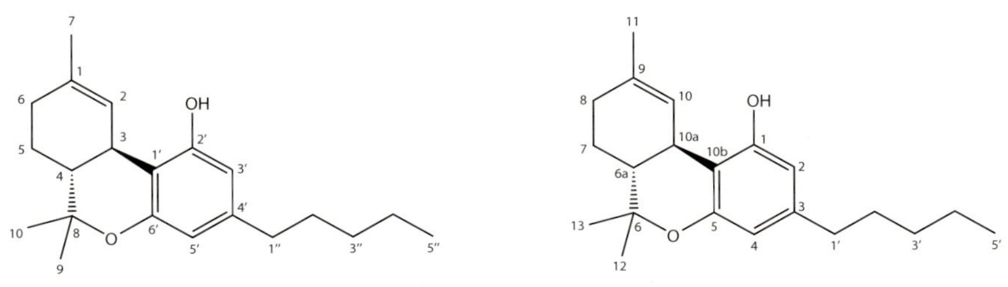

Monoterpenoid numbering　　Dibenzopyran numbering

대마Cannabis에서 적어도 85종 이상의 활성 cannabinoid 성분이 확인되었으며 이중 tetrahydrocannabinolTHC 즉, (−)−*trans*−Δ^9−tetrahydrocannabinol [(6a*R*,10a*R*)−Δ−9−tetrahydrocannabinol]의 isomer가 주요 향정신성Psychoactive 물질로 알려져 있다.

- Δ^9−TetrahydrocannabinolΔ^9-THC: 1964년 이스라엘 Weizmann 연구소의 Gaoni와 Mechoulam에 의해 대마에서 향정신성 물질이 처음으로 분리되었다. CB1와 CB2 수용체의 부분적 길항제(Ki, 약 20~40 nM)로 PPARγnM 농도수준와 TRPA1μM 농도수준을 억제한다. AIDS 환자에게 구토억제 및 식욕촉진제로 사용된다. Δ^9−THC와 CBD가 약 1:1 비율로 혼합된 대마추출물Sativex®이 다발성경화증 성인 환자의 전신성 신경성 통증 경감 및 진행성 성인 암환자에게 진통제로 현재 사용되고 있다.
- Δ^8−TetrahydrocannabinolΔ^8-THC: 일반적으로 Δ^8−THC는 Δ^9−THC의 이성질체화에 의해 얻어진 부산물Artifact로 여겨지나, 식물 체내에서의 Δ^8−THC농도는 매우 극소량이어서 대마추출물의 활성에 영향을 주지 않는다. Δ^8−THC는 Δ^9−THC에 비해 구조가 안정하고 쉽게 얻어질 뿐만 아니라 활성은 약하지만 Δ^9−THC와 유사한 활성을 가지는 장점이 있다. 특히 구토 억제효과에 대한 연구는 활발하나 시장성이 없는 것이 단점이다.
- CannabinolCBN: 1896년 캠브리지대학의 Wood 등이 처음으로 자연에서 얻어진 순수한 형태의 cannabinoid로 CBN를 분리하였으나 1940년에 Adams 등에 의해 정확한 구조가 규명되었다. 처음에는 대마의 주요 향정신성 성분으로 여겨졌으나 Δ^9−THC의 산화에 의해 얻어지기 때문에 신선한 대마에서는 상대적으로 소량의 성분으로 얻어졌다. 따라서 대마의 저장 기간이 길어지면 Δ^9−THC이 분해되어 CBN의 함량이 증가한다. CB1와 CB2 수용체의 부분적 길항제 작용은 Δ^9−THC의 약 10% 정도로 약하다.
- CannabidiolCBD: CBD는 향정신성 효과가 없는 cannabinoid 중 주성분으로 Adams 등에 의해 1940년 처음으로 분리되었으나, 정확한 입체구조는 1963년 Mechoulam과 Shvo에 의해 규명되었다. CBD는 다양한 메카니즘으로 연계된 생리활성을 나타내어 임상적으로 불안, 정신병, 행동장애등 판단하는데 사용되거나 다발성경화증 환자의 신경성 통증 경감에 사용된다.Δ^9-THC와 1:1 비율의 혼합물, Sativex®
- Δ^9−TetrahydrocannabivarinΔ^9-THCV: Δ^9−THCV은 1970년 Edward Gil 등에 의해 Cannabis BPC 팅크에서 발견되었다. 특히 파키스탄 하시시에 다량으로 존재하고 저용량<3 mg/kg에서 Δ^9−DHC 길항효과를 나타내지만 고용량10 mg/kg에서 CB1 길항효과를 나타낸다. Δ^9−

THCV은 합성 CB1 길항제에서 나타나는 쥐의 음식섭취량 감소를 상쇄한다.

- CannabigerolCBG: 1964년 Gaoni과 Mechoulam은 해시시의 헥산 추출물에서 Florisil column chromatography를 이용하여 향정신성이 없는 cannabinoid, CBG를 분리하였다. CBG는 항증식작용, 항박테리아작용이 우수하고 TRPM 길항제, TRPV1, TRPA1 및 cannabinoid agonist로 작용하며 저농도에서 anandamide 재흡수를 방해한다.
- CannabidivarinCBDV: 1969년 CBDV는 Vollner 등에 의해 해시시에서 분리되었으나 현재까지 밝혀진 약리학적 연구는 미비하다.
- CannabichromeneCBC: 향정신성이 없는 cannabinoid인 CBC는 Claussen 등과 Gaoni와 Mechoulam에 의해 1966년에 각각 보고되었다. CBC는 Δ^9–THC와 함께 건조 대마에서 분리되는 주요 cannabinoid이다. Δ^9–THC보다 2.5배 독성이 강하여 쥐의 저체온증, 진정 및 활동성 저하를 유발한다. 항염증, 항미생물, 진통 효과가 우수하며 TRPA1 및 cannabinoid agonist로서 작용한다.
- Δ^9–Tetrahydrocannabinolic acidΔ^9-THCA A and B: Δ^9–THC는 두 가지의 산성 유도체, Δ^9–THCA A와 Δ^9–THCA B가 존재한다. Δ^9–THCA A는 1965년 Korte 등에 의해 처음으로 추출되어 1967년 Nishioka 그룹에 의해 순수한 물질로 분리되었다. 1969년, Mechoulam 등에 의해 Δ^9–THCA B가 분리되었다. Δ^9–THCAΔ^9-THCA A 혹은 Δ^9-THCA B는 TRPA 효능제와 TRPM 길항제로 알려져 있으며 항증식작용과 항경련작용이 우수하다.
- Cannabidiolic acidCBDA: CBDA는 1955년 Krejci와 Santavy에 의해 처음으로 분리된 cannabinoid acid이다. CBD와 함께 섬모의 주요성분<15%으로 신선한 대마에서 95%가 산성형으로 존재한다. 저농도에서 COX–2 선택적 저해제, TRPA1 및 TRPV1의 효능제, TRPM8 길항제로 작용하며 항증식작용도 우수하다.

Cannabinoid의 생합성

대마에서 보이는 THC는 tetrahydrocannabinolic acidTHCA, 2-COOH-THC에서 주로 생합성된다. 즉, geranyl diphosphateGPP와 olivetolic acid가 효소에 의해 cannabigerolic acidCBGA로 생성되고 이는 THC acid synthase에 의해 THCA로 된다. 열을 가하거나 시간이 경과하면 THCA는 탈탄산되어 THC를 생성한다. Olivetolic acid는 대마 관련 식물에 다량 존재하

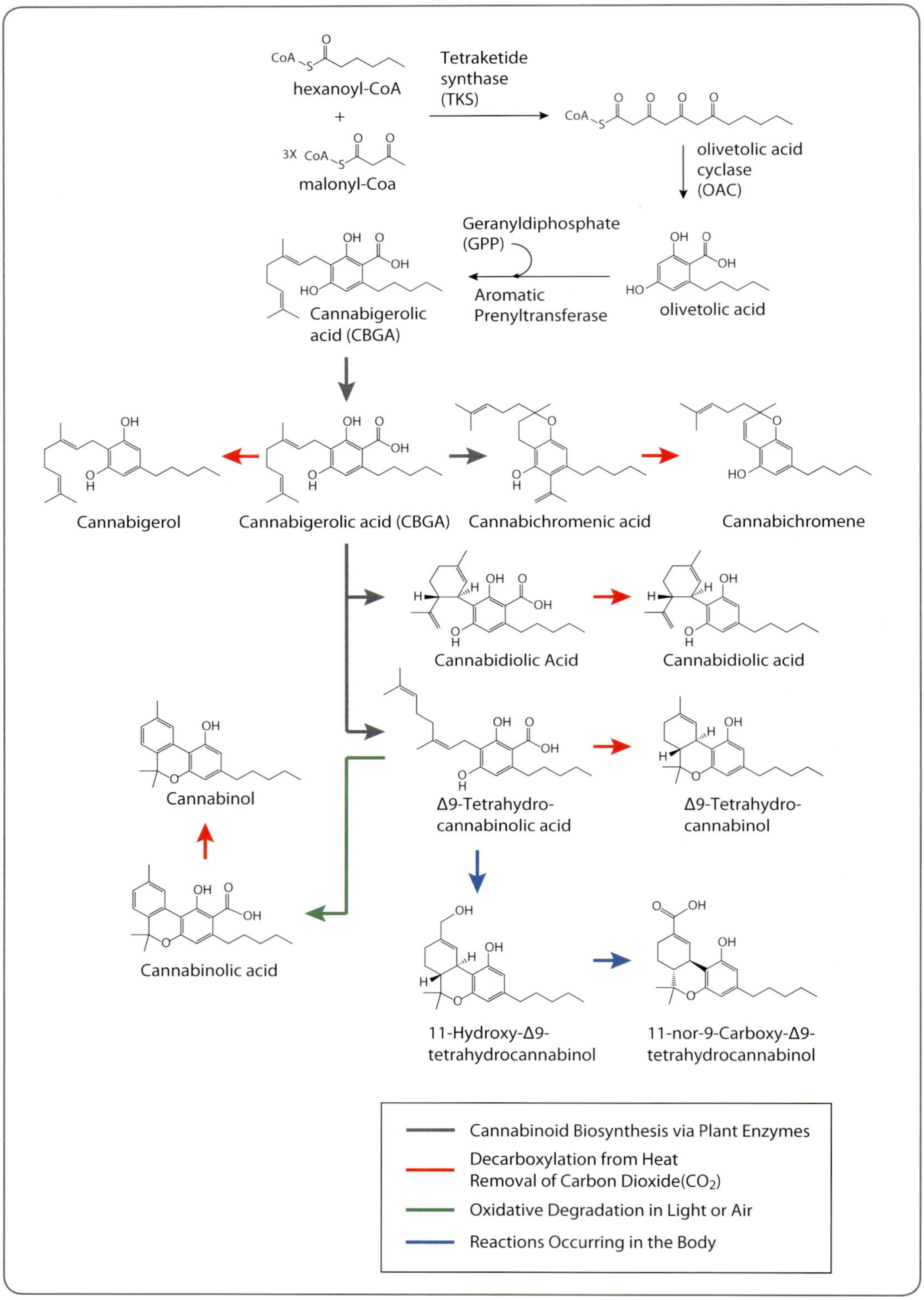

Cannabinoid의 생합성 경로

는 화합물로 cannabinoid 합성에 중요한 전구체의 역할을 한다. CannabigerolCBG, cannabichromeneCBC, cannabinol, tetrahydrocannabinolTHC, cannabidiolCBD는 자연계에서 실제 만들어진 화합물이 아니라 인위적으로 열을 가하여 전구체의 카르복실산 일부분을 제거하여 만들어진 것이다. Cannabinolic acid와 cannabinol은 식물의 저장 기간 동안 cannabinoid의 일부분의 분해되어 생성되기 때문에 살아있는 식물에는 없거나 존재하더라도 극히 미량이다.

Endogenous cannabinoid

포유류의 뇌에는 적어도 5가지의 endocannabinoid가 존재하며 각기 다른 CB1과 CB2 cannabinoid 수용체에 결합한다. 이들은 prostaglandin과 leukotriene의 기질로 쓰이는 omega-6 fatty acid, arachidonic acid으로부터 생합성된다.

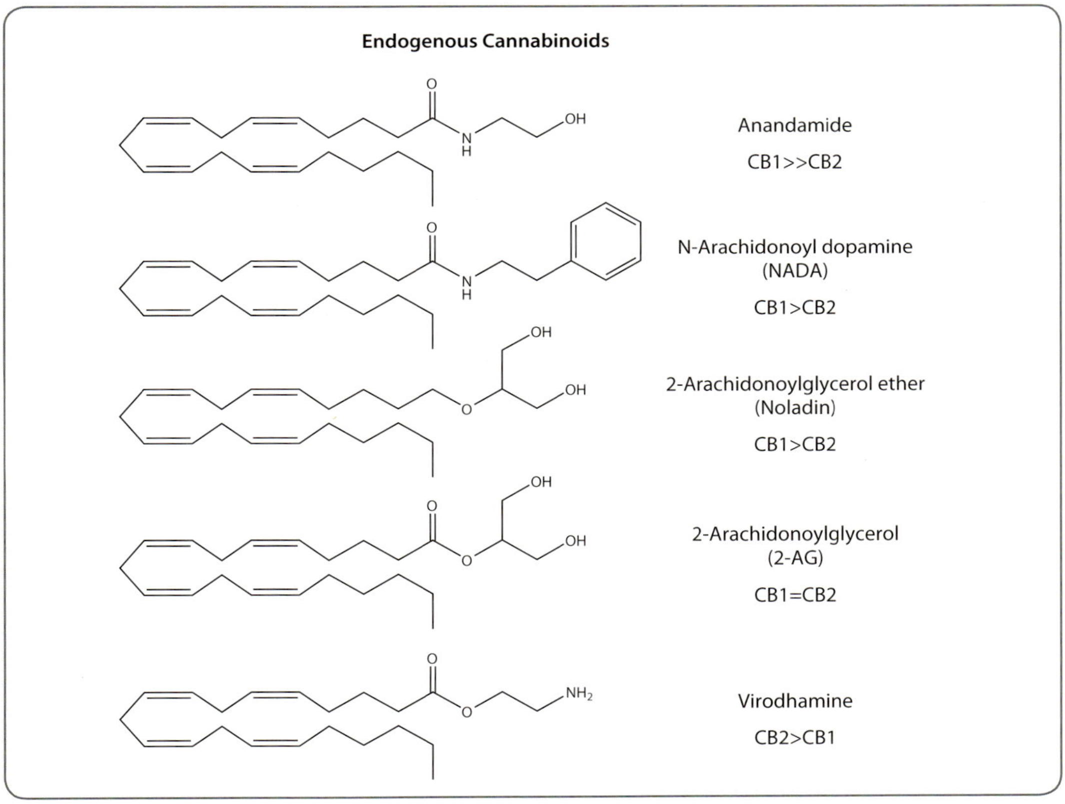

내인성 cannabinoid

천연, 합성 cannabinoid 혹은 cannabinoid 유도체 약물들

1. Dronabinol (Marinol): Δ^9-tetrahydrocannabinol (THC)로 식용촉진제, 구토방지제, 진통제로 사용
2. Nabilone (Cesamet, Canemes): 합성 cannabinoid 와 Marinol 유도체
3. Rimonabant (SR141716): 선택적 cannabinoid (CB1) 수용체 inverse agonist. 항비만제(Acomplia®)와 금연제로 사용되었으나 현재 사용금지

합성 cannabinoid

1. JWH-018: Clemson University의 John W. Huffman에 의해 합성된 강력한 cannabinoid agonist. "Spice"라는 합법담배로 꾸준히 판매되고 있으나 여러나라에서 합법적인 사용을 반대하고 있음.
2. CP-55940: 1976년에 생산되었으며 THC보다 훨씬 강력한 synthetic cannabinoid receptor agonist
3. HU-210: THC보다 100배 강력한 synthetic cannabinoid receptor agonist
4. HU-331: cannabidiol에서 유래된 topoisomerase II 저해제. 강력한 항암제
5. SR144528: CB2 수용체 길항제
6. WIN 55212-2: 강력한 cannabinoid receptor agonist
7. JWH-133: 선택적 CB2 receptor agonist
8. Levonantradol (Nantrodolum): 항구토제, 진통제이나 현재 사용되지 않음.
9. AM-2201: 강력한 cannabinoid receptor agonist

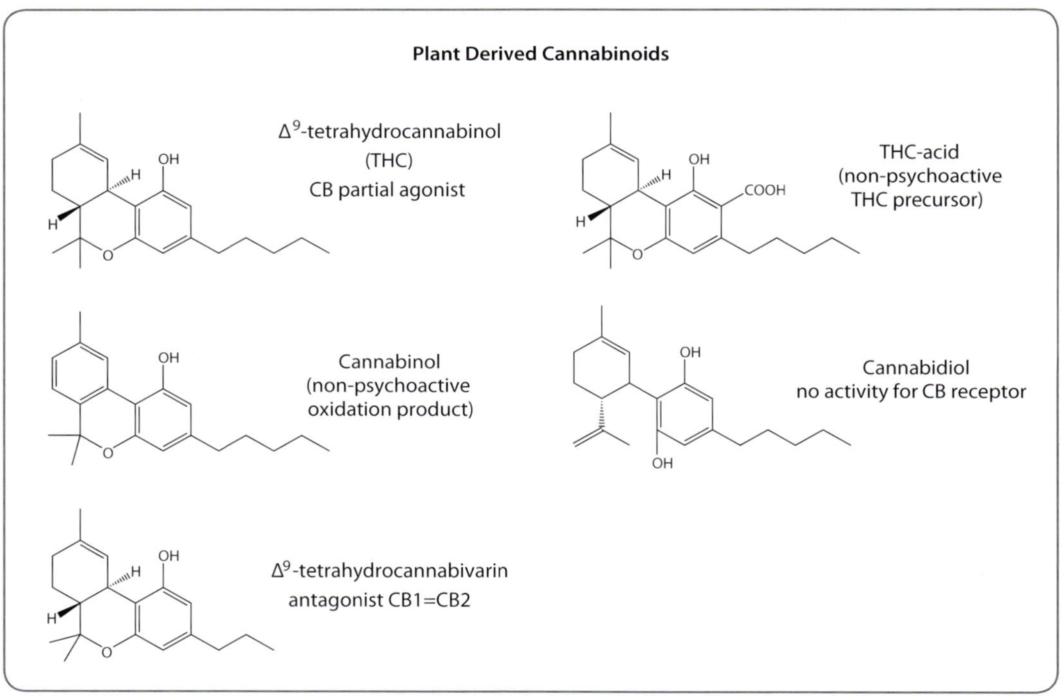

식물 유래 cannabinoid

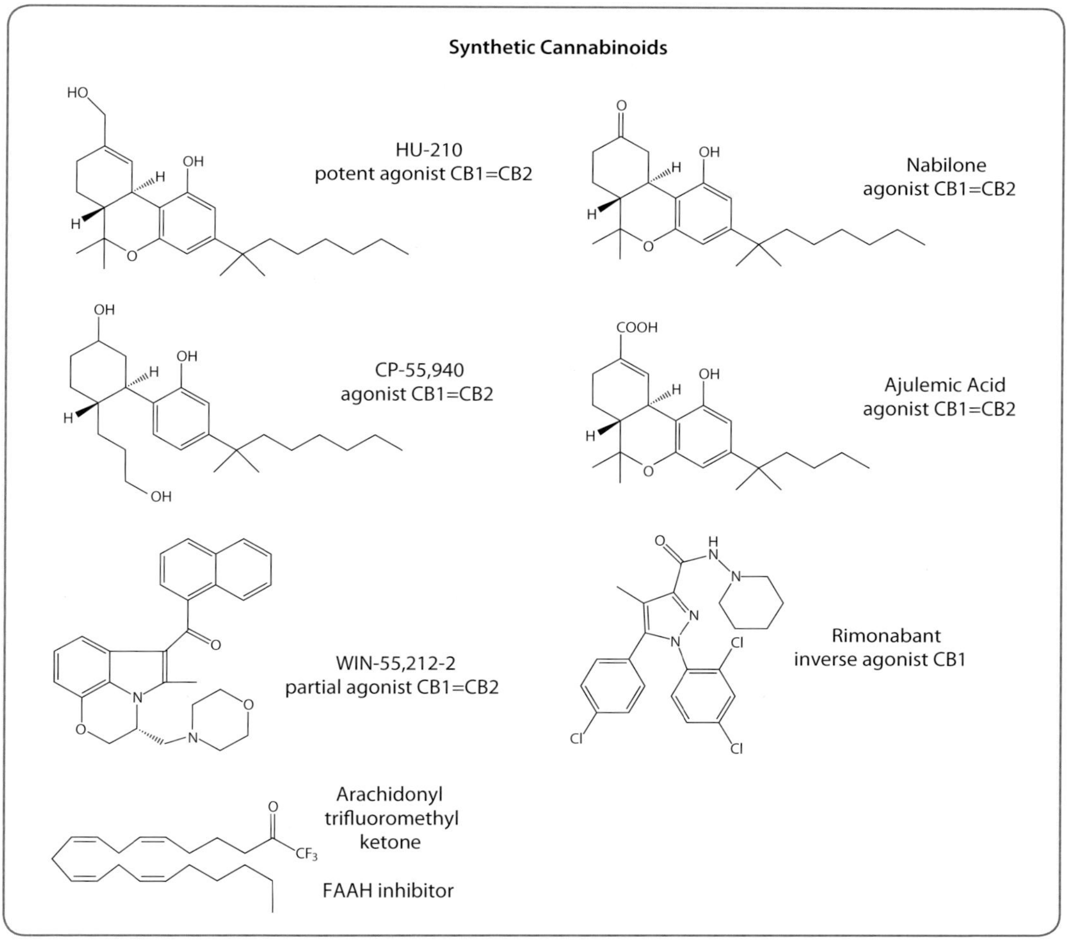

합성 cannabinoid

작용기전

THC의 작용기전은 THC의 구조가 규명된 후 20년 후에 규명되었다. 처음에는 THC가 자연 상태에서는 비특정성을 가지지만 인지질층과 상호작용하여 효과를 낸다고 알려졌다. 그 후에 전합성을 통하여 확보된 다양한 chiral cannabinoids의 연구를 통하여 몇 종의 특정한 수용체와 결합한다는 추정이 있었고, 1980년대에 이르러 단백질 수용체를 찾을 수 있었다.

Cannabinoid는 체내에서 복제된 두 개의 다른 수용체 CB1과 CB2를 활성화시켜 향정신적 효과를 나타낸다. CB1 수용체는 중추신경계에 위치하고 있으며, 뇌, 눈, 폐, 신장, 간, 소화기 등의 다른 기관에서도 존재한다. CB2 수용체는 비장, 흉선, 편도, 골수, 및 백혈구 등의 면역

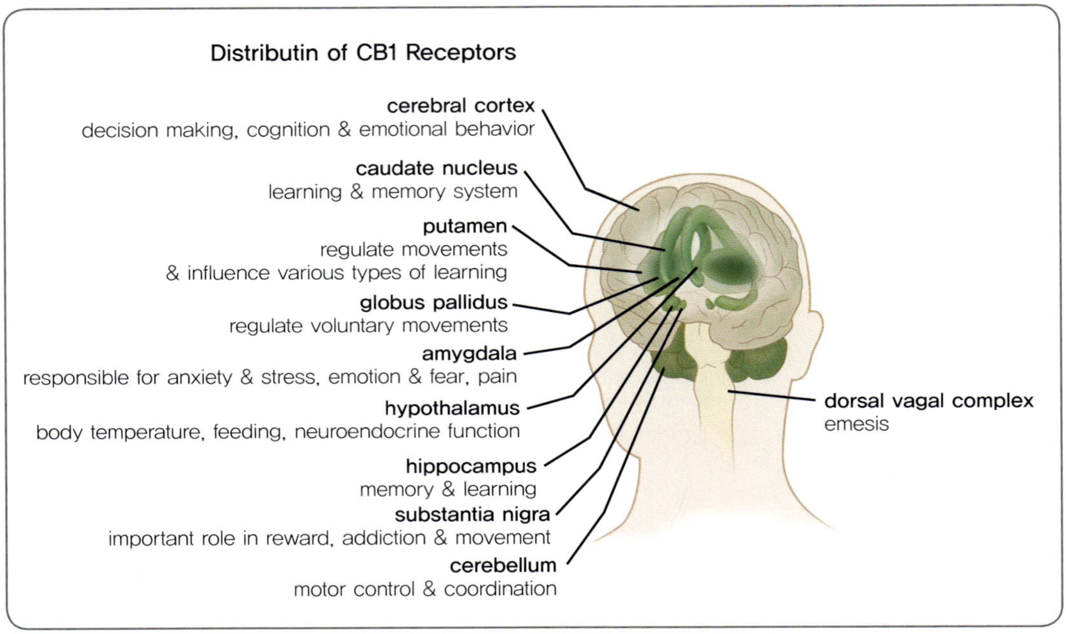

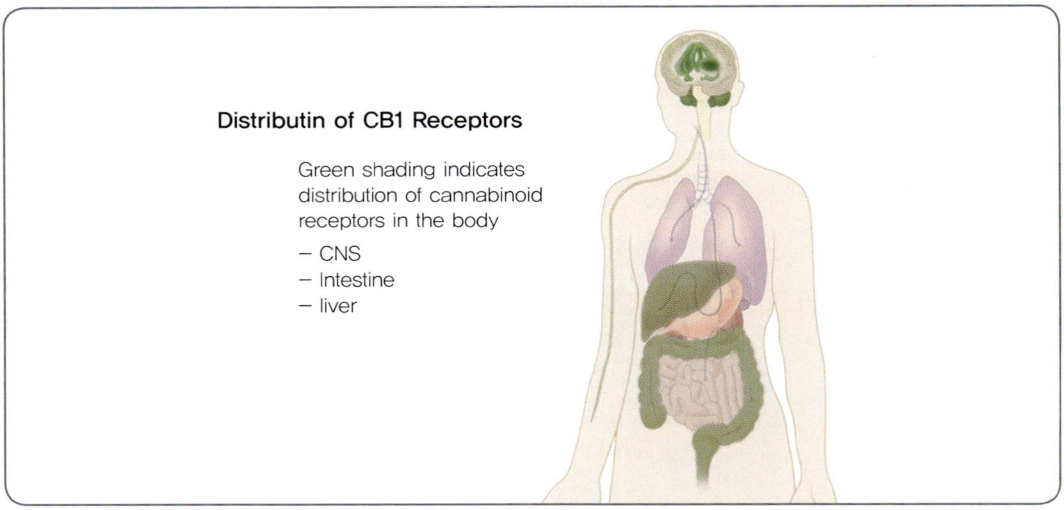

체계 수준의 말단 조직에 위치한다. 대마가 다른 약물에 비하여 안전하게 작용하는 이유 중 하나는 뇌에 의해 조절 받는 호흡기관이나 심장에는 cannabinoid 수용체가 없기 때문이다.

CB1과 CB2 수용체는 체내에서 많은 기능을 조절하며, 그 예로 뇌와 신경계의 활성, 심박수, 혈압, 소화, 염증, 면역시스템, 통증, 재생, 생체주기, 스트레스, 감정상태 등의 통제가 있다. 위 그림의 CB1의 결합장소 분포를 보면, cannabinoid는 기억, 지각, 운동조절, 항경련에 미치는 효과가 있음을 알 수 있다. CB1 수용체는 인지와 단기 기억을 손상시키고, 운동 조절 기능을 바꾼다. 이에 관련된 기관인 대뇌피질, 해마, 외 미상-조가비핵, 흑질, 망상부, 담창구, 대뇌각 내핵과 소뇌의 분자층은 CB1의 분포가 많은 것으로 알려져 있다. 또한 CB1 수용체는 뇌와 척수 그리고 1차 감각세포의 말초 종말부의 고통 통로에서도 발견되는데, 이는 cannabinoid가 가지고 있는 진통 효과를 설명한다. 또한, CB1 수용체는 신경 말단에 위치하여 아세틸콜린, 노르에피네프린, 도파민, 세로토닌, 감마노낙산, 글루타민산염, 아스파르트산염을 포함한 신경전달물질의 신경세포 방출을 억제한다.

1964	Identification of Δ^9–THC as the main psychoactive compound of cannabis
1980	Development of synthetic cannabinoids
1988	Identification of the CB1 receptor
1990	Cloning of the CB1 receptor
1992	Identification of the CB2 receptor Discovery of the endogenous ligand anandamide
1993	Cloning of the CB2 receptor
1994	Development of a CB1 antagonist
1995	Discovery of endocannabinoids 2–AG and palmitoylethanolamide
1997	Development of a CB2 antagonist
1998	Evidence of the analgesic properties of endocannabinoids Development of knockout mice lacking the gene expressing CB1 receptor
2000	Development of knockout mice lacking the gene expressing CB2 receptor

대마의 약리학적 연구 일대기

효능

Cannabinoid의 의약적 용도에 대한 조사연구는 많이 진행이 되지 않았고, 만족할 만한 임상연구가 필요한 실정이다. 대마의 향정신적 효과는 주로 THC에서 비롯된다. 다른 cannabinoid류는 생리 활성이 THC에 비해 미미하고, 그 함량도 매우 낮다. 소량의 THC는 행복감, 긴장완화, 환청, 거리감각이나 형태, 색깔 감각 이상, 운동조화상실을 일으키며, 다량의 THC는 불안감, 초조감을 일으켜 공포상태를 유발한다. 기관지 확장 작용이 있어, 맥박수를 늘리고 기립성 저혈압을 일으킨다. 또한, 대마는 의학적으로 메스꺼움과 구토 증상의 개선, 에이즈 환자 등 화학요법에 의해 치료받는 환자의 식욕을 자극하는데 쓰이고, 녹내장 환자의 낮아진 안압을 개선한다. 이외에도 진통효과를 보인다고 알려져 있다.

Cannabinoid가 인체에 미치는 영향

Cannabis plants can exhibit wide variation in the quantity and type of cannabinoids they produce.
The mixture of cannabinoids produced by a plant is known as the plant's cannabinoid profile.
Selective breeding has been used to control the genetics of plants and modify the cannabinoid profile.

	THC–A	THC	THC–V	CBN	CBD–A	CBD	CBC–A	CBC	CBG–A	CBG	
Pain Relief		■		■		■		■		■	*analgesis*
Reduces Inflammation	■				■	■		■	■	■	*anti-inflamatory*
Suppresses appetite			■								*anoretic*
Stimulates appetite		■				■					*appetite stimualnt*
Reduces vomiting and nausea		■				■					*antiemetic*
Reduces contractions in the small intestine						■					*intestinal anti proki-netic*
Relieves anxiety						■					*anxiolytic*
Tranquilizing, used to man-age psychosis						■					*antipsychotic*
Reduced seizures and convulsions	■		■			■					*antiepileptic*
Suppresses muscle spasms		■		■		■					*antispasmodic*
Aides sleep				■							*anti-insomnia*
Reduces the efficacy of the immune system						■					*immunosuppresive*
Reduces blood sugar levels			■			■					*anti-diabetic*
Prevents nervous system degeneration						■					*neuroprotective*
Treats psoriasis						■					*antipsioratic*
Reduces risk of artery blockage						■					*anti-ischemic*
Kills or slows bacteria growth						■	■	■		■	*anti-bacterial*
Treats fungal infection							■			■	*anti-fungal*
Inhibits cell growth in tumours/cancer cells	■				■	■		■		■	*anti-proliferative*
Promotes bone growth			■			■		■		■	*bone stimulant*

These statements have not been evaluated by Health Canada, National Health Service of the Food and Drug Administration. Always consult with your physician before taking any medication. Effects of these individual cannabinoids are peer–related scientific literature.

- TetrahydrocannabinolTHC: 대마의 향정신성 효과를 나타내는 가장 강력한 cannabinoid계 화합물로서, 대마를 흡연하였을 때 나타나는 효과의 원인으로 알려져 있으며, 또한, 진통, 식욕을 억제시키는 효과가 있다.
- CannabidiolCBD: 대마에서 두 번째로 많이 함유된 화합물로 알려진 CBD는 THC와는 반대의 항정신성 효과를 나타내며, 신경을 진정시키는 효과가 있다고 알려져 있다. 최근의 연구 결과는 간질, 정신분열을 비롯한 신경계 질병에 효과가 있다고 보고되었다.
- CannabinolCBN: THC가 공기중의 산소에 의해 산화되어 생성된 화합물로, CBN만 단독 투여 시 THC에 비해 적은 향정신성효과를 나타내지만, THC와 함께 투여하였을 때, 대마의 효과 중 하나인 나른함 및 수면을 유도하는 효과가 있다고 알려져 있다.
- CannabigerolCBG: Cannabinoid계 화합물 중 향정신성효과를 나타내지 않는 화합물로, 안압을 낮추는 효과가 있어, 녹내장 치료에 도움이 된다고 알려져 있다.

기타 특이사항

국내 및 해외에서 THC의 치료적 사용에 대한 조사 연구는 이뤄지지 않았고, 단일 화합물에 대한 만족할 만한 임상적 연구도 충분히 있지 않지만, THC를 이용한 치료에 대한 잠재력에 대한 논쟁은 많은 이슈를 낳고 있다. 여기에는 몇 가지 과학적 문제점을 고려해야 한다. RimonabantSR141716는 cannabinoidCB1 수용체의 역작동제Inverse agonist로 Acomplia®라는 이름으로 항비만 및 금연제로 사용되었다. Rimonabant는 선택적 CB1 수용체 길항제로, 비만치료를 목적으로 2006년 6월에 유럽국가에서 승인을 받았다. 그 후, 2008년 10월 유럽의약품청은 Rimonabant가 심각한 정신질환을 야기할 수 있다고 판단하여 판매정지를 권고하였고, Sanofi-Aventis사는 Rimonabant 및 금연제로 개발 중인 surinabantSR147778, CB1 receptor antagonist의 임상개발을 중단하였다. 비슷한 예로, Merck사의 TaranabantMK-0364, Pfizer사의 otenabantCP-945,598 또한 식욕을 억제하는 CB1 수용체 길항제로 신약개발 단계인 임상3상을 진행하던 중, 우울증, 불안 등의 부작용으로 그 개발이 중단되었다.

근래에는 BBBBlood brain barrier 통과를 억제함으로써 말초의 CB1 수용체를 억제하는 CB1 길항제의 개발탐색이 시도되고 있다. 이러한 말초 CB1 receptor blocker 개발의 하나로 TM Pharma의 TM38837 개발이 시도되고 있다.

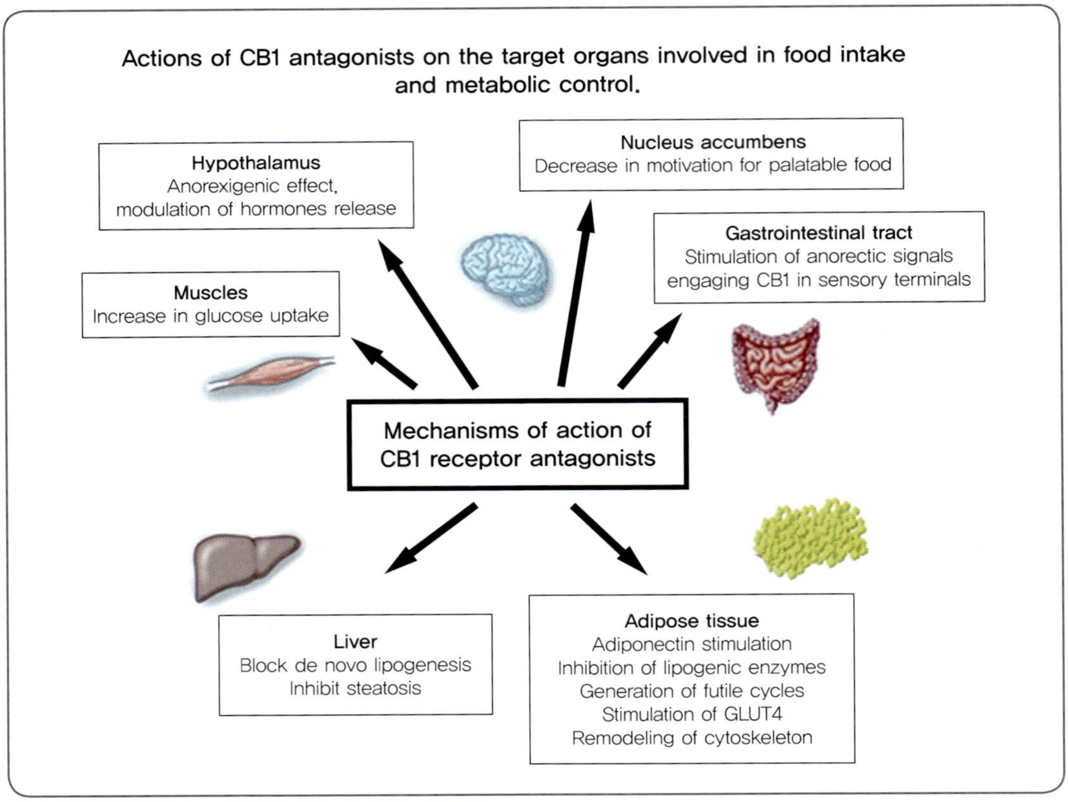

CB1 수용체 길항제의 작용기전

제품

Sativex®(Nabiximols)

영국의 GW Pharamceuticals Plc.가 개발한 구강 스프레이제제로, 합성 cannabinoid 제제가 아닌 선택된 표현형 대마의 추출물로서, 다발성경화증 환자의 중추신경통과 수면장애를 진정시키는 용도로 개발되었다. TetrahydrocannabinolTHC과 cannabidiolCBD이 약 1:1 비율로 혼합된 스프레이 형태의 Sativex®는 보조치료제로 마약성진통제에 추가해서 사용한다. 2005년에 캐나다 정부는 세계 처음으로 마리화나추출물로 만든 진통제의 판매를 승인했고, 2012년까지 스페인, 체코, 독일, 덴마크와 폴란드에서 Sativex®가 승인되었고, 2013년 처음으로 프랑스에서는 처방전으로 Sativex®를 구입할 수 있게 되었다.

다발성경화증 환자 66명을 대상으로 실시한 임상시험에서 이 약이 투여된 그룹이 위약그룹에 비해 신경통증 강도와 수면장애 정도가 훨씬 낮은 것으로 나타났다. 2015년 현재 추가적인 두 개의 3상 임상시험이 진행 중에 있다.

참고문헌

1. Gaoni, Y., & Mechoulam, R. (1964). Isolation, structure, and partial synthesis of an active constituent of hashish. Journal of the American Chemical Society, 86(8), 1646-1647.
2. Grotenhermen, F. (2006). Cannabinoids and the endocannabinoid system. Cannabinoids, 1(1), 10-14.
3. Izzo, A. A., Borrelli, F., Capasso, R., Di Marzo, V., & Mechoulam, R. (2009). Non-psychotropic plant cannabinoids: new therapeutic opportunities from an ancient herb. Trends in Pharmacological Sciences, 30(10), 515-527.
4. Saito, V. M., & Moreira, F. A. (2010). Cannabinoids, anxiety, and the periaqueductal gray. Psychology & Neuroscience, 3(1), 39-42.
5. Horváth, B., Mukhopadhyay, P., Haskó, G., & Pacher, P. (2012). The endocannabinoid system and plant-derived cannabinoids in diabetes and diabetic complications. American Journal of Pathology, 180(2), 432-442.
6. Health Canada. (2013). Cannabis (marihuana, Marijuana) and the cannabinoids dried plant for administration by ingestion or other means psychoactive agent.
7. Hazekamp, A., & Heerdink, E. R. (2013). The prevalence and incidence of medicinal cannabis on prescription in the Netherlands. European Journal of Clinical Pharmacology, 69(8), 1575-1580.
8. Mechoulam, R., Hanuš, L. O., Pertwee, R., & Howlett, A. C. (2014). Early phytocannabinoid chemistry to endocannabinoids and beyond. Nature Reviews Neuroscience. 15(11), 757-764.
9. 생약학교재편찬위원회 (2015). 생약학. 개정2판. 동명사.

Ergot alkaloids

Ergot alkaloid는 맥각균*Claviceps purpurea*으로부터 생합성되는 알칼로이드이다. 맥각균은 곡물에 기생하는데 맥각균에 오염된 곡물이 빵의 원료에 섞여 유행병처럼 집단중독인 ergotism을 발생시키기도 하였다. Ergotism은 호밀이나 밀을 주식으로 하는 유럽에서 일어나는 예가 많았고, 1762년에 독일에서 ergotism이 심각하게 발생한 것으로 기록되어있다. 맥각균에 중독되면 임산부의 유산을 초래하여 혈관을 수축시켜 팔다리 등에서 혈액순환이 방해되어 마침내 해당부위에 괴저가 오고 팔, 손, 다리, 발이 시커멓게 변한다. 혈액순환이 중지되고 더 심해지면 팔다리에 아무 통증도 없게 된다.

1906년에 G. Barger와 F. H. Carr에 의해 맥각에서 알칼로이드 성분인 ergotoxine이 분리되면서 ergotism의 원인이 밝혀지기 시작하였다. Ergotoxine이라 명명된 이유는 당시 이 물질이 치료 효과를 보이기보다는 독성이 더 뚜렷했기 때문이다. 일반적으로 경련, 설사, 소양감, 오심, 구토 조증과 같은 증상을 나타내는 ergotism은 급성형과 만성형 두 가지로 분류된다. 급성형은 경련을 수반하는데 신체 전체의 진전振顫이 두부까지 도달하고 피부는 마치 불에 덴 것처럼 열이 난다. 만성형은 허혈성 괴사인 괴저가 사지, 귀 끝부분에 나타나며 결국에는 사망에 이른다.

1918년 Arthur Stoll에 의해 분리된 ergotamine은 치료적 사용 목적으로 분리된 첫 ergot al-

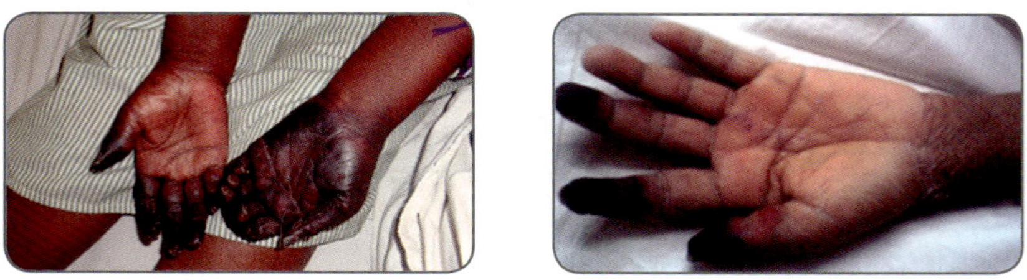

Ergotism

kaloid이다. 1930년에 ergot alkaloid의 기본구조가 밝혀졌고 합성유도체의 탐구가 활발히 진행되었다.

구조

Ergot alkaloid는 기본 골격은 D-lysergic acid와 D-isolysergic acid로 두 가지가 있고 주로 사용되는 것은 D-lysergic acid계의 반합성품이다.

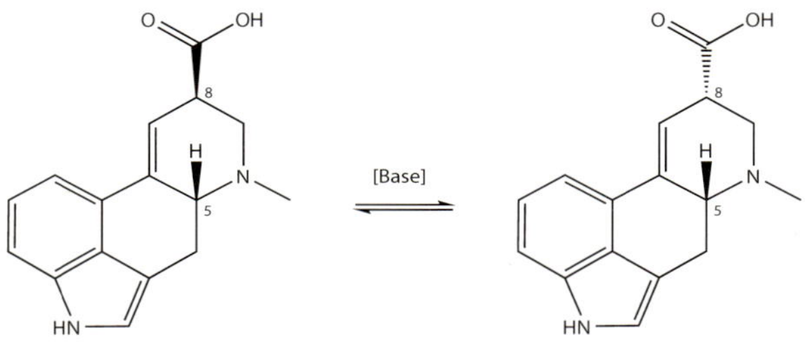

Lysergic acid는 측쇄 종류에 따라 수용성인 acid amide 그룹과 비수용성인 peptide 그룹으로 분류될 수 있다.

Acid amide 그룹

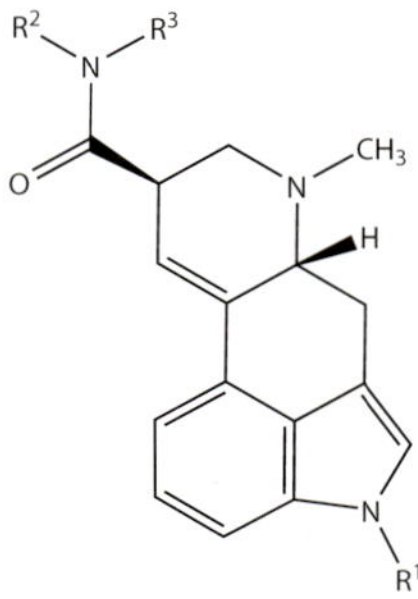

Name	R^1	R^2	R^3
Ergine	H	H	H
Ergonovine (ergometrine)	H	$CH(CH_3)CH_2OH$	H
Methergine	H	$CH(CH_2CH_3)CH_2OH$	H
Methysergide	CH_3	$CH(CH_2CH_3)CH_2OH$	H
LSD	H	CH_2CH_3	CH_2CH_3

Peptide 그룹

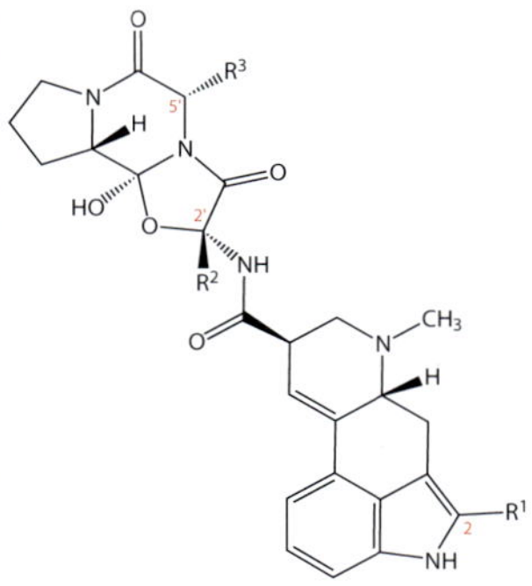

Name	R^1	R^2	R^3	Amino acid at R^3
Ergocristine		$CH(CH_3)_2$	benzyl	Phenylalanine
Ergocornine		$CH(CH_3)_2$	$CH(CH_3)_2$	Valine
α–Ergocryptine		$CH(CH_3)_2$	$CH_2CH(CH_3)_2$	Leucine
ß–Ergocryptine		$CH(CH_3)_2$	$CH(CH_3)CH_2CH_3(S)$	Isoleucine
Ergotamine		CH_3	benzyl	Phenylalanine
Ergovaline		CH_3	$CH(CH_3)_2$	Valine
α–Ergosine		CH_3	$CH_2CH(CH_3)_2$	Leucine
ß–Ergosine		CH_3	$CH(CH_3)CH_2CH_3(S)$	Isoleucine
Bromocriptine (semisynthetic)	Br	$CH(CH_3)_2$	$CH_2CH(CH_3)_2$	Leucine

기타

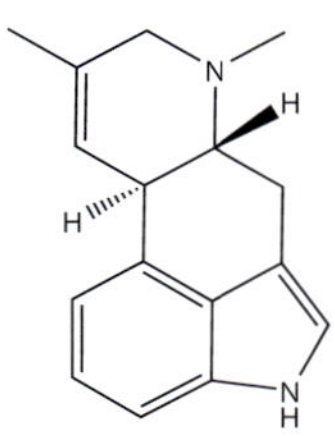

Agroclavine

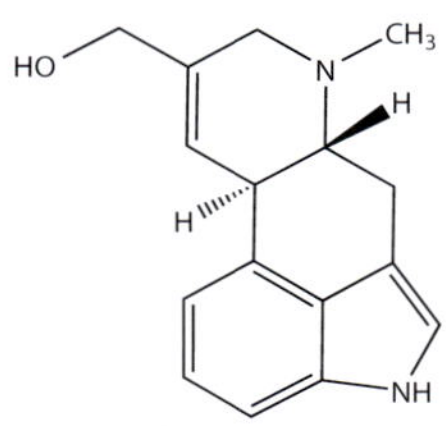

Elymoclavine

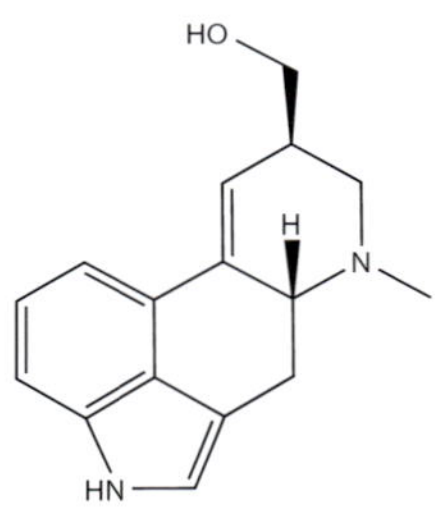

Lysergol

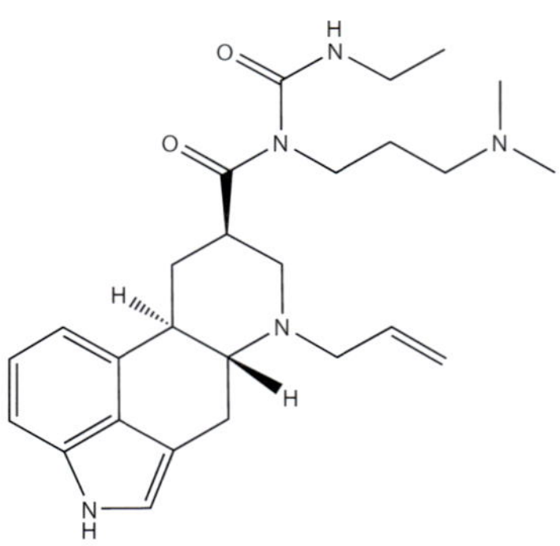

Cabergoline

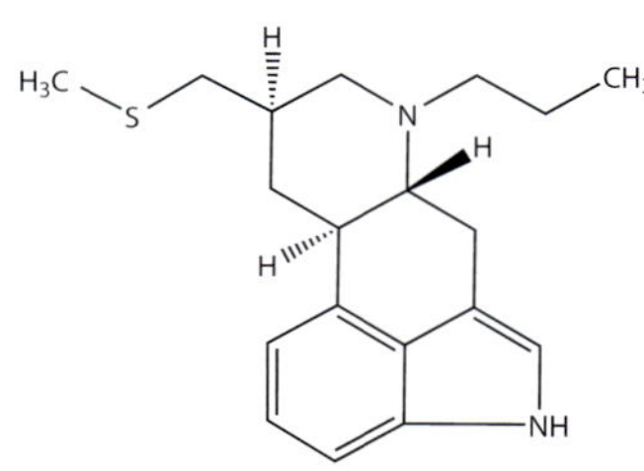

Pergolide

기원

Ergot alkaloid는 *Claviceps purpurea* Tulasne맥각균가 호밀나맥, *Scale sereale* L.을 비롯한 벼과 식물의 씨앗집에 기생하여 형성된 균핵에서 생성된다.

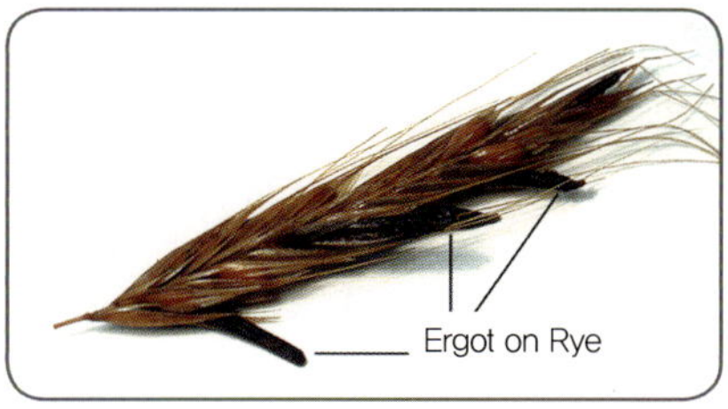

벼과 식물의 맥각 균핵

약리

Ergot alkaloid는 교감신경 차단작용과 혈관수축작용이 있기 때문에 산부인과 영역에서 진통촉진제와 지혈약으로 사용된다. 대표적으로 ergot alkaloid는 자궁근육의 긴장을 일으키며 혈관수축을 통해 혈압상승을 일으킨다. D-isolysergic acid계열성분은 효과가 없으며 추출조작 과정에서 D-lysergic acid계가 D-isolysergic acid계로 전환하기 쉽다.

Ergometrine (Ergonovine)의 자궁수축작용

Ergot alkaloid는 수용성 및 비수용성 알칼로이드로 구분되는데, 자궁에 대한 수축작용은 수용성이 탁월하다. 수용성인 acid amide형의 ergometrineErgonovine은 속효성이며 지속적으로 평활근을 수축시켜 자궁수축 작용이 강하다.

Ergotamine의 혈관수축작용 및 교감신경차단작용

Peptide형 지용성 alkaloid인 ergotamine 또는 ergotoxine을 다량 사용 시 교감신경 전달물질의 유리를 억제하지는 않지만, 알파 수용체를 차단하여 adrenalin에 의한 혈압상승 작용을 반전시킨다Ergotoxine reversal. 그러나 ergotamine의 심장에 대한 작용교감신경차단작용은 혈관에 대한 작용보다 강하지 않아 결과적으로 혈관이 수축되고 혈압이 올라간다.

Ergotamine은 serotonin, dopamine 그리고 epinephrine와 같은 신경전달 물질과 구조가 유사하여 이들 수용체에 결합하여 효과를 낼 수 있다. 5−HT_{1B} receptors를 활성화시켜 혈관을 수축시키므로 편두통에 사용된다. 약하게 자궁수축 작용이 있고 가끔 산후에 자궁 출혈을 감소시키기 위해 사용된다.

Lysergic acid diethylamide (LSD)

LSD는 1943년 알버트 호프만이 맥각에서 반합성한 물질로서 무색·무미·무취한 백색 분말이다. 당초에는 실험적으로 사용되는 특수한 향정신성 의약품으로 등장한 것이었고, 실험에 따르면 직접적인 대뇌 강장효과가 인정되었다. 정신과영역에서 실험적인 목적에 응용된 것이었으나, 그 후 남용의 피해가 컸다. LSD는 세로토닌 길항제로 작용하여 이상행동을 일으킨다. LSD의 이러한 작용을 이용하여 정신병주로 조현증과 유사한 정신상태를 일으키는 데 사용되어왔다. LSD는 극소량으로도 환각효과를 나타낼 수 있어 1회 사용량이 100~250 μg에 불과한 것에 반해 환각효과는 코카인의 100배, 메스암페타민의 300배에 달하며 8~12시간 지속된다. 심각한 부작용으로는 정신병적 반응의 연장과 일시적인 재발현Flash back 등을 들 수 있다. LSD는 복용한 후 특히 시각기능이 현저하게 변하여 색채를 듣거나 소리를 보는 등 초월적이고 신비로운 상태를 경험하게 된다. 남용하면 뇌와 염색체에 손상을 일으키며 눈동자가 풀리고동공확대 창백해지며 심장 박동과 혈압이 빨라지고 수전증이나 오한 등을 일으킨다. 내성이나 심리적 의존현상은 있지만 신체적 금단현상은 일으키지 않는다고 알려져 있다.

기타

ErgotoxineErgotamine, ergocyptine 및 ergocrystin의 동량 혼합물군은 ergotamine의 작용과 유사하며 작용은 가장 강력하나 구토, 빈혈 유발 등의 부작용도 강하다.

주의 및 부작용

소량에서는 연수를 흥분시키고미주신경성 심장박동수 감소, 호흡증가, 경련 등 다량에서는 연수를 마비시켜 사망에 이르게 하기도 한다. 임부에게는 금기이다.

제품명

디히드로에르고타민메실산염 1 mg

기닉정대원제약

카페인무수물 100 mg, 에르고타민타르타르산염 1 mg

크래밍정크라운제약, 미가텍정한국유니온제약, 카펠큐정명인제약

참고문헌

1. 생약학교재편찬위원회 (2015). 생약학. 개정2판. 동명사. 705-708.
2. 생약학연구회 (1999). 현대생약학. 학창사. 276-282.
3. Evans, W. C. (2002). Trease and Evans pharmacognosy. WB Saunders, 372-377.
4. Jakubczyk, D., Cheng, J. Z., & O'Connor, S. E. (2014). Biosynthesis of the ergot alkaloids. Natural Product Reports, 31(10), 1328-1338.
5. Wallwey, C., & Li, S. M. (2011). Ergot alkaloids: structure diversity, biosynthetic gene clusters and functional proof of biosynthetic genes. Natural Product Reports, 28(3), 496-510.

Paclitaxel

Paclitaxel은 태평양주목*Taxus brevifolia*, Taxaceae에서 분리 정제된 diterpenoid계 화합물로서 난소암과 폐암의 1차 요법제, 유방암 및 전이성 난소암 2차 요법제, 진행성 및 전이성 위암 치료제로 활용되고 있다.

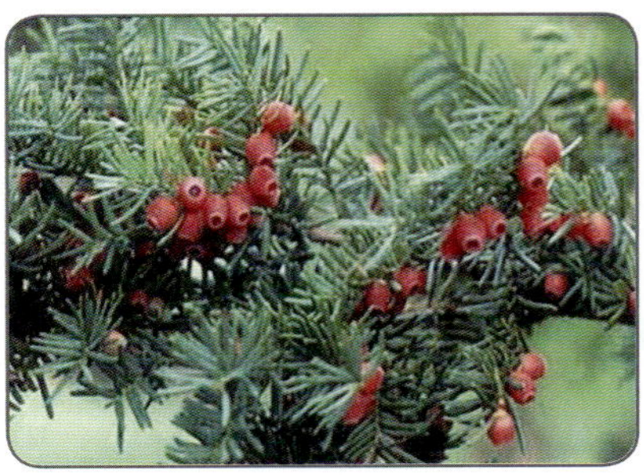

주목

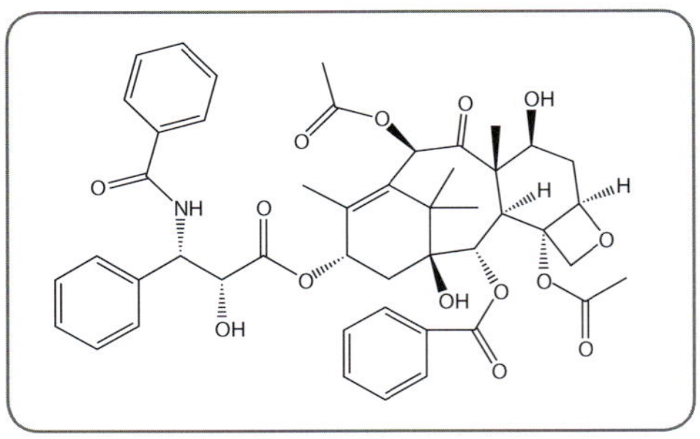

Paclitaxel

역사

1960년대 미국 국립암센터NCI에서는 항암제 후보물질을 발굴하기 위한 화합물 및 천연물 추출물의 생리활성 검색을 진행하고 있었으며, 이런 연구과제 수행 중 Arthur S. Barclay에 의해 채집된 태평양주목*Taxus brevifolia*이 1964년 Research Triangle Institute에 보내지게 된다. 태평양주목으로부터 Monroe E. Wall과 Mansukh C. Wani는 1967년에 paclitaxel 화합물을 분리 정제하고 paclitaxel의 최종 화학구조를 X-ray crystallography을 이용하여 1971년에 완전히 규명하였다. Paclitaxel은 미국 국립암센터가 1960~1981년 사이에 진행한 110,000개 이상의 화합물과 35,000점 이상의 식물추출물을 이용한 항암제 후보물질 탐색 과제에서 가장 유망한 후보

물질로 밝혀졌다. Paclitaxel을 이용한 항암제 개발은 paclitaxel의 공급을 해결할 수 있는 방법이 초기에 제시되지 못해 첫 번째 난관에 봉착하게 되었다. Paclitaxel 10 g을 얻기 위해 1,200 kg의 태평양주목의 수피가 사용되기 때문에 전임상 및 임상실험에 필요한 원료공급 측면에서 심각한 어려움이 있었다. 또한, 화학구조가 가지고 있는 낮은 용해도의 특성도 개발을 주저하게 만든 요인이 되었다. Paclitaxel의 작용기전에 대한 연구가 이루어지지 않고 단순히 microtubule–destabilizing 화합물들 중 하나로 인식된 부분도 신속한 개발을 주저하게 만든 요인이었다. 1979년에 이르러 Susan B. Horwitz에 의해 paclitaxel의 독특한 microtubule 생성 안정화 및 촉진에 의한 항암효과가 밝혀지게 되고 이를 계기로 paclitaxel을 이용한 의약품 개발이 힘을 얻게 되었다. Taxol 개발에 있어서 가장 큰 문제는 충분한 양의 화합물을 얻는 것에 있었다. Paclitaxel 공급을 위해 식물자원을 활용할 경우 그 수득율이 0.001~0.005%로 매우 낮아 충분한 양을 확보하기 매우 어려우며 가장 높은 수득율을 가진 *T. Brevifolia*를 사용할 경우에도 1 kg의 paclitaxel 화합물을 얻기 위해 3,000여 그루의 태평양주목이 필요하기 때문에 환자 한 명을 치료하기 위해 필요한 2.5~5 g의 화합물을 공급하기 위해서는 6년생의 태평양주목 8그루가 필요하다는 계산이 나온다. 태평양주목은 천천히 성장하는 나무로 천연의 태평양주목을 이용하여 paclitaxel을 분리정제하는 것은 자연 파괴 및 비용이 많이 드는 일로 상업성이 떨어진다. 대체생산기술 방법으로 새로운 식물종을 찾고 수피 이외의 부위에서 paclitaxel을 확보하는 연

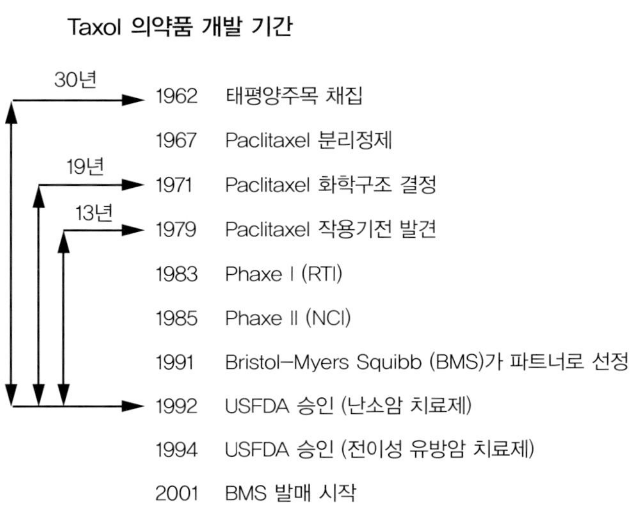

구가 진행되어 *T. chinensis*의 잎과 수피에서 paclitaxel을 분리정제 하는 것이 가능하다는 보고가 있었지만, 여전히 많은 양의 잎과 수피가 소요되고 복잡한 분리정제 과정으로 상업화에 제약이 따르는 것으로 보였다. 이후에 반합성을 이용하는 방법으로 유럽주목*T. baccata*의 잎으로부터 10-deacetylbaccatin III 또는 baccatin III를 활용하는 방법이 개발되어 Sanofi-Aventis에서 taxol의 유도체 docetaxel 생산에 활용되었다2009년. 전합성을 이용한 합성법들이 개발되었지만 낮은 수득율과 고비용으로 상업화에는 실패했다. 식물세포배양 기술을 이용한 paclitaxel 및 유도체 생산에 관련된 기술들이 개발되어 Phyton Biotech에서는 paclitaxel 및 docetaxel을 plant cell fermentation 기술을 이용한 대량생산을 하고 있다. 또한, 국내에는 삼양 Genex에서 plant cell culture를 이용하여 paclitaxel.을 생산하고 있다. 이외에도 최근에는 endophytic fungus가 taxol을 생산할 수 있다는 연구 결과들이 발표되면서 microbial fermentation 방법이 연구되고 있다.

화학구조 규명

1967년에 paclitaxel이 분리정제 되었으나 화학구조의 최종 확인은 염기가수분해를 통해 얻은 부분 구조들을 결정화시켜 X-ray crystallography의 도움으로 이루어졌다. Taxol은 1971년부터 화학구조이름으로 20년간 600여 편의 논문에 사용되어 왔으나 BMS에 의해 1992년에 상품명으로 등록이 된 후 새로운 화학구조 이름인 paclitaxel로 대체되어 사용되고 있다. Paclitaxel 이외에도 paclitaxel의 side chain이 변형된 유도체로서 docetaxelTaxotere®이 개발되어 임상적으로 유방암, 난소암, 비소세포암 환자치료에 사용되고 있다.

작용기전

Dr. Horwitz팀은 paclitaxel이 DNA, RNA, protein synthesis에는 영향을 미치지 않고 microtubule assembly promotor로 작용하는 것을 최초로 밝혀냈다. Paclitaxel은 암세포 유사분열 시 microtubule의 assembly를 증진시키고 일단 형성된 microtubule을 안정화시켜 polymerization 상태로 남아있게 한다. Microtubule의 disassembly가 저해되면 유사분열에 필요한 방

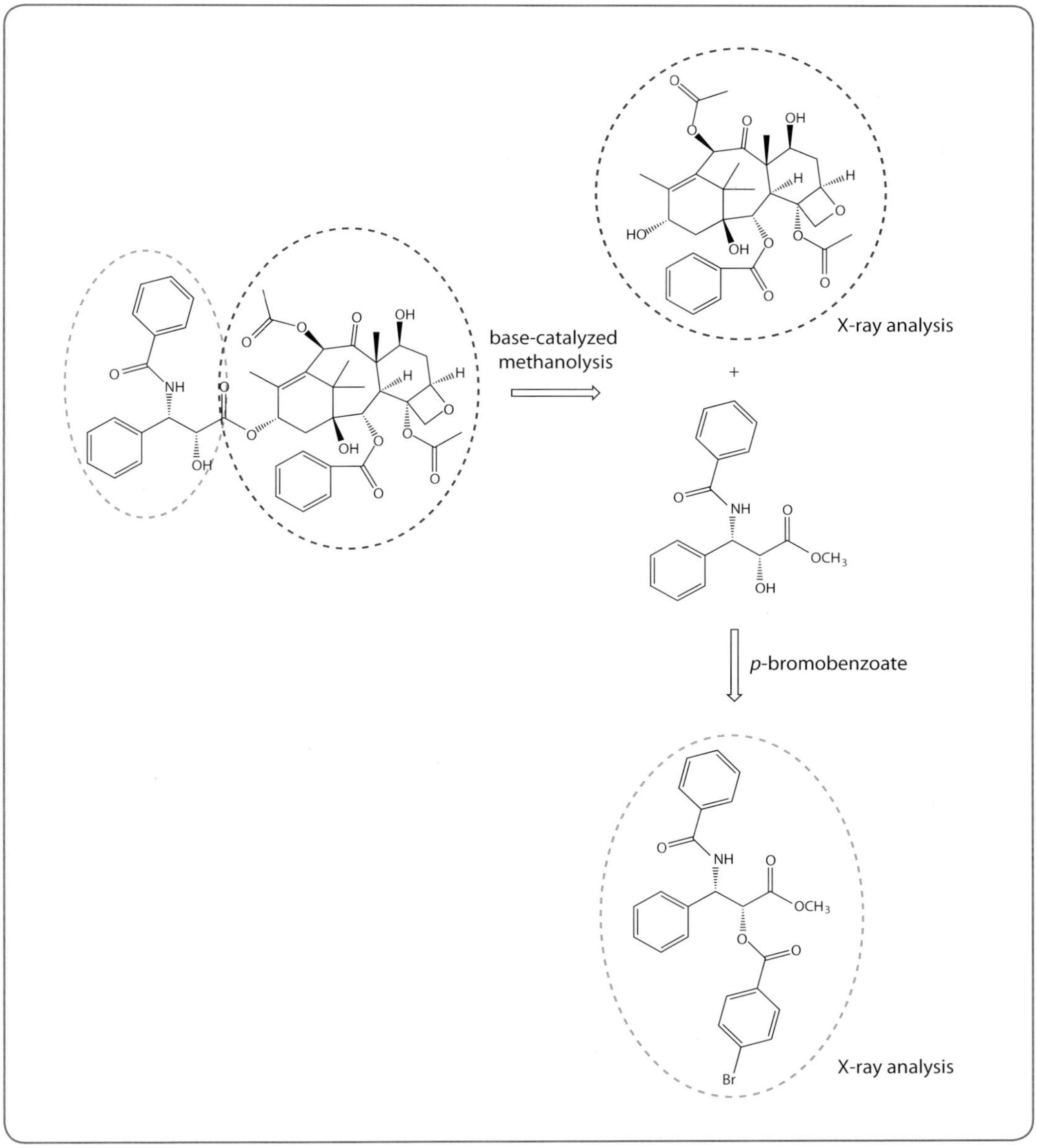

Paclitaxel의 화학구조 분석

추사의 형성을 억제되어 세포분열주기상의 암세포가 G2기와 M기에 머무르게 되어 세포독성 효과를 나타낸다. 또한, 이 G2기와 M기는 방사선에 매우 민감한 주기로 알려져 방사선 치료와 병행할 경우 세포독성효과가 증대된다.

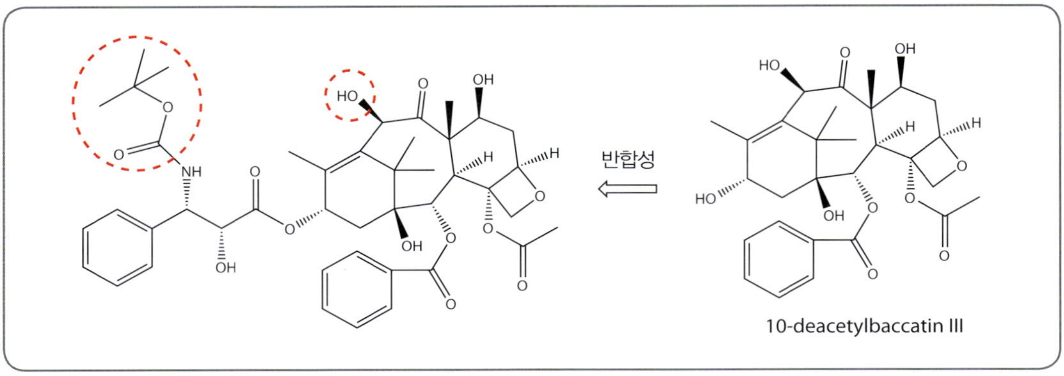

Docetaxel 합성

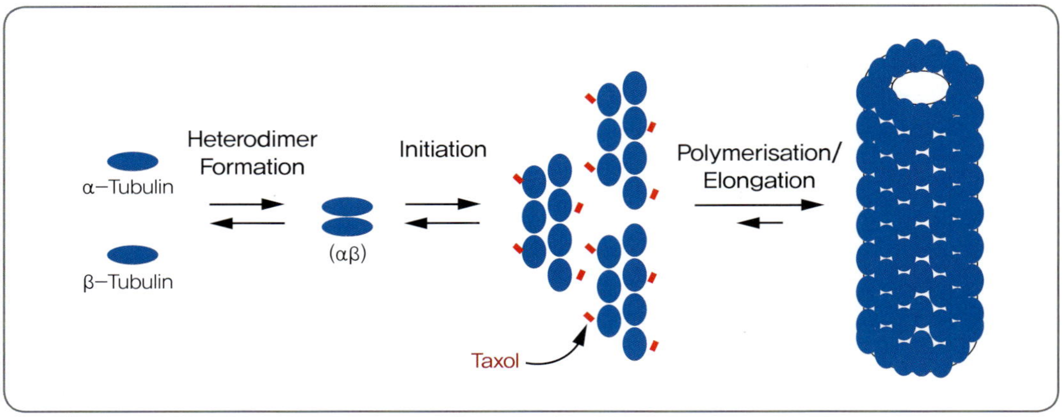

Paclitaxel의 작용기전

효능

난소암과 폐암의 1차 요법제, 유방암 및 전이성 난소암 2차 요법제, 진행성 및 전이성 위암 치료제로 활용되고 있다.

제품

Paclitaxel 30 mg/5 mL, Paclitaxel 100 mg/16.7 mL

- 산도스파클리탁셀주(한국산도스)
- 네오탁스주(제이더블유중외제약)

참고문헌

1. Wani, M. C., Taylor, H. L., Wall, M. E., Coggon, P., & McPhail, A. T. (1971). Plant antitumor agents. VI. Isolation and structure of taxol, a novel antileukemic and antitumor agent from *Taxus brevifolia*. Journal of the American Chemical Society, 93(9), 2325-2327.
2. Schiff, P. B., Fant, J., Horwitz, S. B. (1979). Promotion of microtubule assembly in vitro by taxol. Nature, 277(5698), 665-667.
3. Nicolaou, K. C., & Montagnon, T. (2008). Molecules that changed the world. Wiley-VCH.

Vinblastine & Vincristine

빈블라스틴Vinblastine과 빈크리스틴Vincristine은 두 개의 인돌Indole 모핵이 공유결합으로 연결된 알칼로이드Alkaloid 화합물로 최초의 유사분열억제제Antimitotic agent로 개발된 항암제이다.

빈블라스틴Vinblastine과 빈크리스틴Vincristine은 협죽도과Apocynaceae 식물인 마다가스카르 일일초Madagascan periwinkle; 학명 *Catharanthus roseus* (L.) G. Don에서 발견되었다. 속*Genus*명인

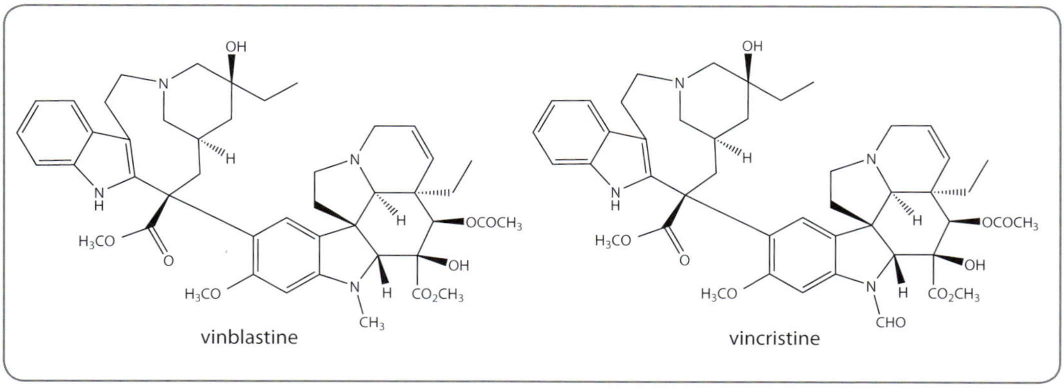

빈블라스틴(vinblastine)과 빈크리스틴(vincristine)의 화학구조

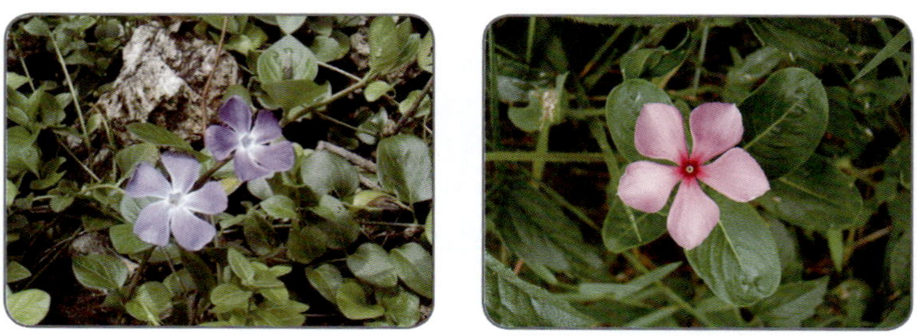

마다가스카르 일일초(*Catharanthus roseus* = *Vinca rosea*)

"Vinca"는 '연결하다Bind' 또는 '매어두다'라는 뜻의 라틴어 "vincire"에서 유래되었다. *Vinca*는 줄기가 구부러지는 특성을 가지고 있는데, 중세에는 사형장으로 가는 사형수에게 이 식물로 화환Wreath을 만들어 머리에 씌운 것으로 알려져 있다.

역사

마다가스카르 일일초*C. roseus*는 인도전통의약 아유르베다Ayurveda와 중국전통의약Traditional Chinese medicine 등에 수재된 약물로 주로 당뇨 및 말라리아 치료에 이용되었다. 1950년대 후반 캐나다 과학자인 Robert Noble과 Charles Thomas Beer는 마다가스카르 일일초로부터 빈카 알칼로이드Vinca alkaloids를 최초로 분리하였다. 원 식물을 당뇨병 치료에 사용했기 때문에 처음에는 빈카 알칼로이드가 혈당강하작용이 있을 것이라는 가설을 세웠지만, 토끼를 이용한 동물실험에서 빈카 알칼로이드 투여는 혈당강하작용을 나타내지 못했다. 반면, 빈카 알칼로이드를 투여한 토끼는 혈중 백혈구 수치가 현저히 감소되는 백혈구감소증Leukopenia이 나타나 결국 감염에 의한 패혈증으로 사망하였다. 이러한 예기치 못한 결과로부터 빈카 알칼로이드가 림프종과 같은 백혈병 치료에 유효할 것이라는 새로운 가설이 세워졌으며, 빈카 알칼로이드 중 빈블라스틴Vinblastine이 이종이식Xenograft 백혈병 마우스 모델에서 골수억제 효능을 나타내는 활성 물질로 확인되었다. 이러한 발견은 항암제 개발에 있어서 새로운 장을 열었으며, 미국 식약처The Food and Drug Administration, FDA는 여러 가지 종양(백혈병, 호지킨 림프종Hodgkin's lymphoma, 폐암, 유방암)에 대한 항암제 개발 전략으로서 빈카 알칼로이드를 승인했다. 천연물 유래의 빈블라스틴과 빈크리스틴은 1961년과 1963년에 각각 FDA 승인을 받았으며, 반합성 유도체인 비노렐빈Vinorelbine은 1994년에 FDA 승인을 받았고 빈플루닌Vinflunine은 2012년 EMAEuropean Medicines Agency 승인을 받았다.

효능 및 임상응용

빈카 알칼로이드는 유방암Breast cancer, 골육종Osteosarcoma, 급성 림프성백혈병Lymphocytic leukemia 등 다양한 암 치료제로 사용되며 작용기전이 다른 항암제와 병용투여하기도 한다. 초기에 빈카 알칼로이드는 소아의 악성 혈액암 치료를 위해서만 사용하였지만 점차 성인 혈액암 및 다양한 고형암 치료제로 적응증을 넓혀갔다. 빈블라스틴과 빈크리스틴은 혈액암 및 림프절 종양뿐만 아니라 고형 종양(유방암, 비소세포폐암Non-small cell lung cancer)의 치료에도 효과적임이 밝혀졌다. 빈블라스틴과 빈크리스틴, 비노렐빈은 현재 세계보건기구World Health Organization의 필수 의약품 목록에 등재되어 있다.

빈블라스틴(Vinblastine)

황산염을 벨반Velban, 엑살Exal이라고도 한다. 투여량은 5 mg/m^{2}을 2~3주마다 정맥에 주사한다. 유효한 암은 호지킨림프종, 비소아세포암, 고환종양, 융모상피암이고, 다른 약제와 병용요법에 포함해서 투여한다. 투여량의 규제인자는 빈크리스틴과는 달리 백혈구 감소인데, 혈소판 감소와 빈혈도 발생한다. 탈모, 오심, 구토도 있지만 신경독성은 경미하다.

1. 다음 질환의 치료에 단독 또는 다른 화학요법제와 병용한다.
   - 3기, 4기 호지킨병, 림프구성, 조직구성 림프종을 포함한 비호지킨 림프종, 진행성 고환암, 카포시육종, X 조직구증, 진행성 균상식육종
2. 융모막암, 유방암의 고식적 치료에 2차 약물요법

빈크리스틴(Vincristine)

조혈기의 종양(급성백혈병, 호지킨병, 림프육종 등)에 효과가 있다. 부작용으로 근육감소, 신경염, 운동실조증, 뇌신경마비 등이 있다.

급성백혈병, 호지킨병, 림프육종, 세망세포육종, 신경모세포종, 횡문근육종, 윌름즈종양Wilms' tumor 등의 치료 시 다른 항암제와 병용한다.

- **급성백혈병:** 혈액세포를 만드는 조혈기관인 골수에서 생성되는 백혈구가 암적인 변화를 일으켜 백혈구 암세포가 무한히 증식하게 되고, 결과적으로 정상적인 백혈구 생성이 저해되어

인체의 면역 저항력을 극도로 악화시키는 대표적인 혈액암이다.

- **호지킨병:** 림프 조직에 발생하는 악성 종양을 의미하는 림프종 중의 한 형태이다. 특징적인 조직 양상과 올빼미 눈을 닮은 특이한 암세포를 보인다. 가장 흔한 증상으로 목 뒤 림프절 경부 림프절이 커지는 증상이 발생하며, 겨드랑이나 사타구니 림프절이 커지기도 한다.
- **림프육종:** 림프조직에 발생한 악성 신생물이다.
- **세망세포육종:** 림프절, 지라, 골수 등 속의 세망세포림프샘, 골수, 비장 등의 뼈대를 이루는 결합조직이 그물 섬유를 만드는 세포에 발생하는 악성 종양이다.
- **신경모세포종:** 신경세포 사이에 신경이 전달되는 신경절 중에서 초기 신경절에서 발생하는 악성 종양이다.
- **횡문근육종:** 횡문근육으로 분화될 미성숙 태아 조직에서 유래되는 악성종양이다. 근육조직이 있는 부위는 물론 방광이나 담관 같은 횡문근육이 없는 곳에서도 발생한다.
- **윌름즈종양:** 콩팥에서 발생하는 악성종양으로 소아에서 자주 발생한다.

빈블라스틴과 빈크리스틴의 적응증 및 일반 부작용

빈카 알칼로이드	적응증	부작용
빈블라스틴 (vinblastine)	호지킨스림프종, 비호지킨스림프종, 유방암, 비소아세포암, 고환암, 신아세포종(Nephroblastoma), 유윙스육종(Ewing's sarcoma)	백혈구 감소(독성), 장기투여 시 말초신경독성, 뇨저류, 성대마비, 변비, 장폐색증, 가역적인 탈모, 수포
빈크리스틴 (vincristine)	급성림프구성백혈병, 신경아세포종, 횡문근육종, 호지킨스림프종, 비호지킨스림프종, 다발성골수종(Multiple myeloma), 유방암(Estrogen-receptor negative breast cancer), 대장암, 윌름즈종양(Wilms' tumor)	말초신경 독성, 자율신경계 독성(주당 용량을 최대 2 mg으로 제한), 변비, 설사, 구토, 장폐색

작용기전

빈블라스틴과 빈크리스틴은 유사분열억제제Antimitotic agent로 튜불린Tubulin과 결합하여 세포분열 시 필요한 방추사Mitotic spindle의 형성에 관여하는 미세소관Microtubule의 형성을 억제한다. 그 결과 세포주기의 M 단계 감수분열을 차단한다.

빈카 알칼로이드는 taxanes, colchicine, podophyllotoxin 등 다른 튜불린Tubulin-표적 항암제들과는 다른 결합 부위에 작용한다. 2005년 Gigant 연구팀은 X-ray 결정을 통해 빈카 알칼로이드의 결합 부위가 α/β-튜불린Tubulin 이량체Dimer 사이의 경계면Interface이라는 것을 밝혔다. 빈카 알칼로이드의 튜불린Tubulin 중합반응에 대한 작용은 농도-의존적인 특징을 나타낸다. 저농도Sub-micromolar에서 빈카 알칼로이드는 직접적으로 미세소관Microtubule의 연장(성장)을 저해한다. 반면, 고농도에서 빈카 알칼로이드는 생성된 미세소관 중합체의 분해를 촉진한다. 빈카 알칼로이드는 이러한 두 가지 작용을 통해 결국 방추사Mitotic spindle의 분해를 유도하고 p53-의존적 또는 비의존적 세포사멸 경로를 통해 항암활성을 나타낸다.

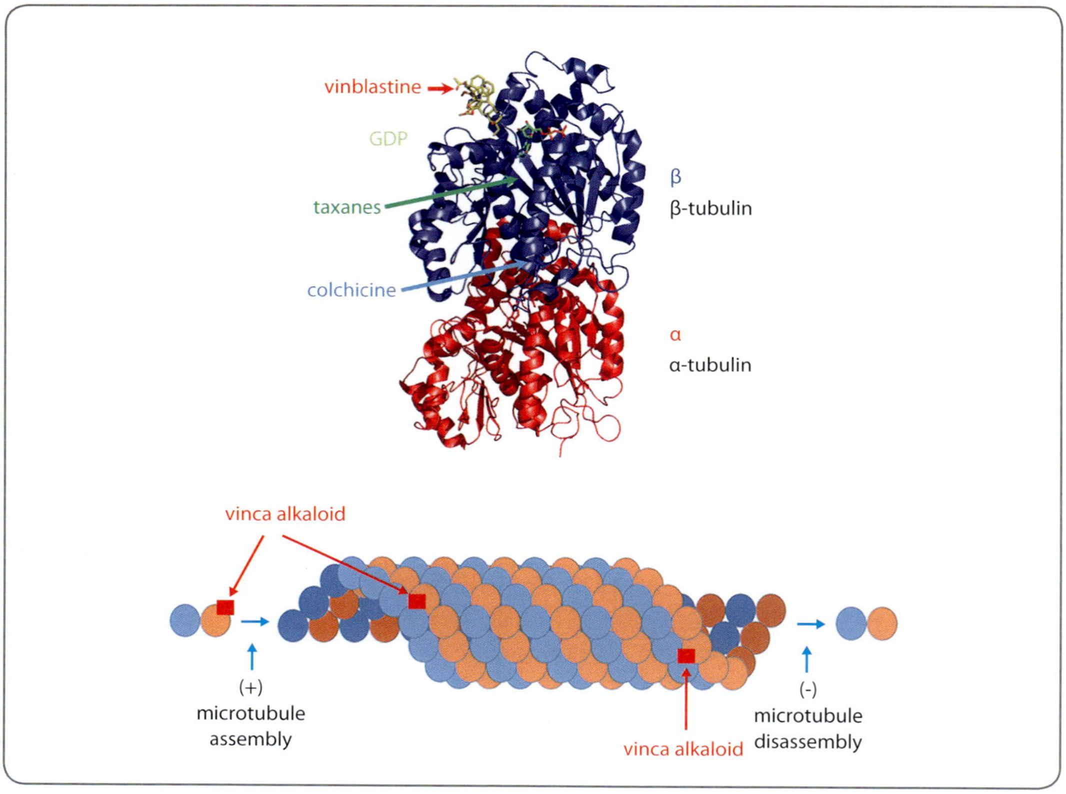

빈카 알칼로이드의 튜불린 결합 부위 및 작용기전

주의 및 부작용

미세소관Microtubule은 다른 작용, 특히 신경전달Axon microtubule에도 관여하므로 빈카 알칼로이드는 신경독성을 나타낼 수 있다.

빈블라스틴Vinblastine은 백혈구 수치를 현저하게 떨어뜨리기 때문에 사용량에 제한이 있다. 또한 오심, 구토, 변비와 같은 위장관 장애나 두통, 신경염, 우울, 호흡장애, 탈모 등과 같은 부작용이 있다.

빈크리스틴Vincristine은 주로 중추신경 독성발작과 감각신경 장애나 신경통, 근육통과 같은 말초신경 장애, 소화장애변비가 있다. 이 외에도 탈모가 일반적이며 드물게는 호흡곤란이나 두통, 일시적인 시력장애, 구강궤양, 무월경, 정자운동성장애 등의 부작용이 나타난다.

정맥주사 시 역류하게 되면 정맥염이나 조직괴사가 발생할 수 있고, 눈에 접촉하게 되면 영구적인 손상을 입을 수 있으므로 취급에 조심하여야 한다.

제품 및 관련 응용제품

제품명	성분/함량	제조사	
벨바스틴주	Vinblastine sulfate 10 mg/10 mL	한국유나이티드제약	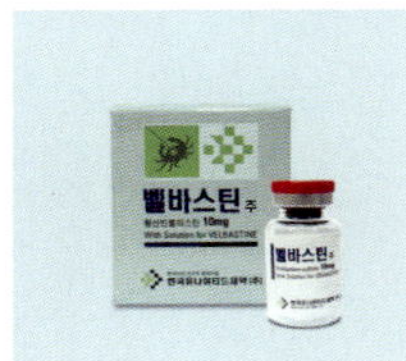
유니온빈블라스틴주	Vinblastine sulfate 10 mg	한국유니온제약	
황산빈블라스틴피씨에치주사	Vinblastine sulfate 10 mg/10 mL	한독테바	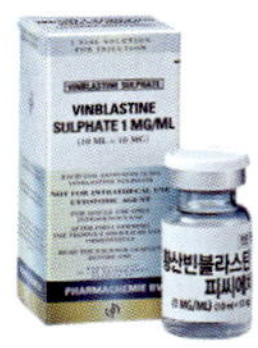
브이시에스주	Vincristine sulfate 1 mg	보령제약	
빈라신주사액	Vincristine sulfate 1 mg/mL	한국유나이티드제약	
빈크란주	Vincristine sulfate 1 mg	이연제약	
빈크리스틴파마케미주사 1 mg	Vincristine sulfate 1 mg	한독테바	

참고문헌

1. 생약학교재 편찬위원회 (2015) 생약학 개정2판, 동명사, 497–498.
2. Xie, S., & Zhou, J. (2017). Harnessing plant biodiversity for the discovery of novel anticancer drugs targeting microtubules. Frontiers in Plant Science, 8, 720.

3. Martino, E., Casamassima, G., Castiglione, S., Cellupica, E., Pantalone, S., Papagni, F., Rui, M., Siciliano, A. M., & Collina, S. (2018). Vinca alkaloids and analogues as anti-cancer agents: Looking back, peering ahead. Bioorganic & Medicinal Chemistry Letters, 28(17), 2816-2826.

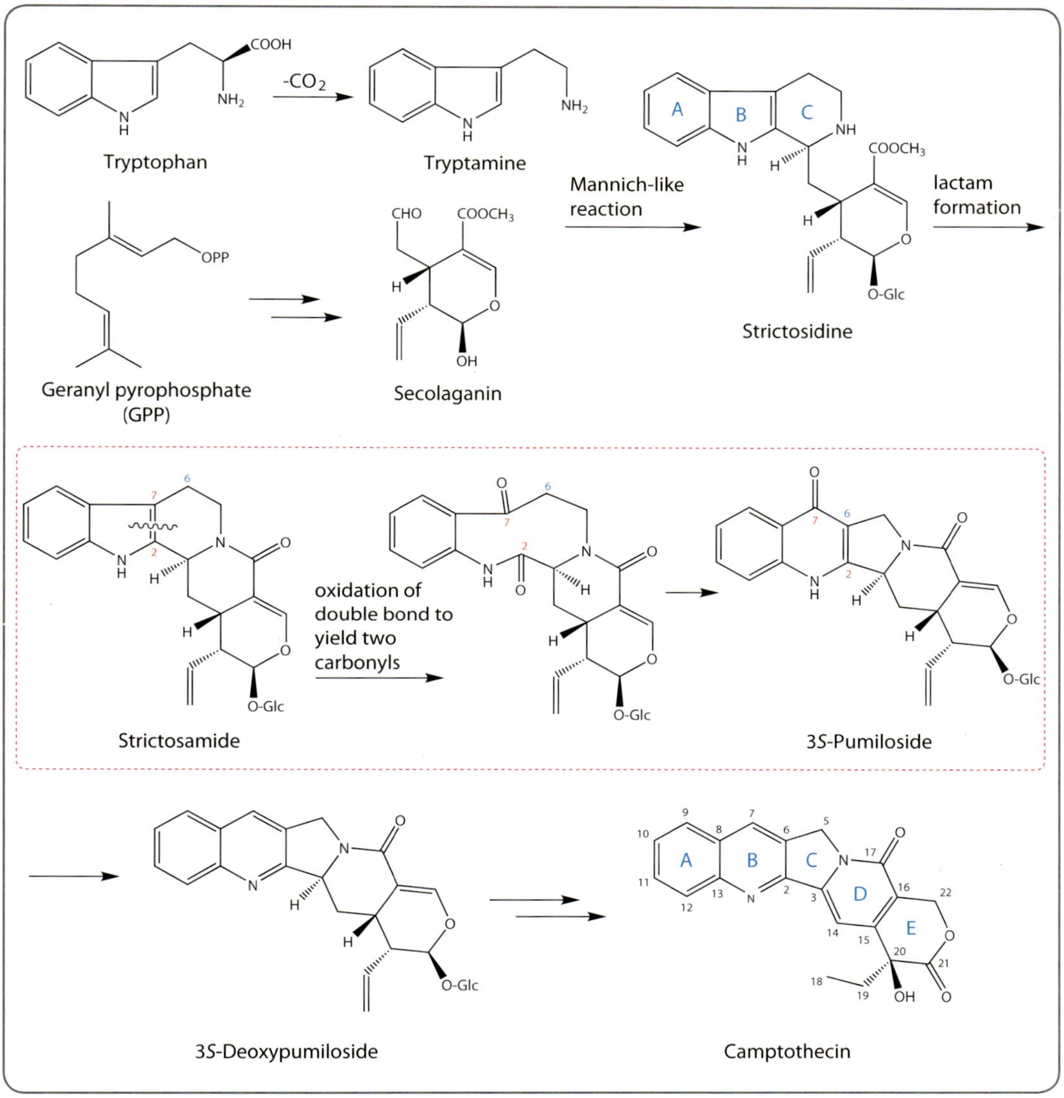

Camptothecin의 추정 생합성 경로

Secologanin과 tryptamine이 Mannich 유사반응에 의해 축합하게 되면 tetrahydro-β-carboline 골격을 만들게 되어 strictosidine이 생성된다. Strictosidine은 strictosidinic acid를 거쳐 strictosamide인 lactam이 형성되고, pyrrole 부분의 이중결합이 산화적으로 개열해서 diketone 기가 생성된 후 이것이 aldol형의 반응으로 다시 폐환되어 3S-pumiloside가 생성된다. 이후 pyridone환에 있어 환원과 탈수반응에 의해 quinoline 구조가 형성된다. 결과적으로 ABC환 부분에 있어 indole heterocyclic 환이 확장되는 과정을 통해, β-carboline환6-5-6환 골격으로부터 quinoline환6-6-5환 골격으로 변환된다. 계속하여 D환 부분의 allylic isomerization과 산화에 의한 pyridone환으로의 변형과, E환에 결합한 당의 탈락과 산화 과정을 거쳐 camptothecin이 생성된다고 생각된다.

Camptothecin 관련 화합물

Camptothecin 계열의 화합물은 현재 임상에서 사용되고 있으며, 많은 유도체들이 합성되어 일부 약물은 임상시험 중에 있다. Ring A의 9와 10위치에 amino, nitro, bromo 또는 chloro group과 10 또는 11위치에 hydroxy group의 치환 유도체는 *in vivo* 활성이 증가하지만, 대부분 용해도가 낮다. 반합성 water-insoluble 유도체인 9-nitrocamptothecinRubitecan은 그 대표적인 예이다. 또한 7번 위치에 규소를 갖는 치환체로서 silatecan과 karenitecin이 있으며, 7번 위치에 oxyiminomethyl 치환체를 갖는 gimatecan이 있다. Karenitecin과 gimatecan은 다제약제 내성을 극복할 수 있는 것으로 알려져 있다. 7번 위치의 탄소사슬에 염기성의 질소를 도입하면 용해도가 증가하게 되며, 그 예로 2-(N-isopropylamino)ethyl 치환체를 갖는 belotecan이 종근당에서 개발되어 주사제로 임상에 이용되고 있다. 또한, 용해도를 증가시키기 위하여 ring B의 7번 위치에 4-methylpiperazino-methylene의 극성 치환기를 도입시킨 lurtotecan이 있다. Exatecan은 6원환의 F ring을 갖는 수용성 유도체로 10-methyl-11-fluoro 치환 유도체인 hexacyclic 화합물이다.

Camptothecin의 ring E가 가수분해되어 open ring 형태로 되면 비활성 형태가 되므로, diflomotecan과 같이 camptothecin의 6원환 α-hydroxy lactone ring을 7원환의 β-hydroxy lactone ringSeven-membered E-ring을 가진 homocamptothecin으로 변환하면, 가수분해에 의한 안정성이 증가된다. 또한, S39625와 같이 5원환의 케톤 유도체는 E ring이 open되지 않으므로 안정한 형태가 된다.

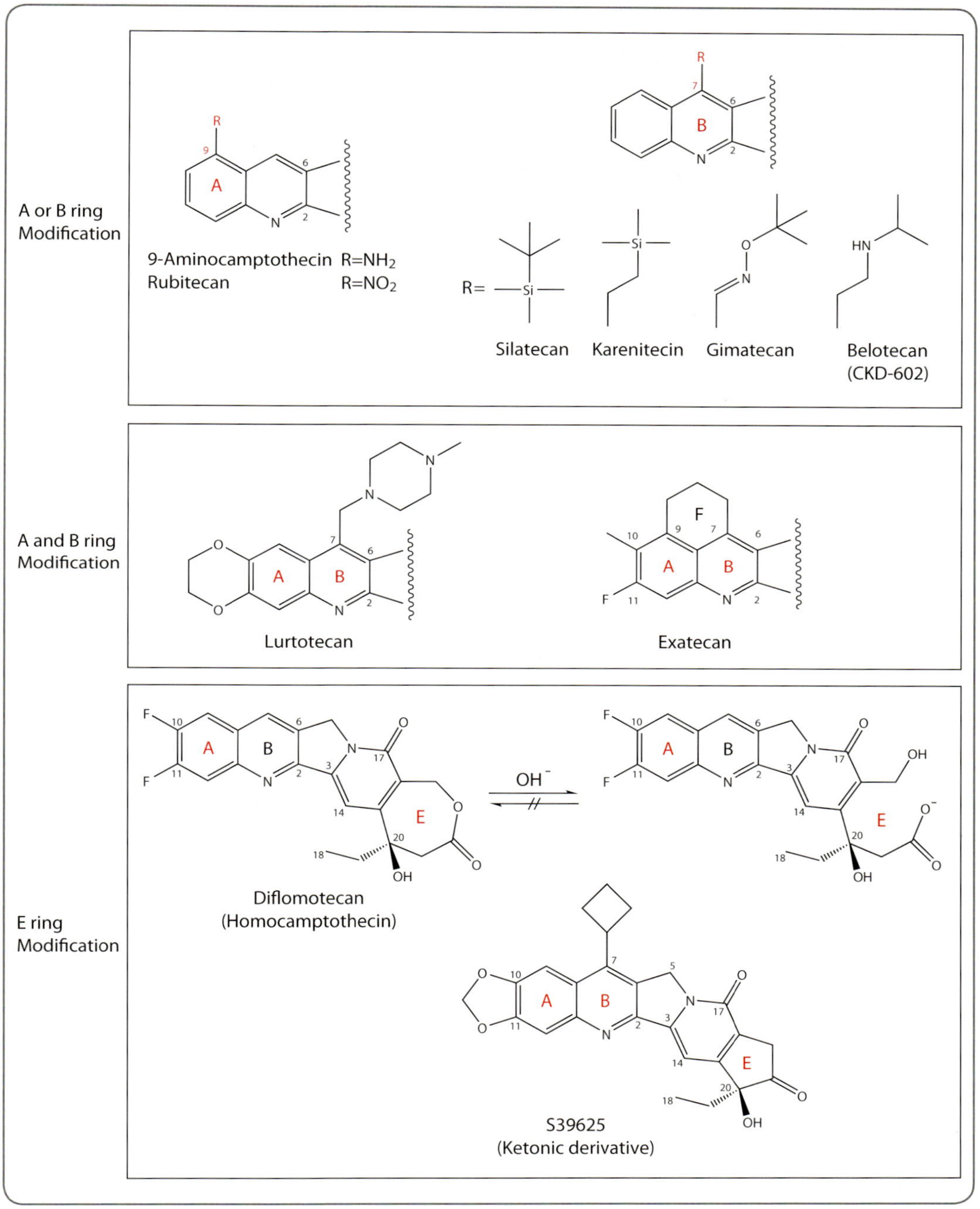

Camptothecin analogues

제품명

- **성분:** Topotecan hydrochloride
- **분류:** 항악성종양제
- **제품:** 하이캄틴주(GlaxoSmithKline제조, 노바티스), 토포테칸주(한국화이자제약), 토포칸주(한국유나이티드제약)
- **작용기전:** Camptothecin의 반합성 유도체로 topoisomerase I을 저해하여 DNA 복제, 번역(Translation)을 저해, 세포주기의 S기에 작용함
- **효능 및 효과:** 난소암, 소세포폐암, 자궁경부암

- **성분:** Irinotecan hydrochloride
- **분류:** 항악성종양제
- **제품:** 이리노테칸주(한국화이자제약), 이리테신주(광동제약), 염산이리노테칸주(동성제약), 이리노테칸염산염주(보령제약), 이노테칸주(한미약품), 이리노텔주(프레지니우스 카비 코리아), 이리테칸(제일약품), 캄토프주(씨제이헬스케어주식회사), 캠테칸주(유한양행), 캠푸토주(보령제약), 크래칸주(신풍제약)
- **작용기전:** 본제 및 활성대사체인 SN-38은 topoisomerase I에 가역적으로 결합하여 DNA 전사의 S phase에 작용하여 DNA 복제를 억제함
- **효능 및 효과:** 직장암 또는 결장암(5-FU 치료 후 재발성, 진행성인 전이성 직장암 또는 결장암 환자의 치료), 위암, 소세포폐암

- **성분:** Belotecan
- **분류:** 항악성종양제
- **제품:** 캄토벨주(종근당)
- **작용기전:** Belotecan (CKD-602)은 중국원산 희수나무*Camptotheca acuminata*에서 추출한 캄토테신의 반합성 유도체 항암제로 고형암에 특이적으로 다량 존재하는 topoisomerase I을 선택적으로 저해함
- **효능 및 효과:** 난소암, 소세포폐암

참고문헌

1. Cragg, G. M., Kingston, D. G., & Newman, D. J. (2011). Anticancer Agents from Natural Products. CRC press, 5-21.
2. Lee, J. H., Lee, J. M., Kim, J. K., Ahn, S. K., Lee, S. J., Kim, M. Y., Jew, S. S., Park, J. G., & Hong, C. I. (1998). Antitumor activity of 7-[2-(N-isopropylamino) ethyl]-(20S)-camptothecin, CKD602, as a potent DNA topoisomerase I inhibitor. Archives of Pharmacal Research, 21(5), 581-590.
3. Martino, E., Della Volpe, S., Terribile, E., Benetti, E., Sakaj, M., Centamore, A., Sala, A., & Collina, S. (2017). The long story of camptothecin: from traditional medicine to drugs. Bioorganic & Medicinal Chemistry Letters, 27(4), 701-707.
4. Pommier, Y. (2006). Topoisomerase I inhibitors: camptothecins and beyond. Nature Reviews Cancer, 6(10), 789.
5. Pommier, Y. (2009). DNA topoisomerase I inhibitors: chemistry, biology, and interfacial inhibition. Chemical Reviews, 109(7), 2894-2902.
6. 김진웅, 윤기동, 진영원 공역 (2013) 생합성 경로를 중심으로 설명한 천연의약품. 신일북스, 383-384.

Podophyllotoxin

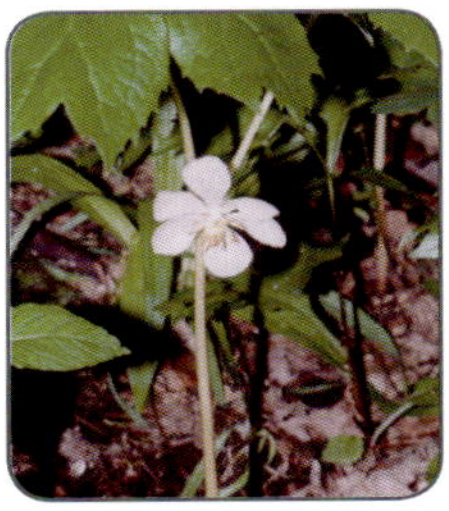

포도필룸 펠타툼

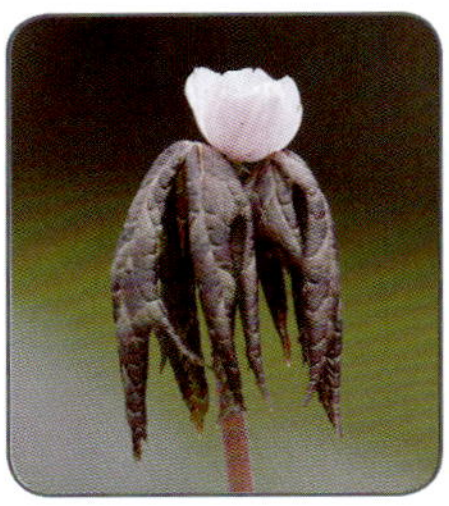

포도필룸 헥산드룸

포도필로톡신Podophyllotoxin=Podofilox은 인유두종 바이러스HPV, Human papilloma virus가 유발하는 악성 종양을 치료하는 항바이러스제로 널리 사용되고 있으며, 성병, 항문 주위 및 기타 생식기 사마귀의 가장 효과적인 치료제로 알려져 있다. 포도필로톡신 유도체는 HSV-1Herpes simplex virus type-1, HSV-2Herpes simplex virus type-2, 홍역, 신드비스 바이러스Sindbis virus, 뮤린 사이토메갈로 바이러스Murine cytomegalo-virus 및 수포성 구내염 바이러스Vesicular stomatitis virus에 대해 활성을 나타내는 것으로 알려져 있으며, 에토포시드Etoposide와 테니포시드Teniposide는 항암제로 사용되고 있다.

- 포도필룸 펠타툼: *Podophyllum peltatum* L.
- 포도필룸 헥산드룸: *Podophyllum hexandrum* Royle

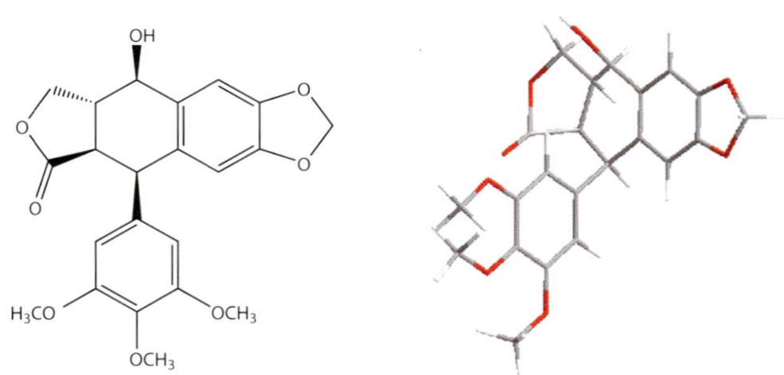

Podophyllotoxin의 구조

약리

포도필로톡신Podophyllotoxin과 다른 리그난Lignan들은 방추체Mitotic spindle의 단백질 튜블린Tubulin과 결합 후 이들의 중합 과정을 방해하여 미소관Microtubule을 불안정하게 만들며, 결과적으로 세포분열 억제Antimitotic 효과를 나타낸다. 또한 필요한 효소를 결합하여 세포 DNA와 바이러스 DNA의 복제를 중지하며, 이러한 상호작용을 통해 항생제로 사용되고 있다. 대조적으로, 포도필로톡신에서 반합성된 유도체인 에토포시드Etoposide와 테니포시드Teniposide는 DNA 토포이성질화효소 II Topoisomerase II (Topo II)와 복합체를 형성하여 DNA의 절단 후 재결합 저해에 의해 DNA의 복제저해를 일으킨다. 에토포시드는 매우 효과적인 항암제로 소세포 폐암과 고환암, 림프암, 백혈병에 효과적이고 보통 다른 항암제와 같이 투여하며, 세포주기 상 S기, G2기의 세포에 대한 약제감수성Drug sensitivity이 높다고 알려져 있다. 테니포시드 역시 비슷한 항암효과를 가지고 있으며, 에토포시드만큼 사용되지 않지만 소아 신경 모세포종Pediatric neurocytoma에 효과를 나타낸다. 현재 포도필로톡신 계열의 리그난Lignan으로부터 다른 토포이성질화효소 저해제Topoisomerase inhibitor를 개발하려는 연구가 진행되고 있다.

역사

포도필룸Podophyllum은 하제와 이담제로 인도와 티베트, 북아메리카의 토착민에 의해 사용되었다. 포도필룸 뿌리줄기Podophyllum rhizome의 알코올 추출물은 1820년 미국약전에 등록되었고 나중에 유럽약전에도 등록되었으나 1942년 독성으로 인해 약전에서 삭제되었다. 같은 해 Kaplan에 의해 포도필룸Podophyllum의 항종양 효과가 입증되었으며, 1946년 포도필린Podophyllin이 콜히친Colchicine과 비슷한 방식으로 분열 세포에 대한 독성 효과를 보인다는 것이 처음 보고되었다. 포도필룸Podophyllum의 주요 구성 성분인 포도필로톡신Podophyllotoxin은 세포분열 시 세포 주기 정지를 유도하여 악성 종양의 치료가 가능할 것으로 예상되었으나, 위장관에 대한 독성으로 인해 약으로 개발되지 못하였다. 포도필룸에서 포도필로톡신을 거쳐 에토포시드와 테니포시드의 개발은 천연 자원으로부터 개발된 약물이 임상적으로 성공한 대표적인 사례이다. 1950년대 초 강심배당체Cardiac glycosides와 유사하게 포도필로톡신 배당체Podophyllotoxin glycosides가 아글리콘Aglycone보다 우수한 약리학적 특성을 나타낼 것이라고 추정했다. 그 후

합성 포도필룸 배당체Podophyllum glycosides를 획득하기 위한 연구가 시작되었고 1963년 포도필룸 배당체 분획과 벤즈알데하이드Benzaldehyde의 축합 생성물인 SP−G의 개발과 상업화가 시작되었다. SP−G는 체외*In vitro*에서 세포 증식을 유의하게 억제할 수 있으며, 저용량에서 백혈병이 유발된 마우스Mouse의 생존을 연장시켰다. 그 후 C4'에서의 free phenolic hydroxyl group과 C7에서의 에피Epi 배열의 독특한 구조적 특징을 갖는 4'−*O*−demethyl−epipodophyllotoxin benzylidene β−D−glucoside (DEPBG; 4)가 합성되었으며, 1960년대 후반에 여러 가지 알데하이드Aldehyde와 케톤ketone으로 4'−*O*−demethyl−epipodophyllotoxin glucoside (DEPG; 5)가 합성된 후 에토포시드와 테니포시드가 개발되었다. 에포토시드는 1983년에 FDA에서 고환암 치료제로 승인되었으며, 1992년에는 테니포시드가 미국 시장에 도입되었다. 현재 소세포 폐암, 고환암, 림프종, 백혈병 및 다양한 암에 대해 사용되고 있다.

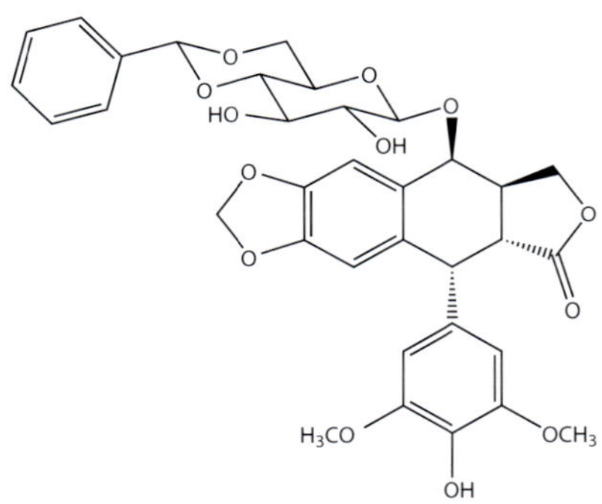

4'-*O*-Demethyl-epipodophyllotoxin benzylidene β-D-glucoside

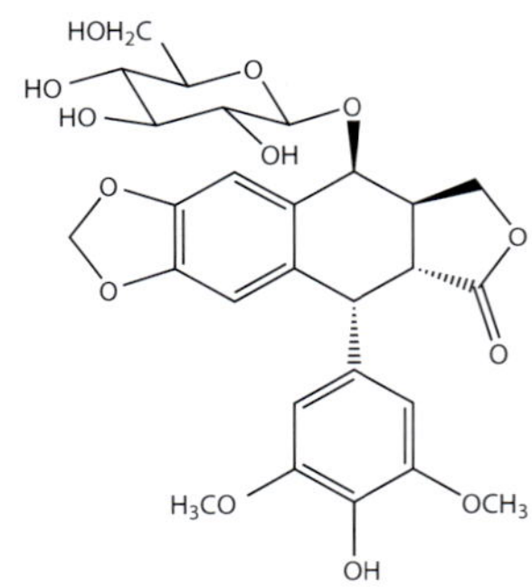

4'-*O*-Demethyl-epipodophyllotoxin glucoside

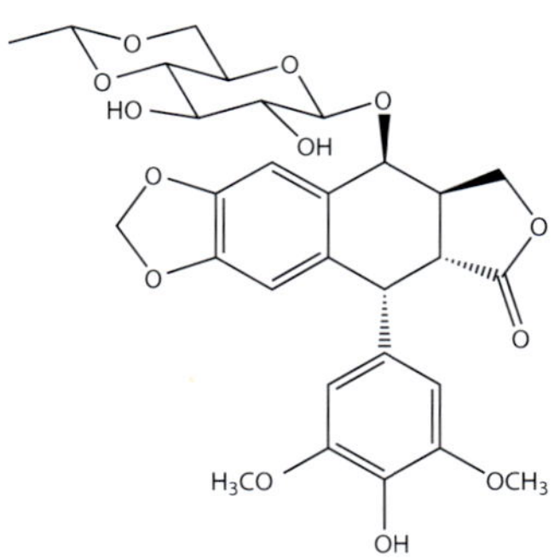

Etoposide

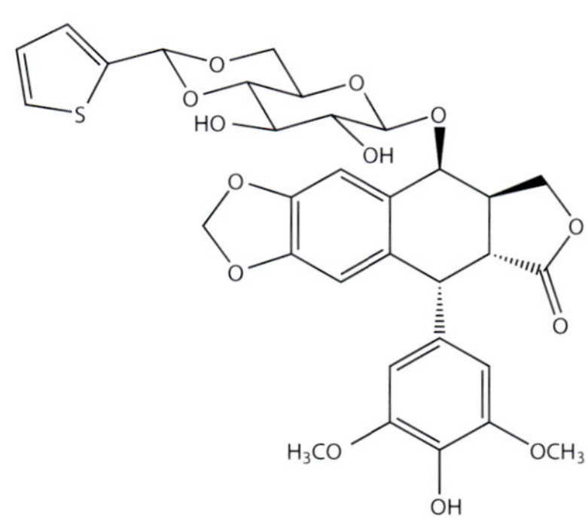

Teniposide

생합성 경로

포도필로톡신Podophyllotoxin은 여러 단계를 거쳐 생합성된다. 코니페릴 알코올Coniferyl alcohol이 산화되어 중간대사 산물을 만들고 이들의 이합체화 반응을 통해 피노레시놀Pinoresinol이 생성된다. 피노레시놀Pinoresinol은 환원반응에 의해 퓨란Furan환이 개열된 후 결과적으로 secoisolariciresinol로 바뀌게 된다. 이어 secoisolariciresinol의 락톤화Lactonization를 통해 마타이레시놀Matairesinol이 생성되고 추가 환형성과 수산기 도입을 통해 포도필로톡신Podophyllotoxin이 생합성된다.

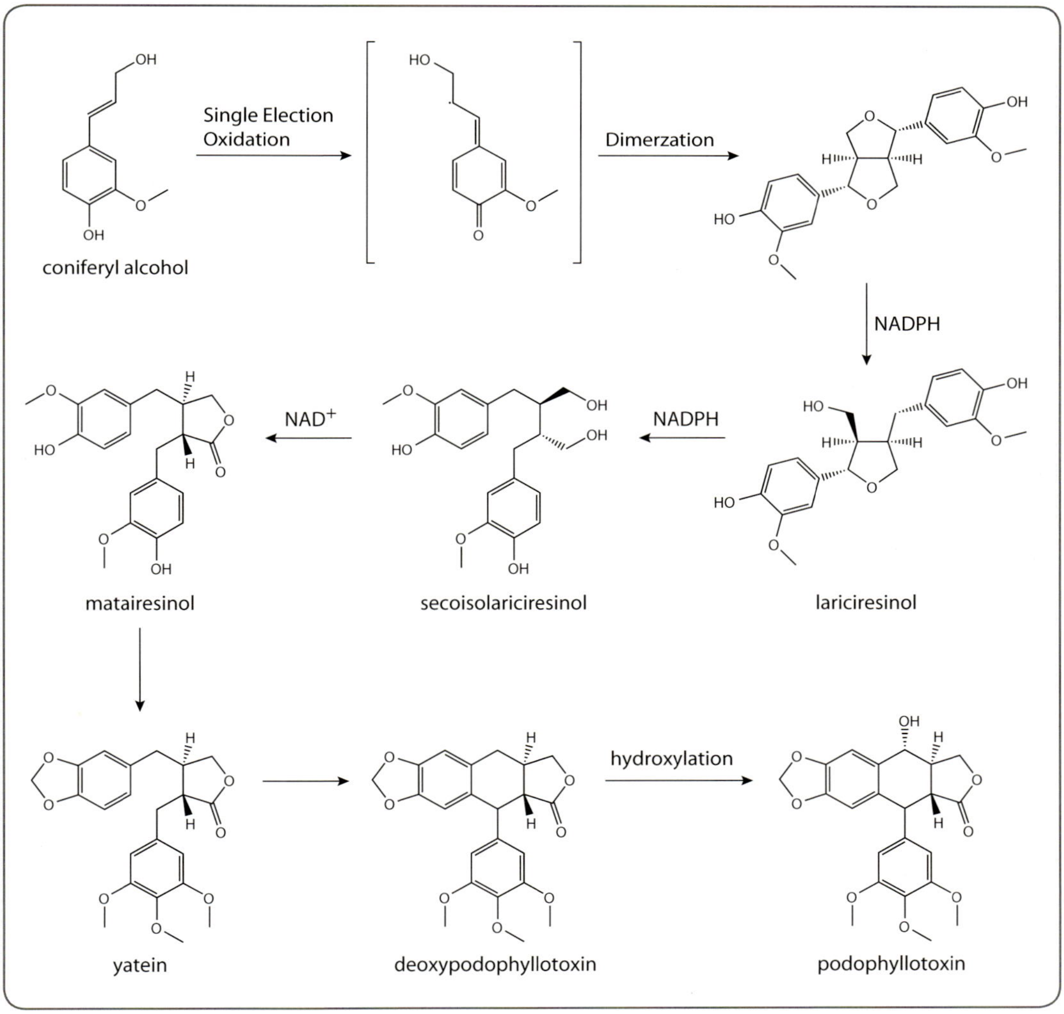

주의 및 부작용

포도필로톡신Podophyllotoxin 경피제의 가장 보편적인 부작용은 가려움Itching, 경미한 통증Slight pain, 홍조Redness 등이 있으며, 그 외 다른 부작용으로는 치료 피부의 화상Burning, 현기증Dizziness, 두통Headache, 구토Vomiting 등이 있다. 일반적으로 포도필로톡신이 모유로 전달되는지 확인되지 않았으므로 모유 수유 여성에게 권장되지 않는다. 포도필로톡신 유도체 에토포시드Etoposide의 일반적인 부작용으로 혈구감소Low blood cell counts, 구토Vomiting, 식욕부진Loss of appetite, 설사Diarrhea, 탈모Hair loss 등이 나타나며, 알레르기 반응Allergic reactions과 저혈압Low blood pressure 등 심각한 부작용이 나타나기도 한다. 또한 토포이성질화효소 억제제 계열의 약물은 DNA의 손상을 가져올 수 있다. 테니포시드Teniposide는 급성 림프구성 백혈병Acute lymphoblastic leukemia 치료를 위해 다른 화학요법제와 함께 사용하게 되면 심각한 골수 억제를 초래하기도 한다.

제품 및 관련응용 제품 소개

■ **라스텟트 캅셀** (www.kimsonline.co.kr)

- **분류:** 세포독성 항암치료제(포도필로톡신의 반합성 유도체)
- **약리:**
  - 세포주기 S기 후기와 G2기에 작용한다.
  - 고용량에서는 유사분열 과정으로 진입하는 세포를 분해시킨다.
  - 저용량에서는 세포가 전기(prophase)로 진입하는 것을 저해한다.
  - DNA strand를 절단하고 topoisomerase II를 억제함으로써 세포독성을 나타낸다.
- **효능:** 소세포폐암, 악성림프종, 자궁경부암.
- **금기:** 중증 골수기능억제 환자, 이 약의 구성성분에 중증 과민반응의 병력이 있는 환자, 임부 또는 임신하고 있을 가능성이 있는 여성.
- **주의:** 골수기능억제 환자, 간장애 환자, 신장애 환자, 감염증의 합병증이 있는 환자, 수두환자, 고령자, 소아, 장기투여 환자.

■ **파마시아앤드업죤 에토포시드 주** 20 mg/mL (www.druginfo.co.kr)

- **분류:** 세포독성 항암치료제(포도필로톡신의 반합성 유도체)
- **약리:**
  - 세포주기 S기 후기와 G2기에 작용한다.
  - 고용량에서는 유사분열 과정으로 진입하는 세포를 분해시킨다.
  - 저용량에서는 세포가 전기(prophase)로 진입하는 것을 저해한다.
  - DNA strand를 절단하고 topoisomerase II를 억제함으로써 세포독성을 나타낸다.
- **효능:** 폐소세포암, 악성임파종, 급성백혈병, 고환종양, 방광암, 융모성질환.
- **금기:** 중증 골수기능억제 환자, 이 약의 구성성분에 중증 과민반응의 병력이 있는 환자.
- **주의:** 골수기능억제 환자, 간장애 환자, 신장애 환자, 감염증의 합병증이 있는 환자, 수두 환자.

■ **부몬주** (www.druginfo.co.kr)

- **분류:** 세포독성 항암치료제(Epipodophyllotoxin 계열 약물)
- **약리:**
  - 세포주기 S기 후기와 G2기에 작용한다.
  - 고용량에서는 유사분열 과정으로 진입하는 세포를 분해시킨다.
  - 저용량에서는 세포가 전기(prophase)로 진입하는 것을 저해한다.
  - DNA strand를 절단하고 topoisomerase II를 억제함으로써 세포독성을 나타낸다.
- **효능:** 일반화된 악성 임파종, 호지킨스씨 질환, 세망세포육종, 임파육종, 뇌암, 맥아세포종, 성상세포종, 상의세포종, 방광암(특히, 유도종형).
- **금기:** 수질의 조혈이 손상된 환자(특히, 골수의 종양성 침투 결과로서 대량의 방사선 또는 화학요법 후).
- **주의:** 중증 간장기능장애 환자, 약물에 과민성환자, 신생아, 미숙아.

참고문헌

1. 천연물화학교재 편찬위원회 (2016). 천연물화학. 제2판. 신일북스. 250–251.
2. 김진웅, 윤기동, 진영원 (2013). 천연의약품. 제3판. 신일북스. 151–156.
3. 한국약학교육협의회 약물분과회 (2015). 약물학. 제13판. 범문에듀케이션. 1066.
4. Cragg, G. M., Kingston, D. G., & Newman, D. J. (2011). Anticancer Agents from Natural Products. CRC press. 95–122.
5. Longstaff, E., & Von Krogh, G. (2001). Condyloma eradication: self–therapy with 0.15–0.5% podophyllotoxin versus 20–25% podophyllin preparations–an integrated safety assessment. Regulatory Toxicology and Pharmacology, 33(2), 117–137.
6. Beutner, K., Friedman–Kien, A., Artman, N., Conant, M., Illeman, M., Thisted, R., & King, D. (1989). Patient–applied podofilox for treatment of genital warts. The Lancet, 333(8642), 831–834.
7. Johnson, C., Goddard, L., & Jacob, S. E. (2018). Podophyllotoxin in dermatology. Journal of the Dermatology Nurses' Association, 10(1), 53–56.
8. Canel, C., Moraes, R. M., Dayan, F. E., & Ferreira, D. (2000). Podophyllotoxin. Phytochemistry, 54(2), 115–120.
9. Baldwin, E. L., & Osheroff, N. (2005). Etoposide, topoisomerase II and cancer. Current Medicinal Chemistry–Anti–Cancer Agents, 5(4), 363–372.

Penicillins

Penicillin은 *Penicillium notatum* 등이 생산하는 β-lactam ring을 가지는 화합물로 세균 세포벽의 중요 구성물질인 peptidoglycan을 형성하는데 관여하는 DD-transpeptidase의 작용을 억제함으로써 항균작용을 나타낸다.

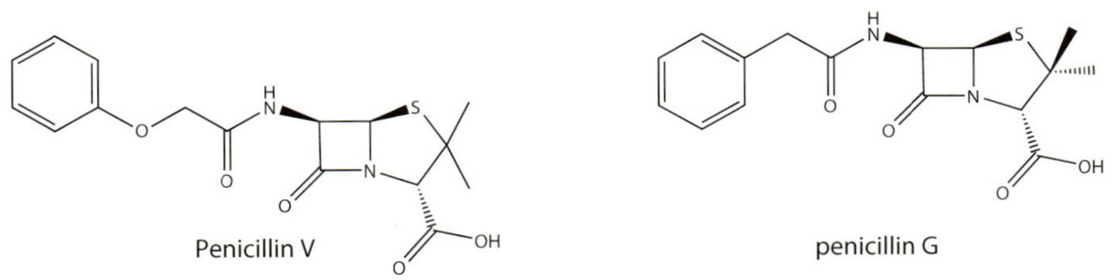

Penicillin V와 penicillin G의 구조

역사

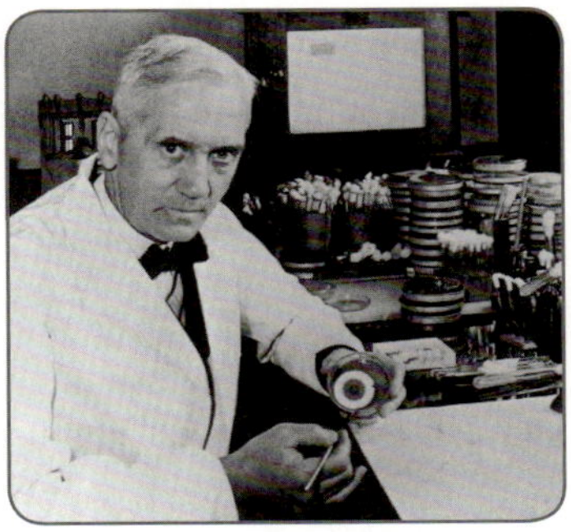

Alexander Fleming

최근 영국문화원은 지난 80년간 세계를 바꾼 80대 사건 중에서 첫 번째로 1989년 세계 인터넷망 개발, 둘째로 penicillin의 대량생산 방식 개발을 뽑았다. 대부분이 penicillin의 개발을 하면 플레밍Alexander Fleming을 떠오르지만 대량생산의 기틀을 만든 과학자가 누구냐고 하면 고개를 갸우뚱할 것이다. 플레밍은 1928년, 런던에 있는 St. Mary 병원에서 미생물학자로 근무하면서 자라고 있는 포도상 구균 주위에

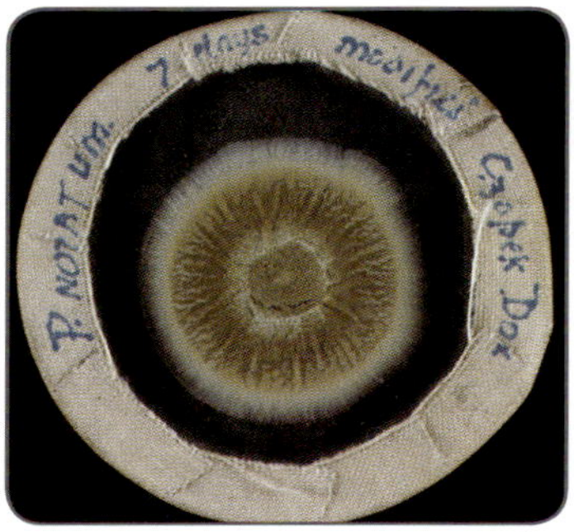

P. notatum

곰팡이가 오염되어 있는 것을 발견하였는데 박테리아가 맑은 띠를 형성하고 있는 것을 관찰하여 곰팡이에 항생작용이 있다는 것을 최초로 보고하였고 이 균주는 그 후에 *P. notatum*으로 확인되었다. 플레밍은 곰팡이의 분비물이 수많은 세균들에 대해 활성을 나타내는 것을 발견했지만 당시 성분이 밝혀지지 않았던 penicillin이 불안정하고, 항균 활성 또한 일시적이란 사실을 발견하고 1935년 penicillin에 대한 연구를 중단하였었다. Penicillin 정제에 성공하고 이듬해 대량생산의 길까지 열어 penicillin이 '기적의 약' 반열에 오를 수 있었던 것은 11년 뒤인 1940년 옥스퍼드대 병리학자 하워드 플로리Howard Florey와 에른스트 체인Ernst Chain이 등장하면서였다. British Journal of Experimental Pathology에 실린 플레밍의 1929년 논문은, 1938년에 플로리와 함께 일했던 독일에서 건너온 유대인 생화학자 에른스트 체인의 주목을 끌기에 충분했다.

여러 유형의 동물에게 있어 흡수성과 독성에 대한 대규모의 시험을 수행하기 위해, 플로리 연구팀은 일련의 연구를 수행했다. 그들은 쥐에게 일반적인 치사 복용량의 악성 연쇄상 구균을 주입했다. 그 중 어떤 쥐들에는 penicillin이 투여되지 않았고, 다른 한 군의 쥐들은 1회 분량의 penicillin을 투여받았다. 그리고 나머지 쥐들에게는 규칙적인 간격으로 penicillin을 주입시켰다. 그 모든 시험에서 penicillin을 투여받지 않은 쥐들은 18시간 이내에 죽었다. 대조적으로 penicillin을 투여받은 쥐들은 살아남았다. 이러한 결과를 바탕으로 플로리는 임상시험을 위한 충분한 양의 penicillin을 생산하는 데 도움을 줄 산업체의 협력자를 찾을 수 있었다. 2차 세계대전 중이라 영국 정부나 어떤 영국 회사로부터도 도움을 받을 수 없는 상황이었기 때문에 플로리와 그의 동료 히틀리는 미국에서 협력자를 찾기로 하였다. 당시 미국 정부는 2차 세계대전에 참전하면서 군인들이 상처 자체보다는 상처로 인해 유발된 감염으로 인해 사망자 수가 훨씬 많은 사실에 주목하였고 따라서 penicillin에 대해 관심을 가지게 되었다. 초기에는 병원의 환자 용변기를 재조립한 크고 평평한 배양접시에서 발효를 하였다. 미국 일리노이주의 페오리아에 있는 미 농무성 국립연구소의 과학자인 모이어와 영국의 히틀리는 penicillin 생산량을 높이기 위해 협력했다. 그들은 포도당 대신 옥수수 녹말의 추출에서의 부산물 액체와 유당을 발효에 첨가하는 것과 같은 변화를 주어 실험을 하였다. 그들은 또한, 표면 대신 배지 속에 잠기도록 한 배양 방법을 이용하여 penicillin이 만들어질 수 있다는 사실을 보였다. 또한 항생역가가 높은 *Penicillium* 속의 균주를 지역 주민의 도움으로 찾을 수 있었다.

플로리가 런던에서 penicillin을 규명하고 생산에 대한 연구에 몰두하고 있을 때 당시 상황은 독일군의 폭격으로 런던에서 지내기가 어려웠던 실정이었다. 플로리의 어린 두 아들들도 옥스퍼드 시절에 같이 공부했던 미국 친구인 예일 대학교 의과대학의 존 훌톤John Fulton 교수의 집으로 보냈다. 1942년 훌톤 교수가 몸담고 있었던 병원에 입원하고 있던 앤 밀러Anne Miller가 4주 동안 계속 고열에 시달렸고 많이 쓰던 설파제도 듣지 않은 상태이었다. 밀러의 주치의인 번스테드 교수는 훌톤에게 플로리에게 소문으로 듣던 penicillin을 얻을 수 있도록 부탁을 하였다. 훌톤은 플로리와 통화를 하면서 극비리에 생산 연구를 하고 있던 머크 제약회사의 관계자들에게서 penicillin을 얻을 수 있어서 이것을 밀러 부인에게 투여를 하게 되었다. 얻은 양은 5.5 g이었지만 얼마를 투여할지 모르는 상황이었다. 영국에서 penicillin을 투여받은 환자 6명 중 4명이 회복하였고, 미국에서는 처음으로 시도하는 임상시험이었다. 이 시험에서 penicillin을 정맥주사를 통해서 천천히 주입하였는데 그다음 날 환자의 열이 내리고 체온이 정상으로 돌아갔으며 식욕도 회복을 하였고 몸에 있던 균도 제거되었다. 당시 penicillin은 매우 구하기 힘든 약물이었기 때문에 투여 후 환자로부터 뇨를 받아 그것을 다시 머크사에 보내어 70%까지 회수하여 다시 사용할 정도이었다. 후에 미국 정부의 관심으로 20곳 이상의 회사가 충분한 양의 penicillin을 생산하기 위한 노력에 동참하였다. 1943년 영국과 미국 연구팀의 연구에서 단지 한 종류의 penicillin만이 존재하는 것이 아니라고 밝혀졌다. 원소분석을 통하여 핵심 구조인 lactam ring의 구조는 같지만, 곁가지가 다르다는 것을 알게 되었다. 영국에서 배지 표면 위에서 발효시킨 penicillin의 구조는 2-pentenylpenicillinPenicillin F이었고 대조적으로 기내 배양을 하여 얻은 penicillin의 구조는 benzylpenicillinPenicillin G이었다. 배지에 전구물질이 어떠한 종류가 들어 있냐에 따라서 생합성 과정에서 차이가 있게 되고 구조의 차이를 일으킬 수 있음을 후에 알게 되어 이를 이용하여 곁가지가 다른 다양한 종류의 penicillin을 발효에 의해서 얻을 수 있었다.

생산은 엄청나서 1944년 6월, 노르망디 작전 때 회사들은 매달 천 억 unit의 penicillin을 생산하였다. 그 당시 미국에서 처음으로 penicillin을 투여받은 밀러 부인은 90살까지 살았다.

플레밍을 포함하여 영국의 세 과학자들은 penicillin을 처음 발견하고 산업화시키는 데 많은 노력을 기울였지만 결국 penicillin을 통해 경제적 이득을 본 것은 미국이었다. 특히, penicillin을 많이 생산하는 균주에 대한 특허를 미국이 보유함에 따라서 영국은 이 균주를 사용하기 위해서는 기술료를 지불하여야 하는 상황이었다. 이러한 상황에 자극을 받은 영국의 글락소는 penicillin이 듣지 않는 그램 음성의 균주에도 효과를 보이는 cephalosporin 항생제를 처음으로 생산하게 되었다. 플레밍, 플로리 그리고 체인은 penicillin의 발견과 제조로 1945년의 노벨 생리학상 수상자로 선정되는 영예를 안았고 플로리는 호주 출신이어서 호주 화폐에 얼굴이 하게 된다.

화학적 특징

Penicillin에 관련된 많은 업적은 그 구조가 미처 밝혀지지 않은 채 이루어졌다. 플레밍처럼 체인은 penicillin이 불안정하기 때문에 효소라 보고 단백질일 것이라 가정했다. 체인은 활성화된 효소를 분리하고 정제하고자 할 때, 그것의 자신을 더욱 작은 분자로 만들려고 한다는 특성이 있다는 것을 관찰하였는데 후에 이 활성화된 효소는 화합물인 것으로 밝혀졌다. 이 화합물의 구조를 밝히기 위한 연구가 경쟁적으로 이루어졌다. 처음에 제시되었던 구조는 β–lactam thiazolidine과 oxazolone thiazolidine이었다. 이 구조에 대한 논쟁은 1945년 옥스퍼드 대학교의 도로티 호지킨Dorothy Hodgkin이 화합물의 결정 구조를 X–선을 이용하여 밝혀내면서 끝이 났다. 구조가 밝혀지면서 β–lactam 기를 갖는 항생물질은 박테리아의 세포벽에 있는 peptidoglycan층의 가교 형성을 막는다는 것도 밝혀지게 되었다.

발효에 의한 penicillin의 생산에 성공했음에도 불구하고, 화학자들은 penicillin의 합성법을 찾고자 했다. 1957년 매사추세츠 공과대학의 화학교수이자 머크사의 전 화학자인 존 시한John Sheehan은 phenoxymethylpenicillinPenicillin V을 합성하였다. 시한은 또한 6–aminopenicillanic acid6-APA를 페니실린으로 바꾸는 방법도 발전시켰다.

1959년 베첼로R. Batchelor 등은 *P. chrysogenum* 발효 혼합물에서 곁가지가 없는 6–APA을 분리하였다. 그 후 발효에 의해서 얻은 penicillin에서 acyl기를 제거하는 방법으로 6–APA를 만들 수 있었다. 이를 계기로 수 천 종류의 반합성 penicillin의 제조가 가능해짐으로써 penicillin의 특성을 향상시킨 많은 반합성 penicillin 유도체가 만들어지게 되었다.

Penicillin이 처음 상품화된 이후, 1961년 비참사Beecham에서 제조한 ampicillin은 penicillin의 구강을 통한 흡수를 개선시켰고, 1964년에는 같은 회사에서 합성한 amoxicilin은 구강을 통한 흡수를 더욱 개선시켰다. 이러한 화합물들과 다른 penicillin 유도체들은 β–lactam 핵은 공유하지만 다른 곁가지들을 갖고 있다.

한편, 플레밍은 70년 전 노벨상 강연에서 항생 물질에 대한 내성을 미리 예견하였다. 플레밍은 "누구든지 가게에서 penicillin을 살 수 있는 날이 올 것이다. 그렇게 된다면 무지한 사람들이 쉽게 약을 복용하는 위험한 상황이 발생할 것이다. 그의 몸 안에 있는 세균이 치명적이지 않은 양의 약물에 노출됨으로써 그 세균이 내성을 갖게 될 것이다."라고 말했다. 항생제를 사용하면 대부분의 균주는 죽지만, 항생제에 저항성을 가진 극소수의 균주가 살아남아 우세 집락을 형성할 가능성은 늘 존재한다는 것이다. 영국에서 penicillin 생합성 과정에서 6-APA을 분리하면서 penicillin G나 V에 있는 곁가지에 여러 종류의 기능기를 합성에 의해 붙일 수 있게 되었다. 이를 통해서 내성균의 β-lactamase에 의해 penicillin이 효능을 나타낼 수 없을 때, 다양한 곁가지를 붙여서 β-lactamase의 활성을 억제하는 유도체들을 만들 수 있게 되었다.

Classification of semi-synthetic β-lactam penicillins

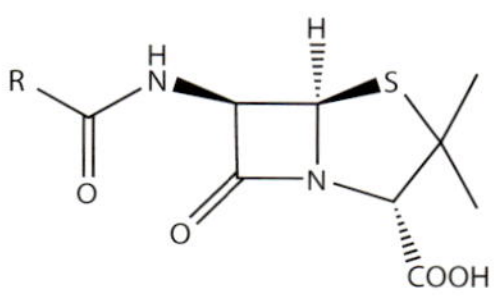

계열	종류	Side chain 구조 (R)	용도
β-lactamase 저항성	Methicillin	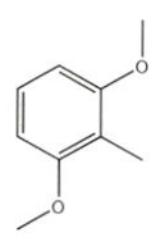	내성으로 사용하지 않음
	Nafcillin	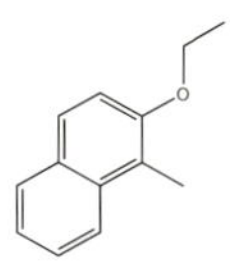	포도상균 감염에 의한 심내막염(endocartis), methicillin 대치
	Oxacillin	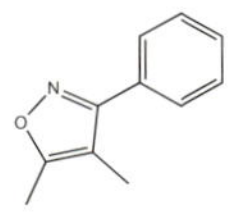	Nafcillin과 유사
	Cloxacillin	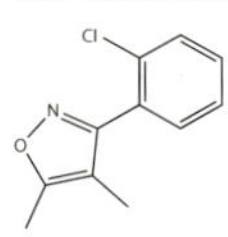	박테리아 내성에 적응, 독성이 약함
	Dicloxacillin	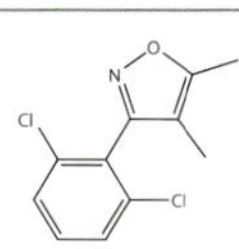	피부감염, 부작용 적음

Aminopenicillins	Ampicillin	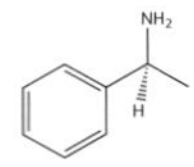	그램 양성 및 음성균에 효능, 호흡기, 장에 감염증
	Amoxicillin	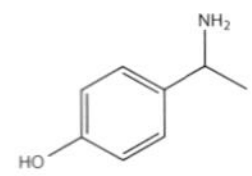	그램 양성 및 음성균에 효능, 보편적으로 많은 감염증에 사용
Carboxylpenicillins	Carbenicillin	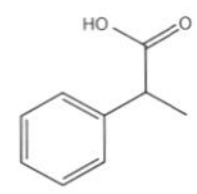	물에 대한 용해도가 좋음, 요도 감염에 사용
	Ticarcillin	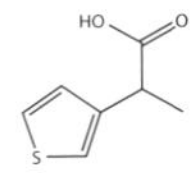	Penicillin과 유사, Penicillin 알러지 환자에 사용
Ureidopenicillins	Mezlocillin	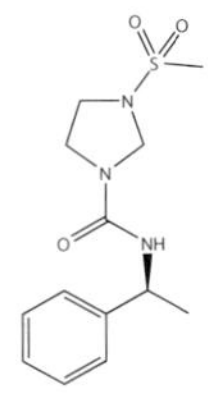	녹농균에 효능, 쓸개관 감염에 사용
	Piperacillin	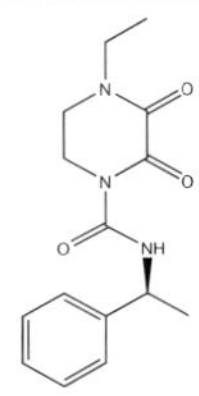	β-lactamase 저해제와 함께 사용

작용기전

박테리아는 고도로 복잡하게 이루어진 peptidoglycan이라는 세포벽으로 둘러싸여 있다. Peptidoglycan은 아미노당인 *N*-acetylglucosamine과 *N*-acetylmuramic산이 $\beta_1 \rightarrow 4$의 결합으로 반복적으로 연결되어 있다. 또한 transglucosidase에 의해서 중합되어 있으며 카르복실기가 작은 peptide와 연결되어 있다. 이 펩티드 결합은 transpeptidase에 의해 글리신 5종류의 아미노산에 연결되어 있다. 이 글리신이 penicillin과 결합하는 peptide로서 β-lactam 항생제는 penicillin의 β-lactam 고리가 DD-transpeptidase에 결합하여 박테리아의 세포벽의 peptidoglycan 가교 형성을 막아서 세포벽 생성을 억제함으로써 박테리아가 세포 밖의 물의 삼투압을 견디지 못하고 죽게 된다.

약리

Penicillin V는 경구용으로 높은 혈중농도를 유지할 필요가 없을 때 사용한다. Penicillin V는 가벼운 피부 감염부터 *Streptococcus pyogenes*균의 감염증패혈증 등의 중증에도 사용하며, 류미티스열 등에도 사용한다. Penicillin G는 염산에 의해 불활성화 되어 효과가 떨어지므로 경구로 투여하지 않는다. Penicillin V와 함께 사용하는 경우, 조직에 대한 역가가 높아지므로 높은 항균효과를 얻을 수 있다. 봉와직염, 호흡기 감염증, 매독, 어린이의 패혈증 등에 사용한다.

Penicillin은 자연이 인류에게 가져다 준 축복이라고 볼 수 있다. Penicillin 발견 후에 미생물의 길항 작용을 이용해서 많은 종류의 균주로부터 다양한 항생제들이 발견되었다. 그 중의 하나가 미국의 셀멘 왁스만Selmen Waksman과 대학원생이었던 알버트 샤츠Albert Schatz가 방선균인 *Streptomyces griseus*로부터 발견한 결핵균에 대한 항생제인 streptomycin이다.

참고문헌

1. American Chemical Society (2005). Penicillin. The top pharmaceuticals that changed the world. *In* Daemmrich, A., & Bowden, M. E. Eds., Chemical & Engineering News, 83(25).
2. Li, J. J. (2006). Laughing gas, viagra, and lipitor: the human stories behind the drugs we use. Oxford University Press.
3. Raviña, E. (2011). The evolution of drug discovery: from traditional medicines to modern drugs. John Wiley & Sons.
4. Meyers, M. A. (2007). Happy accidents: Serendipity in modern medical breakthroughs. Arcade Pub.
5. 김영식 (2015). 페니실린 발견과 대량생산, 디지털타임스, 2015. 3. 17.

Oseltamivir

Oseltamivir은 shikimic acid를 출발물질로 하여 인플루엔자 바이러스에 적용하기 위해 합성한 독감 치료제로, 구조는 ethyl(3*R*,4*R*,5*S*)−5−amino−4−acetamido−3−(pentan−3−yloxy)−cyclohex−1−ene−1−carboxylate이다. 현재 oseltamivir의 출발 물질인 shikimic acid은 대부분 팔각회향에서 얻고 있는데, 팔각회향八角茴香, Chinese star anise은 붓순나무과Illiciaceae에 속하는 팔각회향*Illicium verum* Hook. f.의 열매로서 그대로 또는 끓는 물에 데쳐서 말린 것으로 팔각 또는 대회향大茴香이라고도 불린다. 팔각회향의 열매는 8개의 골돌과가 중심에서 방사상으로 배열되어 있으며 바깥면은 적갈색으로 불규칙한 주름이 있으며 위 끝은 새부리 모양이고 위쪽은 대부분 벌어져 있다.

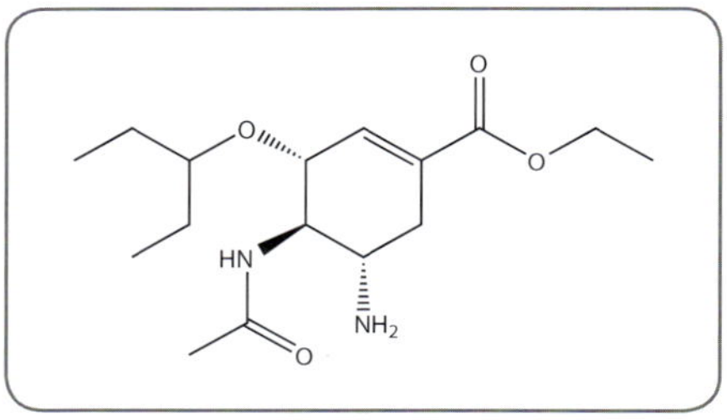

Oseltamivir 구조

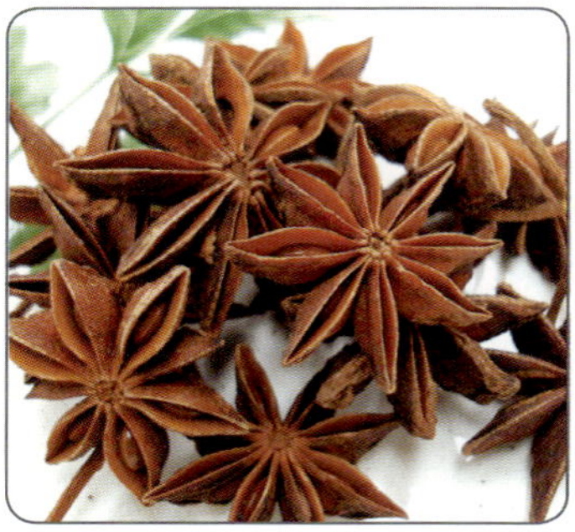

팔각회향의 열매

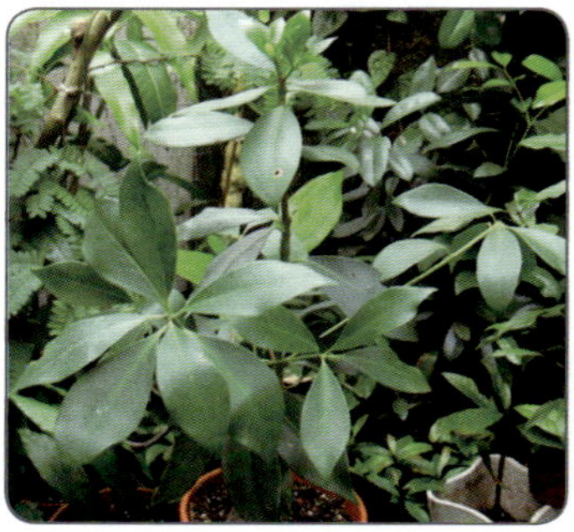

팔각회향 *Illicium verum* Hook. f.

역사

오셀타미비어Oseltamivir, 국제일반명 또는 상품명 타미플루Tamiflu®는 neuraminidaseNA 저해제로 미국의 길리어드 사이언시스Gilead Sciences사에서 1996년 한국계 일본인 화학자인 김정은 박사의 주도 아래 개발되고, 스위스의 호프만 라 로슈 사Hoffmann-La Roche가 전세계에서 판매하고 있는 인플루엔자 바이러스에 대한 항바이러스제이다. 김정은 박사는 1994년 《네이처》지에 실린 글락소GSK 논문을 보고 조류독감AI치료제 '타미플루'를 개발하게 됐다고 밝혔다. 21세기 초에 대유행한 세계 전염병인 신종 플루 인플루엔자 A형 바이러스 H1N1 아형에 대응하기 위해 수요가 급증했었다. 타미플루에 대한 특허권은 2016년까지 로슈가 소유하여, 독점 생산을 하고 있다. 그러나 세계보건기구는 로슈가 10년 동안 생산시설을 완전 가동하더라도 세계 인구가 복용할 타미플루의 20%밖에 생산할 수 없다고 보고 있다. 이 때문에 세계 각국에서는 지적 재산권자의 허락없이 강제로 특허를 사용할 수 있도록 하는 특허의 배타적 권리에 대한 '강제실시권'을 부여해야 한다는 압력이 거세게 일어났었다.

Oseltamivir는 Gilead Sciences에서 shikimic acid를 출발물질로 하여 합성하였으며, shikimic acid는 팔각회향*Illicium verum*에서 얻을 수 있었다. 사실 shikimic acid와 oseltamivir타미플루는 전혀 다른 물질이며, shikimic acid을 함유하고 있는 팔각회향 또한 타미플루와 유사한 효능이 있다고 단정할 수는 없다. 애초에 타미플루의 개발과정에서도, 일반적인 천연물 스크리닝 방식이 아니라 컴퓨터 시뮬레이션으로 인플루엔자 바이러스의 특정효소인 NA에 들어맞는 분자구조를 설계해서 개발한 것이다. 즉, 타미플루는 처음부터 인플루엔자 바이러스에 적용하려고 '설계되어' 만들어진 물질이며, shikimic acid은 그 물질을 대량생산하기 위한 재료에 불과하다. Shikimic acid은 타미플루뿐 아니라 페닐알라닌Phenylalanine, 트립토판Tryptophan, 각종 알칼로이드 등 여러 가지 화합물의 전구물질로 활용되기도 한다. 이러한 shikimic acid를 함유하고 있는 팔각회향은 1년에 한번 수확되고 대부분 타미플루 생산에 쓰여 생산능력에 제한 받고 있는 상황이다.

화학적 특성

Oseltamivir는 인플루엔자의 감염을 예방하고 치료하는데 효과적인 약물이라는 것이 *in*

*vitro*와 *in vivo*에서 입증되었지만, 환자가 바이러스에 감염된 지 36~48시간 안에 약물이 투여되어야 치료효과를 나타낼 수 있다는 것이 커다란 단점이다. 따라서 전 세계적인 인플루엔자 바이러스의 pandemic 현상 앞에서는 oseltamivir의 수요에 비해 공급은 턱없이 모자랄 수 밖에 없는 상황이다.

시알산Sialic acid과 유사 구조 물질이 인플루엔자 바이러스의 NA를 억제한다는 것은 1970년대에 처음 알려졌는데, NA의 효소활성부위와 3차 구조를 규명함에 따라 효과적인 NA 억제제가 개발되었다. Sialic acid 유사 구조체인 oseltamivir는 NA의 효소활성부위에 경쟁적, 가역적으로 결합하여 억제 작용을 한다. NA를 억제하기 때문에 A형과 B형 인플루엔자 바이러스 모두에 효과가 있다. Oseltamivir는 소수성기를 함유하여 경구흡수율이 낮기 때문에 전구체로서 인산염으로 투여한다. Oseltamivir phosphate는 백색의 결정상 분말로서 화학명은 (3*R*,4*R*,5*S*)-4-acetylamino-5-amino-3(1-ethylpropoxy)-1-cyclohexene-1-carboxylic acid ethyl ester, phosphate1:1이다. 경구로 oseltamivir phosphate를 투약하면 흡수되어 활성형인 oseltamivir carboxylate로 변화되는데, oseltamivir carboxylate는 인플루엔자 바이러스의 표면항원인 적혈구 응집소 hemagglutininHA과 결합하며, 호흡기상피세포에 침투와 배출에 관

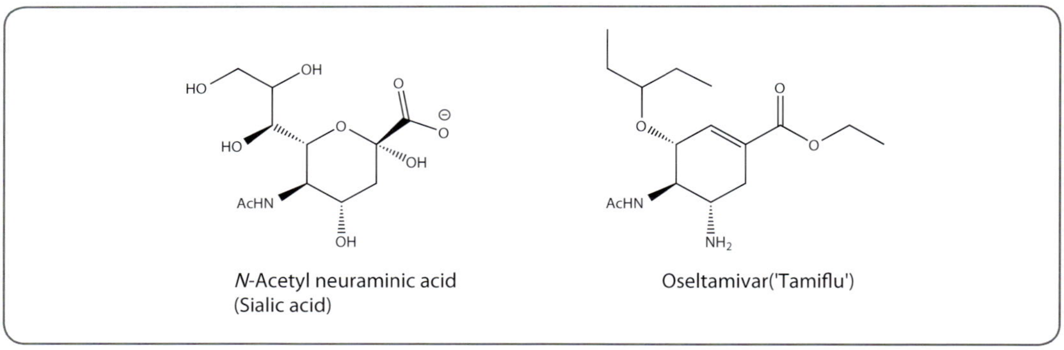

Sialic acid와 oseltamivir 구조

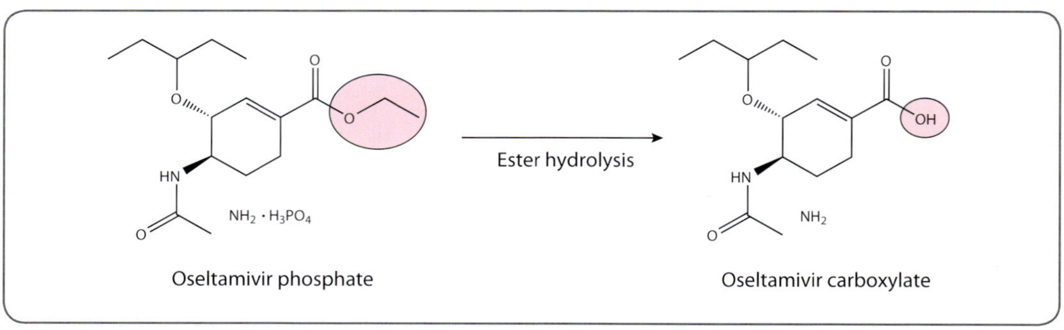

Oseltamivir phosphate와 oseltamivir carboxylate 구조

여하는 호흡기상피세포 수용체인 sialic acid와 유사구조를 가지고 있다.

합성

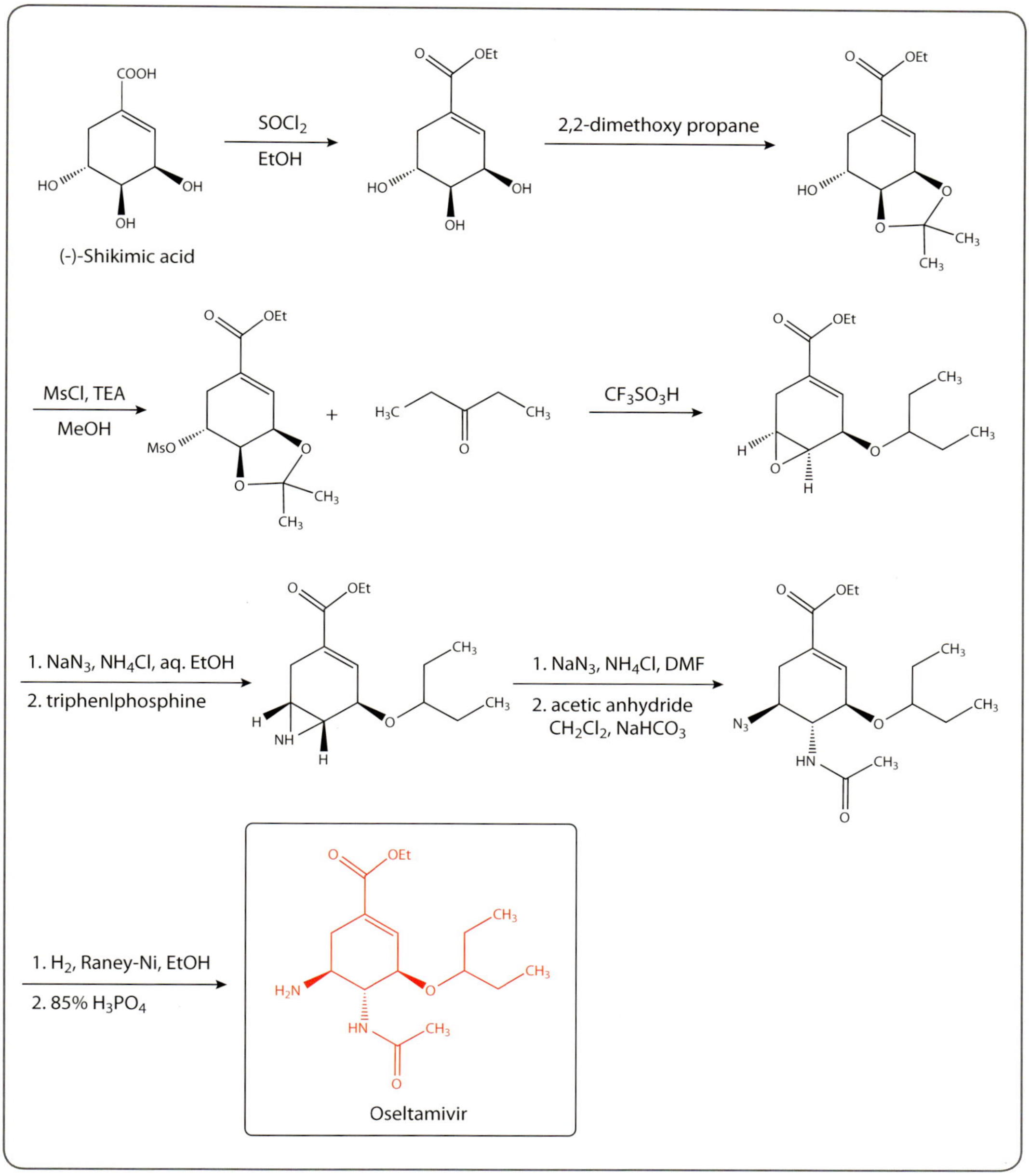

(−)-Shikimic acid로부터 oseltamivir 합성

Oseltamivir가 처음으로 합성되었을 때, 그 출발 물질로 (–)–shikimic acid 및 이와 구조가 유사한 (–)–quinic acid를 사용하였다. 특히 (–)–shikimic acid 는 천연물로서 대부분 식물에서 추출한 것을 사용하였다. 주로 중국의 팔각회향에서 추출하며 또한 북미의 풍향수Sweetgum 과일에서도 추출하는데, 이때 얻어지는 양이 적어, 물량 확보의 어려움 및 고가의 한계를 가지고 있었다. 최근에는 *E. coli*대장균 등에서 생합성적인 방법으로 shikimic acid를 생산하고 있으며, 합성 방법에 관한 연구가 이루어지고 있다.

Oseltamivir 개발을 위해 이루어진 가장 많은 노력 중 하나는 약물의 새로운 합성방법을 개발하는 일이었다. 기존의 방법Scheme 1에서 더 이상 약물의 합성에 shikimic acid나 quinic acid가 필요하지 않는 방향으로 연구가 진행되었다.

처음은Scheme 2 Diels–Alder 반응을 접목시켜 furan과 ethyl acrylate를 출발물질로 이용한 것으로서 출발물질로 shikimic acid나 quinic acid의 사용이 없다는 점이 고무적이다. 하지만 이 합성법은 효소를 이용한 resolution step이 필요하여, oseltamivir의 수율이 상당히 떨어진다는 단점이 있어 대량생산 공정으로까지 진행되지 못했다.

또 다른 방법은Scheme 3 Roche의 연구자들에 의해 시도되었는데, 아주 비싼 1,6–dimethoxyphenol (**11**)을 출발물질로 높은 수율의 합성법 개발에 성공했다. 이 방법도 shikimic

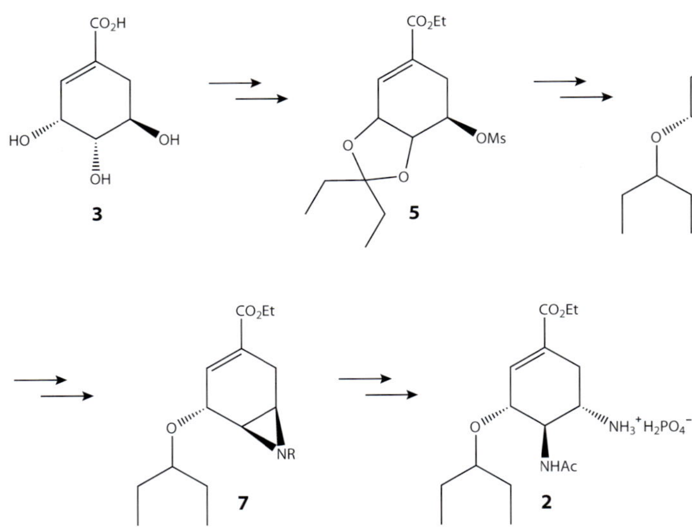

Key intermediates to oseltamivir phosphate from shikimic acid. Ms=methanesulfonyl.

Oseltamivir 합성법(Scheme 1)

acid나 quinic acid의 사용이 없다는 점이 장점이지만, 합성과정 마지막에 sodium azide를 사용하게 되므로 반응의 안전성 문제가 대두된다.

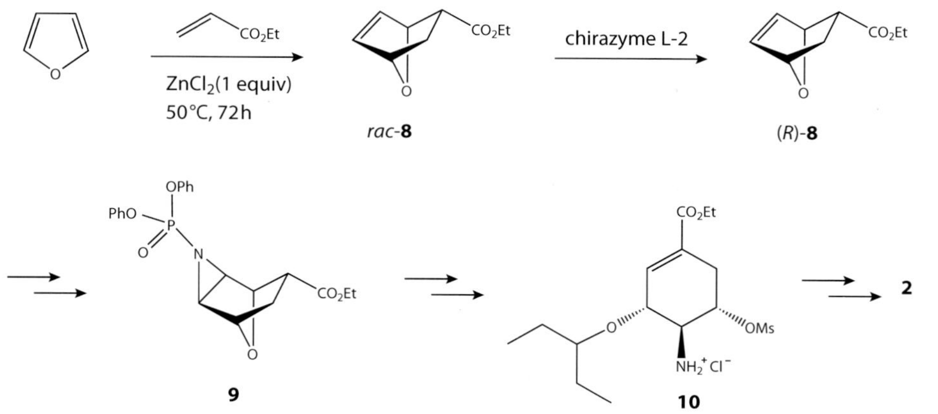

Approach to oseltamivir by a Diels-Alder reaction followed by enzymatic resolution.

Oseltamivir 합성법(Scheme 2)

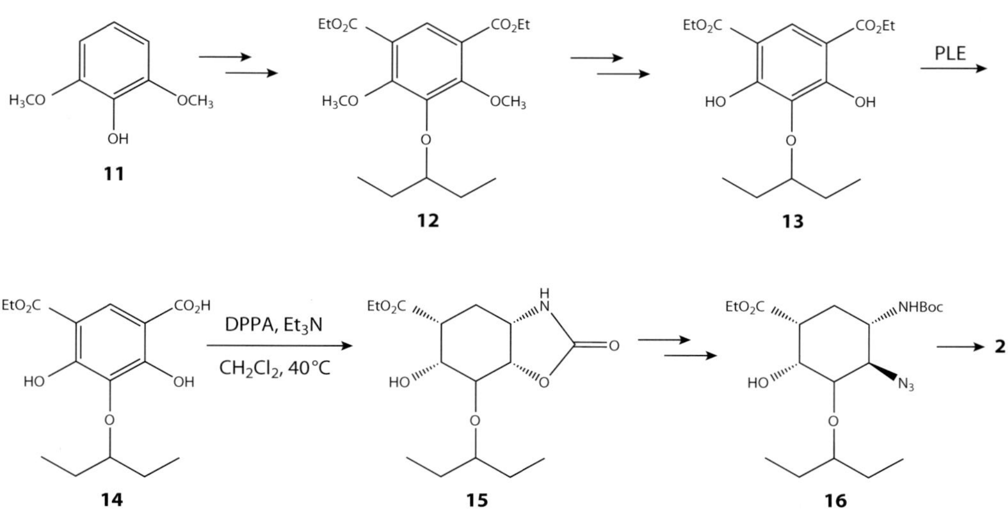

Desymmetrization approach to oseltamivir. PLE=pig-liver esterase, DPPA=diphenylphosphoryl azide, Boc=*tert*-butyloxycarbonyl.

Oseltamivir 합성법(Scheme 3)

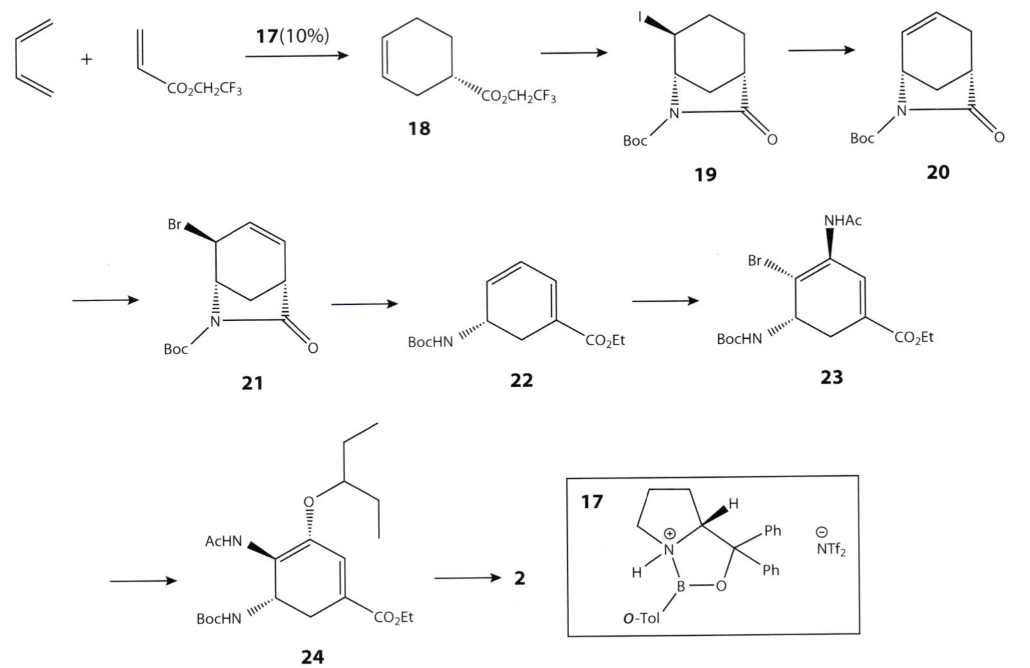

Corey and co-worker's approach. Tf=trifluoromethanesulfonyl, Tol=tolyl.

Oseltamivir 합성법(Scheme 4)

최근에는 oseltamivir에 대한 관심이 급증하면서 학계의 관심을 이끌어내었고, Corey group에서는 11개의 step으로 총 30%의 수율을 나타내는 새로운 합성법을 제시하였다Scheme 4. 현재 oseltamivir의 공급에 대한 문제는 shikimic acid나 quinic acid 공급에 대한 다각적 노력과 새로운 합성법을 연구하고 적용하면서 해결하고 있는 실정이다.

작용기전

NeuraminidaseNA가 인플루엔자 바이러스 증식에 있어 중요한 역할을 하고 NA의 활성 부위는 인플루엔자 A 및 B 바이러스 모두에 안정적으로 존재하므로 치료제의 목표로서 적합한 타겟이 된다. 인플루엔자 바이러스는 표면 당단백 항원인 hemagglutininHA와 NA를 가지고 있으며 항원의 종류가 인플루엔자 바이러스의 균주를 결정한다. HA은 호흡기상피세포의 sialic

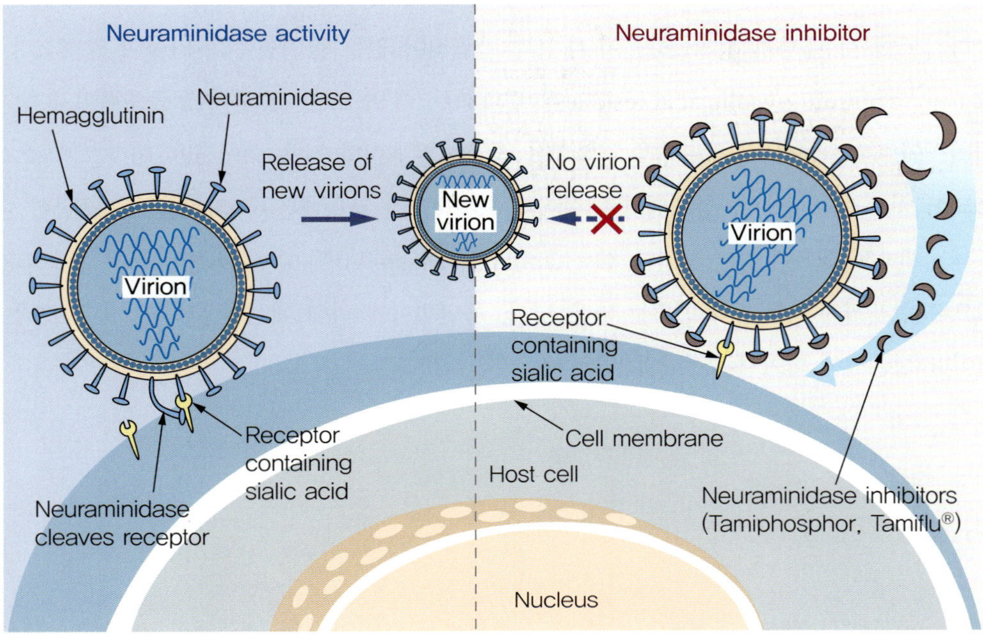

Neuraminidase 억제제 작용기전

acid 수용체에 결합하고 이를 통해 호흡기상피세포 침투과정에 관계하며, 호흡기상피세포에서 완성된 인플루엔자 바이러스 입자가 세포 밖으로 유리되기 직전에 호흡기상피세포의 sialic acid 수용체와 결합하여 새로운 바이러스 입자가 세포에 부착하는 역할을 한다. 새로 형성된 인플루엔자 바이러스 입자는 sialic acid 수용체와 hemagglutinin의 결합 고리를 분해하고 외부로 유리되어야 생활사를 지속할 수 있는데, 인플루엔자 바이러스 효소인 NA는 소당류 일부분Oligosaccharride moiety과 말단 neuraminic acid residue를 연결하는 α-ketosidic bone를 절단하여 hemagglutininHA에 의해 인지된 수용체를 분해한다. 수용체 분해는 바이러스가 호흡기의 감염세포로부터 배출되는 것을 원활하게 해준다. NA억제제는 NA의 작용을 차단하여 새로 만들어진 인플루엔자 바이러스가 호흡기 상피세포에서 유리되어 퍼져나가는 것을 억제함으로써 바이러스 증식 억제 효과를 나타낸다. NA는 호흡기 상피세포를 싸고 있는 mucin의 sialic acid moiety를 절단하여 바이러스의 침투를 용이하게 하는 역할도 하는데 NA 억제제는 이 과정에서도 효과를 나타낼 수 있다.

NA 억제제에 대한 내성은 드물다. 지금까지 두 가지의 내성기전이 알려져 있다. 효소활성부위 변이Mutation와 HA와 sialic acid residue 결합 부위의 돌연변이에 의한 내성 발생 두 가지 기전이 있다. 변이에 의해서 NA의 효소활성부위 아미노산이 치환되어 NA 억제제가 효과적으로 결합하지 못해서 내성이 생기는데, 이 내성과 관련되어 있는 돌연변이 부위들이 알려졌다. 그리고 hemagglutinin이 sialic acid residue에 결합하는 부위 또는 그 근처에 돌연변이가 생겨서 바이러스와 sialic acid residue와의 결합력을 감소시켜 NA의 작용 없이도 바이러스가 스스로 방출되어 치료제의 효과가 상실되어 내성이 발생된다. 이 경우에는 oseltamivir를 포함한 다른 NA 억제제에도 교차내성이 생긴다. Oseltamivir나 zanamivir에 대한 내성이 모두 보고되기는 하였으나 현재까지는 내성의 빈도는 매우 낮다. 돌연변이에 의해 내성을 획득한 바이러스는 전염력이나 생존력이 떨어지는 것으로 알려져 있다.

약리 효능

Oseltamivir는 influenza NA의 강력한 저해제로서 1세 이상의 환자에서 influenza A와 B virus에 감염되어 증상이 발현된 지 2일 미만의 급성 단순성 influenza의 치료에 사용된다. 또한, 13세 이상의 환자에게는 influenza A, B형의 예방을 목적으로 사용할 수 있다. Oseltamivir는 전구체Oseltamivir phosphate, GS4014로서 간에서 활성형인 oseltamivir carboxylateGS 4071로 대사 된다. Oseltamivir는 항바이러스제제인 amantadine과 rimantadine이 influenza A형에만 작용하는 것과 달리 influenza A, B형의 감염에 따른 증상개선 시간을 유의하게 단축시키며, 동일 계열인 zanamivir가 흡입제제로서 적용상의 어려움이 있는 반면 경구투여가 가능한 장점이 있다. Oseltamivir는 1999년 10월 influenza A, B형 virus에 의한 단순감염의 예방, 2000년 1월에는 치료제로 미 FDA의 승인을 받았으며, 다시 12월에 1세 이상의 소아의 influenza치료에 현탁액제제가 추가 승인되었다. 미국의 CDCCenters for disiease control and prevention에서는 oseltamivir의 사용을 다른 합병증을 겪을 고위험군에서 사용을 권고하고 있다. 이에 속하는 고위험군으로는 어린아이, 65세 이상의 노인, 입원 환자, 임산부가 속한다. 한국에서는 18세 이상의 성인의 치료에 승인을 받아 한국로슈에서 타미플루®Tamiflu라는 상품명으로 수입판매 되고 있다. 18세 이상 성인의 influenza A 또는 B virus 감염증에 대한 oseltamivir의 권장용량은 75 mg 1일 2회로 5일간 경구투여하며, influenza 감염의 초기 증상 발현 48시간 이내에 투여를 시작해야 한다. 음식물 섭취와 관계없이 투여할 수 있으나 일부 환자에서는 음식물과 함께 복용 시 적응성이 높아질 수 있다.

기타

Oseltamivir를 복용 중인 환자들에게서 매우 드문 부작용들이 보고되고 있는데 이에는 갑작스런 혼동, 떨림, 환상, 발작 등이 있다. 하지만 약물이 어떻게 이러한 부작용들을 나타내는지에 대한 정확한 원인은 밝혀져 있지 않다. 약물을 복용하기 전에는 신질환, 심장질환, 폐질환 등과 질환의 과거력을 살펴야 하며 약물을 복용한 후부터 신종플루 증상이 완화될 수 있지만 바이러스의 완전한 박멸을 위해 증상의 완화와 관계없이 약물의 복용을 중지하면 안 된다. 또한 바이러스의 감염을 예방하기 위해 예방 백신을 투여받은 사람은 약물의 복용이 금지된다.

미국 FDA 임신카테고리는 C로 임산부 투여 또는 태아발달에의 영향에 대한 자료가 불충분하여 유익성이 위해성을 상회할 경우에만 투여해야 한다. 인체에서 모유로의 이행여부는 확인되지 않았지만, 수유기 rat에서, oseltamivir와 그 활성대사체가 모유로 분비되는 것이 확인되었으며 동물실험자료로부터 예측되는 분비 정도는 oseltamivir와 그 활성대사체형이 각각 10 mg/day, 0.3 mg/day정도이다.

Oseltamivir carboxylate는 단백결합률이 높지 않기~43% 때문에 단백결합률이 높은 약물과의 상호작용은 미비하다. 또한, oseltamivir phosphate나 carboxylate 모두 CYP450에 의해 대사를 받지 않아 CYP450 관련 약물과의 상호작용은 없을 것으로 예측된다.

Oseltamivir phosphate는 ethyl ester로 흡수되는데 경구 생체 이용률은 약 80%이며 간 내 esterase에 의해서 활성화되며 대사된다. Ethyl ester form의 혈장 농도는 투약 후 약 1시간에 최고 농도에 도달되며, 1~3시간의 반감기를 지닌다. Oseltamivir carboxylate는 3~4시간에 최고 농도, 반감기는 6~10시간이다. Oseltamivir carboxylate는 신장을 통하여 대사없이 사구체 여과 및 세뇨관 분비로 소변으로 배출되므로 중증 신부전시 용량 조절이 필요하다.

제품

NA 억제제인 Tamiflu®가 인플루엔자 환자의 치료제로 사용되고 있으며 또한 조류인플루엔자의 치료제로도 이용되고 있다. NA 억제제는 인플루엔자 예방효과도 있어서 인플루엔자 백신의 보조제로서 필요한 경우에 유용하게 사용될 것으로 기대된다. 기본적으로 인플루엔자 바이러스 A, B를 치료하기 위해 유통되고 있다. Oseltamivir는 백색 또는 미황색 가루로 되어 있으며 경구용 경질캡슐제이다.

참고문헌

1. 지옥표 (2009). 생약학. 성균관대학교 출판부.
2. 생약학교재편찬위원회 (2015). 생약학. 개정2판. 동명사.
3. Farina, V., & Brown, J. D. (2006). Tamiflu: the supply problem. Angewandte Chemie International Edition, 45(44), 7330-7334.
4. Massarella, J. W., He, G. Z., Dorr, A., Nieforth, K., Ward, P., & Brown, A. (2000). The pharmacokinetics and tolerability of the oral neuraminidase inhibitor oseltamivir (Ro 64-0796/GS4104) in healthy adult and elderly volunteers. Journal of Clinical Pharmacology, 40(8), 836-843.

Artemisinin

Artemisinin은 화학적으로 sesquiterpene lactone endoperoxide에 속하는 화합물로 개똥쑥 *Artemisia annua* L.에서 분리되었으며, 현재 가장 효과적인 말라리아 치료제이다.

Artemisinin은 lactone 구조로 인하여 화학적 안정성과 생체이용률Bioavailability이 낮아 그 자체를 의약품으로 응용하는 데에는 여러 제약이 따르므로, 이러한 단점을 보완한 여러 반합성 유도체들이 개발되었는데 그 중 methyl ether 유도체인 artemether지용성와 hemisuccinate ester의 sodium salt인 sodium artesunate수용성가 대표적인 예이다.

Artemisinin 및 그 유도체는 말라리아 병원충인 *Plasmodium vivax*의 원충Schizont에 대하여 강력한 항원충 효과를 나타내며, 특히 chloroquine에 저항성을 나타내는 열대열 말라리아 병원체*Plasmodium falciparum*에 대해서도 우수한 효과를 나타낸다.

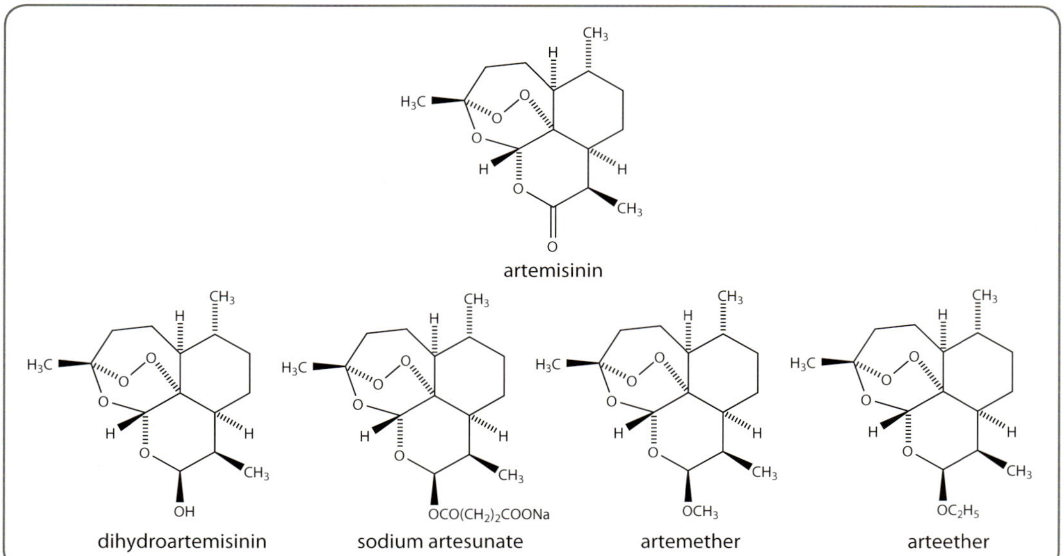

Artemisinin 및 유도체의 구조

역사

개똥쑥*Artemisia annua*은 한방에서 오래전부터 피부질환과 말라리아 등 각종 질병의 치료에 사용되어 왔다. 이후 1960년대 베트남전에 참전하는 동안 다수의 말라리아 환자가 발생한 중국의 인민해방군을 위해 말라리아 치료제에 대한 연구가 이루어졌으며, 중국중의과학원의 투유유屠呦呦 연구팀에 의해 1972년에 개똥쑥黄花蒿의 잎에서 artemisinin이 발견되었다. 당시, 투유유 팀은 중국전통한의서에 기록된 2,000여 천연약물을 조사하여 최종적으로 200여 종 약물을 선정하여 그 추출물을 쥐에 투여하였으며, 이 중 개똥쑥 추출물에서 우수한 말라리아 원충 성장억제 효능을 확인하였다. 하지만 열수추출방법으로는 개똥쑥의 유효성분인 artemisinin이 효율적으로 추출되지 않아 치료효능이 낮았으므로, 투유유는 중국전통한의서인 주후비급방肘后备急方에 기재된 개똥쑥 사용방법을 응용한 저온추출방법을 통해 효능을 극대화할 수 있었다. 참고로, 서기 340년 중국 동진東晋 시대 갈홍葛洪이 저술한 한의서인 주후비급방의 치한열재학방寒熱諸瘧方 편에는 청호青蒿; 개똥쑥의 중국생약명를 학질 치료에 사용하는 방법이 다음과 같이 기재되어 있다. '青蒿一握。以水二升漬, 絞取汁。盡服之。청호 한 줌을 두 되 분량의 물에 담근 후, 짜서 즙을 내어 그것을 모두 복용한다'

Artemisinin은 중국어로는 Qinghaosu칭하오수, 青蒿素로 명명되었는데, 이는 Qinghao칭하오, 青蒿에서 유래된 것이다. 청호青蒿의 라틴학명은 *A. carvifolia*로서, 이는 항말라리아 활성이 있는 artemisinin의 기원식물 황화호黄花蒿(*A. annua*)와는 식물분류학적으로 다른 종류의 식물이다. 그럼에도 불구하고, 중국전통한의서인 주후비급방에 개똥쑥의 기원이 청호青蒿로 기재되어 있는 것에 영향을 받아 현재 중국에서는 *A. annua*는 본래 명칭인 황화하오huanghuahao보다 더 일반적으로 칭하오Qinghao로 불려지고 있으며, 중화인민공화국약전에서는 칭하오를 "*A. annua*의 건조된 지상 부분"으로 정의하고 있다.

Artemisinin의 발견자인 투유유Tu Youyou, 屠呦呦는 avermectin 발견자인 오무라 사토시大村智, William C. Campbell 등과 공동으로 2015년에 노벨생리의학상을 수상하였다.

생합성 경로

광합성으로 식물의 엽록체에서 생산되는 당류는 세포질 내에서 2 탄소 분자인 acetyl-CoA

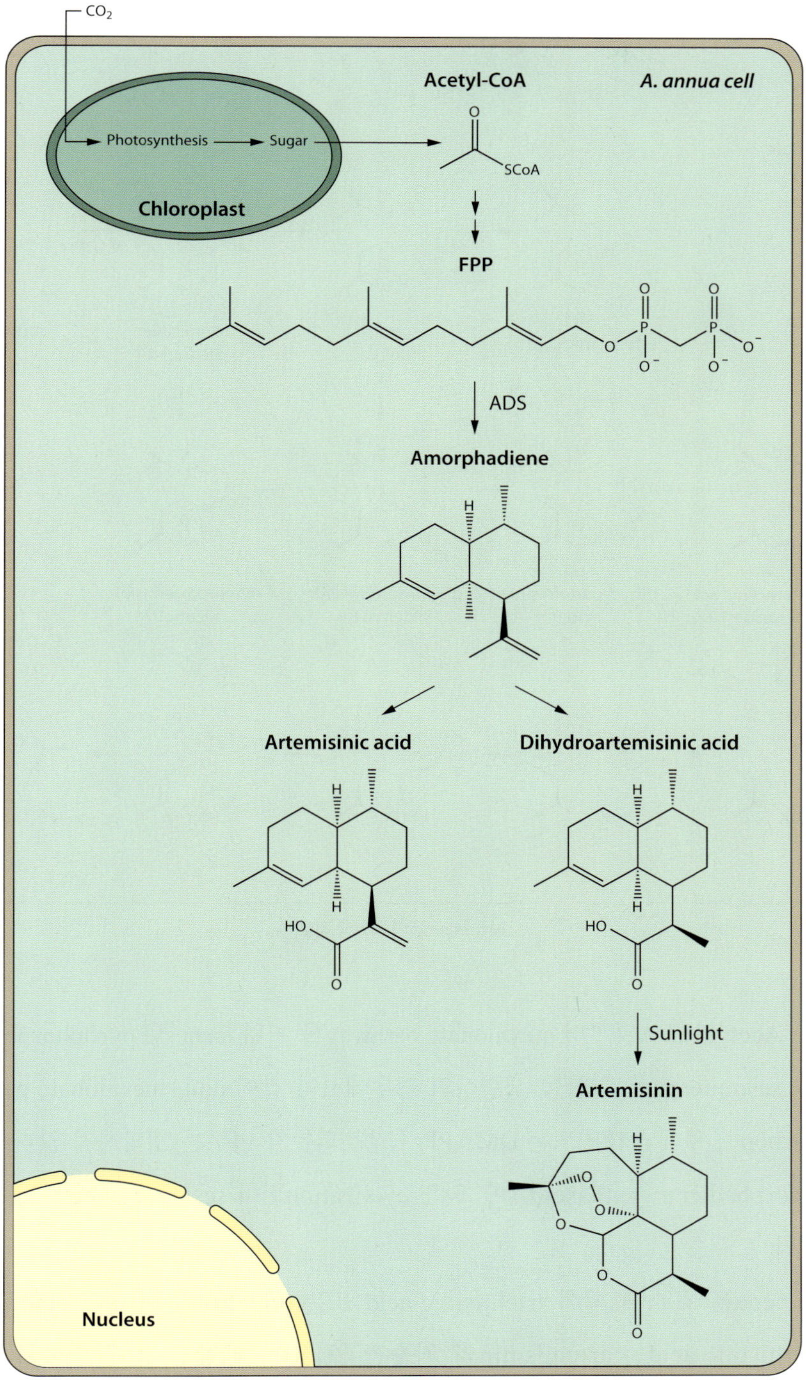

Artemisinin의 생합성

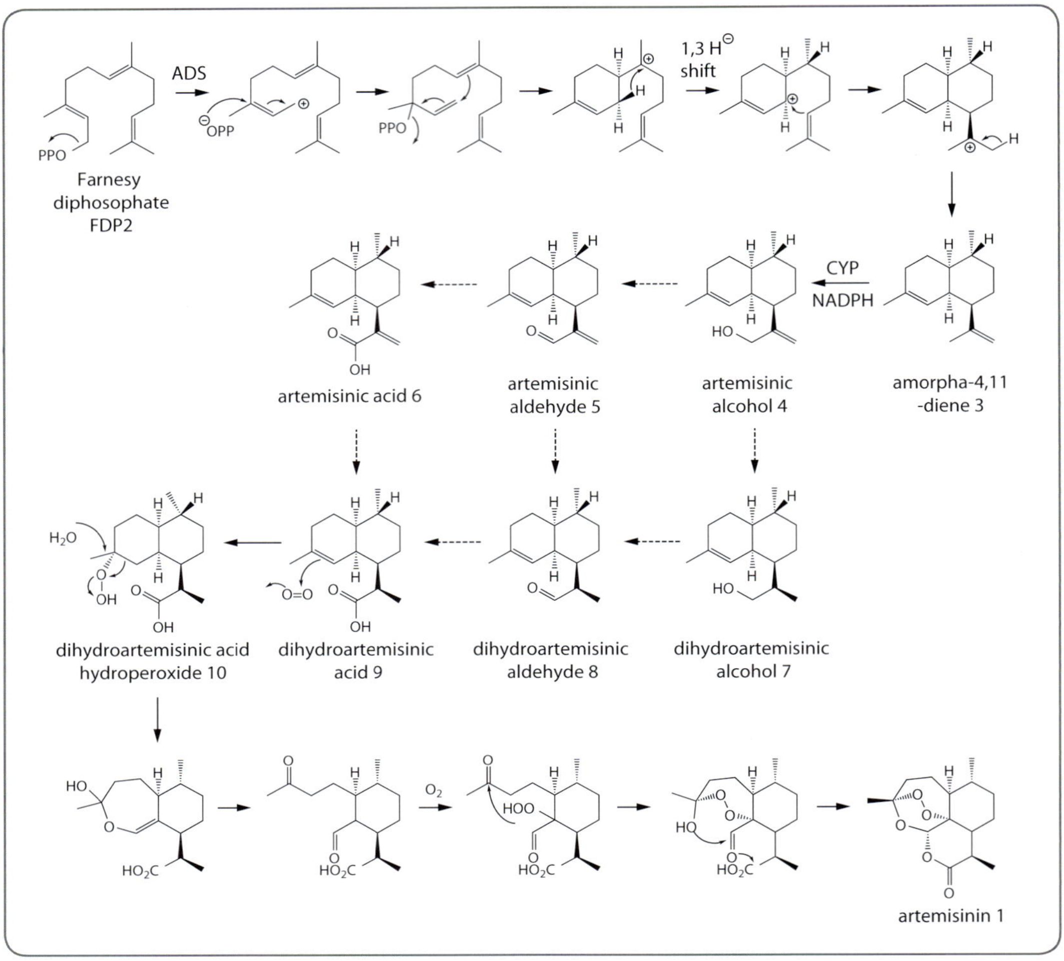

Artemisinin의 생합성 경로

로 변환된다. Acetyl-CoA로부터 mevalonate pathway를 거쳐 farnesyl pyrophosphateFPP가 생성된다. 다른 sesquiterpene 화합물 생합성의 경우에서와 같이 non-mevalonate pathway를 통해서도 5-carbon 전구체인 IPP 또는 DMAPP가 생성되는지 여부는 명확하지 않다.

FPP는 amorphadiene synthaseADS에 의해 cyclization되어 sesquiterpene인 amorphadiene으로 변환된다.

Amorphadiene은 효소에 의해 artemisinic acid 또는 dihydroartemisinic acid로 산화된다. Dihydroartemisinic acid는 artemisinin의 최종전구체이며, 태양광 등에 의하여 산소분자O_2가 도입되는 비효소적 광산화반응Photochemical reaction을 통해 중간체인 dihydroartemisinic acid hydroperoxide과산화물가 생성된다. 이어서 hydroperoxide의 개열Cleavage에 의한 환 확장

Ring expansion이 일어나고, 2차적 산소O_2 도입으로 hydroperoxidation과산화물생성반응이 진행되어 artemisinin의 생합성이 마무리된다.

Artemisinin 생합성의 4단계

1. Acetyl-CoA로부터 세포질 내 mevalonate pathway를 거쳐 farnesyl pyrophosphate (FPP)가 생성됨.
2. FPP는 amorphadiene synthase (ADS)에 의하여 sesquiterpene (C_{15})인 amorphadiene으로 변환됨.
3. Amorphadiene은 효소에 의해 산화되어 artemisinic acid 또는 dihydroartemisinic acid가 생성됨.
4. Dihydroartemisinic acid는 artemisinin의 precursor로서, 태양광 등 비효소적 광화학반응을 통하여 artemisinin으로 변환됨.

작용기전

Artemisinin은 천연물 유래의 물질로서는 특이한 형태의 peroxide 화합물환상 구조 속에 포함된 endoperoxide 구조이며, peroxide 부분이 약효를 나타내는 활성부분으로 밝혀졌다Peroxide 부분이 환원되면 약효 소멸. Artemisinin류 화합물은 대부분 생물학적 활성 대사산물인 dihydroartemisinin의 prodrug으로서 말라리아 원충Schizont이 적혈구 내에 진입하는 단계에서 항말라리아 활성을 나타내는 것으로 알려져 있으나, 그 작용 메커니즘에 대해서는 아직까지 완전히 밝혀지지 않았고 여러 가지 가능성이 제시되고 있다.

그 중 한가지로, 말라리아 원충은 적혈구 내로 침입하여 영양분을 섭취하고 분열하여 증식하는데, artemisinin은 이때 소화된 헤모글로빈 분자와 상호 작용해 유리기Free radical를 생성함으로써 원충을 사멸시킨다는 이론이 유력했었다.

이후, artemisinin이 말라리아 원충 세포 내의 'PfATP6'와 상호 작용하여 이 효소를 억제한다는 사실이 밝혀졌다. PfATP6는 Calcium ATPaseCa^{2+}-ATPase 효소의 일종으로 세포 밖으로 칼슘을 방출해 칼슘 농도의 상승에 따른 세포의 사멸을 방지하는데, artemisinin이 이 효소의 작용을 차단해서 원충을 사멸시키는 반면, 원충 비감염 세포에는 영향이 없다는 것이다. 연구 결과, artemisinin의 분자표적Molecular target이 확인되어 artemisinin보다 훨씬 더 효과적으로 PfATP6를 억제할 수 있는 차세대 합성 artemisinin의 개발이 진행되고 있다.

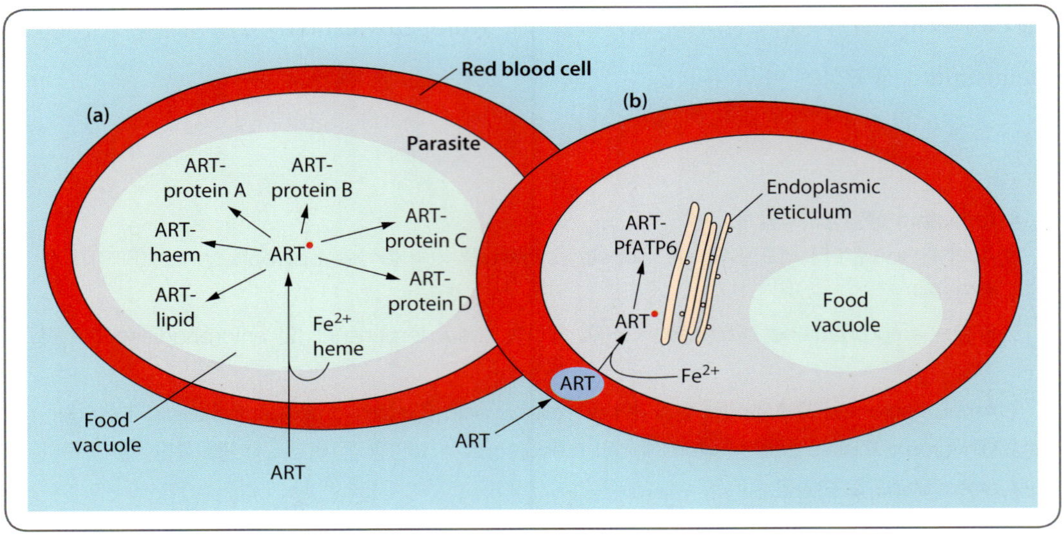

Artemisinin의 작용기전

a) Artemisinin (ART)이 말라리아 원충의 식포(食胞)내로 이송되고 Fe^{2+}–heme 상호작용을 통해 유리기(free radical)로 변환됨. 이 free radical은 heme 및 지질과 최소한 4종의 단백질을 변화시킴으로써 그 작용을 저해하여 궁극적으로 말라리아 원충의 사멸을 초래할 수 있음.

b) 적혈구 내의 artemisinin이 원충에 의해 형성된 막소포체(membrane vesicles) 내의 원충 속으로 이송됨. Artemisinin이 말라리아 원충 내로 이송되면 소포체(endoplasmic reticulum) 내의 PfATP6 근처에 위치한 유리 철(Fe) 혹은 기타 철-의존성 과정에 의해 artemisinin이 활성화됨. 활성화된 artemisinin은 특이적, 비가역적으로 PfATP6과 결합하여 그 작용을 저해함으로써, 말라리아 원충의 성장을 저해하게 됨.

Artemisinin이 활성화되기 위해서는 제일철Fe^{2+}을 필요로 하는데, 철 공급원의 성질과 artemisinin의 분자표적이 되는 단백질의 종류에 관해서는 오랫동안 논의가 계속되고 있다. 병원성이 가장 강한 열대열 말라리아 원충*Plasmodium falciparum*의 체내에서 artemisinin의 작용표적을 규명하기 위하여 화학물질에 의해 표지된 artemisinin 유도체를 합성하고, 활성화된 artemisinin과 비가역적으로 결합하는 100여 종의 단백질을 동정하였다. 이들 중 대부분은 열대열 말라리아 기생충의 필수 생물학적 과정에 관여하고 있는 것으로 밝혀졌기 때문에 artemisinin이 이들 중요 단백질의 기능에 영향을 미침으로써 유효한 항말라리아 효과를 나타내는 것으로 생각된다. 이 연구로 artemisinin이 heme에 의하여 특이적으로 활성화되며, heme이 제일철Fe^{2+}의 주된 공급원임이 밝혀졌다. 위의 작용기전 이외에도 다른 분자표적에 관한 연구가 계속 진행되고 있다.

효능

Artemisinin은 현재 가장 효능이 강력하면서도 부작용이 적은 말라리아 치료약으로, 고대 중국에서 민간요법으로 항말라리아제로 사용되었다는 사실이 밝혀진 이래 아시아와 아프리카에서 다제내성Multi-drug resistant 말라리아의 치료에 널리 사용되고 있다.

Artemisinin류 화합물은 약효의 지속시간이 짧다는 단점이 있어, 열대열 말라리아Falciparum malaria의 치료에서는 3~6일의 반감기를 가지는 lumefantrine과 병용하여 사용된다. 이처럼 artemisinin과 다른 항말라리아 약물을 병용하는 말라리아의 치료를 ACTArtemisinin-based combination therapy라고 부른다. 그 밖에 artesunate와 mefloquine, artemether와 lumefantrine을 병용하는 방법 등이 있다.

제품

- 피라맥스정(Pyramax Tab. 60 mg/180 mg): pyronaridine phosphate 180 mg, artesunate 60 mg, 신풍제약㈜. 항말라리아 치료제(Artemisinin복합제제): 신풍제약이 개발한 국산 16호 신약으로 세계에서 유일하게 열대열 말라리아 및 삼일열 말라리아에 동시치료가 가능.
- 마렉신정, 말톱정, 마톱정, 맥신정, 잘라정, 마판정(수출용): Dihydroartemisinin 60 mg, 초당약품공업
- 마렉신정 120 mg(수출용): Dihydroartemisinin 120 mg, 초당약품공업
- 알템정(수출용): Dihydroartemisinin 60 mg, 알보젠코리아

참고문헌

1. Klayman, D. L. (1985). Qinghaosu (artemisinin): an antimalarial drug from China. Science, 228(4703), 1049-1055.
2. Ridley, R. G. (2003). Malaria: to kill a parasite. Nature, 424(6951), 887-889.
3. Eastman, R. T., & Fidock, D. A. (2009). Artemisinin-based combination therapies: a vital tool in efforts to eliminate malaria. Nature Reviews Microbiology, 7(12), 864-874.

4. Paddon, C. J., Westfall, P. J., Pitera, D. J., Benjamin, K., Fisher, K., McPhee, D., … & Polichuk, D. R. (2013). High-level semi-synthetic production of the potent antimalarial artemisinin. Nature, 496(7446), 528-532
5. Ooko, E., Saeed, M. E., Kadioglu, O., Sarvi, S., Colak, M., Elmasaoudi, K., Janaha, R. Gretenb, H. J., & Efferth, T. (2015). Artemisinin derivatives induce iron-dependent cell death (ferroptosis) in tumor cells. Phytomedicine, 22(11), 1045-1054.

Avermectin

2015 Nobel Prize in Physiology or Medicine.

It may refocus us on the idea that the immense diversity of products out there in the natural world is a great starting point for drug discovery.

Avermectin은 16-membered macrocyclic lactone 유도체로, 기생충과 곤충에 대한 살충효과를 가지고 있는 화합물로 토양 방선균Actinomycete인 *Streptomyces avermectinius*에서 생산된다. 4쌍의 유사체로 이루어진 8종의 avermectin 화합물은 a-component와 b-component로 나눌 수 있는데 a와 b는 일반적으로 80 : 20에서 90 : 10의 비율로 발견된다. Avermectin을 모핵으로 하여 개발된 다른 종류의 구충제는 ivermectin, selamectin, doramectin 및 abamectin 등이 있다.

Avermectins은 5원환의 polyketide 유래 물질로 methylated deoxysugar인 oleandrose가 연결되어 있으며, C5, C22-23과 C26의 세 위치에 다른 유도체가 결합되어 8개의 주요 화합물을 이룬다. 이중 avermectin B1이 가장 강력한 살충, 구충효과를 나타내며, avermectin B1a와 avermectin B1b를 따로 대량으로 분리정제 하는 것이 어려워, 상업적인 생산품은 80%의 avermectin B1a과 20% 이하의 avermectin B1b로 구성되어 있다.

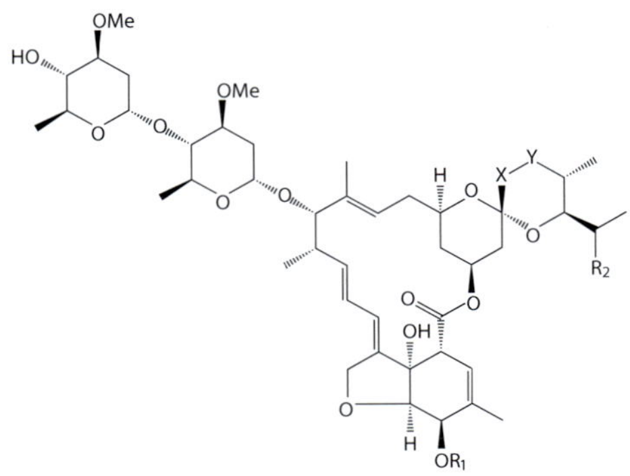

	R_1	R_2	X–Y
Avermectin A1a	CH_3	C_2H_5	CH=CH
A1b	CH_3	CH_3	CH=CH
A2a	CH_3	C_2H_5	CH_2-CH (OH)
A2b	CH_3	CH_3	CH_2-CH (OH)
B1a	H	C_2H_5	CH=CH
B1b	H	CH_3	CH=CH
B2a	H	C_2H_5	CH_2-CH (OH)
B2b	H	CH_3	CH_2-CH (OH)

Avermectin 화합물의 구조

역사

S. avermectinius *S. avermitilis*는 Kitasato Institute의 Satoshi Omura에 의하여 1974년 Shizuoka 현의 Kawana지역에서 채취한 토양에서 처음으로 분리 되었고, 이후에 Merck Sharp and Dohme MSD 연구소에서 다양한 생리활성을 검색하였다. 분리된 actinomycete broth에서 선충류인 *Nematospiroides dubius*에 대한 구충효과가 밝혀졌으며, 1975년에 생리활성 물질로 16-membered macrocyclic lactone을 가진 avermectin이 분리되어 MSD 연구진에 의하여 그 구조가 동정되었다. 2002년 Kitasato 대학교 Kitasato 연구소의 Yoko Takahashi 등에 의하여 *S. avermitilis*는 *S. avermectinius*로 재명명 되었다.

생합성 경로

*S. avermitilis*에서 avermectin 생합성 과정에 관여하는 gene cluster가 밝혀졌는데, 이들은 다음과 같이 avermectin 생산에 관여하는 4단계의 효소Enzyme를 encode하여 8종류의 avermectins을 생산하게 되며, 그 전구체로 isoleucine에서 유래한 2-methylbutyryl-CoA, valine에서 유래한 isobutyryl-CoA와 acetyl-CoA 및 propionyl-CoA를 사용한다.

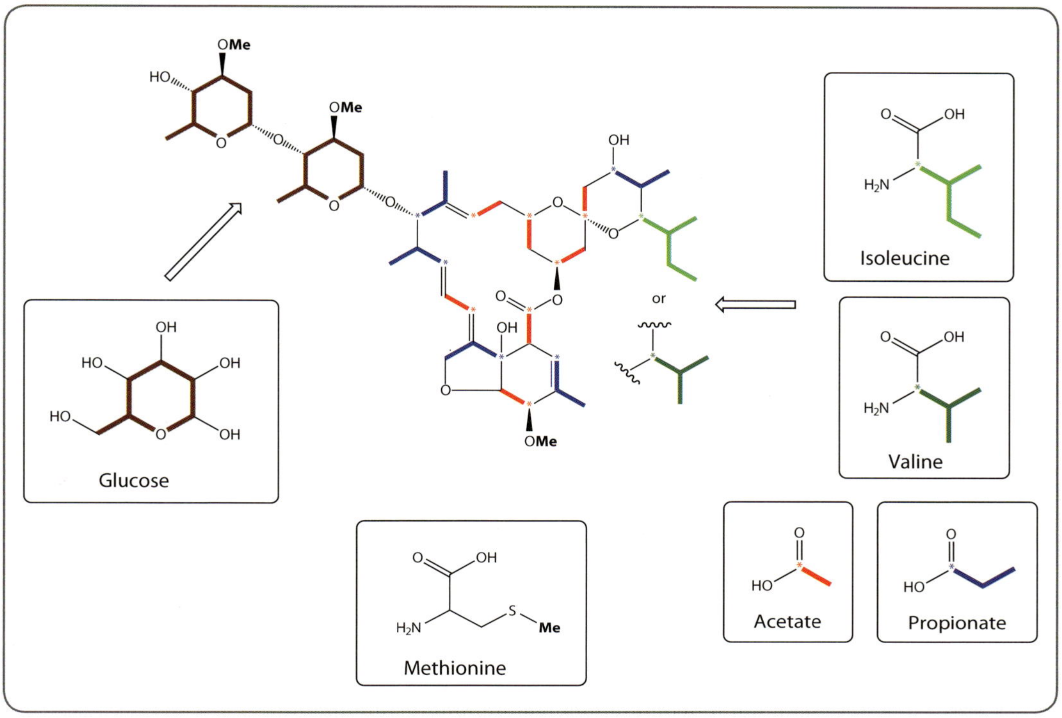

Avermectin의 생합성 단위

Avermectin 생합성의 4단계

1. production of the avermectin aglycon by polyketide synthases
2. modification of the aglycon
3. synthesis of modified sugars
4. glycosylation of the modified avermectin aglycon

Avermectin의 initial aglycon은 polyketide synthase 활성을 가지는 4가지 단백질AVES 1, AVES 2, AVES 3 및 AVES 4에 의하여 합성된다. 이러한 enzyme 복합체의 활성은 type I polyketide synthase와 유사하며, 2-methylbutyryl-CoA 또는 isobutyryl-CoA가 출발 unit으로 사용된다. 이후 7개의 acetate unit과 5개의 propionate unit이 결합되어 avermectin a series와 avermectin b series가 되고, initial aglycon이 AVES 4 thioesterase domain에서 분리되어 intramolecular cyclic ester를 형성한다.

초기 avermectin aglycon은 이후에 다른 생합성 gene cluster에 의해서 더욱 수식을 받는다. AveE는 cytochrome P450 monooxygenase 활성을 가지고 있으며, 이는 C6과 C8사이에 furan

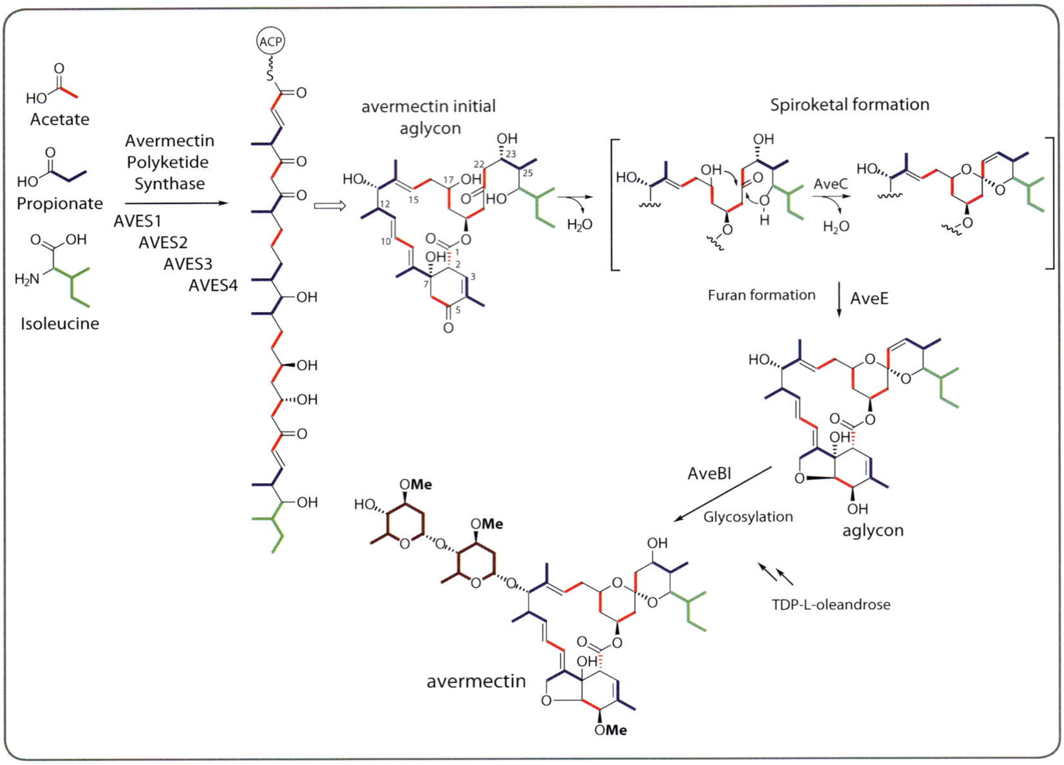

Avermectin의 생합성

ring 형성을 용이하게 하며, NAD(P)H-dependent ketoreductase 활성을 가지고 있는 AveF는 C5의 keto group을 hydroxyl기로 환원한다. AveC는 C22-C23에서 dehydratase로 작용한다.

AveD는 SAM-dependant C5 *O*-methyltransferase 활성이 있고, AveC는 avermectin series "A" 또는 "B" 결정에 영향을 미치며, AveD가 avermectin aglycon series 1과 2를 결정한다.

AveA4 이후의 9개의 open reading frameOrfI and aveBI-BVIII는 glycosylation과 sugar 생합성을 담당한다. AveBII-BVIII는 dTDP-L-oleandrose 생성을 담당하며, AveBI에 의해 avermectin aglycon에 dTDP-sugar가 결합한다.

작용기전

Avermectin은 무척추 동물의 glutamate-gated chloride channel에 작용하여, 대부분의 nematode, insect, tick의 인두관Pharyngeal이나, 체강Somatic muscle을 마비시킨다. Neuromus-

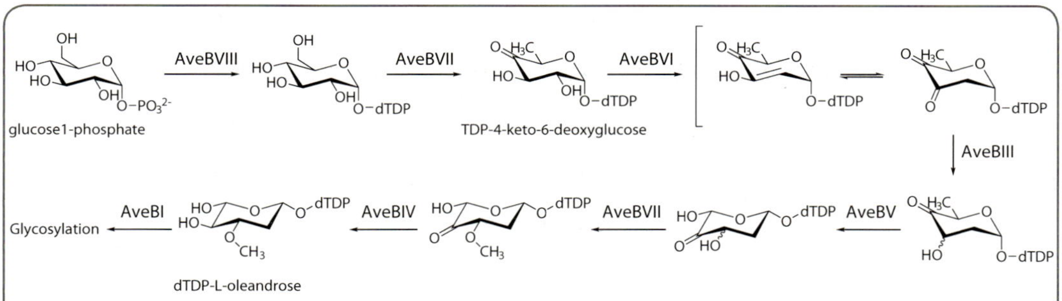

AveBVIII	TDP–4–keto–6–deoxy–L–hexose–3–ketoreductase
AveBII	Thymidylyl transferase
AveBVI	TDP–4–keto–6–deoxyglucose 2,3–dehydratase
AveBIII	TDP–4–keto–6–deoxy–L–hexose 3–ketoreductase
AveBV	TDP–4–keto–6–deoxyglucose 3–epimerase
AveBVII	TDP–6–deoxy–L–hexose–3–*O*–methyltransferase
AveBIV	TDP–4–ketohexulose reductase
AveBI	Glycosyltransferase
Emal	Cytochrome P450 monooxygenase

Biosynthesis of TDP–L–oleandrose

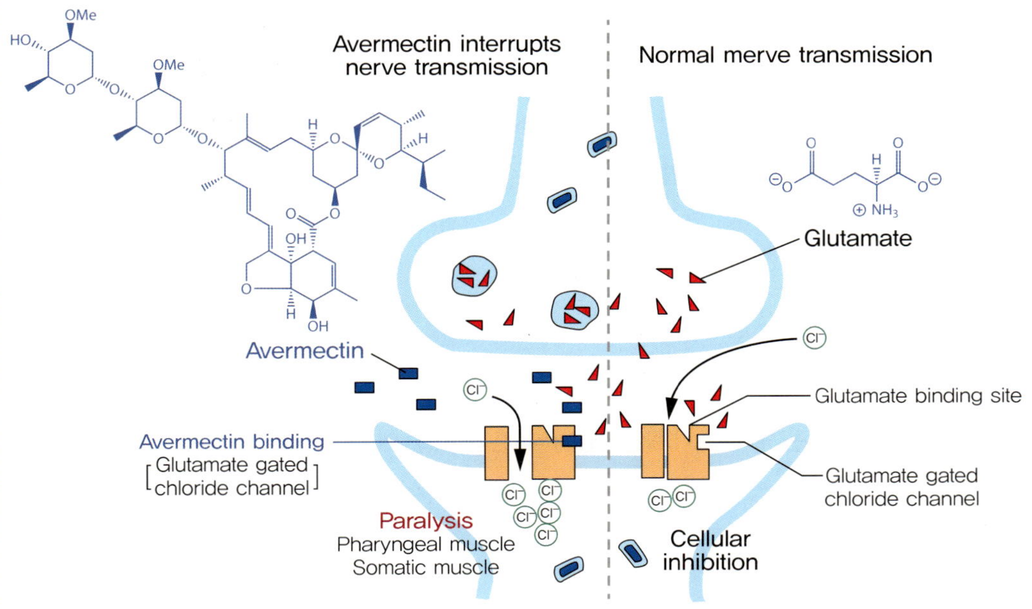

Avermectin의 작용기전

cular synapse를 간섭함으로 neurotransmission을 억제한다. 이는 Cl^- 이온이 세포로 influx되는 것과 과분극Hyperpolarization을 일으키고 무척추동물의 신경근 시스템Neuromuscular system의 마비를 가져오게 된다. 척추동물에서는 신경세포에서 gamma-aminobutyric acidGABA의 분비를 촉진시키나, 뇌Brain는 blood/brain barrier에 의하여 보호되기 때문에 avermectin은 예외적으로 척추동물에서는 안전하다. 또한 상대적으로 척추동물에는 독성을 보이지 않는데 glutamate-gated chloride channel이 없기 때문이다.

효능

Avermectin은 포유동물의 소화기관 내에 기생하는 기생충들에 대해 강력한 구충효과를 갖고 있는 화합물이다. 그 효과는 기생충과 같은 분류군에 속하는 원형동물의 일종인 *Caenorhabditis elegans*를 대상으로 한 *in vitro* 구충실험에서, 현재 사용되고 있는 oxibendazole보다는 약 500배, albendazole, febendazole, mebendazole보다는 1,000배, pyrvinium, plubendazole, thiabendazole보다는 5,000배, Oxantel®과 morantel보다는 무려 50,000배 더 높은 효능을 보여주고 있다. 8종류의 avermectin 유도체 중에서 가장 강력한 살충, 구충효과를 나타내는 avermectin B1a는 별도로 abamectin이라 하여 농업용 살충제로 개발되었으며, 또한 반합성품인 22,23-dihydroavermectin B1을 ivermectin이라 하여 가축용 살충제나 기생충 방제의 목적으로 사용한다. 특히 ivermectin은 river blindness와 Robles disease라 불리는 onchocerciasis회선사상충증을 일으키는 기생충인 *Onchocerca volvulus*에 대한 살충효과가 있다.

분석법(Avermectin)

아바멕틴Avermectin은 아세토니트릴:물7:3의 혼합액을 이동상으로 하여 HPLC법에 의하여 분석하는데 254 nm에서 검출하는 HPLC 시험법을 통하여 검출한다.

제품

■ 이버트정 6mg (수출용)

• 효능

– 분선충에 의한 장관계의 분선충증즉, 비전염성의 치료

– 회선사상충에 의한 회선사상충증의 치료회선사상충 성충 치료에는 효과 없음.

• 용법·용량

– 분선충증: 통상 kg당 약 200 μg을 1회 물과 함께 복용한다. 일반적으로 추가복용은 필요치 않으나, 감염충이 완전히 제거되었는지는 검사해야 한다.

몸무게 (kg)	3 mg정 개수	6 mg정 개수
15~24	1정	½정
25~35	2정	1정
36~50	3정	1½정
51~65	4정	2정
66~79	5정	2½정
≥80	200 μg/kg	200 μg/kg

– 회선사상충증: 통상 kg당 약 150 μg을 1회 물과 함께 복용한다. International Treatment Programs에 있는 mass distribution campaigns에서 제시하는 일반적인 복용간격은 12달이다. 개개환자의 치료를 위해 최소 3개월의 간격으로 재복용하는 것이 고려된다.

몸무게 (kg)	3 mg정 개수	6 mg정 개수
15~25	1정	½정
26~44	2정	1정
45~64	3정	1½정
65~84	4정	2정
≥85	150 μg/kg	150 μg/kg

■ 수란트라크림1% (이버멕틴)

• 효능: 성인의 주사rosacea로 인한 염증성 병변papulopustular의 국소 치료

• 용법: 1일 1회 완두콩 크기만한 양을 이마, 턱, 코, 양쪽 뺨에 도포한다. 눈과 눈꺼풀, 입술, 입과 코 안쪽 점막을 피하여 얼굴 전체에 부드럽고 얇게 펴 바른다. 이 약 사용 후 손을 씻

어야 한다. 3개월 동안 사용 후 개선되지 않는 경우 이 약의 사용을 중단한다. 경구 투여하거나, 눈 또는 질의 점막에 사용하지 않는다.

■ 동물약품

- 파나멕틴 츄어블바이엘코리아, 다이로하트 츄어블정㈜에이에스케이, 하트가드 츄어블메리알코리아주식회사 등
- 효능: 개 심장사상충의 예방 및 개회충, 개소회충, 개구충 브라질구충, 협두구충의 예방 및 구제
- 용법용량: 체중 kg당 ivermectin 6.0 μg과 pyrantel 5 mg을 체중에 따라 1개월에 1회씩 1년에 12회 경구 투약한다.

몸무게 (kg)	이버멕틴 함량 (μg)	피란텔 함량 (mg)
~5.6	34	28.5
5.7–11	68	57
12–22	136	114
23–45	272	227

참고문헌

1. Burg, R. W., Miller, B. M., Baker, E. E., Birnbaum, J., Currie, S. A., Hartman, R. & Omura, S. (1979). Avermectins, new family of potent anthelmintic agents: producing organism and fermentation. Antimicrobial Agents and Chemotherapy, 15(3), 361–367.
2. Cully, D. F., Vassilatis, D. K., Liu, K. K., Paress, P. S., Van der Ploeg, L. H., Schaeffer, J. M., & Arena, J. P. (1994). Cloning of an avermectin-sensitive glutamate-gated chloride channel from *Caenorhabditis elegans*. Nature, 371(6499), 707–711.
3. Campbell, W. C. (2012). History of avermectin and ivermectin, with notes on the history of other macrocyclic lactone antiparasitic agents. Current Pharmaceutical Biotechnology, 13(6), 853–865.
4. Ikeda, H., & Omura, S. (1997). Avermectin biosynthesis. Chemical Reviews, 97(7), 2591–2610.
5. Thuan, N. H., Pandey, R. P., & Sohng, J. K. (2014). Recent advances in biochemistry and biotechnological synthesis of avermectins and their derivatives. Applied Microbiology and Biotechnology, 98(18), 7747–7759.

6. Omura, S. (2008). Ivermectin: 25 years and still going strong. International Journal of Antimicrobial Agents, 31(2), 91-98.

Cardiac glycosides

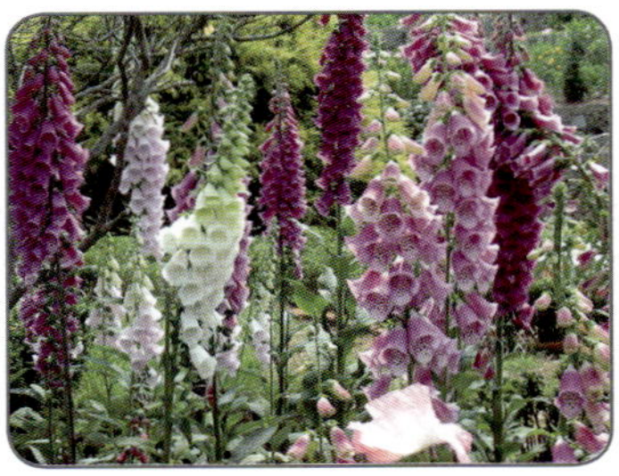

디기탈리스

디기탈리스엽양지황엽, Foxglove leaf는 강심작용을 목적으로 사용하는데 주성분으로 cardiac glycoside: digitoxin, gitoxin, gitaloxin, pregnane glycoside: purpnin, diginin, saponin: F-gitonin, desgalactotigonin, digitonin, phenylethanoid glycoside: forsythiaside, purpureaside A, B를 함유하고 있다.

디기탈리스는 붉은 디기탈리스Red foxglove; *Digitalis purpurea* L.; 현삼과Scrophulariaceae의 잎을 쓴다. 이 식물은 이년생 약초로 유럽이나 북아메리카에 흔하게 자란다. 첫해에는 장미꽃과 같은 잎이 나고 이듬해에는 자주빛가끔 흰색을 띠는 특이한 뾰족한 끝부분을 가지는 종모양의 꽃이 핀다. 독성이 강해 사람이 직접 먹을 수는 없다. 디기탈리스는 주로 유럽에서 의약품 원료로 재배되며 첫해 나는 잎을 채취 후 60℃에서 최대한 빨리 건조하여 쓴다. 이 과정은 디기탈리스에 함유된 강심배당체의 당 결합이 가수분해 효소에 의해 분해되는 것을 막기 위한 가수분해효소 불활성화 과정이다. 하지만 아무리 빨리 건조를 한다 해도 어느 정도는 가수분해가 된다고 한다.

또 다른 디기탈리스인 *Digitalis lanata*는 그리스산 디기탈리스로 중부, 남부 유럽에서 생산되는 다년생 또는 이년생 약초이다. 붉은 디기탈리스*D. purpurea*와 모양이 차이가 난다. *D. lanata*는 길지만 폭이 좁고 부드러운 잎을 가진다. 또 *D. purpurea*보다 작은 노란색-갈색 꽃을 가진다. 유럽과 미국, 남아메리카에서 재배되고 수확되는데 *D. purpurea*와 비슷한 방식으로 건조된다. *D. lanata*는 그 자체로 약으로 쓰지는 않고, 디기탈리스의 강심배당체를 단리하기 위해 쓰인다. 특히 digoxin과 lanatoside C를 분리하기 위해 많이 사용된다. 디기탈리스는 정원이나 화단, 화분 등에 관상용으로도 심는다. 중국에서는 잎 표면의 오글거림이 지황과 비슷하기

Na^{+}의 농도차이가 적어지게 되고 Ca^{2+}를 세포 외로 수송하는데 필요한 에너지가 줄어들게 되어 세포 내의 Ca^{2+}의 농도가 높아지게 되어 positive ionotropic 효과가 생기고 이로 인해 심근 수축력이 커지게 된다. 혈류 순환이 증가됨에 따라 신장기능이 증대되어 심장병과 관련있는 것으로 알려진 부종 등과 관련된 체액을 배출하는 이뇨작용을 촉진시킨다. 강심배당체에 의한 이뇨효과가 부종의 치료에 도움이 되기는 하지만 실제로는 다른 이뇨제의 의해 이뇨작용을 유도하는 것이 더 안전한 것으로 알려져 있다.

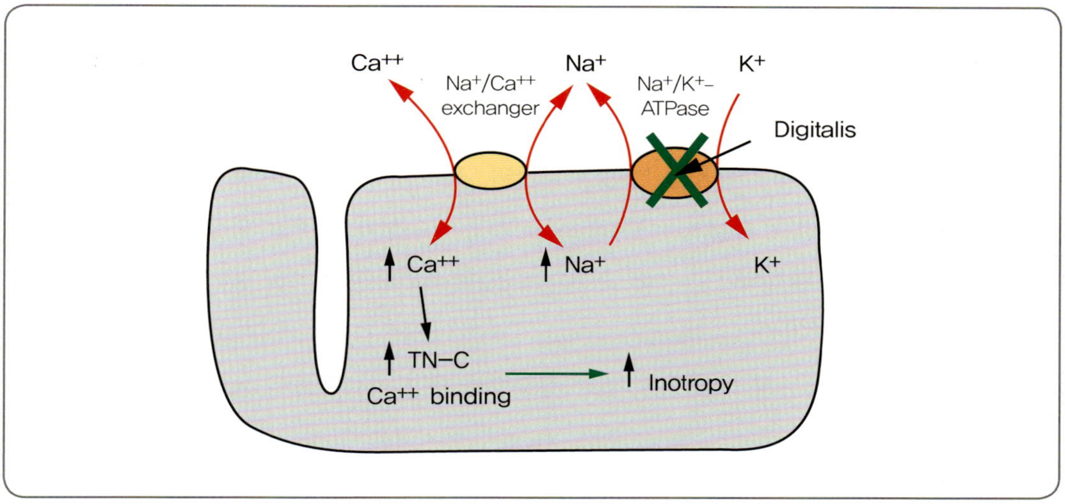

강심배당체 작용기전

Digitoxin의 약리

Digitoxin은 울혈성심부전증Congestive heart failure와 심부정맥Cardiac arrhythmias에 쓰인다. 특히 심방세동증Atrial fibrillation에 많이 쓰인다. Digitoxin은 대부분의 약물들의 배설 기관인 신장보다는 간에서 주로 대사되어 소실되므로, 신부전을 적응증으로 하는 환자에게 투여가 훨씬 용이하다. 하지만 현재 임상에서는 적용 사례가 매우 드물고, 임상 실험에서도 심부전 환자를 대상으로 digoxin에 비해 digitoxin이 더욱 큰 효과가 있음을 입증하지 못했다. 부작용으로는 구토, 속쓰림, 설사, 섬망, 신경통 등이 발생하며 주로 digoxin과 유사한 부작용이 나타난다.

Lanatoside C의 약리

Lanatoside C와 desacetyl−lanatoside CDeslanoside 역시 비슷한 강심배당체 활용 범위 안에서 약품으로 많이 쓰여 왔다. 이 두 화합물은 효과가 매우 빨리 나타나서 급성심장병에 주사제로 쓰인다. 반합성된 유도체인 medigoxinMetildigoxin; Lanatoside C의 말단 glucose대신 메틸기가 치환된 것 역시 기존의 약품보다 더 효과가 빠르게 나타나고 생체이용률이 좋아 유용하게 쓰인다.

Digoxin의 약리

Digoxin은 digitoxin보다 작용이 빨리 나타나며, 훨씬 더 빨리 체내에서 소실되므로 강심배당체로 더 많이 쓰인다. Digoxin은 digitoxin보다 친수성이 강하고 혈장단백질에 대한 결합력은 낮다. 간에서 대사되어 서서히 소실되는 digitoxin과 달리 주로 신장배설로 배출된다. Digoxin은 울혈성심부전증Congestive heart failure과 심방세동증Atrial fibrillation에 쓰인다. 하지만 심박수가 일정한 경우에 발병할 수 있는 심장병에 대한 치료제로서 digoxin의 가치는 아직 확실하지 않다. 부작용으로는 심독성, 구토, 속쓰림, 어지러움, 두통, 신경통 등이 나타나며 이는 약물을 투여받는 환자의 나이, 성별, 유전적 성향 등에 따라 개인차가 큰 편이다. Digoxin의 부작용과 다른 약물과의 상호작용으로 인해 실제 임상에서는 심장질환들에 대해서 단독 사용보다는 베타 차단제, amiodarone 등과의 병용 사용을 하며 이는 심실 반응을 개선하는데 유의한 효과를 보인다. 잘 알려진 약물 상호작용으로는 amiodarone이 인체의 P−glycoprotein을 억제함으로써 digoxin의 신장 및 비신장 배설량을 감소시키기 때문에, 경우에 따라 digoxin의 용량을 50%까지 감량하여 사용하기도 한다. 경구용제제와 정맥주사가 임상에서 이용되며, therapeutic dose의 범위가 매우 좁은 특징을 가지고 있기 때문에 TDMTherapeutic drug monitoring이 요구된다.

참고문헌

1. 지옥표 (2009). 생약학. 성균관대학교 출판부.
2. 생약학교재편찬위원회 (2015). 생약학. 개정2판. 동명사.
3. 김윤철, 민병선, 양기숙, 우은란, 이문숙, 이상국, 이승호, 황방연, 황완균 (2010). 파트너 천연물화학. 신일북스.
4. Dewick, P. M. (2009). Medicinal natural products: A biosynthetic approach. 3rd. Ed., John Wiley & Sons.

Dicoumarol

Dicoumarol은 발효한 전동싸리Sweet clover, *Melilotus officinalis* (L.) Pall. 흰전동싸리*Melilotus alba* Medik., 콩과, Leguminosae를 동물이 먹었을 때 치명적인 내부 출혈 발생의 원인이 되는 물질이다.

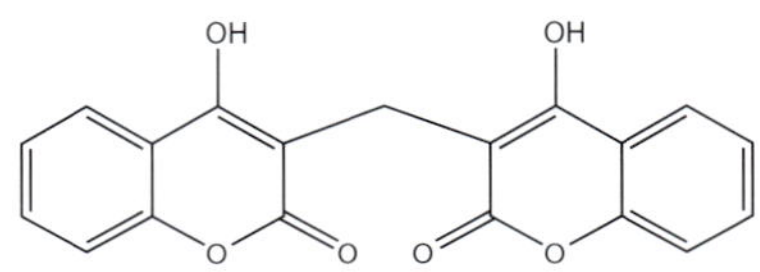

dicoumarol

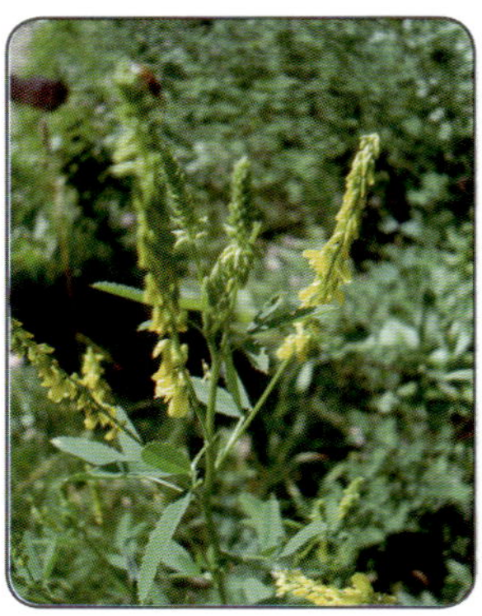

Sweet clover는 노란색 달콤한 클로버Yellow melilot, ribbed melilot로 알려져 있다. 일반적으로 melilot은 유라시아 원산지이며 북미, 아프리카, 오스트레일리아에 서식한다. 이 식물에 곰팡이*Penicillium nigricans, P. jensi,* 및 *Aspergillus* 등가 감염되면 dicoumarol혈액응고 억제물질로 전환되는 coumarin을 함유하고 있어, 소나 양 등의 가축이 내부 출혈로 죽게 되는 원인이 되기도 한다.

Dicoumarol의 발견과 warfarin의 개발

1920년대 초, 미국 북부와 캐나다에서 뿔 제거나 거세 등의 가벼운 시술을 받은 가축이 사망하는 질병이 발생하였다. 사망한 동물의 특징은 모두 많은 피를 흘렸다는 것이다. 1921년에 캐나다 수의사인 스코필드Frank W. Schofield 박사는 가축이 곰팡이가 많은 '달콤한 클로버sweet clover'로 만든 조사료를 섭취하고 있었으며, 이것이 강력한 항응고제로서 작용하고 있다고 판단했다. 이에 스코필드 박사는 건초에서 상태가 좋은 클로버 줄기와 곰팡이가 생긴 클로버 줄기를 분리하고 각각 다른 토끼에게 먹이로 주어 곰팡이가 생긴 줄기가 출혈을 동반한 사망의 원인이라는 것을 확인하였다. 1929년 North Dakota의 수의사인 로데릭L. M. Roderick 박사는 이러한 증상이 프로트롬빈Prothrombin의 기능 부족에 기인한 것임을 증명했다.

영국 태생의 캐나다인 수의사로 1910년 토론토대학 온타리오 수의과대학을 졸업했다. 1916~1920년 한국에 살면서 세브란스의학전문학교에서 세균학을 강의하였으며, 일본제국으로부터의 해방운동에 참여했다. 1921년부터 토론토 병원의 병리학 연구실 및 모교인 온타리오 수의과대학에서 근무하였으며, 1921년 출혈성 패혈증과 부패한 sweet clover에 관한 논문을 발표하였다. 이는 항응고제인 와파린(Warfarin)의 개발의 단초를 제공하였다. 1955년 온타리오 수의과대학에서 은퇴한 후 서울대학교 수의과대학에서 강의하였으며 1970년 서울에서 사망하였다. 묘비에는 "캐나다인으로 우리 겨레의 자주 독립을 위하여 생애를 바치신 거룩한 스코필드 박사 여기에 고요히 잠드시다."라고 새겨져 있다.

곰팡이에 감염된 sweet clover에 있는 항응고제의 정체는 1940년까지 미스테리였다. 1933년 위스콘신대학University of Wisconsin의 링크Karl Paul Link 박사가 건초에서 출혈성 물질을 밝히기 위한 연구를 시작했다. 링크 박사의 학생인 캠벨Harold A. Campbell이 결정성 항응고제 6 mg을 분리 정제하는데 5년이라는 시간이 걸렸으며, 또 다른 학생인 스태먼Mark A. Stahmann이 프로젝트를 인수하고 대규모 추출을 시작하여 약 4개월 만에 항응고제 1.8 g을 분리하는데 성공하였다. 이것은 스태먼과 헤브너Charles F. Huebner가 캠벨의 결과를 확인하고 그 화합물을 규명하기에 충분한 양이었다. 다양한 분해 실험을 통해 항응고제가 3,3'-methylenebis-(4-hydroxycoumarin)이라는 것을 확인하고 dicoumarol로 명명하였다. 이후 1940년에 dicoumarol을 합성하여 합성물이 곰팡이에 감염된 sweet clover에 함유된 물질과 동일하다는 것을 증명하였다.

Dicoumarol은 식물의 이차대사 물질인 coumarin의 산물이다. Coumarin은 많은 식물에 존재하는 것으로 알려져 있으며, 갓 잘라낸 잔디나 건초, sweet grass 같은 식물의 달콤한 향기의 원인 물질이다. 실제로, sweet clover라는 이름은 coumarin의 함유량이 많아 달콤한 향기가 나는 데에서 유래했지만, 향과 달리 실제 맛은 쓰다. Coumarin 자체는 혈액응고 억제작용이 없으나, 다양한 곰팡이에 의해 4–hydroxycoumarin과 같은 화합물로 대사되고, 이어서 미생물 대사의 산물인 formaldehyde가 추가되어 dicoumarol로 생합성되어 강력한 항응고 작용이 나타난다. 따라서 곰팡이에 감염된 sweet clover 조사료만이 항응고제를 함유하고 있다는 것을 설명한다. 따라서, dicoumarol은 발효산물 또는 mycotoxin으로 간주된다.

다음 몇 년 동안 수많은 유사한 화학 물질특히 3번 위치에 큰 방향족 치환기가 있는 4-hydroxycoumarin이 동일한 혈액응고 억제 작용을 갖는 것으로 밝혀졌으며, 1941년에 특허를 얻은 후에 의약품으로 사용되는 dicoumarol 자체가 널리 상업화 되었다.

링크 박사는 보다 더 강력한 coumarin계 항응고제 개발에 계속 노력하여 1948년 살서제로서의 warfarin와파린을 개발하였다. 'Warfarin'이라는 이름은 WARFWisconsin Alumni Research Foundation, 위스콘신동문연구재단와 coumarin의 arin에서 기인하였다. Warfarin은 1948년 미국에서 쥐약으로 사용하기 위해 처음 등록되었으며 즉시 널리 사용되었다. Warfarin은 링크 박사에 의해 개발되었지만, 위스콘신동문연구재단Wisconsin Alumni Research Foundation은 연구를 재정적으로 지원했으며 특허권을 소유하게 되었다.

전쟁에서 돌아온 미군 참전용사가 쥐약으로 사용되던 warfarin으로 여러 차례 자살을 시도했지만, vitamin K그 당시는 특정 해독제로 알려짐로 치료 한 후 완전히 회복 된 1951년 사건 이후, 항응고제로서의 warfarin의 사용이 연구되기 시작하였다. Warfarin은 일반적으로 dicoumarol보다 활성이 우월한 것으로 밝혀졌으며, 1954년에 의학적 용도로 승인되었다. 초기의 warfarin 투여자는 드와이트 아이젠하워Dwight Eisenhower 미국 대통령으로 1955년 심장마비로 약을 처방받았다. 1978년에야 warfarin이 효소인 'vitamin K epoxide reductase'를 억제하여 vitamin K 대사를 방해한다'는 정확한 작용기전이 밝혀졌다.

Dicoumarol의 생합성

Sweet clover가 발효되면, 미생물의 작용에 의하여 2–coumaric acid가 4–hydroxycoumarin로 변화하고, 다시 미생물 대사의 산물인 formaldehyde와 반응하여 dicoumarol로 바뀌게 된다.

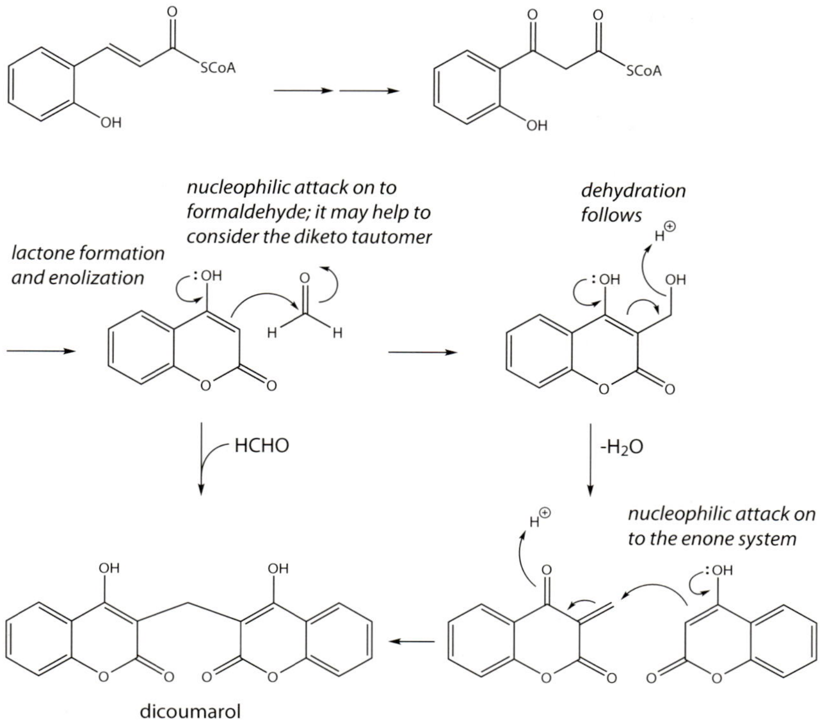

dicoumarol의 생합성 경로

작용기전

Dicoumarol은 다른 4-hydroxycoumarin 계열의 약물처럼 vitamin K를 재활용하는 vitamin K epoxide reductase 경쟁적 저해제로 혈액 속의 활성화된 vitamin K의 양을 감소시킨다.

혈액응고 과정에서는 단백질 프로트롬빈의 glutamate 잔기가 탄산화Carboxylation 되어야 한다. 그 결과로 프로트롬빈이 다른 요소들과 결합할 수 있게 된다. 이 탄산화 과정에는 이산화탄소와 산소분자, 그리고 환원된 quinolHydroquinone 형태의 vitamin K가 필요하다. 카르복시기가 도입되는 과정에서 vitamin K는 epoxidation을 거친 뒤 환원되어 다시 vitamin K로 재생된다. Dicoumarol이나 warfarin은 vitamin K의 재생에 필수적인 환원효소Vitamin K epoxide reductase를 경쟁적으로 저해하여 혈액 속의 활성화된 vitamin K의 양을 감소시키게 된다.

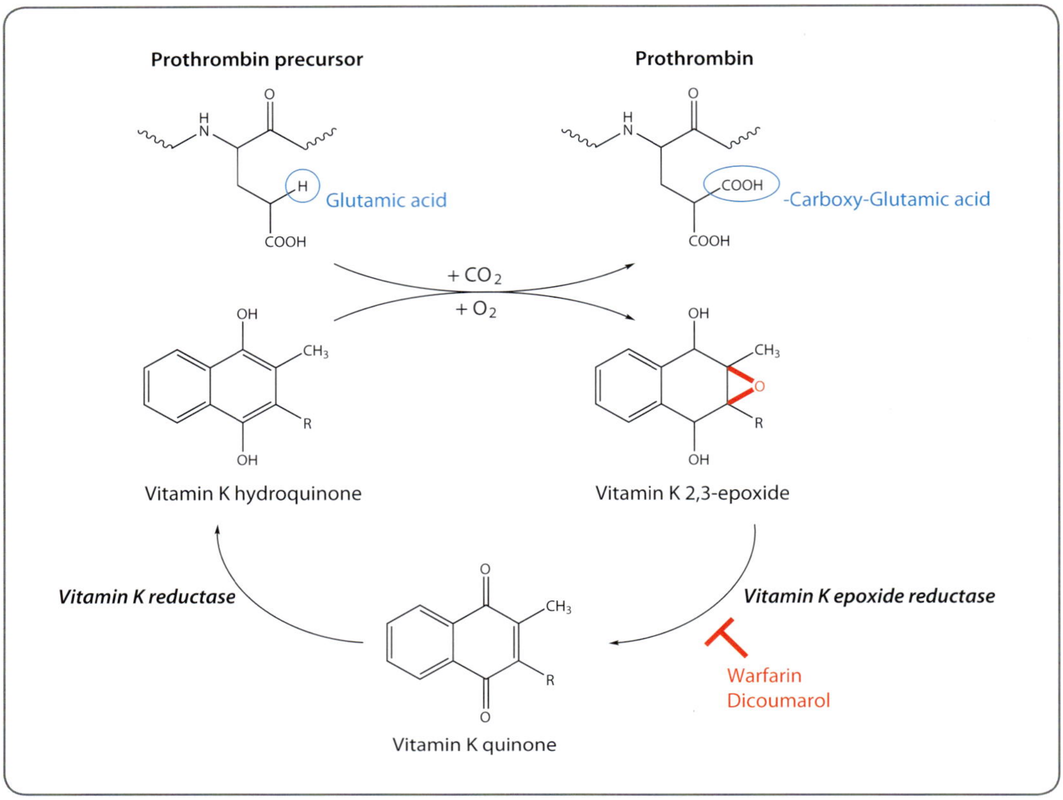

Dicoumarol의 혈액응고 작용기전

Dicoumarol 유래 약물

Dicoumarin을 비롯한 4-hydroxycoumarin은 vitamin K 길항제로 사용된다. 현재 dicoumarol은 치료제로 사용되고 있지 않지만, 합성 dicoumarol 유도체인 warfarin과 acenocoumarol의 염의 형태로 경구용 혈전증치료제, 즉 항혈액응고제로 사용된다. 가장 널리 쓰이는 약물은 warfarin이다. 이 약물은 천연물에서 유래하여 합성을 통해 개발된 의약품의 대표적인 예이다. Warfarin을 과량 투여한 경우 vitamin K를 투여하여 그 효과를 상쇄할 수 있다.

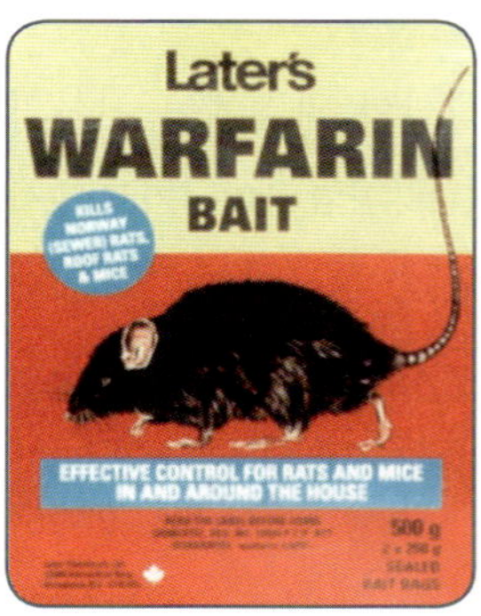

Warfarin은 초기에 살서제쥐약으로 개발되었고, 현재까지 수년간 쥐를 죽이는 약으로 널리 사용되어 왔다. Warfarin을 처리한 미끼

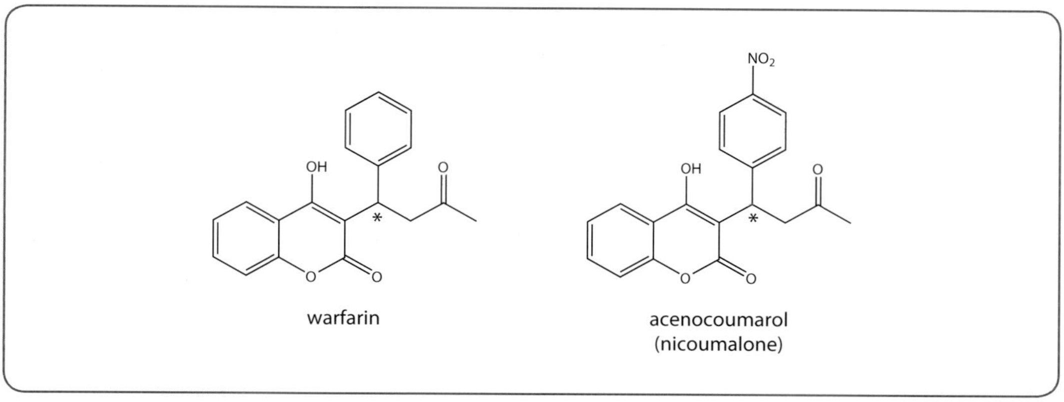

Warfarin과 acenocoumarol의 구조

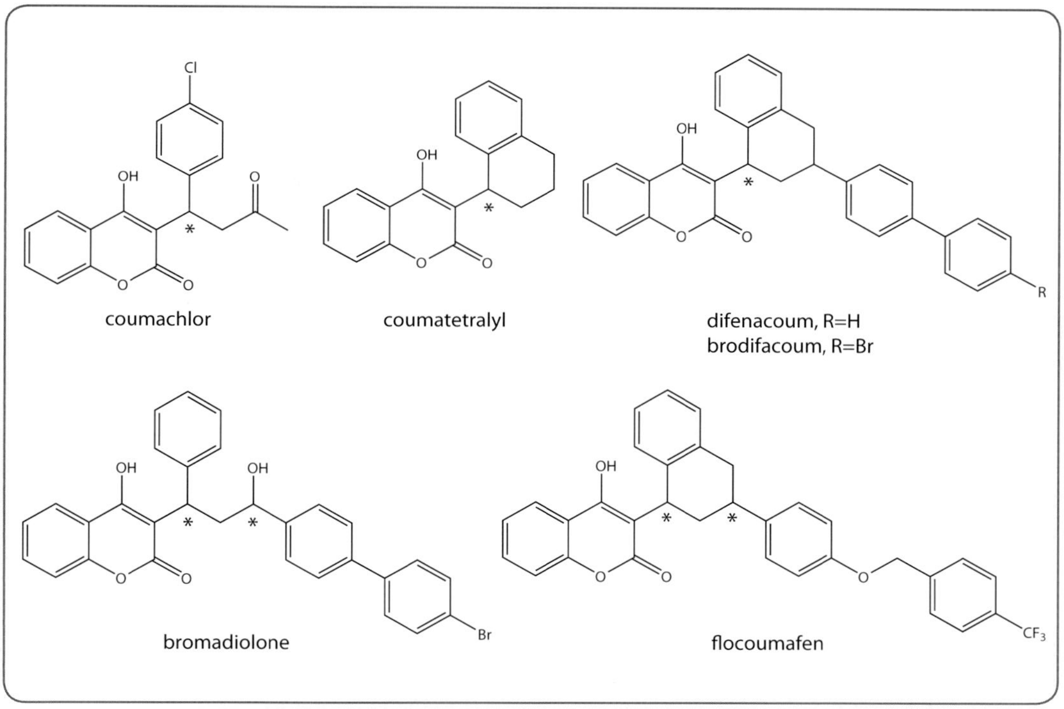

살서제로 개발된 4-hydroxycoumarin 유도체

를 먹은 쥐는 내출혈로 죽게 된다. 설치류는 장내 세균을 통해 vitamin K를 대량으로 생산하여 warfarin에 대한 저항성을 얻고 있기 때문에 'super warfarins'이라 불리는 소수성 기를 도입하여, 작용시간을 늘린 2세대 coumarin 유도체들이 합성되어 살서제로 사용된다. 이들 모두 4-hydroxycoumarin 유도체이며, vitamin K 길항제이다.

참고문헌

1. Dewick, P. M. (2002). Medicinal Natural Products: A Biosynthetic Approach. John Wiley & Sons.
2. Last, J. A. (2002). The missing link: the story of Karl Paul Link. Toxicological Sciences, 66(1), 4–6.
3. Wardrop, D., & Keeling, D. (2008). The story of the discovery of heparin and warfarin. British Journal of Haematology, 141(6), 757–763.
4. Kresge, N., Simoni, R. D., & Hill, R. L. (2005). Hemorrhagic sweet clover disease, dicumarol, and warfarin: the work of Karl Paul Link. Journal of Biological Chemistry, 280(8), e5.

Ursodeoxycholic Acid

Ursodeoxycholic acidUDCA는 ursodiol이라는 이름으로도 알려진 성분이다. UDCA는 곰의 담즙에서 처음 발견된 담즙산으로 cholic acid의 유도체인 deoxycholic acid 및 chenodeoxycholic acid와 유사한 구조의 물질이다. 이 때문에 곰을 뜻하는 라틴어인 ursus와 deoxycholic acid에서 물질의 이름이 유래하였다. UDCA는 곰 담즙의 주성분으로 알려져 있으나, 인체에서는 장내 미생물에 의한 대사를 통해 만들어지는 이차 담즙산으로서 미량 존재한다.

화학 구조

담즙산은 콜레스테롤의 대사 산물이다. 따라서 담즙산의 구조에서는 콜레스테롤에서 볼 수 있는 tetracyclic 골격을 볼 수 있으며 치환기의 절대배향 또는 산화-환원 상태에 변화가 생겼음을 알 수 있다. Ursodeoxycholic acidUDCA는 chenodeoxycholic acid의 7번에 있는 *R* 배향의 수산기가 *S* 배향으로 바뀐 C-7 epimer의 구조를 가지고 있다. UDCA는 사람의 담즙산 중 대략 5%를 차지한다고 알려져 있으며, 주로 타우린Taurine 중합체로 존재한다.

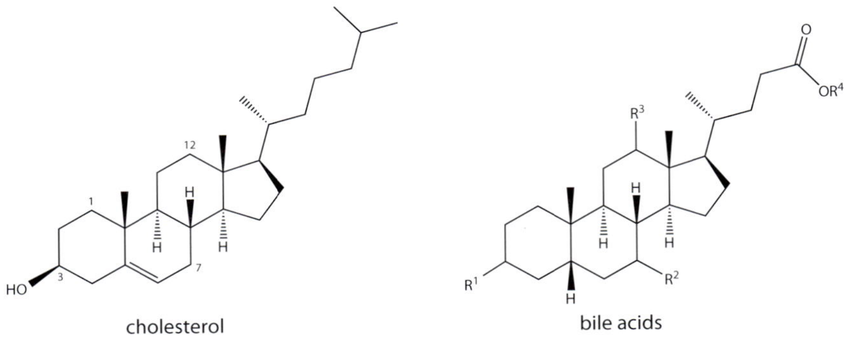

Compound	Abbrev.	R^1	R^2	R^3	R^4
cholic acid	CA	α-OH	α-OH	α-OH	H
chenodeoxycholic acid	CDCA	α-OH	α-OH	H	H
deoxycholic acid	DCA	α-OH	H	α-OH	H
dehydrocholic acid	DHCA	keto	keto	keto	H
lithocholic acid	LCA	α-OH	H	H	H
ursocholic acid	UCA	α-OH	β-OH	α-OH	H
ursodeoxycholic acid	UDCA	α-OH	β-OH	H	H
tauroursodeoxycholate		α-OH	β-OH	H	Taurine

콜레스테롤과 그의 대사산물인 담즙산의 구조

역사

웅담Yutan은 다 자란 곰의 담즙을 건조시켜 분말로 만든 약재로서 고대 중국에서부터 간질환 치료의 명약으로 알려져 왔다. 웅담의 주요 효능성분은 20세기에 들어서면서부터 알려지기 시작하였다. 1902년 스웨덴의 Hammarsten은 최초로 북극곰의 담즙에 당시까지 알려지지 않았던 새로운 담즙산이 존재하는 것을 보고하고 그 이름을 ursocholeinic acid로 명명하였다. 그러나 당시에는 스테로이드 계열 화합물에 대해 알려진 바가 없었기 때문에, 새로운 담즙산의 구조를 밝히지는 못하였다. 그러던 중 1927년 일본 오카야마 대학의 Shoda 연구진이 중국산 흑곰의 담즙에서 새로운 담즙산을 분리하고 결정을 만들어 구조를 밝혔다. Shoda 연구진은 이 물질이 곰의 담즙에서 분리되었기 때문에 곰을 뜻하는 라틴어인 'ursus'를 사용하였으며, 이 물질의 구조를 deoxycholic acid의 이성질체로 확신하였기 때문에 새로운 담즙산의 이름을 urso-

승을 억제한다고 밝혀져 인터페론의 약효를 연장시켜 주는 것으로 알려졌다.

작용기전

UDCA는 담석을 용해시켜 주어 담석을 제거하기 위한 외과적 수술의 대체요법제로 사용된다. UDCA는 콜레스테롤과 CA의 생합성을 저해하여 담도의 콜레스테롤을 제거하고 담석을 점차로 용해시키는 효능이 있다. 이렇게 담석을 용해시키기 위해서는 UDCA를 수개월간 투여해야 한다. 그러나 칼슘염을 다량 함유하는 방사선 비투과성 담석의 경우에는 효과가 없다.

Cholestyramine이나 colestipol과 같은 음이온교환 수지는 담즙산과 결합하여 담즙산의 재흡수를 저해한다. 이는 간에서 콜레스테롤이 담즙산으로 변화하는 과정을 촉진시켜, 저밀도 콜레스테롤의 분해를 증가시켜서 혈중 콜레스테롤을 낮추는 약물로 사용이 되며, 이 때문에 관상동맥질환 고위험군의 환자를 치료하는데 사용이 된다.

참고문헌

1. Bachrach, W. H., & Hofmann, A. F. (1982). Ursodeoxycholic acid in the treatment of cholesterol cholelithiasis. Digestive Diseases and Sciences, 27(8), 737–761.
2. Hammarsten, O. (1902). Untersuchungen über die Gallen einiger Polarthiere. I. Ueber die Galle des Eisbären. II. Abschnitt. Hoppe-Seyler's Zeitschrift für Physiologische Chemie, 36(5–6), 525–555.
3. Shoda, M. (1927). Über die Ursodesoxycholsäure aus Bärengallen und ihre physiologische Wirkung. The Journal of Biochemistry, 7(3), 505–517.
4. Iwasaki, T. (1936). Über die Konstitution der Urso-desoxycholsäure. Hoppe-Seyler's Zeitschrift für Physiologische Chemie, 244(3–4), 181–193.
5. Kanazawa, T., Shimazaki, A., Sato, T., & Hoshino, T. (1955). Study on the ursodeoxycholic acid synthesis. Nippon Kagaku Zasshi, 76, 297–301.
6. Tonin, F., & Arends, I. W. (2018). Latest development in the synthesis of ursodeoxycholic acid (UDCA): a critical review. Beilstein Journal of Organic Chemistry, 14(1), 470–483.
7. Leuschner, U., Leuschner, M., Sieratzki, J., Kurtz, W., & Hübner, K. (1985). Gallstone

dissolution with ursodeoxycholic acid in patients with chronic active hepatitis and two years follow-up. Digestive Diseases and Sciences, 30(7), 642–649.

8. Poupon, R., Poupon, R., Calmus, Y., Chrétien, Y., Ballet, F., & Darnis, F. (1987). Is ursodeoxycholic acid an effective treatment for primary biliary cirrhosis? The Lancet, 329(8537), 834–836.

Sennosides

센노사이드Sennosides는 안트론 이합체Dianthrone의 구조를 갖는 물질로 대장에 직접 작용하여 사하작용을 나타낸다. 센노사이드는 세계보건기구WHO에서 출판하는 WHO Model List of Essential Medicines에 변비약으로는 유일하게 기재되어 있으며 FDA미국식약처는 일반의약품으로 허가하였다. 이 성분을 함유하고 있는 식물로는 콩과Leguminosae에 속하는 센나와 마디풀과Polygonaceae에 속하는 대황이 있으며 구체적인 학명은 다음과 같다.

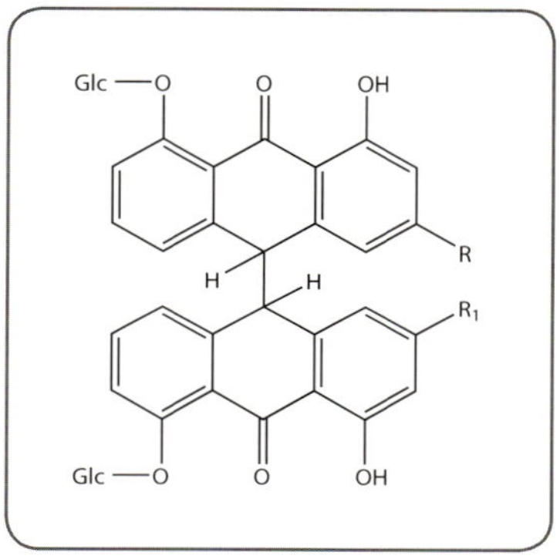

- 센나계: *Cassia acutifolia* Delile (Alexandrian senna), *Cassia angustifolia* Vahl (Tinnevelly senna), *C. fistula, C. obovate, C. sofara, C. siberiana, C. podocarpa, C. alata* 등 *Cassia* 속 26종
- 대황계: 장엽대황 *Rheum palmatum* L., 당고특대황 *R. tanguticum* Maxim. Ex Balf., 약용대황 *R. officinale* Baillon, 장군풀 *R. coreanum* Nakai

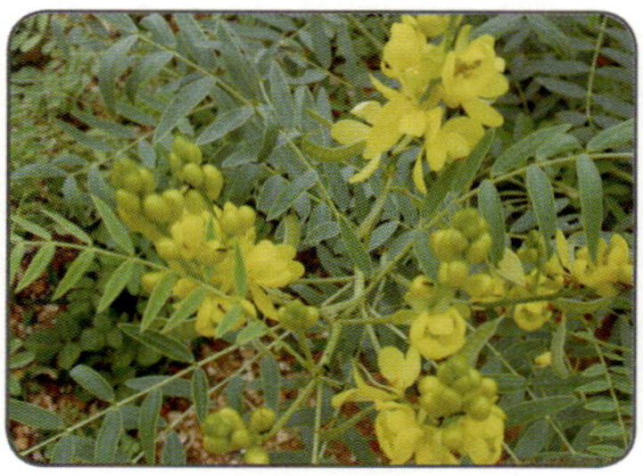

Cassia angustifolia

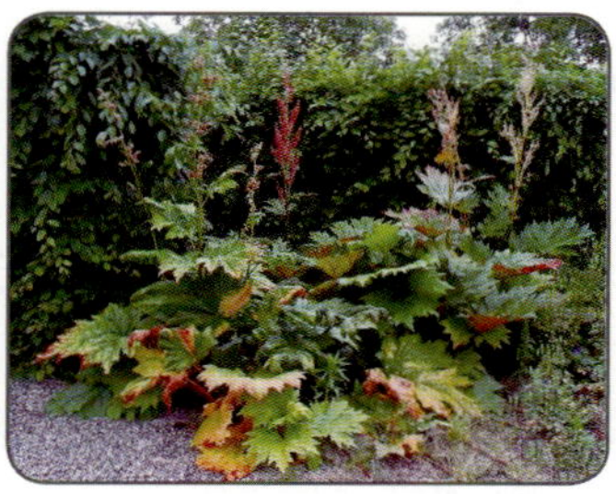

Rheum palmatum

유래

센나엽은 수단과 이집트의 나일강 유역에서 오래전부터 사하제로 사용해오다 9세기경 아라비아 의사들에 의해 유럽지역으로 전래되었다고 알려진다. 아라비아어 'senna'와 희랍어 'cassia'는 모두 식물의 수피를 뜻하는 용어인데, 센나식물의 수피가 쉽게 벗겨지는 특징에서 유래되었다고 알려지지만 실제 약용부위는 수피가 아닌 잎을 사용한다. 나일강 유역에서 주로 생산되는 센나는 *Cassia acutifolia*로 Alexandrian senna로 알려져 있고, 인도와 파키스탄 지역에서 재배되는 센나는 *C. angustifolia*로 Tinnevelly senna로 알려져 있다. 재배품의 이른 수확 시에는 주로 잎 부위를 사용하나 후반부에는 잎과 열매Senna pods도 수확하여 약용으로 사용한다. 두 종간의 함유 성분의 차이는 명확하지 않으며, 또한, 같은 종에서 잎과 열매의 함유 성분의 유의적 차이는 명확하지 않다. 오히려 재배환경과 수확시기의 영향이 함유 성분의 차이에 더 큰 영향을 미치는 것으로 알려져 있다.

센노사이드를 함유하고 있는 또 다른 약용식물인 대황은 고대 중국에서부터 소화기계통의 문제와 부종 등에 대한 사용이 기록되었고 6세기 양나라부터 당, 송, 명나라에 이르기까지 다양한 문헌들에 그 사용이 기록되었다. 약용으로 사용되는 대황은 *Rheum* 속 *tanguticum, officinalis, palmatum* 등이나 영명은 'rhubarb'으로 식용채소인 *Rheum rhabarbarum*과 혼동되는 경우가 있으니 주의가 필요하다.

생합성 경로

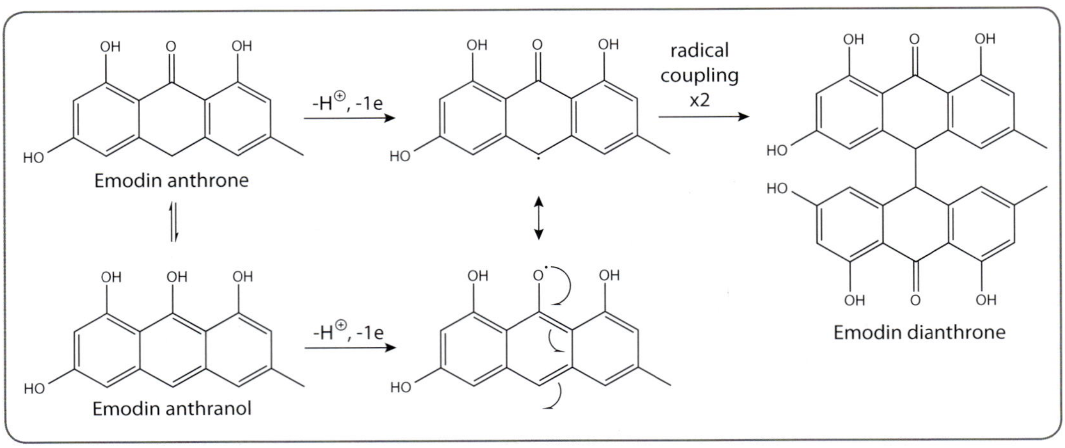

센노사이드의 생합성 경로는 단위체인 anthrone의 radical coupling에 의해 형성되는 것으로 알려져 있다.

약리작용

센노사이드의 사하작용은 센노사이드와 대장 내 대사체인 anthrone 화합물의 작용에 기인하는 것으로 알려져 있다. 대장에서 anthrone 화합물은 대장점막의 수분과 전해질의 재흡수를 억제하여 장내 볼륨과 압력을 증가시키고, 이는 대장의 연동운동을 촉진시켜 사하작용을 나타낸다. 또한, anthrone 화합물은 활성 chloride의 분비 촉진을 통해 수분과 전해질의 분비를 증가시키고, 부분적으로 내인성 프로스타글란딘Prostaglandin의 분비를 촉진하여 수분과 전해질의 양을 조절한다.

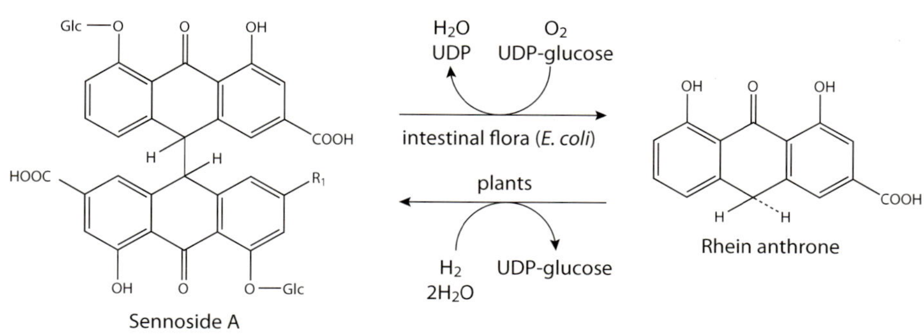

대장 내 미생물에 의한 센노사이드의 전환

주의 및 부작용

경련성의 소화기계통 부작용이 일반적으로 보고되고 있다. 장기 복용자에게 드물게 부정맥, 신병증, 부종, 뼈의 급격한 퇴행 등이 보고되었다. 센나엽 남용은 근육의 강직성 경련Tetany, aspartylglucosamine 분비, hypogammaglobulinemia 등도 초래한다.

제품 및 관련 응용제품 소개

▪ 듀락스츄정

- 성분함량: 센노사이드 15 mg
- 효능효과: 변비(일반적으로 복용 후 6~12시간 이내에 배변을 유발한다.)
- 용법용량: 다음 복용량을 취침 전 또는 공복 시에 씹거나 입안에서 녹여서 복용한다.
  - 성인 및 12세 이상: 1회 2정을 1일 1~2회
  - 6세 이상~12세 미만: 1회 1정을 1~2회
- 사용상 주의사항
  - 급성 복부질환 환자, 장폐색 환자, 6세 미만의 어린이, 수유부는 이 약을 복용하지 말 것
  - 복용하는 동안 다른 설사약을 복용하지 말 것

▪ 비코그린에스정

- 성분함량: 비사코딜 5 mg, 도큐세이트나트륨 10 mg, 센노시드칼슘 5 mg
- 효능효과: 변비(일반적으로 복용 후 6~12시간 이내에 배변을 유발한다.)
- 용법용량: 다음 복용량을 취침 전 또는 공복 시에 복용한다.
  - 성인 및 15세 이상: 1회 1~3정을 1일 1회 복용하고 처음에는 최소량을 복용하고, 배변의 상태를 지켜보면서 조금씩 증량 또는 감량한다.
- 사용상 주의사항
  - 급성 복부질환 환자, 장폐색 환자, 6세 미만의 어린이, 수유부는 이 약을 복용하지 말 것
  - 이 약을 복용하는 동안 다른 설사약을 복용하지 않으며, 제산제 또는 우유 섭취 후 1시간 이내에는 복용하지 말 것
  - 수유 중인 경우는 복용하지 말 것

참고문헌

1. World Health Organization. (2017). WHO model list of essential medicines, 20th list (March 2017, amended August 2017).

2. Verloop, Q., Marais, A. F., De Villiers, M. M., & Liebenberg, W. (2004). Compatibility of sennoside A and B with pharmaceutical excipients. Die Pharmazie–An International Journal of Pharmaceutical Sciences, 59(9), 728–730.
3. Dewick, P. M. (2002). Medicinal Natural Products: a Biosynthetic Approach. John Wiley & Sons, 63–72.
4. Foster, S., & Johnson R. L. (2006). Desk reference to Nature's Medicine. Washington, D.C. National Geographic Society, 104–105.
5. Hänsel, R., & Haas, H. (2013). Therapie mit Phytopharmaka: Korrigierter Nachdruck. Springer–Verlag.
6. Yamauchi, K., Yagi, T., & Kuwano, S. (1993). Suppression of the purgative action of rhein anthrone, the active metabolite of sennosides A and B, by calcium channel blockers, calmodulin antagonists and indometacin. Pharmacology, 47(Suppl. 1), 22–31.
7. Levine, D., Goode, A. W., & Wingate, D. L. (1981). Purgative abuse associated with reversible cachexia, hypogammaglobulinaemia, and finger clubbing. The Lancet, 317(8226), 919–92.
8. Malmquist, J., Ericsson, B., Hulten–Nosslin, M. B., Jeppsson, J. O., & Ljungberg, O. (1980). Finger clubbing and aspartylglucosamine excretion in a laxative–abusing patient. Postgraduate Medical Journal, 56(662), 862–864.
9. Prior, J., & White, I. (1978). Tetany and clubbing in patient who ingested large quantities of senna. The Lancet, 312(8096), 947.

Caffeine

세계에서 가장 경제적 가치가 높은 식물 중의 하나는 커피라 할 수 있다. 생 커피의 열매는 가장 많이 거래되는 농산물 중의 하나이고, 또한 커피는 세계에서 가장 많이 소비되는 음료 중의 하나로서 1년에 약 6천억 잔 이상이 소비된다. 즉, 세계 인류가 70억 명이라고 할 때 적어도 1인당 연 80잔에서 100잔을 마신다고 볼 수 있다. 커피의 화학성분 중 카페인은 그 주요 작용으로 각성 효과가 우수하다.

역사

카페인은 과라나 열매, 카카오 열매 등 60여 개의 식물에 존재하는 성분으로, 특히 커피나무에 많이 함유되어 있다. 커피나무는 *Coffea arabica* L.로서 꼭두서니과Rubiaceae 코페아*Coffea* 속에 속하고, 주요성분으로는 카페인을 들 수 있다. 커피는 크게 아라비카Arabica와 로부스타Robusta-canephora, 그리고 리베리카Liberica 품종으로 나뉘는데, 그 중 아라비카는 전 세계 생산량의 75%를 차지하고 향기와 맛이 좋아 최고의 품질로 인정받고 있다. 카페인Caffeine은 커피 열매의 주 성분으로 쓴맛을 낸다. 카페인은 현대인의 기호식품인 커피, 녹차, 콜라, 코코아, 초콜릿 등뿐만 아니라 감기약이나 두통약, 강심제 등의 의약품에 광범위하게 존재한다. 카페인은 커피 열매에서 가장 많이 생합성되며, 각 열매의 종에 따라 카페인의 양 및 대사체의 종류가 조금씩 다르다.

카페인은 몸에 쌓인 피로를 줄여주고 정신을 맑게 해주며 이뇨작용을 통해 체내 노폐물을 제거하는 등 신체에 이로운 작용을 한다. 또한 최근에는 알츠하이머성 치매, 파킨슨병과 같은 질병에 대한 치료제로서의 효과, 나아가 심혈관 질환을 예방하는 효과도 입증되고 있는 추세

응용

17,000명의 네덜란드 사람들을 상대로 조사한 바에 의하면, 하루에 7컵 이상 커피를 마시는 사람들은 당뇨병에 걸릴 위험이 눈에 띄게 낮아진다는 연구 결과가 있으며 이를 토대로 제2형 당뇨병에 대한 의약품 개발이 진행 중이다. 커피의 유효성분으로서 카페인과 폴리페놀, 또한 충분한 양의 마그네슘 및 다른 미세 영양소 등이 있는데 이들은 커피가 인슐린에 대한 감수성을 급격히 감소시키는 작용을 일으킨다. 또한 알츠하이머 질환, 피부암, 대장암 등과 같은 난치성 질병에 대한 효능연구도 활발히 진행되고 있어 이러한 환자들에게 커피가 도움을 줄 수 있다는 희망을 기대할 수 있다.

카페인은 정원사에게도 희망을 줄 수 있다. 즉 하와이에서 양배추의 잎 표면에 커피를 발랐을 때 달팽이의 식욕을 떨어뜨릴 뿐만 아니라, 달팽이의 점액을 분비하는 층이 알카로이드로 인해 생리학적으로 예민하게 반응하여 높은 농도의 카페인이 달팽이의 몸을 뒤틀리게 하는 현상을 보여줌으로써 결국 사망에 이르게 하였다. 카페인은 물에 잘 녹기 때문에 야외에서 수용액을 사용하면 이들 달팽이들을 제거할 수 있기 때문에 상업적으로 쓰이는 포름알데히드Formaldehyde 살포를 대체할 수 있을 것이다. 카페인을 포함한 약물이 달팽이를 죽이는 점을 이용하면 민달팽이와 달팽이에게 아주 좋은 기피제가 되어 해충 구제 천연 농약으로 사용할 수 있다.

최근에는 폐와 피부로 잘 흡수된다는 점을 통해 다양한 분야에 응용되고 있다. 전자담배 시장이 증가함에 따라 여러 종류의 향 및 맛을 위한 첨가물이 사용되는데 카페인이 대표적이다. 또한 샴푸와 세안비누 등에 카페인을 포함해 세안 후 카페인이 피부로 흡수되어 잠을 깨우는 효과, 기분을 전환시키는 효과, 커피를 섭취한 효과를 겨냥해 다양한 제품을 개발 중에 있다. 나아가 독일의 아돌프 클렌크 박사는 "카페인이 테스토스테론의 작용을 억제하여 모근의 생리적 활동을 정상화시켜 탈모의 근본 원인을 치료할 수 있다"는 사실을 임상시험을 통해 밝혀냈다고 발표하였다. 이러한 사실을 바탕으로 다양한 연구를 수행한 결과, 카페인 자체가 탈모를 근본적으로 치료하는 원료로 직접적으로 이용하기는 어렵지만, 이러한 연구 결과를 바탕으로 새로운 탈모치료용 의약품 개발에 대한 심도 있는 연구의 가능성을 제시할 수 있다.

참고문헌

1. Australian Drug Foundation. (2014). Caffeine. Sydney.
2. Richard, L. (2005). Coffee: The demon Drink? New Scientist, issue 2518(24 September).
3. Nathanson, J. A. (1984). Caffeine and related methylxanthines: possible naturally occurring pesticides. Science, 226(4671), 184-187.
4. Farach, A. (2012). Coffee contituents. *In* Coffee: Emerging health effects and disease prevention. Chu, Y. F. Ed., 21-58, John Wiley & Sons.
5. http://www.rsc.org/chemistryworld/Issues/2011/May/ChemistryInEveryCup.asp Accessed on September 25, 2015

Allicin

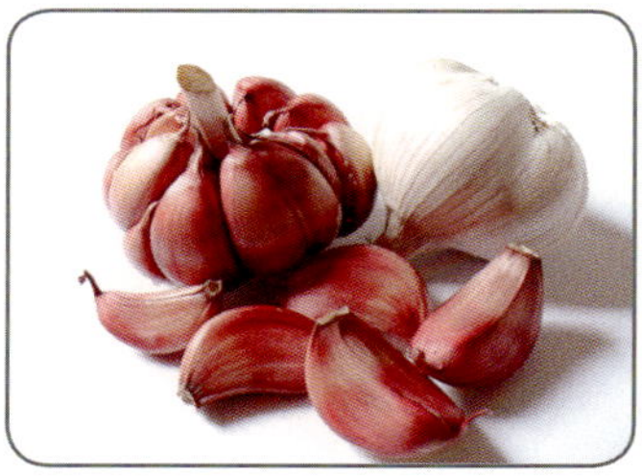
마늘(大蒜)

대산大蒜, Allii Bulbus은 마늘*Allium sativum* L., 백합과, Liliaceae의 1년생 혹은 2년생 인경鱗莖, 비늘줄기이다. 키는 60 cm 정도로 자라고 인경은 그다지 굵어지지 않고 수염뿌리가 인경 밑에서 사방으로 뻗어나가며 지상 15 cm 정도 되는 곳에서 5~6개의 잎이 두 줄로 자란다. 관상대롱 같은 모양을 띠고 있는 녹색바탕에 약간 흰빛이 도는 잎을 가지고 있다. 꽃은 원기둥 모양의 화경에 끝에 둥근 모양의 산형화서로 달리고 삭과는 3개의 능선을 가지며 검정색 씨가 들어 있다. 우리나라 전국 각지에서 재배되고 있으며 우리 음식에 빠질 수 없는 중요한 향신료이다.

전통적으로 마늘은 살충, 소종消腫, 해독 등의 효능이 있어서 살충약물로 분류되어 사용되어 왔다. 민간에서는 화농성 염증의 치료에 동량의 마늘과 파를 짓찧어서 환부에 붙여서 사용하였고 마늘을 불에 구워 치통이 있는 치아에 대거나 깨물고 있으면 진통효과를 볼 수 있었다고 한다. 또한 다진 마늘을 꿀에 넣었다가 기침이 날 때 사용하였다.

매운맛의 성분인 알리신Allicin은 대산大蒜의 황 함유 화합물인 alliin이 alliinase에 의해 대사되어 생성된다. 마늘의 세포가 파괴되면 세포에 공존하는 alliinase가 작용하여 강한 자극성의 냄새를 가진 allicin이 생성된다. 이 화합물은 식물이 벌레로부터 자신을 지키기 위한 방어물질로 생각 된다. Allicin은 안정한 화합물이 아니어서 방치해 두면 조금씩 없어지거나 조리 과정에서 신속하게 분해 된다. 또한 allicin을 식용유와 같은 용매에 용해시킬 때 아조엔Ajoene이라

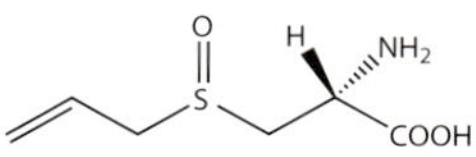
Alliin

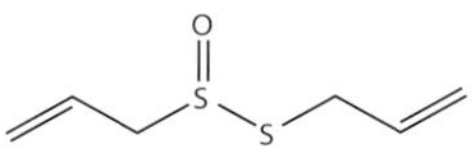
Allicin

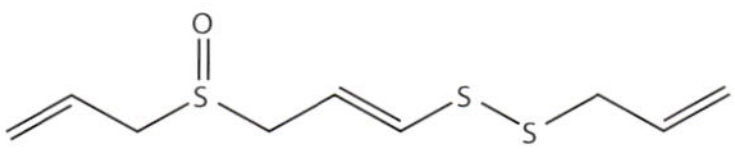
(*E*)-Ajoene

는 유기황화합물의 일종이 생성되기도 한다. 아조엔은 superoxide나 NO의 생성을 억제하는 항산화 물질로 작용하는 것으로 알려져 있으며 항혈전 효과도 가지고 있는 것으로 밝혀졌다.

생합성 경로

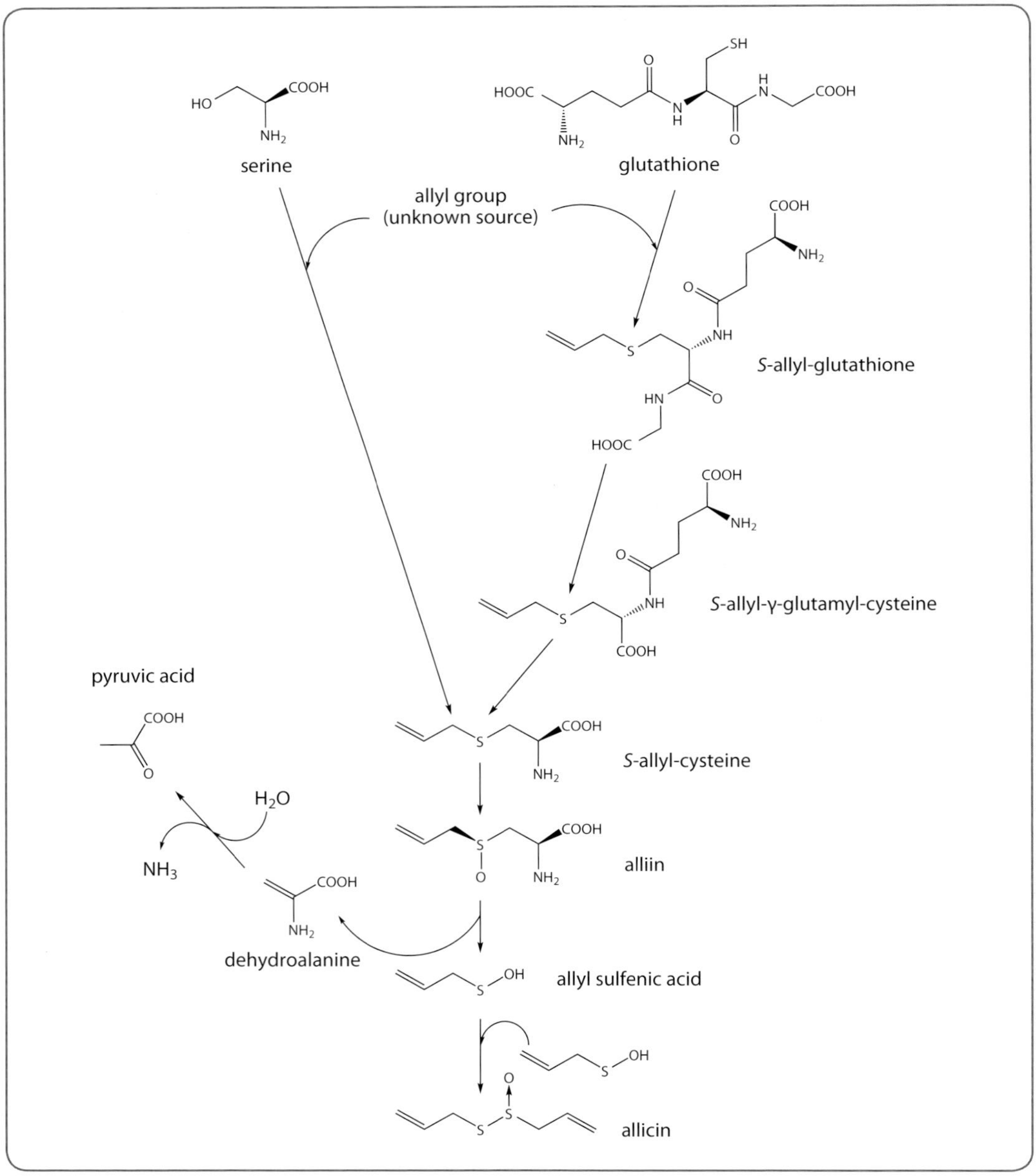

Allicin은 thiosulfinate로서 그 화학 구조는 1948년 Stoll과 Seeback에 의해서 밝혀졌다. 천연에서 allicin은 식물 조직이 손상을 받았을 때 효소반응에 의해서 생성이 된다고 알려져 있다. allicin의 생합성 전구물질은 비 단백질성 아미노산인 alliinS-Allyl-L-cysteine sulfoxide이다. Alliin과 다른 *S*−allyl−L−cysteine sulfoxide 화합물들은 alliinase에 의해서 가수분해되어 dehydroalanine과 allyl sulfenic acid를 만들게 된다. 여기에서 생성된 allyl sulfenic acid 두 분자가 축합되어 allicin을 생합성 하게 된다.

Alliin은 마늘*A. sativum* 이외에 *Allium ursinum*에서도 발견되나 같은 속 식물로 채소로 이용되는 유명한 식물인 양파*A. cepa*에서는 alliin이 발견되지 않고 있다. 그렇지만 양파에는 isoalliin*trans*-(+)-S-(1-Propenyl)-L-cysteine sulfoxide이 알려져 있다. 현재까지 alliin의 생합성 경로에 대해서는 아직도 명확하게 밝혀져 있지 않지만 방사성 표지 실험을 통한 Granroth group에서 다음과 같은 생합성 경로를 제안하였다.

효능

항균작용/항진균작용

예로부터 경험적으로 마늘Garlic은 항균제로 사용되었다. 그 후에도 많은 연구를 통해 마늘이 여러 균주에 대해 항균작용이 있는 것으로 보고되었다. 마늘의 항균작용은 거의 allicin에 의한 것이다. Allicin은 일반적으로 사용되는 항생제들보다 더 광범위하게 균들에 대해 항균작용을 보인다. Allicin이 그람음성균과 그람양성균 모두에서 항균작용을 보이는 반면에, penicillin은 그람양성균에 대해서 활성을 보이지 않는다. Allicin은 또한 특정 항생제에 저항성을 보이는 병원균에 대해서도 항균활성을 보인다. Methicillin resistant *Staphylococcus aureus*MRSA가 그 예이다.

Allicin은 다양한 항진균 활성을 가지고 있어 질병의 치료에도 응용될 수 있고, 농업에도 활용될 수 있는 가능성이 있다. Allicin 또는 마늘액을 처리했을 때, 포자의 발아 및 균사의 생장을 억제하였다 또한 마늘에 함유되어 있는 단백질인 allivin은 *Botrytis cinerea, Plectosphere-lla cucumerina, Alternaria brassicicola* 및 *Magnaporthe grisea* 등의 식물 병원균에 대해서 항진균활성을 보였다.

심혈관계에 대한 작용

심혈관계 질환은 많은 요인에 의해 발생할 수 있는 것으로 알려져 있다. 그 요인 중 하나가 산화작용이다. LDLLow-density lipoprotein이 산화되면 죽상동맥경화증Atherosclerosis을 유발하는 등 심혈관계에 좋지 않은 영향을 줄 수 있다. Allicin의 항산화 효능은 이러한 심혈관계 질환에 직·간접적으로 효능이 있는 것으로 알려져 있다. 또한, allicin과 같은 thiosulfinate 화합물은 혈소판 응집 억제제로 알려져 있어 관련 질병에 대한 예방 및 치료도 기대된다. 항고혈압 작용도 있는 것으로 보고되어 있어 allicin은 심혈관계 질환에 대해 다양하게 활용될 수 있다.

항암효과

1960년대 면역시스템과 암의 관계에 착안하여 건강한 마우스에 암세포를 allicin과 함께 배양 후 이식을 할 경우에 그렇지 않은 그룹에 비해서 암세포 이식 후 암세포의 생장이 억제됨을 확인할 수 있었다. Allicin의 항암효과를 분자수준에서 설명하면 명백하게 세포사멸Apoptosis을 유도 한다는 것이다.

주의 및 부작용

Allicin을 함유하고 있는 마늘을 섭취했을 때의 여러 부작용이 보고되어 있다. 첫 번째로 체취이다. Allicin의 특이한 향이 'garlic breath'를 유발하고, 몸 전체에서 마늘향이 날 수 있다. 두 번째 부작용은 알레르기Allergy 유발이다. 여러 사례에서 마늘 섭취로 피부염이나 anaphylaxis와 같은 알레르기 반응이 일어날 수 있다고 되어 있다. 또한, 마늘의 섭취는 모유의 조성을 바꿔 아이의 행동에도 영향을 줄 수 있는 것으로 알려져 있다. Allicin의 효능에서 언급한 것처럼 혈소판 응집효과가 있어 다른 항응집약과 상호작용도 일어날 수 있다.

세 번째로 마늘은 강력한 살균 효과를 가지고 있어서 마늘을 생으로 섭취하거나 과잉 섭취 시에는 위장 내에 존재하는 유익균을 죽일 수 있고 위장 장애를 일으킬 위험성이 있으므로 섭취 시 양에 주의해야 한다.

관련 화합물 및 응용제품

마늘의 성분과 비타민 B_1이 결합하면 aneurinase 등의 비타민 B_1 분해효소에 의한 분해가 일어나지 못하기 때문에 안정한 화합물을 형성 할 수 있다. 또한 이러한 마늘성분과 결합한 비타민 B_1은 소화관에서 흡수가 잘 되고 신속한 효과를 낼 수 있다. 이런 화합물을 allithiamine이라고 한다. allyl기 대신에 methyl, ethyl, propyl기로 치환한 합성품이 사용된다.

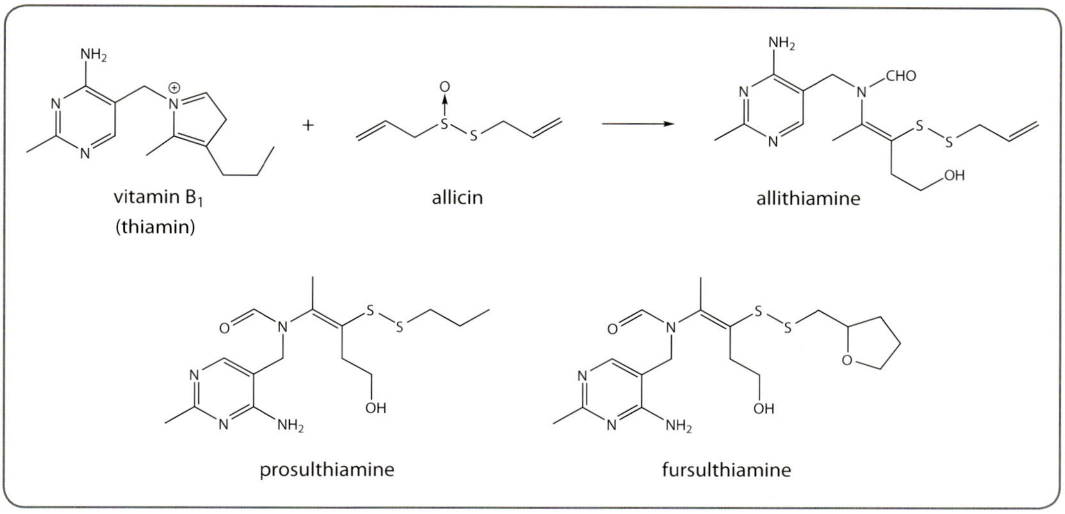

응용제품으로는 2차 세계대전 중 구일본육군의 각기병 치료약 개발을 의뢰 받은 것을 계기로 비타민 B_1 유도체가 개발이 되어 이 유도체를 주성분으로 한 '아리나민당의정'이 1954년에 일본 다케다 제약에서 발매가 되었다. 현재는 정제 및 드링크제로 판매가 되고 있다. 그리고 우리나라에서는 1963년 프로설티아민을 함유하고 비타민 B, 비타민 E를 보강해서 일동제약에서 '아로나민정'을 발매한 이후 현재까지 처방을 다양화 하여 제품을 출시하고 있다.

참고문헌

1. 생약학교재편찬위원회 (2014). 생약학. 개정2판. 동명사. pp. 246-249.
2. 농촌진흥청 작물과학원 (2005). 자연에서 찾는 민간요법 약초. pp. 102-103.

3. 신민교 (1997). 임상본초학. 영림사. pp. 839–840.
4. Block, E. (1985). The chemistry of garlic and onions. Scientific American, 252(3), 114–121.
5. Apitz–Castro, R., Badimon, J. J., & Badimon, L. (1994). A garlic derivative, ajoene, inhibits platelet deposition on severely damaged vessel wall in an *in vivo* porcine experimental model. Thrombosis Research, 75(3), 243–249.
6. Srivastava, K. C., & Tyagi, O. D. (1993). Effects of a garlic–derived principle (ajoene) on aggregation and arachidonic acid metabolism in human blood platelets. Prostaglandins, Leukotrienes and Essential Fatty Acids, 49(2), 587–595.
7. Stoll, A., & Seebeck, E. (1948). Über Alliin, die genuine Muttersubstanz des Knoblauchöls. 1. Mitteilung über Allium–Substanzen. Helvetica Chimica Acta, 31(1), 189–210.
8. Cavallito, C. J., Bailey, J. H., & Buck, J. S. (1945). The antibacterial principle of *Allium sativum*. III. Its precursor and "essential oil of garlic". Journal of the American Chemical Society, 67(6), 1032–1033.
9. Granroth, B. (1970). Biosynthesis and decomposition of cysteine derivatives in onion and other *Allium* species. Annales Academiæ Scientiarum Fennicæ. 154, 4–71.
10. Seebeck, E. (1949). Über die Spezifität der Alliinase und die Synthese mehrerer dem Alliin verwandter Verbindungen. Helvetica Chimica Acta, 32, 866–876.
11. Ilić, D. P., Nikolić, V. D., Nikolić, L. B., Stanković, M. Z., Stanojević, L. P., & Cakić, M. D. (2011). Allicin and related compounds: Biosynthesis, synthesis and pharmacological activity. Facta Universitatis–Series: Physics, Chemistry and Technology, 9(1), 9–20.
12. Virtanen, A. I., & Matikkala, E. J. (1959). The isolation of S–methyl–L–cysteine sulphoxide and Sn–propyl–L–cysteine sulphoxide from onion (*Allium cepa*) and the antibiotic activity of crushed onion. Acta Chemica Scandinavica, 13(9), 1898–1900.
13. Borlinghaus, J., Albrecht, F., Gruhlke, M. C., Nwachukwu, I. D., & Slusarenko, A. J. (2014). Allicin: chemistry and biological properties. Molecules, 19(8), 12591–12618.
14. Ankri, S., & Mirelman, D. (1999). Antimicrobial properties of allicin from garlic. Microbes and Infection, 1(2), 125–129.
15. Wang, H. X., & Ng, T. B. (2001). Purification of allivin, a novel antifungal protein from bulbs of the round–cloved garlic. Life Sciences, 70(3), 357–365.
16. Borrelli, F., Capasso, R., & Izzo, A. A. (2007). Garlic (*Allium sativum* L.): adverse effects and drug interactions in humans. Molecular Nutrition & Food Research, 51(11), 1386–1397.

Camphor

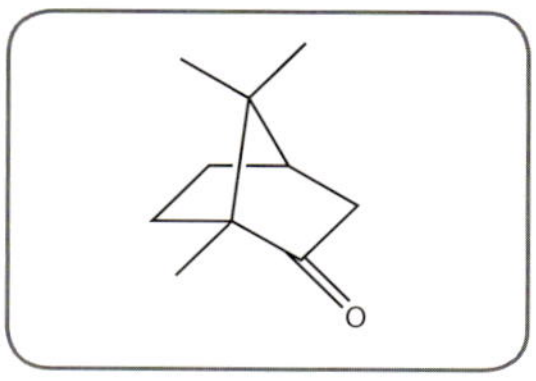

Camphor의 구조

Camphor(+)-Camphor, D-Camphor는 *Cinnamomum camphora*에서 얻어진 monoterpenoid계 화합물로서 외용제로 사용되며 진통소염에 사용되는 복합 카타플라스마, 액제 및 표면마취제로 사용되는 연고제, 좌제의 구성성분으로 사용되고 있다.

역사

Camphor는 *C. camphora*에서 얻어진 monoterpenoid계 화합물로 진한 향기로 인해 인류문명 초기부터 사용이 되어왔다. 고대 중국에서는 의약품 용도로 사용하였다는 사실이 마르코폴로의 책에 소개되었으며, 일본에서는 방향성 오일과 잉크의 용도로 사용되었다. 유럽에서는 목재방부제, 해충 퇴치제, 관절염, 패혈증, 정신분열증 치료 등에도 사용하였다고 알려져 있다. 또한, 천연두, 콜레라, 흑사병이 창궐할 때 훈증제로 사용이 되었다. 현재는 화장품의 향료, 향신료, 방부제, 외용제로 사용되는 진통제의 구성성분 등으로 활용되고 있다.

화학구조 발견 및 합성

처음으로 camphor를 분리·정제하여 화학구조를 보고한 사람이 누구인지, 그리고 정확히 언제 이 중요한 사건이 일어났는지에 대한 역사적 기술은 자세히 보고되어 있지 않다. 천연에 존재하는 (+)−camphor는 주로 *C. camphora* 목재에서 증류를 통해 얻어지고, 합성 camphor

는 α-pinene으로부터 합성이 진행되어 얻어진다. Camphor는 다양한 방향성 식물에도 함유되어 있는 성분이지만, 현재 아시아에서 camphor의 주요 공급원은 camphor basil*Ocimum kilimandscharicum*이다.

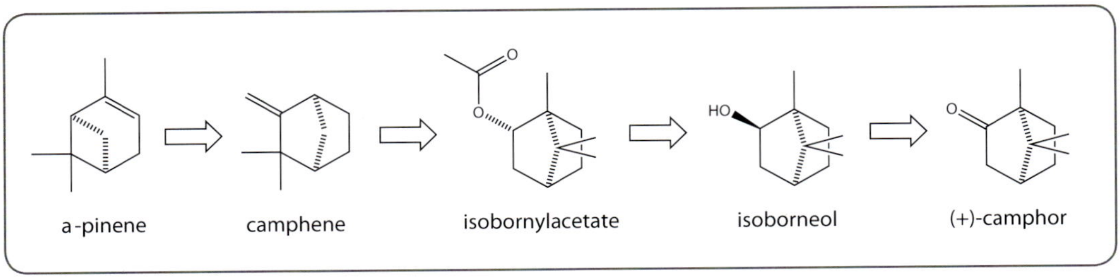

Camphor의 합성

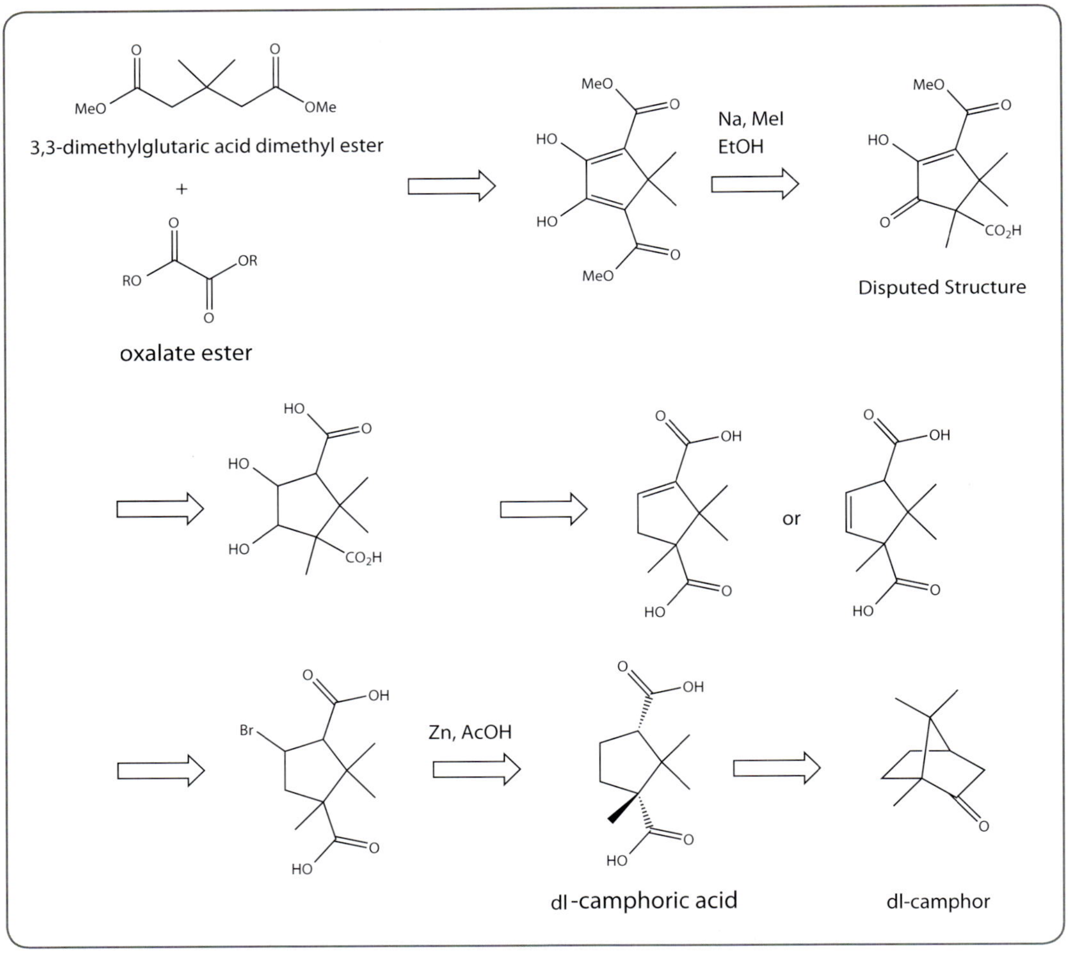

Komppa's synthesis

Camphor의 합성법 연구에는 핀란드 출신 화학자 Gustaf Komppa가 많은 시간과 노력을 쏟았으며, 10년에 가까운 노력 끝에 합성법에 대한 논문을 1903년에 발표하기에 이른다. 하지만, Komppa의 전합성 과정에 대한 의문특히, *C*-methylation이 되지 않고 *O*-methylation이 되었을 것이라는 의심, disputed structure이 제기되어 논쟁이 수십년 동안 지속되었다. 이러한 논쟁은 1968년 NMR에 의한 화학구조가 확정되고 나서 최종적으로 종결되고, Komppa's synthesis는 독보적인 위치를 차지하게 된다.

작용기전

Camphor는 오랜 기간 동안 연고나 도찰제 형태로 국소 진통효과를 위해 사용되어 왔다. 1990년대 이후 camphor의 진통효과에 대한 기전연구가 진행되어 camphor가 TRPV1 활성화 및 탈감작에 관여하며 동시에 TRPA1은 억제하는 것으로 밝혀졌다. 또한, 최근에는 camphor가 TRPV1, TRPV3, TRPA1의 agonist로 작용한다고 알려졌다.

효능

외용제로 사용되며 진통소염에 사용되는 복합 카타플라스마, 액제 및 표면마취제로 사용되는 연고제, 좌제의 구성성분으로 사용되고 있다. Camphor의 경우 3.5 g을 투여하면 죽음에 이르고 2.0 g을 투여하면 위장관계, 신장, 뇌에 울혈증이 생기는 것으로 문헌에 소개되었다. 또한, camphor를 흡입Inhalation할 경우 점막을 자극하고2 ppm 이상, 호흡억제 및 무호흡증을 유발할 수도 있다는 문헌도 있다. 한편, 독성에 관련된 문헌들이 충분하지는 않지만 American Association of Poison Control Center에서 경련 등을 유발하는 최소 독성용량에 대한 기준을 30 mg/kg으로 제시하였다. camphor의 독성에 대한 보고들을 바탕으로 미국에서는 camphor의 유효성과 독성을 평가하여 1983년에 camphor를 함유하는 제품은 11% 이하의 camphor를 함유해야 한다는 규정을 만들었으며, camphorated oil, camphor oil, camphor liniment, camphorated liniment로 표시된 제품은 생산 및 판매가 금지되었다. 하지만, 개발도상국에서는 camphor 함유량이 20%에 이르는 제품들도 사용되고 있다. Camphor는 임산부가 흡입할 경우 태반을 통과하여 camphor를 대사시킬 효소가 없는 태아에게 도달되어 유산을 유도할 수도 있다.

참고문헌

1. Chen W., Vermaak I., Viljoen A. (2013). Camphor-a fumigant during the black death and a coveted fragrant wood in ancient Egypt and Babylon-a review. Molecules, 18(5), 5434-5454.
2. Nicolaou, K. C., & Montagnon, T. (2008). Molecules that changed the world. Wiley-VCH..
3. Manoguerra A. S., Erdman A. R., Wax P. M., Lewis S. N., Caravati E. M., Cobaugh D. J., Chyka P. A., Olson K. R., Booze L. L., Woolf A. D., Keyes D. C., Christianson G., Scharman E. J., & Troutman W. G. (2006). Camphor poisoning: an evidence-based practice guideline for out-of-hospital management. Clinical Toxicology, 44(4), 357-370.

Menthol

Menthol(–)-Menthol은 *Mentha arvensis*를 비롯한 다양한 식물에서 얻어지는 monoterpenoid계 화합물로 가려움증에 사용되는 연고나 크림제제, 구강 청결제, 진통소염 카타플라스마, 담배 제조 등에 활용되고 있다. 대한민국 약전에서는 박하유에 30% 이상 menthol이 함유되어야 한다고 규정하고 있다.

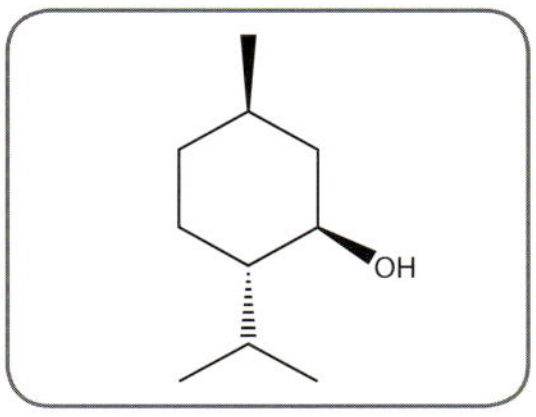

Menthol 구조

역사

Menthol또한, Mint camphor로도 알려짐은 *M. arvensis*에서 얻어진 monoterpenoid계 화합물로 청량감과 향을 제공하는 화합물로 알려져 있다. 식물의 속명으로 사용되는 *Mentha*는 그리스신화에서 님프인 Minthe가 지하세계의 여신인 Proserpina의 마법에 걸려 식물로 변했다는 전설에서 기인한다. 처음에는 식물에서만 menthol을 분리 정제하였으며, 이를 공급하기 위해 일본에서는 박하 재배를 대량으로 오랜 기간 동안 해온 것으로 문헌에 기록되어 있다. 흔히 우리가 언급하는 천연유래 menthol은 (–)–menthol으로 매년 30,000여톤이 소비되고 있으며, 이를 공급하기 위해 menthol 함량이 높은 것으로 알려진 일본박하유를 이용하여 매년 8,000톤 이상의 (–)–menthol을 분리 정제하여 담배제조, 의약품, 화장품, 살충제, 사탕, 껌, 술, 치약, 샴푸, 비누 등에 다양하게 활용하고 있다.

화학구조 발견 및 합성

Menthol은 1771년 독일 식물학자 Gambius에 의해 처음으로 박하에서 수증기 증류법에 의해 결정화합물로 최초로 분리정제 되었다. 천연에서 처음 확인된 menthol은 (−)−menthol로 1*R*,3*R*,4*S*의 입체구조를 가진 화합물이며, 유사한 이성질체로는 (+)−menthol, (+)−isomenthol, (+)−neomenthol, (+)−neoisomenthol, (−)−isomenthol, (−)−neomenthol, (−)−neoisomenthol이 존재하는 것으로 알려져 있다. (−)−Menthol의 경우 다른 이성질체에 비해 훨씬 뛰어난 청량감을 보여준다.

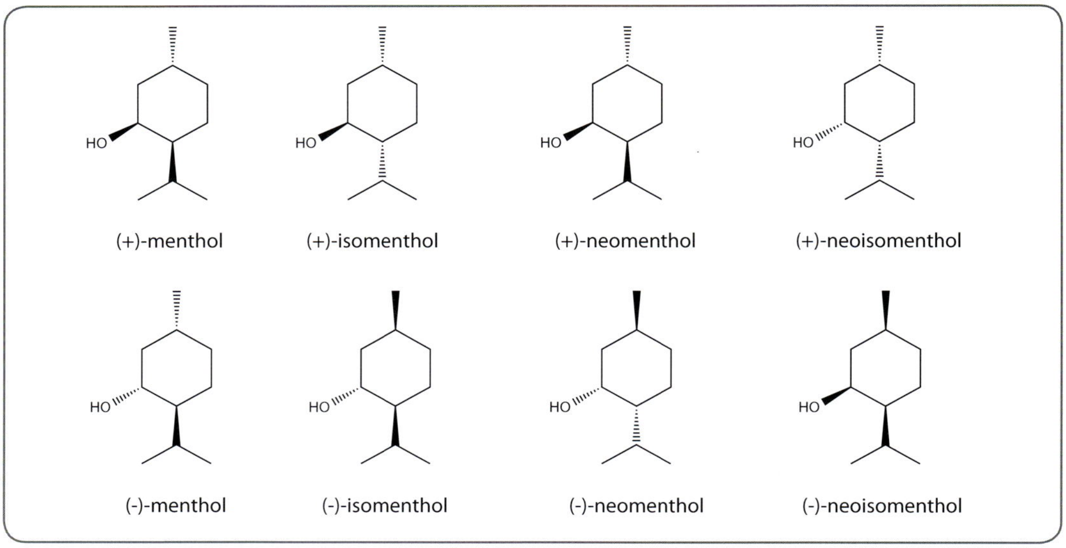

Menthol의 이성질체

Menthol의 생합성은 일차대사산물에서부터 8단계를 거쳐 생성되는 것으로 Croteu 등에 의해 밝혀졌다. 천연에서 생산되는 (−)−menthol의 생산량은 2007년에 19,000톤에 달하며, 합성에 의해서는 6,300톤 규모로 생산된 것으로 보고되었다. 일본회사인 Takasago는 (−)−menthol의 합성법을 1928년에 최초로 특허 등록하였으며, 이후 1954년부터 합성을 통해 (−)−menthol 생산을 시작하였다. Haarmann & Reimer이 새로운 합성공정을 개발하면서 1973년부터 합성 (−)−menthol의 생산시장에 참여하였다. (−)−Menthol 합성에 선구자인 Takasago사는 처음에는 전구물질로 (+)−citronellal1954~1972년을 이용하여 합성을 진행하였으며, 그 후 thymol을 전구물질로 한 합성법1972~1977년으로 생산하였고, 오일쇼크 시기에는 (+)−limonene 1977~1980

년을 전구물질로 사용하였다. 1980~1983년에는 Carene process를 이용하였으며, 1983년부터는 Noyori 교수 등이 개발한 mycrene을 전구물질로 이용한 합성법을 사용하고 있다. 이러한 노력의 결실로 합성과정을 연구한 Noyori 교수에게 2001년 노벨 화학상의 영광이 안겨졌다.

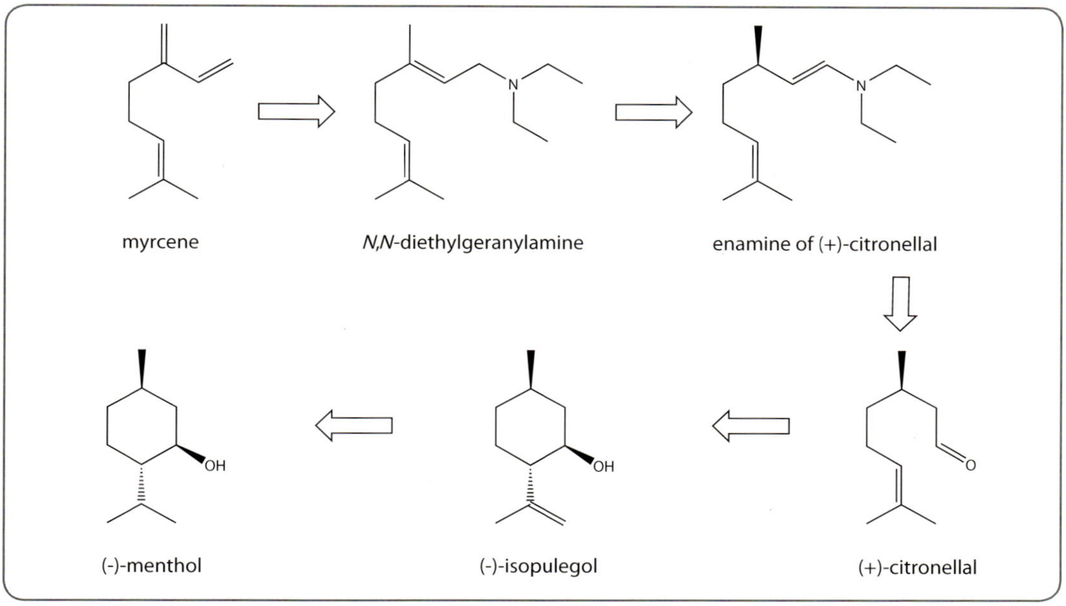

Menthol의 합성

작용기전

Menthol은 흡입, 또는 피부 도포 시에 청량감Cooling effect을 주는 화합물로 알려져 있으며, 이러한 청량감은 menthol이 TRPM8Cold-sensitive transient receptor potential cation channel에 작용하여 세포 내 Ca^{2+}농도를 증가시키고 이동을 촉진하여 일어나는 것으로 알려져 있다. 또한, 진통효과에 대한 연구에서는 (−)−menthol의 경우 통증 역치를 올려 진통효과를 줄 수 있는 반면에 (+)−menthol은 진통효과가 없는 것을 나타났다. 그리고 이러한 진통효과는 사용된 menthol의 농도, 적용기간, 적용부위에 따라 다르게 나타날 수 있다고 보고되었다. Menthol의 진통효과 작용기전으로는 voltage−gated Na^+ channel을 억제하여 진통효과가 나타나는 것으로 보고 있다. Menthol 자체의 진통효과도 있지만, menthol의 피부장벽투과 증강효과에 의해 진통소염제로 사용되는 indomethacin, ketoprofen 등에 첨가되어 사용될 때 이들 약물의 피부투과를 촉진하여 진통효과를 높이기 위해 사용되기도 한다. 이외에도, 5-fluorouracil, estradiol, propranolol, tetracaine 등에도 첨가되어 활용되었다.

효능

Menthol은 담배제조나 가려움증에 사용되는 연고나 크림제제, 구강 청결제, 진통소염 카타플라스마, 화장품 원료 등으로 활용되고 있다. Menthol은 미국 FDA에서 국소용 OTC 제품으로 안전하고 효과적인 성분으로 분류하고 있으며, 현재 외용제로서 menthol을 사용할 경우 최고 16%까지 함유한 제품을 허용하고 있다. 방향성 오일로서는 최종 제품에 20%International Fragrance Association까지 사용이 권장되고 있다. 화장품에 menthol이 사용될 경우는 0.29%까지 안전한 것으로 권장하고 있다. (-)-Menthol은 유전독성이나 돌연변이성이 없는 것으로 연구되었으며, (+)-menthol, (±)-menthol의 경우에도 실험에서 사용한 농도범위에서는 유전독성이나 돌연변이성이 없는 것으로 판단되었다.

참고문헌

1. Kamatou, G. P. P., Vermaak, I., Viljoen, A. M., & Lawrence, B. M. (2013). Menthol: A simple monoterpene with remarkable biological properties. Phytochemistry, 96, 15-25.
2. Emura, M., & Matsuda, H. (2014). A green and sustainable approach: Celebrating the 30th anniversary of the asymmetric l-menthol process. Chemistry & Biodiversity, 11(11), 1688-1699.
3. Clark, I. C. G. l. (1998). An aroma chemical profile. Menthol Perfumer & Flavorist 23, 33-46.
4. Berger, S., & Sicker, D. (2009). Classics in spectroscopy. John Wiley & Sons.

Arbutin

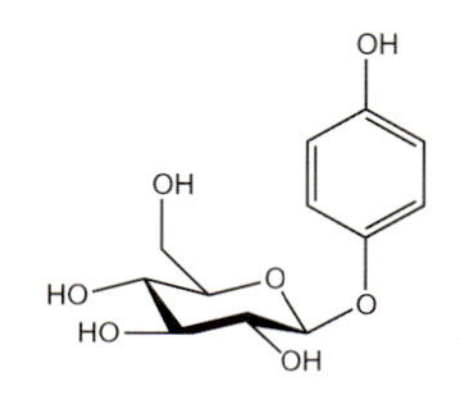

알부틴Arbutin, hydroquinone β-D-glucopyranoside은 하이드로퀴논의 배당체로 요로방부 작용 및 피부 멜라닌 합성 저해 효과가 우수한 것으로 잘 알려져 있다.

알부틴은 *Arctostaphylos uva-ursi* Spreng. Ericaceae, *Pyrus communis* L. Rosaceae, *Vaccinium vitis-idaea* L. Ericaceae, *Bergenia crassifolia* Fritsch Saxifragaceae 등의 마른 잎에 함유되어 있다. 그 외 다수의 식물에서 분리되었고 특히, 진달래과Ericaceae 식물에 methylarbutin과 함께 존재한다.

기원식물

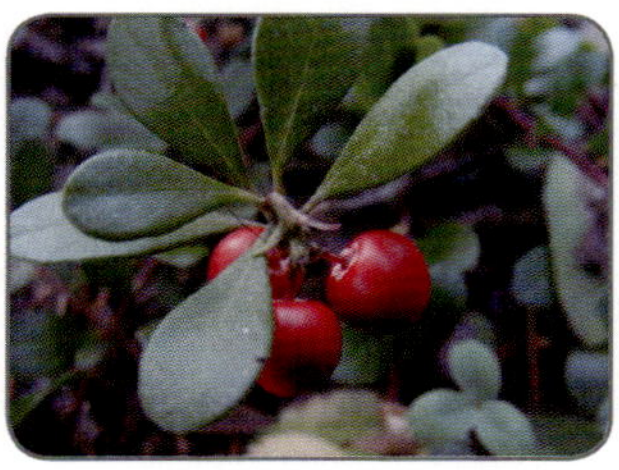

- 기원: *Arctostaphylos uva-ursi* Spreng.의 잎을 개화기4~6월경에 수집하여 양건 또는 화건火乾한 것이다.
- 생약명: Uvae Ursi Folium
- 과명: 진달래과Ericaceae

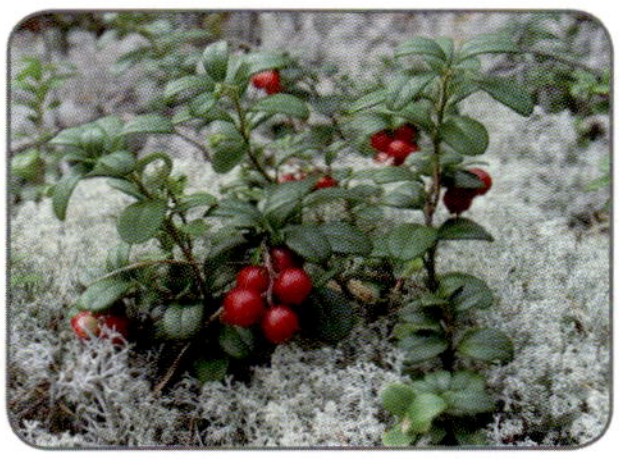

- 기원: *Vaccinium vitis-idaea* L.의 잎을 가열 건조한 것이다.
- 생약명: Vitis Idaeae Folium
- 과명: 진달래과Ericaceae

대표적인 의약적용도

알부틴은 항균작용이 있어 비뇨생식기의 염증치료에 효과적이며, 티로시나제Tyrosinase를 저해하여 멜라닌 색소의 형성을 방해함으로 피부 미백제로 사용이 되고 있다. 효능과 제형의 안정성 때문에 세계적으로도 널리 사용되고 있는 미백 화장품 원료이다. 기능성화장품 심사에 관한 규정에 따르면 알부틴은 전체 함량의 2~5%를 사용할 수 있다.

요로방부작용

알부틴은 위에서 분해되어 하이드로퀴논이 되고, 하이드로퀴논은 글루쿠로나이드Glucuronide나 설페이트Sulfate와 결합한 후에 뇨로 배설된다. 하이드로퀴논은 황색 포도상구균 및 대장균 등에 발육저지 작용을 가지고 있어 요로방부 효과를 나타낸다. 그러나 요로방부 효과가 나타나기 위해서는 뇨가 알칼리성이 되어야 한다. 알칼리상태에서 하이드로퀴논이 유리형태로 존재하기 때문이다. 따라서 중탄산소다Sodium bicarbonate와 함께 복용하여 뇨를 알칼리화시키는 것이 바람직하다.

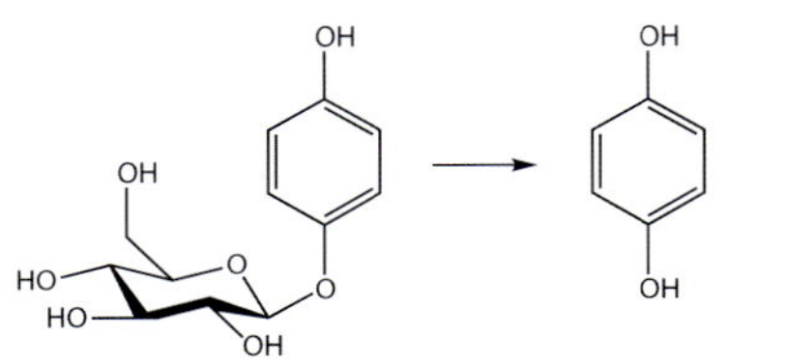

Arbutin Hydroquinone

미백 화장품(멜라닌 합성 억제작용)

- 미백 화장품이란 피부의 과도한 멜라닌 색소의 침착을 방지하거나 기존의 침착된 멜라닌 색소의 색을 옅게 하여 기미나 주근깨의 생성을 억제함으로써 피부의 미백에 도움을 주는 기능을 가진 화장품을 말한다.
- **멜라닌 생성과정:** 멜라닌은 자연계에 널리 분포하는 페놀류의 고분자 물질로 검은 색소와 단백질의 복합체이다. 멜라닌의 합성 경로를 살펴보면, 멜라노사이트Melanocyte 내의 소기관인 멜라노좀Melanosome에서 합성되며 멜라노사이트의 수지상 돌기를 통하여 주위의 케라티노사이트Keratinocyte로 이행한다. 멜라닌은 멜라노사이트 내에서 티로신Tyrosine이라

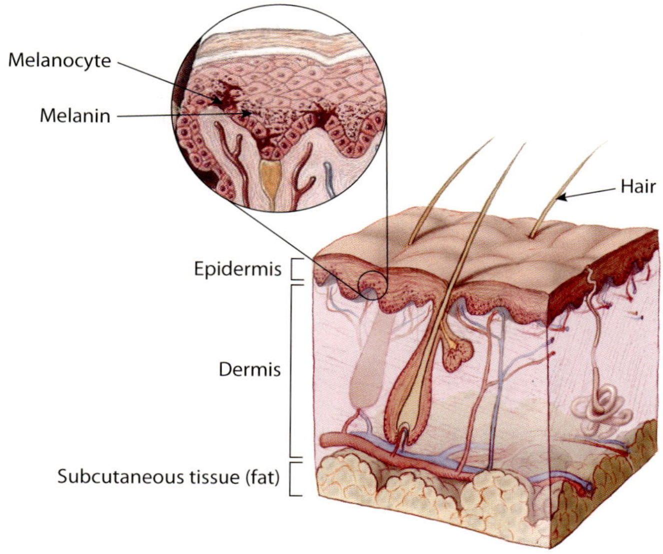
Melanocyte
Melanin
Hair
Epidermis
Dermis
Subcutaneous tissue (fat)

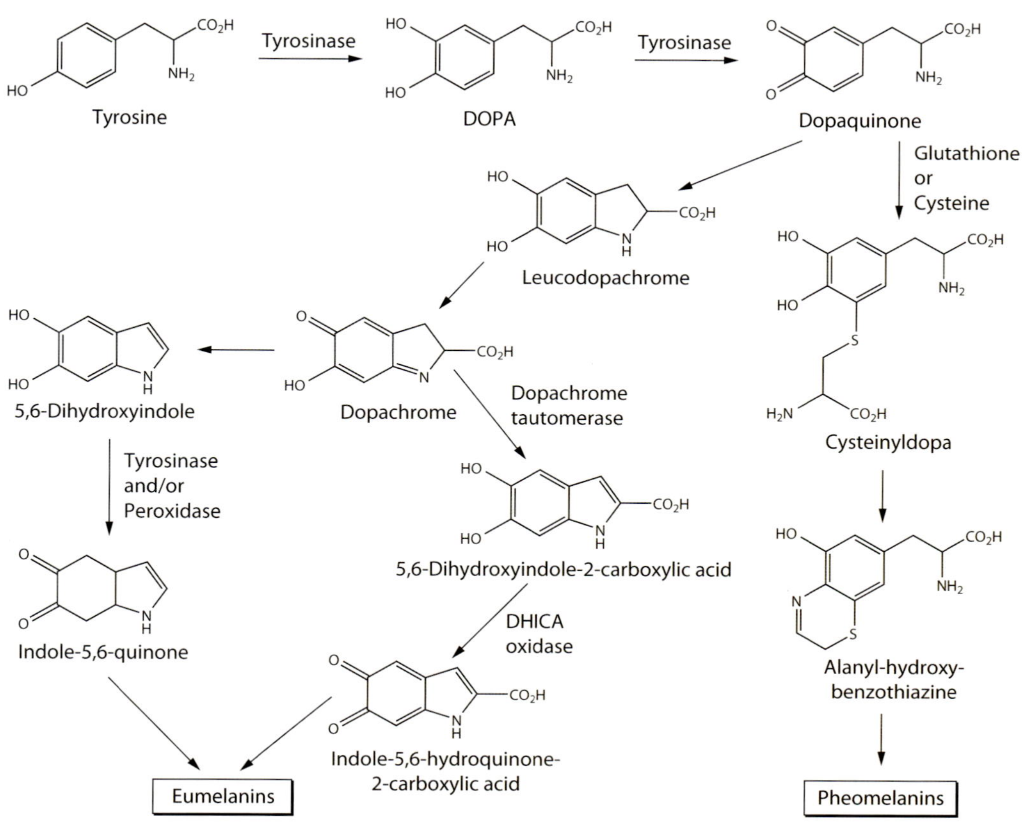
Tyrosine
Tyrosinase
DOPA
Tyrosinase
Dopaquinone
Glutathione or Cysteine
Leucodopachrome
Cysteinyldopa
5,6-Dihydroxyindole
Dopachrome
Dopachrome tautomerase
Tyrosinase and/or Peroxidase
5,6-Dihydroxyindole-2-carboxylic acid
Indole-5,6-quinone
DHICA oxidase
Alanyl-hydroxy-benzothiazine
Indole-5,6-hydroquinone-2-carboxylic acid
Eumelanins
Pheomelanins

는 아미노산으로부터 출발하여 도파DOPA로, 다시 산화하여 도파퀴논Dopaquinone이 생성되는 단계에서 티로시나아제라는 산화 효소가 관여한다. 그 후에 자동 산화반응이 일어나 5,6-dihydroxyindole을 거쳐 indole-5,6-quinone이 형성되고 최종적으로 흑갈색의 멜라닌이 생성된다. 피부가 자외선에 노출되면 멜라노사이트는 활발하게 멜라노솜을 만들고, 생성된 멜라노솜이 케라티노사이트에 축적되어 피부가 검게 변하게 된다.

- 알부틴은 티로시나제를 저해하여 멜라닌 색소의 형성을 억제하여 피부 미백제로 사용되고 있다.

화합물 및 기원식물에 얽힌 역사

1897년에 일본의 시세이도에서 최초로 월귤나무 추출물로부터 개발한 알부틴은, 1900년 최초로 제품이 출시된 이래, 100년이 넘게 사용되고 있는 미백원료이며, 아직까지 큰 부작용 보고사례는 없다. 알부틴은 현재 알려진 미백성분 중 가장 안전한 것으로 알려져 있다. 하지만, 알부틴은 피부의 체액이나 세포 등에 존재하는 글루코시데이즈Glucosidase와 같은 효소에 의해 하이드로퀴논으로 전환될 가능성이 있기 때문에 불안요소를 갖고 있다. 식품의약품안전처는 알부틴을 기능성 화장품의 미백 원료로서 약 2~5%의 농도로 사용할 것을 고시하였다.

성분명	함량(%)
알부틴	2~5
메칠아스코빌에텔	1~2
아스코빌글루코사이드	2 이상
아스코빌테트라이소팔미테이트	2 이상
마그네슘아스코빌포스페이트	3
나이아신아마이드	2~5
닥나무추출물	2 이상
알파-비사보롤	0.5 이상
유용성감초추출물	0.05 이상

식품의약품안전처 고시 미백 기능성 원료

기타 특이사항

알부틴을 자연에서 대량으로 추출하는 것은 수월하지 않고, 추출방법이 복잡하고 추출효율도 상당히 떨어진다. 이런 이유로 포도당과 하이드로퀴논을 이용한 화학적 합성을 통하여 알부틴을 주로 생산한다.

알부틴은 하이드로퀴논에 당이 하나 붙은 유기화합물이다. 하이드로퀴논은 강한 환원성으로 인해, 멜라닌 형성에 중요한 효소인 티로시네이즈의 활성을 억제하여 멜라닌의 생성을 저해한다. 또한, 하이드로퀴논은 매우 강력한 미백활성으로 인해 기미·주근깨와 같은 반점 생성을 억제하고, 이미 생성된 멜라닌도 제거하므로 많은 용도로 사용되어 왔다. 하지만, 하이드로퀴논은 피부 자극 및 알레르기를 일으키고, 백반증을 유발하기 때문에 화장품 원료로는 사용이 금지되었고, 의약품의 목적으로만 허가되어 있다. 일반의약품으로 상품화된 제품으로는 도미나크림, 멜라논크림, 하이크라크림, 네오퀸크림 등이 있다.

하이드로퀴논은 사진현상 시에 항산화제로 쓰이며 피부의 색소침착을 제거하기 위해 사용된다. 화장품에 이용되는 하이드로퀴논의 탈색소 작용은 알부틴의 작용과 같이 멜라닌 형성을 저해함으로 나타난다. 하이드로퀴논은 저농도에서 알레르기 접촉성 피부염을 일으킬 수 있으며, 이런 부작용을 방지하기 위해서는 환자의 민감성에 따라 처방이 제한되어야 한다. 이러한 하이드로퀴논에 당Glucose을 하나 붙여 당화시킨 것이 바로 알부틴이다. 하이드로퀴논보다 미백활성이 떨어지나, 하이드로퀴논의 강한 독성을 가지지 않으며, 미백 개선 효과가 보고되었기 때문에 미백 기능성고시원료로 등록이 되었다. 그 효능은 미백, 기미와 주근깨 예방, 피부톤 개선 등이 있다.

관련제품

미백기능성화장품

알부틴은 과색소 병변에 미백효과를 나타내어 미백 화장품의 기능성 인증 원료로 사용되고 있다. 현재 2%의 농도로 기능성화장품기준 및 시험방법에 로션, 크림, 액의 제형으로 고시되어 있다.

일반의약품

하이드로퀴논크림제는 얼굴 전체에 바르는 미백 기능성화장품과 달리 기미, 주근깨 부위에만 소량을 바르는 기미치료제이다. 하이드로퀴논으로서 2%, 4%로 1일 1~2회아침, 취침 전 환부에 바른다. 도미나크림, 멜라논크림, 하이크라크림, 네오퀸크림 등이 있다.

5% 복합제는 전문의약품으로 분류되어 있다.

참고문헌

1. 생약학교재편찬위원회 (2015). 생약학. 동명사.
2. 성기태 (2004). 피부미백제 기술 동향. 기술뉴스브리프.
3. 전종섭, 이소현, 권혜정, 배호정, 김범호 (2014). 미백기능성화장품 중 알부틴과 히드로퀴논에 대한 조사 연구. 2014년 보건연구사업.
4. 김은화 (2006). 천연 추출물을 이용한 미백화장품 개발 동향에 관한 연구. 대한피부미용학회지, 4(2), 195-203.
5. National Toxicology Program. (2006). Chemical information review document for arbutin [CAS No. 497-76-7] and extracts from *Arctostaphylos uva-ursi*. National Toxicology Program, 1-38.
6. Cepanec, I., & Litvić, M. (2008). Simple and efficient synthesis of arbutin. Arkivoc, 2, 19-24.

Pyrethrins

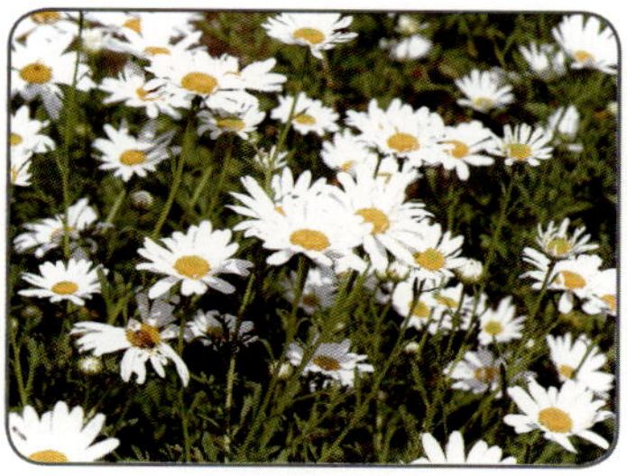

제충국

Pyrethrin류 화합물Pyrethroid은 국화과Compositae 식물인 제충국*Chrysanthemum cinerariifolium*에 주성분으로 함유되어 있는 물질로 곤충의 신경계에 작용하는 강력한 살충제이다. 제충국은 수천 년 전부터 살충효능이 있는 것으로 알려져 그 분말이나 추출물 등이 해충을 제거하려는 목적으로 사용되어 왔다. 제충국의 유효성분인 pyrethrin류 화합물을 추출하여 사용하려는 노력이 지속되어 왔으며, 현재는 유기인계나 유기염소를 분자 내에 도입함으로써 살충효능과 화합물의 안정성을 증가시킨 효능이 뛰어난 유도체를 찾아내 그 합성된 유도체들이 제품생산에 사용되고 있다. 이러한 합성품들은 인체에 독성을 나타낼 수도 있으나, 일반적으로 pyrethrin류는 곤충의 신경계에 대해서는 빠르게 작용하여 독성을 나타내지만 포유류에 대해서는 생물학적으로 빠르게 분해되어 독성이 거의 없는 것으로 알려져 있다. Pyrethrin류는 곤충의 신경세포에 voltage-gated sodium ion channel의 폐쇄를 지연시켜 마비나 죽음을 야기하는 작용기전을 가지고 있다.

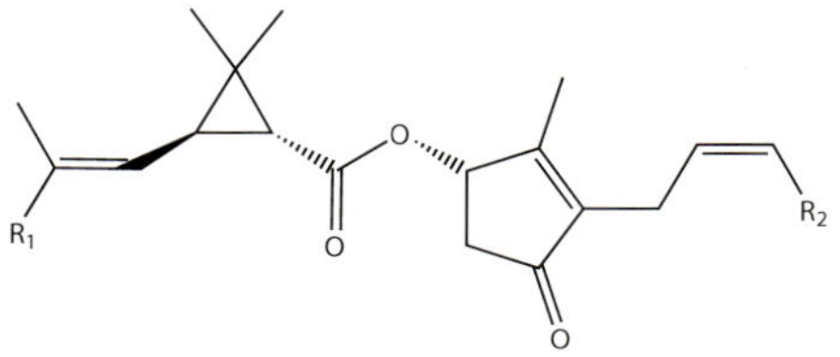

	R_1	R_2
Pyrethrin I	CH_3	$CH{=}CH_2$
Pyrethrin II	$COOCH_3$	$CH{=}CH_2$
Cinerin I	CH_3	CH_3
Cinerin II	$COOCH_3$	CH_3
Jasmolin I	CH_3	CH_2CH_3
Jasmolin II	$COOCH_3$	CH_2CH_3

Pyrethrin류 화합물 구조

제충국에서 분리된 활성 물질은 6가지 형태의 pyrethrin류 화합물로 pyrethrin I, pyrethrin II, cinerin I, cinerin II, jasmolin I 및 jasmolin II가 대표적이다.

역사

다년생 식물인 제충국은 전초, 특히 꽃에서 곤충에 대하여 강력한 살충효과가 인정되어 오래전부터 상업적으로 재배되어 살충제로 이용되어 왔다. 중국에서는 BC 2000년경 주나라 시대에 실크로드를 따라 거래가 된 기록이 있으며, 달마티아 지역에서 재배된 것이 유통되어 살충제로 사용된 것으로 알려져 있다. 16세기 중엽에 페르시아 지역에서도 제충국 꽃 분말을 살충제로 사용하였다는 기록이 전해온다. 오랫동안 모기, 이, 벼룩, 진드기 등의 제거제로 사용되어 왔지만 AD 1800년경이 되어서야 그 살충성분이 pyrethrin류 화합물이라는 것이 확인되었으며, 1924년에 Staudinger 등에 의해 pyrethrin의 화학구조가 결정되었다. 나폴레옹 전쟁에서 프랑스 군인들은 벼룩과 몸에 기생하는 이를 물리치기 위해서 제충국의 꽃을 사용하였다는 이야기도 전해오고 있다.

생합성

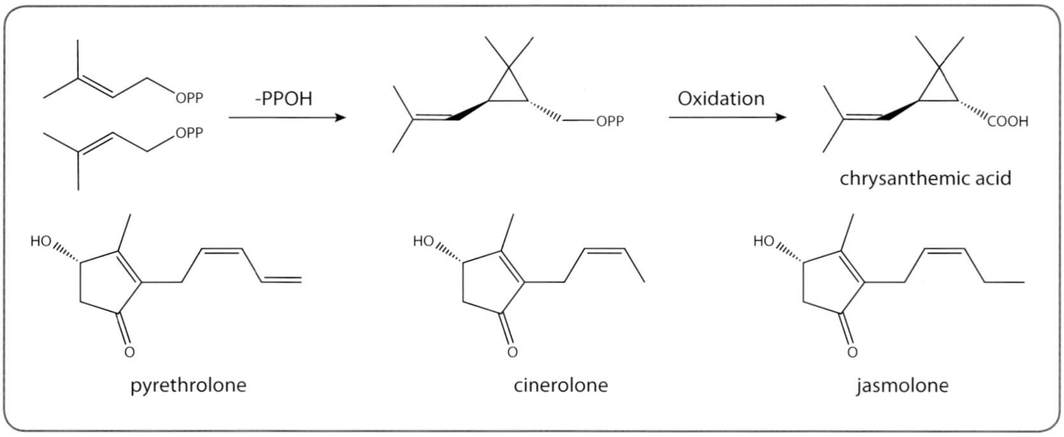

Chrysanthemic acid의 생합성 과정

Pyrethrin류는 전형적인 monoterpene 생합성과 달리 geranyl pyrophosphate와 neryl pyrophosphate가 관여하지 않는 과정을 거쳐 생합성된다. 2분자의 dimethylallyl pyrophosphate가 축합해서 cyclopropane ring을 형성하여 pyrethrin류의 기본 골격구조인 chrysanthemic acid를 형성하고 여기에 pyrethrolone, cinerolone 및 jasmolone 등이 ester결합을 하는 형태로 생합성되는 것으로 알려져 있다.

효능 및 독성

제충국의 꽃에 존재하는 pyrethrin I이 주된 살충성분이며, 함께 존재하는 pyrethrin II는 곤충에 대해 빠른 마비효과를 가지고 있다. Bioresmethrin, tetramethrin, phenothrin, permethrin, cypermethrin 등과 같은 작용시간이 길고 독성 또한 강한 물질이 꾸준히 개발되고 상품화 되어 가정이나 농가에서 살충제로 널리 사용되고 있다. Chrysanthemic acid의 말단 methyl기를 chlorine으로 대체한 permethrin은 빛과 공기에 대해 안정성이 증가되어 머릿니와 같은 피부기생충에 사용하는 제품으로 출시된 적이 있으나 현재는 유독물질로 지정되어 있다.

Pyrethrin류는 외부환경에서 비교적 빨리 분해되기 때문에 시판되고 있는 살충제 중에서는 안전한 것으로 인식되고 있으나, 합성된 것들은 물고기나 고양이 등의 몸집이 작은 동물에서 독성이 있다. 인체에 접촉하거나 흡입했을 때 알러지나 피부에 문제를 야기할 수 있으나 pyrethrin류는 빨리 분해되는 관계로 큰 영향은 없는 것으로 알려져 있다. 또한 잔류성분이 토양이나 농작물 등에 누적되지 않는 장점이 있어 오늘날 많이 사용되고 있다. 유익한 곤충인 꿀벌에 대한 영향에 대해서는 광범위한 살충제인 pyrethrin류가 특히 벌에 대해 민감하게 작용하는 것으로 보고되어 있어 양봉 농가에서는 이 성분이 함유된 살충제 사용에 주의를 기울여야 한다.

관련 제품 소개

파리, 모기, 빈대, 벼룩 등의 해충을 제거할 목적으로 pyrethrin류 함유 제품이 판매되고 있으며, 코일형의 모기향을 비롯하여 에어로졸 형태나 매트 등의 다양한 형태로 출시되어 있다. Pyrethrin류는 그 화학구조상 불안정하여 쉽게 분해가 일어나 살충효능이 떨어질 수 있기 때문에 용제로 석유를 일정량 사용하여 pyrethrin류의 분해를 억제하고 제품의 효능을 유지시키는 경우가 있다.

참고문헌

1. Bradberry, S. M., Cage, S. A., Proudfoot, A. T., & Vale, J. A. (2005). Poisoning due to pyrethroids. Toxicological Reviews, 24(2), 93-106.
2. Staudinger, H., & Ruzicka, L. (1924). Insektentötende Stoffe I. Über Isolierung und Konstitution des wirksamen Teiles des dalmatinischen Insektenpulvers. Helvetica Chimica Acta, 7(1), 177-201.
3. Aldridge, W. N. (1990). An assessment of the toxicological properties of pyrethroids and their neurotoxicity. CRC Critical Reviews in Toxicology, 21(2), 89-104.

Natural Sweeteners(천연감미료)

1980년대 이후, 세계적으로 칼로리가 낮은 sugar−free 제품에 대한 관심과 요구가 늘고 있다. 즉, 합성품 혹은 자연 유래 화합물 중 sucrose와 비슷한 단맛을 내며 독성이 없고 충치를 유발하지 않으며 가수분해에 대한 안정성과 강한 내열성을 가진 '고효율, 저열량'의 감미료를 찾는 시도가 현재까지 계속되고 있다. 그러한 감미료는 'intense sweeteners'라고도 불린다. 지금까지 발견된 식물 유래 화합물 중에는 sucrose를 기준으로 적게는 30배, 많게는 10,000배에 가까운 정도의 단맛을 내는 것들도 있다. 이들 감미료 중 천연 유래의 화합물로는 terpenoids, flavonoids, proteins에 속하는 물질들이 보고되어 있으며, 현재 상업적으로 사용되는 천연감미료의 대표적인 예로는 glycyrrhizin과 stevioside가 있다.

Mechanism of sweetness

세계적으로 오감에 대한 관심이 높아짐에 따라 미각에 대한 연구도 늘고 있다. 그 중 단맛을 감지하는 경로를 알아내기 위해 포유류나 사람의 sweet receptor에 대한 연구도 활발히 진행되고 있다. Sweet receptor는 G−protein−coupled taste receptor에 속하며, 단맛의 감지는 TAS1R2, TAS1R3 단백질로 구성된 heterodimeric receptor에 의해 일어난다.

사람의 sweet receptor는 다양한 활성부위를 지닌다. 인공조미료인 aspartame과 neotame은 human TAS1R2의 *N*−terminal domain에, cyclamate는 human TAS1R3의 transmembrane domain에 결합하여 신호를 전달한다. 대표적인 sweetness blocker인 lactisole은 human TAS1R3의 transmembrane domain과 상호작용하여 단맛을 방해한다고 밝혀져 있다. 또한, 천연 감미료인 glycyrrhizin과 stevioside는 human TAS1R3의 *N*−terminal domain에 결합한다고 보고되

어 있다.

Glycyrrhizin

감초*Glycyrrhiza glabra* L.는 동양에서 가장 오래된 약물학 서적인 『신농본초경』의 상품上品에 수재되어 있으며, 『본초경집주』를 집필한 도홍경은 "감초는 처방 중에 들어가지 않는 처방이 적을 정도다. 약물과 잘 조화하고, 해독작용을 한다"고 했다. 실제로 감초는 한방 처방 중에 가장 널리 사용되는 약물로서 일본에 수입되는 생약 중 최대의 수입량을 기록하고 있다. 하지만 이것들은 약용보다는 오히려 일본간장이나 식품의 감미료로써의 사용이 많다. 감초는 중국뿐만 아니라 유럽의 Theophrastus나 Dioscorides의 저서에도 기재되어 있다.

Glycyrrhizin은 glycyrrhizic acid로도 알려져 있는 감미료로, oleanane 타입의 triterpene glycoside이다. 이 화합물은 콩과Leguminosae인 감초*G. glabra* L.와 그의 동종식물의 지하부로부터 분리되었다. 이 화합물은 서서히 단맛이 나고 뒷맛이 오래 남는 특징이 있으며 sucrose보다 50~100배 정도의 단맛을 내며 비교적 열량이 낮은 것으로 알려져 있다. 자연에서 이 화합물의 6~14% 정도는 금속 염 혼합물의 형태로 존재한다.

Glycyrrhizin의 암모늄 염은 미국에서 GRAS 등급Generally Recognized as Safe, 인체에 무해한 물질으로 인정받았으며 화학조미료로 사용되고 있다. Glycyrrhizin의 암모늄 염은 감초의 열탕추출물을 황산으로 처리한 후 묽은 암모니아로 중화시켜 얻을 수 있다. 암모늄 염 상태의 glycyrrhizin은 sucrose보다 50배 높은 단맛을 낸다고 보고되어 있다.

Glycyrrhizin의 단맛을 더 높이기 위한 노력으로 반합성을 통해 당 부분을 수정하는 다양한 방법들이 시도되고 있다. 하나의 예로 monoglucuronide of glycyrrhizic acidMGGR이 있다. 일본 히로시마 대학의 Osama Tanaka 교수는 glycyrrhetic acid에 당을 붙여 다양한 glycyrrhetic acid monoglycoside의 유도체를 만들었다. 그 중 *Cryptococcus magnus*로부터 얻은 효소를 이용해 합성된 MGGR은 sucrose보다 941배 강한 단맛을 내며, glycyrrhizin보다 5배 정

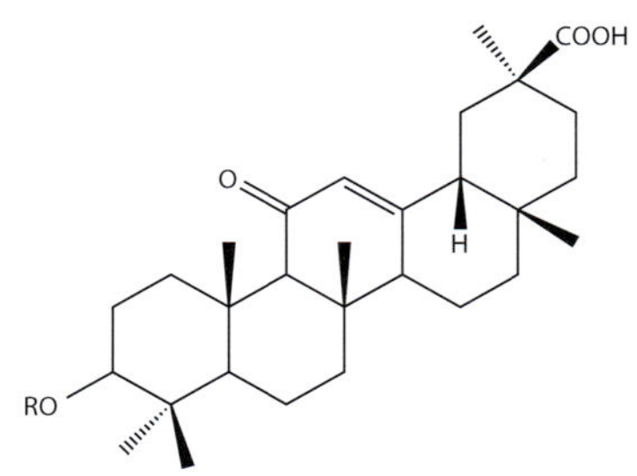

Glycyrrhizin R=β-GlcA^2-β-GlcA
MGGR R=β-GlcA

도의 강한 단맛을 낸다. MGGR은 단맛뿐만 아니라 맛의 질적인 면에서도 glycyrrhizin보다 뛰어남을 보인다. 이 화합물은 물에 잘 녹으며, 일본에서 요거트, 초코우유, 과일향 음료 등에 쓰인다.

Stevioside

남미에서 자생하는 *Stevia* 속 식물국화과, Compositae은 1570년대에 스페인의 Francisco Hernández가 집필한 『Natural History of Plants of the New Spain』에 등장한다. 이 서적은 남미에서 자생하는 식물의 나와틀어멕시코 남부와 중미 일부 지방의 원주민어 이름과 식물학적 특성, 의약학적 활성 등을 나열해 놓은 책이다. 이 책에서 *Stevia* 속 식물은 'Anonima Mechoacanense', 'Camopaltic', 'Cihuapatli Yacapichtlense', 'Cihuapatli Pitzahoac', 'Tlacochichic de ocopetlayuca', 'Tonalxihuitl'이라는 이름으로 언급되어 있으며, 이 식물의 잎 추출물은 파라과이와 브라질 등에서 전통음료Maté 또는 음식의 감미료로 사용해 왔다고 기술되어 있다.

Stevia rebaudiana Bertoni의 잎 추출물의 주성분인 stevioside는 *ent*-kaurene 타입의 diterpene glycoside이다. 이 화합물은 하얀색 결정형 물질로 녹는점은 196~198℃이고 물에는 잘 녹지 않고 에탄올에 잘 녹는 특징이 있다. 이 화합물의 aglycone이 steviol이다.

이 화합물은 20세기 초에 순수하지 않은 형태로 처음 분리되었고, 1970년대 일본 제조회사에서 처음 감미료로 개발하였다. 현재 스테비아 추출물이나 정제된 stevioside는 한국, 일본, 남미 등지에서 식품첨가제로 쓰이며, 비교적 열량이 낮아 전 세계적으로 herbal dietary supplements로 쓰이고 있다. Stevioside는 현재 국내 감미료 시장의 40% 이상을 차지하고 있으며, 그 중 많은 양이 소주의 단맛을 내는 데 쓰인다.

Stevioside는 sucrose보다 약 210배 정도 강한 단맛을 낸다고 보고되어 있다. 하지만 농도에 따라 단맛의 정도가 큰 차이를 보이며 약간의 쓴맛과 좋지 않은 뒷맛을 낸다는 단점이 있다. 이러한 단점을 보완하기 위해 많은 시도들이 있었는데, 그 중 하나는 스테비아의 rebaudioside A 함량을 늘리는 시도였다. *S. rebaudiana*에서 분리된 *ent*-kaurene glycoside 중 두 번째로 함량이 많은 rebaudioside A는 sucrose보다 약 240배 정도 강한 단맛을 내며 stevioside보다 물에 더 잘 녹고 더 기분 좋은 단맛을 낸다는 특징이 있다. Rebaudioside A는 2008년에 미국에서 GRAS 등급으로 인정받아 화학조미료로 쓰이고 있다. 또한, 효소반응을 통해 stevioside의 당을 치환시키는 방법도 시도되었다. 일본 히로시마 대학의 Mizutani 교수는 Stevioside의 19번에 위치한 glucose를 galactose로 치환시키고 cyclomaltodextrin−glucanotransferaseCGTase를 이용하여 13번 위치에 *trans*−α−1,4−glycosylation시켜 단맛이 향상된 stevioside−galactosyl ester 2Sgal-2를 생산했다. 이러한 방법으로 당이 치환된 화합물은 현재 일본에서 상업적으로 사용되고 있다.

Stevioside와 rebaudioside A의 안정성과 효능에 대한 연구가 계속해서 진행되고 있다. 2008년, 국제식량농업기구/세계보건기구 합동식품첨가물전문가위원회JECFA에서는 steviol glycoside에 대한 일일 섭취 허용량Acceptable Daily Intake, ADI을 성인기준 0~4 mg/kg으로 설정했다. 캐나다의 Renwick 박사는 steviol의 일일 최대 섭취량을 2 mg/kg으로 평가했지만, 최신 문헌의 또 다른 90일 아만성 독성 연구에서는 Sprague−Dawley 쥐에서 rebaudioside A의 양과 독성의 정도가 관련이 없다고 보고하였다.

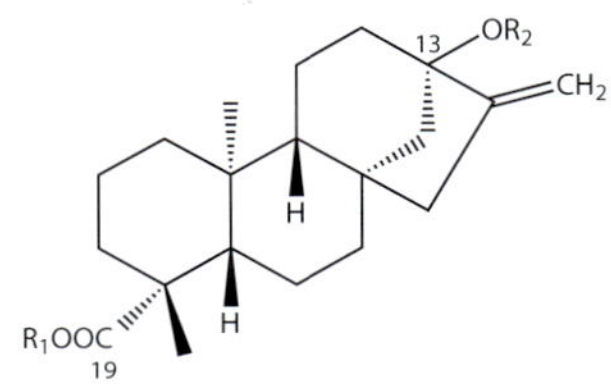

Stevioside	R_1=β-Glc, R_2=β-Glc²-β-Glc
Rebaudioside A	R_1=β-Glc, R_2=β-Glc²-β-Glc (³ β-Glc)
Sgal-2	R_1=β-Gal, R_2=β-Glc²-β-Glc²-β-Glc⁴-α-Glc

기타

이외에도 다양한 천연물과 반합성 물질들이 단맛을 낸다고 보고되어 있다. 반합성 화합물은 프로토 타입Prototype의 천연물에 비해 향상된 단맛을 가진다. 단맛은 sucrose를 기준으로 평가되며Sucrose=1, 현재까지 25가지 이상의 과에 속한 식물에서 20개 이상의 구조유형의 화합물이 sucrose보다 강한 단맛을 낸다고 보고되었다.

Compounds	Scientific name of plant (family)	Sweetness potency
Monoterpene		
Perillartine	*Perilla frutescens* (L.) Britton (Labiatae)	370
Sesquiterpenes		
(+)–Hernandulcin	*Lippia dulcis* Trevir (Verbenaceae)	1500
Diterpenes		
***ent*–Kaurene glycosides**		
Dulcoside A	*Stevia rebaudiana* (Bertoni) Bertoni (Compositae)	30
Rebaudioside A	*S. rebaudiana*	242
Stevioside	*S. rebaudiana*	210
Labdane glycosides		
Baiyunoside	*Phlomis betonicoides* Diels (Labiatae)	500
Triterpenes		
Cucurbitane glycosides		
Mogroside V	*Siraitia grosvenorii* (Swingle) C. Jeffrey (Cucurbitaceae)	250–425
Scandenoside R6	*Hemsleya panacis–scandens* C.Y. Wu et Z.L. Chen (Cucurbitaceae)	54
Cycloartane glycosides		
Abrusoside A	*Abrus precatorius* L.; *A. fruticulosus* Wall. (Leguminosae)	30
Abrusoside B	*A. precatorius*; *A. fruticulosus*	100
Dammarane glycosides		
Cyclocarioside A	*Cyclocarya paliurus* (Batalin) Iljinsk. (Juglandaceae)	200
Oleanane glycosides		
Albiziasaponin A	*Albizia myriophylla* Benth. (Leguminosae)	5
Albiziasaponin B	*A. myriophylla*	600
Glycyrrhizin	*Glycyrrhiza glabra* L. (Leguminosae)	93–170
Secodammarane glycosides		
Pterocaryoside A	*Pterocarya paliurus* Batalin (Juglandaceae)	50
Steroidal saponins		
Osladin	*Polypodium vulgare* L. (Polypodiaceae)	500
Polypodoside A	*Polypodium glycyrrhiza* DC. Eaton (Polypodiaceae)	600
Phenylpropanoids		
trans–Anethole	*Illicium verum* Hook f. (Illiciaceae)	13

Dihydroisocoumarin		
Phyllodulcin	*Hydrangea macrophylla* Seringe var. *thunbergii* (Siebold) Makino (Saxifragaceae)	400
Flavonoids		
Dihydrochalcone glycosides		
Naringin dihydrochalcone	*Citrus paradisi* Macfad. (Rutaceae)	300
Neohesperidin dihydrochalcone	*Citrus aurantium* L.	1000
Dihydroflavonol glycosides		
Dihydroquercetin 3-*O*-acetate 4'-methyl ether	*Tessaria dodoneifolia* (Hook.&Am.) Cabrera (Compositae)	400
(2*R*,3*R*)-Dihydroquercetin 3-*O*-acetate	*T. dodoneifolia*	80
Proanthocyanidins		
Selligueain A	*Selliguea feei* Bory (Polypodiaceae)	35
Proteins		
Thaumatin	*Thaumatococcus daniellii* Benth. (Marantaceae)	
Brazzein	*Pentadiplandra brazzeana* Baill. (Pentadiplandraceae)	2000
Monellin	*Dioscoreophyllum cumminsii* (Stapf) Diels (Menispermaceae)	3000

참고문헌

1. O'Brien-Nabors, L. (2001). Alternative Sweeteners. Third Edition, Revised and Expanded. Marcel Dekker, Inc. 1-12, 167-184, 209-211.
2. Kim N.-C. & Kinghorn A. D. (2002). Highly sweet compounds of plant origin. Archives of Pharmacal Research, 25(6), 725-746.
3. Verpoorte, R. (2010). Comprehensive Natural Products II - Chemistry and Biology 3. Development and Modification of Bioactivity. Elsevier Ltd. 269-315.
4. Pluskal, T., & Weng, J. K. (2018). Natural product modulators of human sensations and mood: molecular mechanisms and therapeutic potential. Chemical Society Reviews, 47(5), 1592-1637.
5. 박종희 (2002). 한약백과도감. 신일상사. 14-18.
6. Kinghorn, A. D. (2002). Stevia - The genus Stevia. Taylor & Francis, 40-67.

Resveratrol

스틸벤Stilbene 계열의 페놀성 화합물인 레스베라트롤3,5,4'-Trihydroxy-trans-stilbene은 상처를 입었을 때 혹은 곰팡이나 세균이 침입했을 때 식물이 만들어 내는 2차 대사산물Secondary metabolite이다. 포도의 씨와 껍질, 블루베리, 라스베리Raspberry, 오디Mulberry 등에 많은 양이 함유되어 있다. 최근에는 땅콩에도 함유된 것으로 드러났다. 식품 보조제로 사용되고 있지만 인간의 수명을 늘린다거나 건강을 개선시킨다는 직접적인 증거는 아직 등장하지 않았다.

2차 대사산물

살아 있는 동안 식물도 물질과 에너지가 꾸준히 공급되어야 한다. 물질 대사라고 일컫는 식물의 세포 과정은 보통 1차 대사산물과 2차 대사산물로 대변된다. 1차 대사산물은 생명현상을 유지하는데 가장 기본이 되는 물질이며 당, 지질, 아미노산, 단백질을 예로 들 수 있다. 특별한 경우에만 만들어내는 2차 대사산물은 초식동물이나 곤충 혹은 곰팡이와 세균의 침입 또는 환경의 변화, 가령 가뭄, 냉해, 자외선 등으로부터 식물을 보호하기 위해 만들어내는 화합물이다. 타감작용(他感作用, phytoalexin)을 갖는 방어 물질을 폭넓게 2차 대사산물이라고 부를 수도 있겠다. 예를 들어 포도는 보트리티스(*Botrytis cinerea*)라는 곰팡이에 감염되면 레스베라트롤을 만들어낸다.

발표된 것으로 자외선을 쬔 식물이 레스베라트롤을 합성한다는 내용이었다. 그러다가 1993년 프렌치 패러독스의 효과가 폴리페놀 중에서도 레스베라트롤에 기인한다는 논문이 세상에 등장하게 되었다. 1997년 항암효과가 있는 논문이 발표됐고 2003년에는 효모에서 장수유전자를 활성화시킨다는 사실이 밝혀졌다. 실제로 초파리나 선충 같은 실험동물에게 레스베라트롤을 먹일 경우 수명이 늘어나는 것으로 확인됐다. 하지만 인간에서는 이런 효과가 확고하게 증명되지 않았다. 레스베라트롤 연구 초반의 기세가 다소 꺾인 셈이지만 건강 보조 식품으로서 그 인기를 이어가고 있는 상황이다.

Sirt1(Sirtuin 1)

1930년대에 과학자들은 필수영양소가 포함된 식이를 제공한 설치류 모델에서 정상보다 칼로리가 60% 적은 양의 음식을 쥐들에게 공급하는 실험을 실시하였다. 그 쥐들은 정상적으로 음식을 먹은 쥐들보다 50% 정도 오래 살았다. 뿐만 아니라 건강해 보였고 움직임도 크게 변한 것처럼 보이지 않았다. 이 실험은 나중에 영장류를 이용한 실험으로까지 확대되었다. 그러나 이런 식이조절Calorie restriction이 인간의 수명연장에 효과가 있을지는 사실 아직도 잘 모른다. 일본인들이 쓴 책을 읽다 보면 인간도 먹을 것을 줄여 오래 살 수 있을 가능성이 있을 듯도 싶다. 그러나 운동을 포함한 여러 가지 변수가 여전히 존재하기 때문에 아직 결론을 내리기는 이르다.

효모와 같은 단세포 생명체에서도 세포 분열을 거듭할 때마다 유전자의 손상이 축적되었다. 이러한 손상이 축적되면 유전체의 불안정성이 커지고 효모는 결국 죽게 된다. 이를 연구하는 과정에서, 하버드 의대의 싱클레어David A. Sinclair 박사는 Sir2라는 단백질이 유전자를 안정화시키고 비정상적인 유전자가 만들어지지 않게 함으로써 효모의 수명을 연장시킨다는 사실을 알게 되었다. Sir2와 유사한 단백질이 다른 유기체에서도 연거푸 발견되었다. 포유동물에서는 서트1Sirt1이라고 알려졌다. 싱클레어와 조셉 바우어는 이 유전자를 활성화시키는 것이 무엇인가를 탐구하기 시작했다. 이 결과는 2006년에 「네이처Nature」에 실렸고 곧 전 세계의 이목이 집중되었다. 적포도주의 성분 중 하나인 레스베라트롤Resveratrol이 Sirt1을 활성화시킨다고 했기 때문이다.

예쁜꼬마선충*Caenorhabditis elegans*과 초파리*Drosophila*도, 효모에서 발견된 Sir2 유전자를 가지고 있으며 매우 다양한 세포 과정에 참여한다. 그 중 중요한 두 가지는 대사와 스트레스에 대한 반응이다. 지금까지 일곱 종류의 동일 계열 단백질이 발견되었다. 이들은 히스톤 탈아세틸효소Histone deacetylase군으로 분류된다. 히스톤Histone은 유전자를 안전하게 보호하고 좁은 장소에 가지런히 정돈시킨다. 전사를 위해서 유전자는 탄력적으로 히스톤 분자에서 풀려 나와야 한다. 그것을 조절하는 것이 히스톤 단백질의 리신Lysine 아미노산에 아세틸 잔기를 붙이는 것이다. 이러한 일은 히스톤 아세틸 전이효소Histone acetyl transferase, HAT에 의해 매개된다. 이와 반대로, 히스톤에서 아세틸 잔기를 떼어내는 것이 히스톤 탈아세틸효소이다. 히스톤이 핵에 있으니까 Sirt1이 핵에서 일을 할 것은 당연하다. 하지만 Sirt1은 세포질에도 존재한다. 이들은 세포의 성장과 분화, 스트레스 조절, 포도당 대사 및 세포 내부의 산화 환원 조절에 관여한다. 아세틸 잔기를 붙이거나 떼는 일은 곧 세포 내부의 에너지 상태를 가리키는 지표이기 때문이다.

레스베라트롤의 미래

사람을 대상으로 한 실험에서 레스베라트롤의 효과는 썩 성공적이지 않다. 긍정적이고 부정적인 결과가 동시에 나와서 갈피를 잡기가 힘들기 때문이다. 지난 2011년 「세포 대사」에 실린 논문에 따르면 4주 동안 레스베라트롤을 복용한 비만 남성 11명의 혈압이 떨어지고 인슐린 민감성이 높아지고 체지방이 줄어들었다. 식이 제한과 비슷한 효과를 본 것이니 긍정적인 효과가 나타난 결과였다. 하지만 2013년 「당뇨병Diabetes」에 실린 논문을 보면 레스베라트롤을 4주 동안 복용한 비만 남성 24명의 혈압이나 인슐린 민감성, 체지방 함량에서 대조군과 차이가 없었다. 비슷한 조건이었지만 상반되는 결과가 나온 것이다.

이런 결과를 보면 장수 혹은 인지 능력 개선이나 건강의 지표 향상을 목표로 레스베라트롤을 사용하기 위해서는 인간을 대상으로 하는 광범위한 임상 실험을 요구하는 것처럼 보인다. 하지만 여전히 건강 보조 식품으로 인기를 끄는 현상은 당분간 피할 수 없을 것 같다.

참고문헌

1. Takaoka, M. (1939). Resveratrol, a new phenolic compound, from *Veratrum grandiflorum*. Nippon Kagaku Kaishi, 60(11), 1090–1100.
2. Nonomura, S., Kanagawa, H., & Makimoto, A. (1963). Chemical constituents of polygonaceous plants. I. studies on the components of ko–jo–kon. (*Polygonum cuspidatum* Sieb. et Zucc.). Yakugaku Zasshi: 83, 988–990.
3. Renaud, S. D., & de Lorgeril, M. (1992). Wine, alcohol, platelets, and the French paradox for coronary heart disease. The Lancet, 339(8808), 1523–1526.
4. Weatherley, B. D., Chambless, L. E., Heiss, G., Catellier, D. J., & Ellison, C. R. (2006). The reliability of the ankle–brachial index in the Atherosclerosis Risk in Communities (ARIC) study and the NHLBI Family Heart Study (FHS). BMC Cardiovascular Disorders, 6(1), 7.
5. Corder, R., Douthwaite, J. A., Lees, D. M., Khan, N. Q., dos Santos, A. C. V., Wood, E. G., & Carrier, M. J. (2001). Health: Endothelin–1 synthesis reduced by red wine. Nature, 414(6866), 863.
6. Fritzemeier, K. H., Rolfs, C. H., Pfau, J., & Kindl, H. (1983). Action of ultraviolet–C on stilbene formation in callus of Arachis hypogaea. Planta, 159(1), 25–29.
7. Frankel, E. N., Waterhouse, A. L., & Kinsella, J. E. (1993). Inhibition of human LDL oxidation by resveratrol. The Lancet, 341(8852), 1103–1104.
8. Jang, M., Cai, L., Udeani, G. O., Slowing, K. V., Thomas, C. F., Beecher, C. W., Fong, H.H., Farnsworth, N. R., Kinghorn, A. D., Mehta, R. G., Moon, R. C., & Pezzuto, J. M. (1997). Cancer chemopreventive activity of resveratrol, a natural product derived from grapes. Science, 275(5297), 218–220.
9. Howitz, K. T., Bitterman, K. J., Cohen, H. Y., Lamming, D. W., Lavu, S., Wood, J. G. Zipkin, R. E., Chung, P., Kisielewski, A., Zhang, L. L., Scherer, B., & Sinclair, D. A. (2003). Small molecule activators of sirtuins extend *Saccharomyces cerevisiae* lifespan. Nature, 425(6954), 191–196.
10. Baur, J. A., Pearson, K. J., Price, N. L., Jamieson, H. A., Lerin, C., Kalra, A., Prabhu, V. V., Allard, J. S., Lopez–Lluch, G., Lewis, K., Pistell, P. J., Poosala, S., Becker, K. G., Boss, O., Gwinn, D., Wang, M., Ramaswamy, S., Fishbein, K. W., Spencer, R. G., Lakatta, E. G., Le Couteur, D., Shaw, R. J., Navas, P., Puigserver, P., Ingram, D. K., de Cabo, R., & Sinclair, D. A. (2006). Resveratrol improves health and survival of mice on a high–calorie diet. Nature, 444(7117), 337–342.
11. 김홍표 (2013) 산소와 그 경쟁자들, 지식을 만드는 지식

12. Timmers, S., Konings, E., Bilet, L., Houtkooper, R. H., van de Weijer, T., Goossens, G. H., Hoeks, J., van der Krieken, S., Ryu, D., Kersten, S., Moonen–Kornips, E., Hesselink, M. K. C., Kunz, .I, Schrauwen–Hinderling, V. B., Blaak, E., Auwerx, J., & Schrauwen, P. (2011). Calorie restriction–like effects of 30 days of resveratrol supplementation on energy metabolism and metabolic profile in obese humans. Cell Metabolism, 14(5), 612–622.

13. Poulsen, M. M., Vestergaard, P. F., Clasen, B. F., Radko, Y., Christensen, L. P., Stødkilde–Jørgensen, H., Møller, N., Jessen, N., Pedersen, S. B., & Jørgensen, J. O. L. (2013). High–dose resveratrol supplementation in obese men: an investigator–initiated, randomized, placebo–controlled clinical trial of substrate metabolism, insulin sensitivity, and body composition. Diabetes, 62(4), 1186–1195.

Marine natural medicines
Ziconotide

"청자고둥은 가느다란 입을 가지고 있고 작은 백색의 혀를 내밀 수 있는데, 이 백색의 혀는 끝이 적색으로 그 안에 작은 뼈 또는 가시를 포함하고 있어 이것에 쏘이면 큰 통증을 느낄 수 있다. 이것이 독성을 가지고 있는 것을 알지 못한 여성이 그물에 걸린 고둥을 들고 물가로 나오던 중에 이 독성 가시에 손이 찔려 곧바로 죽게 되었다."

Georgius Everhardus Rumphius(박물학자, 1705)

지코노타이드는 인도-태평양 지역에서 마술사의 고둥으로 불리는 청자고둥 *Conus magnus*의 독으로부터 발견되었다. 청자고둥은 동물분류학상 연체동물문, 복족강에 속하며 *Conus* 속Genus은 청자고둥과Conidae에 속한다. *Conus* 속에 속하는 500여 종의 청자고둥들은 모두 펩타이드 계열의 독을 이용하여 포식하는 육식성 동물로 알려져 있다.

역사

1700년대 네덜란드의 박물학자인 Rumphius는 청자고둥에 쏘여 사망한 여성의 예로부터 청자고둥의 독성이 매우 치명적이고 사람을 사망에 이르게 할 정도로 강력하다고 기술하였다. 이로부터 250여 년이 흐른 후, 청자고둥의 독침이 왜 인체에 치명적인지에 대하여 연구되었고 이 독침을 이용하여 청자고둥이 주로 어류와 같은 척추동물을 포식한다는 것이 알려지게 되었다.

지코노타이드에 대한 본격적인 연구는 1970년대 초 필리핀 대학교의 Lourdes J. Cruz와 유타 대학교의 Baldomero M. Olivera에 의하여 시작되었다. 이들은 물고기를 사냥하는 청자고둥의 독을 수집하여 활성성분을 순수 분리하였다. 처음으로 규명된 독성물질은 α-conotoxin

GI로 13개의 아미노산 잔기로 구성된 작은 펩타이드였으며, 니코틴 수용체의 길항제로 확인이 되었다. 그 외에도 다양한 conotoxin들이 밝혀졌으며, 이들이 쌍방으로 연결된 저분자 펩타이드Cross-linked peptide 계열이라는 것이 확인되었다. α-conotoxin GI 외의 다른 α-conotoxin들과 μ-conotoxin은 Na 이온 채널을 막아 동물실험Mouse에서 마비를 유발시켰다. 특히 *C. geographus*의 침이 함유하고 있는 독은 코브라의 독과 복어독의 치사량을 합한 정도의 맹독으로 알려져 있다. 이와 같이 α-conotoxin과 μ-conotoxin의 구조와 작용기전이 알려지면서 *C. geographus*와 같은 청자고둥에 쏘이는 것이 왜 그토록 치명적인지 설명할 수 있게 되었다. 그러나 청자고둥의 독에 약리학적으로 다양한 펩타이드성 물질이 함유되어 있다는 것과 이들의 신약 개발 가능성에 대해서는 후속 연구가 이루어지기까지는 인식하지 못하고 있었다. 실제로 conotoxin의 후속 연구를 통하여 지코노타이드Ziconotide라는 이름으로 진통제로 개발된 ω-conotoxin MVIIA는 청자고둥 *C. magnus*의 독으로부터 분리된 펩타이드이다. ω-conotoxin MVIIA는 여러 가지 측면에서 주목을 받고 있는데 첫째로는 청자고둥으로부터 발견된 물질인 천연 펩타이드를 구조적 변형 없이 그대로 상품화하였다는 것이며, 둘째로 천연 펩타이드가 *C. magnus*의 유전자로부터 직접적으로 해독된 것으로 무척추동물의 유전자에 암호화된 펩타이드가 임상에서 사용된 첫 번째 예이다. 그리고 마지막으로 이 물질은 제약회사의 의약화학자에 의하여 발견된 것이 아니라 고등학교를 갓 졸업한 학부생에 의하여 발견되었다는 점이다.

지코노타이드Ziconotide, ω-conotoxin MVIIA는 극심한 만성 통증의 완화를 위해 말기 암환자 등에 사용되고 있다. 2004년 미국 Food and Drug AdministrationFDA으로부터 척수액에 주입하는 형태로 신약으로 허가를 받았다. 미국 FDA의 허가 조건에 따르면 지코노타이드는 전신 진통제로, 모르핀의 수막공간 내 투여에 저항성을 가지는 수막공간 내 투여를 보장할 수 있는 극심한 만성 통증의 진통을 위하여 사용될 수 있다. 현재 Prialt®라는 상품명으로 개발되었으며 유럽에서는 2005년에 사용이 승인되었다.

화학적 특성

초기에 연구되었던 α-conotoxin과 μ-conotoxin은 생쥐에 약물을 주사했을 때 마비를 일으키는 효능을 검색하여 분리, 정제가 이루어졌다. 이 검색법은 신경근육 전달계에 대해 간섭을 일으키는 성분을 찾고자 하는데 목적이 있었다. 지코노타이드ω-conotoxin는 기존의 검색법이 아닌 새로운 생리활성 검색법에 의하여 고성능 액체 크로마토그래피로 분리하였다.

유타 대학교의 Olivera 교수 실험실에 있던 열 아홉 살의 학부생이었던 Craig Clark은 생쥐의 중추신경계에 청자고둥의 독을 직접 주사하는 실험법을 고안하였다. Olivera 교수 연구진은 이 방법으로 청자고둥의 독이 약물학적으로 매우 복잡한 성질을 가진다는 것을 밝혀낼 수 있었다. 특히 물고기를 사냥하는 청자고둥에서부터 얻어낸 독성 분획들은 각기 여러 가지 다른 증상을 유도하는 것으로 나타나 활성성분이 화학적, 생물학적으로 다양한 성질을 가진다는 것을 알아내게 되어 보다 상세한 후속 연구를 유도하게 되었다.

Craig Clark은 생쥐를 잠든 상태처럼 만드는 펩타이드인 conantokin을 수 종 분리하였으며, 이후 conantokin이 NMDA*N*-methyl-D-aspartate 수용체의 길항제로 작용한다는 것이 규명되었다. 현재 이 물질의 치료 약물로서의 가치가 연구되고 있다.

유타 대학교 연구진의 Michael McIntosh당시 고등학교를 졸업하기 직전이었던 어린 학생는 Craig Clark이 개발한 생리활성 검색방법을 이용하여 청자고둥 *C. magnus*의 독을 투여했을 때 생쥐가 지속적으로 떨게 되는 특이한 생리활성을 발견하였다. McIntosh의 연구를 기반으로 박사후 연구원이었던 Antonio Luque 박사도 *C. geographus*의 독으로부터 유사한 떨림 활성을 확인하였다. 이렇게 떨림 현상을 나타내는 펩타이드의 아미노산 서열은 William Gray에 의하여 규명되었는데, 이 중 *C. magnus*로부터 분리된 것은 지코노타이드ω-conotoxin MVII, *C. geographus*로부터 규명된 것은 ω-conotoxin GVIA로 명명되었다. 이 들은 25개의 아미노산으로 이루어진 펩타이드로 3개의 이황화결합으로 상호 결합된 특징을 가지고 있다.

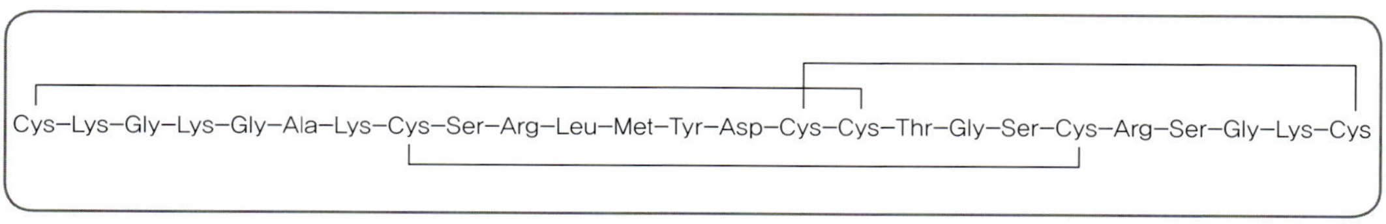

지코노타이드의 구조

이 펩타이드들은 솔크 연구소의 Jean Rivier의 실험실에서 합성되었다. 이 두 ω-conotoxin은 물고기를 마비시켰으며 이는 신경근육 전달계를 간섭한다는 것을 의미하였다. 따라서 유타 대학교의 Lynn Kerr과 Doju Yoshikami에 의하여 신경근육 연결부에서의 효능에 대한 연구가 시작되었다. Kerr과 Yoshikami는 ω-conotoxin GVIA가 시냅스 이전의 전압 관문 칼슘 채널

Voltage-gated calcium channel을 막는 것에 대한 명백한 증거를 제시하기에 이르렀다.

작용기전 및 약리

지코노타이드ω-conotoxin이 발견되었을 당시에는 전기생리학자들은 전압 관문 Ca^{2+} 채널에 대해서 고전압/저전압 유도활성 채널High-and low-voltage-activated channel의 두 가지 계열만 인식하고 있었다. Ca^{2+} 채널에 약물학적인 도구로 사용되던 것이 dihydropyridine이었는데 이것은 고전압 유도활성 채널을 저해하는 것으로 알려져 있었다. 그러나 고전압 유도활성 채널 중에 dihydropyridine에 의하여 저해되지 않는 것들이 발견되었고 추가 연구를 통하여 Ca^{2+} 채널들을 추가적으로 분류하기 시작하였다. ω–conotoxin의 발견은 이러한 시기에 Ca^{2+} 채널의 유형을 정의하는데 중요한 역할을 하게 되었다. ω–conotoxin GVIA와 MVIIA는 N–유형 Ca^{2+} 채널의 선택적 저해제로 확인되었다. 즉 고전압 유도활성 Ca^{2+} 채널은 dihydropyridine에 민감하지만 ω–conotoxin에는 저항성이 있는 L–유형과, dihydropyridine에는 저항성이 있지만 ω–conotoxin에 의하여 저해되는 N–유형으로 분류되어야 한다는 것이 알려지게 되었다. 이러한 Ca^{2+} 채널의 유형별 차이는 채널 단백질의 α_1 subunit의 차이에서 기인하는 것으로 밝혀졌다. 추가적인 연구에 의하여 ω–conotoxin GVIA와 MVIIA는 포유류의 전압 관문 Ca^{2+} 채널의 한 가지 종류인 N–유형의 채널을 차단하며 이들 유형은 특정한 α_1 subunit의 한 종류인 α_{1B} subunit를 가지는 것으로 규명되었다.

모든 시냅스의 전달과정이 신경전달물질의 방출을 위하여 Ca^{2+}의 유입이 있어야 하기 때문에 남캘리포니아대학교의 George Miljanich를 비롯하여 몇몇 연구자들은 ω–conotoxin의 시냅스 전달 효능에 대해 다양한 시스템에서 연구를 시작하게 되었다. Miljanich의 실험실에서는 시냅토솜을 이용하여 ω–conotoxin MVIIA와 GVIA의 신경전달물질 방출에 대한 효과를 측정하였다. 이를 통하여 ω–conotoxin MVIIA가 더 강력한 신경전달물질 방출 저해제라는 것이 밝혀졌다. Miljanich가 Neurex라는 회사로 1988년에 이직하면서 ω–conotoxin MVIIA의 상업적인 개발이 본격적으로 시작되었다.

Nereux에서 Scott Bitner는 Miljanich와 Ramachandran과 함께 ω–conotoxin MVIIA의 신경보호제로서의 가능성에 대하여 연구하였고 동물 모델을 이용한 신경보호 실험에서 유망한 결과를 보여주었다. 이를 바탕으로 1993년 지코노타이드ω-conotoxin MVIIA에 대하여 뇌 혈관수축에 의한 국소 빈혈에 대한 임상실험을 시작할 수 있었다. 이것은 Jean Rivier와 D. Yamashiro의 합성을 통한 ω-conotoxin 생산이 있었기 때문에 가능하였다.

Scott Bitner는 지코노타이드ω-conotoxin MVIIA를 통증과 관련된 동물 모델에서 실험해 보는 것을 계속하였다. 모르핀의 진통작용이 척수의 N-유형 Ca^{2+} 채널의 진정에 의한 것으로 제안되고 있었는데 지코노타이드ω-conotoxin MVIIA는 이러한 N-유형 Ca^{2+} 채널의 강력한 차단제로 규명되었다. 방사성동위원소로 표지한 지코노타이드ω-conotoxin MVIIA를 이용하여 실험한 결과 지코노타이드ω-conotoxin MVIIA는 감각 신경과 상위 감각 통로 사이에 위치한 시냅스에 한정적으로 결합하는 것이 확인되었다. 이러한 결합 위치의 분포는 모르핀의 결합 위치와 유사하여 지코노타이드ω-conotoxin MVIIA가 진통제로서의 잠재성이 있음을 입증하게 되었다. Neurex는 캘리포니아대학교 샌디에고의 Tony Yaksh와 공동연구를 추진하였고, 지코노타이드ω-conotoxin MVIIA의 진통효과가 모르핀보다 1,000배나 강함을 확인할 수 있었다. 또한 아편으로 진통이 되지 않는 신경병적 통증에 대한 동물 모델 실험에서도 효능을 나타내었다. 아편의 문제점은 내성이 생긴다는 것인데 지코노타이드ω-conotoxin MVIIA의 장기 투여 실험에서는 내성이 나타나지 않았다. 이것은 지코노타이드ω-conotoxin MVIIA가 유용한 진통제라는 것을 보여주는 결과이다.

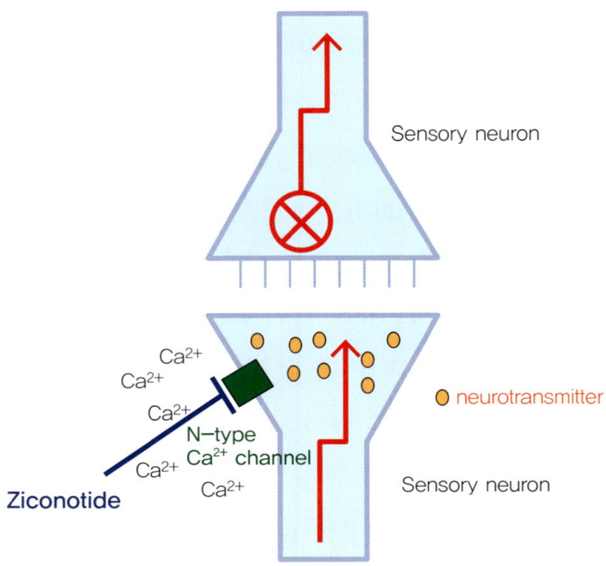

Ziconotide의 작용기전. Ziconotide는 N-유형 Ca^{2+} 채널을 차단하여 시냅스에서 신경전달물질이 감각 뉴런간 통증 신호를 전달하지 못하도록 하여 진통 효과를 나타낸다.

부작용

어지러움증, 구토, 눈떨림, 두통 등의 부작용이 있다. 그 외에 혼돈, 과도긴장, 박약, 식욕부진, 사지 기능장애, 시력 비정상, 최면증세, 현기증, 요축적, 가려움증, 설사, 열, 경직, 무력증, 근육 경련, 근육통, 불면증, 불안감, 정맥두염, 기억장애 등이 보고되었다. 정신병과 정신분열증, 우울증, 조울증 등의 병력이 있었던 환자들에게는 금기이다.

제품

ω-Conotoxin MVIIA Ziconotide는 극심한 만성통증에 대한 진통제로 개발되어 2004년 12월 28일 미국 FDA의 승인을 받았으며 Elan Coporation사에서 제조하는 Prialt®라는 제품명으로 시판되고 있다.

참고문헌

1. Olivera, B. M. (2000). ω-conotoxin MVIIA: From marine snail venom to analgesic drug. *In* Drugs from the sea. Fusetani, N., Ed., 74-85. Karger.
2. Olivera, B. M., Rivier, J., Clark, C., Ramilo, C. A., Corpuz, G. P., Abogadie, F. C., Mena, E. E., Woodward, S. R., Hillyard D. R., & Cruz, L. J. (1990). Diversity of *Conus* neuropeptides. Science, 249(4966), 257-263.
3. Skov, M. J., Beck, J. C., de Kater, A. W., & Shopp, G. M. (2007). Nonclinical safety of ziconotide: an intrathecal analgesic of a new pharmaceutical class. International Journal of Toxicology, 26(5), 411-421.
4. McIntosh, M., Cruz, L. J., Hunkapiller, M. W., Gray, W. R., & Olivera, B. M. (1982). Isolation and structure of a peptide toxin from the marine snail *Conus magus*. Archives of Biochemistry and Biophysics, 218(1), 329-334.

Marine natural medicines

Eribulin

할리콘드린Halichondrin은 일본 해양 해면 *Halichondria okadai*로부터 발견되었다. Halichondria는 Halichondriidae과에 속하는 해양 demosponge의 한 속*Genus*이다. 이들은 크고 부정형적인 모양을 띠며, 내골격과 외골격으로 구분되어 있다. *Halichondria okadai*는 *Halichondria* 속의 60여 종 중의 하나이다.

역사

1985년 일본의 천연물화학자 Uemura는 일본의 태평양 연안에 서식하는 해양 해면 *H. okadai* Katoda로부터 norhalichondrin A라는 강한 항암활성의 물질을 처음으로 보고하였다. 이어서 1986년 동일 해면으로부터 7개의 halichondrin이 추가로 분리되었다. 이들 halichondrin 계열의 물질이 가진 B-16 흑색종 세포에 대한 *in vitro* 세포독성 비교 결과 halichondrin B가 가장 세포독성이 뛰어난 것으로 나타났으며, 이것의 IC_{50} 값은 0.1 ng/mL 수준이었다. Halichondrin B와 homohalichondrin B으로 B-16 흑색종, P388 백혈병, L-1210 백혈병 세포주를 이용한 이식 동물모델에서 *in vivo* 실험을 실시하였는데, P-388 백혈병에 대한 생존 기대치가 halichondrin B를 투여하지 않을 때에 비하여 300% 증가하는 것을 발견하게 되었다.

이후 halichondrin 계열의 천연물을 탐색하는 연구가 진행되어 계통분류학적으로 다른 해면에서도 halichondrin이 발견되었다. 예를 들면, 1991년에 halichondrin B와 homohalichondrin B가 *H. okadai*와는 관계가 없는 팔라우에서 채집된 *Axinella* 속의 해면동물로부터 발견된 바 있으며, 1993년에는 halichondrin B, homohalichondrin B와 함께 halichondrin 계열의 halistatin 1과 2가 동인도양에서 채집된 해면 *Phakellia carteri*로부터 발견되었다. 1987년에는

halichondrin 계열의 물질들이 뉴질랜드 근해에서 채집된 *Raspalia agminata* 해면에서 보고되었다. 이 외에도 *Lissodendryx* 속의 해면에서도 halichondrin 물질들이 발견되는 등 *H. okadai* 외에도 계통분류학적으로 매우 다양한 해면으로부터 발견될 수 있음이 알려지게 되었다.

화학적 특성(Halichondrin의 분리, 구조 규명 및 Eribulin의 합성)

Halchondrin 계열 물질 중 첫 번째로 보고된 것은 norhalichondrin A로서 이것은 *H. okadai* 해면의 추출물을 B-16 흑색종 세포에 대한 활성에 따라 분획하여 그 활성분획으로 분리되었다. Norhalichondrin A의 구조는 NMR 분석과 X-선 분석에 의하여 성공적으로 규명되었다. Norhalichondrin A의 절대입체구조는 dibenzoate chirality 방법에 의하여 결정되었는데 이것은 *p*-bromobenzoyl chloride로 유도체화하여 exciton circular dichroism 분광법을 이용하는 것이다. 이후 halichondrin B를 비롯한 다양한 halichondrin 계열 물질들의 구조는 NMR 분광법에 의하여 결정되었다.

Halichondrin B는 2,6,9-trioxatricyclodecane을 포함하는 polyether 계열의 22각 macrocyclic lactone 천연물이다. Eribulin은 halichondrin B의 구조를 단순화한 합성 유도체이다.

Halichondrin B는 미국 국립암연구소 전임상시험의 신약후보물질로 선정된 이후에 후속 신약개발이 상당기간 지연되었다. 그 첫 번째 이유는 물질 수급의 어려움이었으며, 다른 하나는 halichondrin 계열 물질의 강력한 활성과 치료 지수Therapeutic index와 관련이 있다. *In vivo* 실

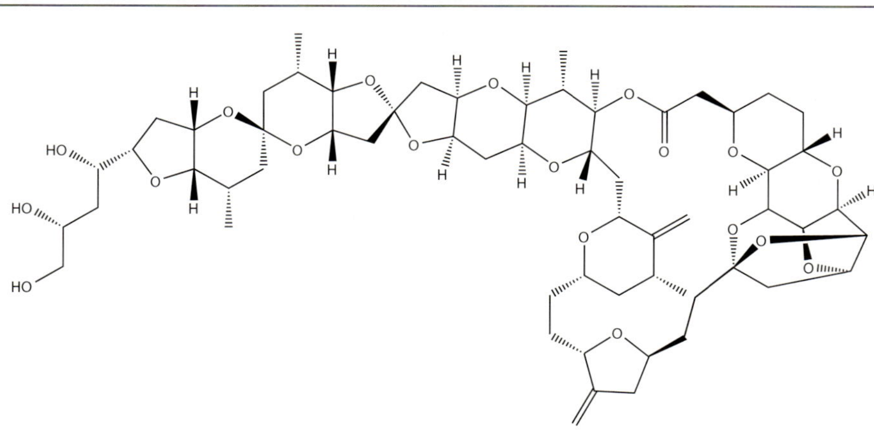

Halichondrin B의 구조

험에서 밝혀진 halichondrin B의 활성을 고려하면, 임상실험을 위해서는 10 g의 양이 필요하였다. 해면 채집에 의하여 확보된 halchondrin B의 총량이 세계적으로 수백 mg이었던 것을 감안하면 채집으로는 필요한 물질량을 확보할 수 없는 상황이었다. 따라서 전합성에 의한 방법을 모색하였다. 그러나 halichondrin B의 구조가 매우 복잡하고 비대칭 탄소가 다수 포함되어 있기 때문에 전합성에 의한 공급은 쉬운 일이 아니었다. 오랜 기간의 연구를 통해 1992년 하바드 대학의 Kishi의 연구진에 의하여 halichondrin B가 최초로 전합성되었다.

Halichondrin B의 전합성은 100 단계가 넘는 매우 복잡한 합성과정을 통한 것으로 경제성이 없었기 때문에 전합성에 의한 공급은 사실상 불가능한 것처럼 생각되었다. 그러나, Kishi 연구

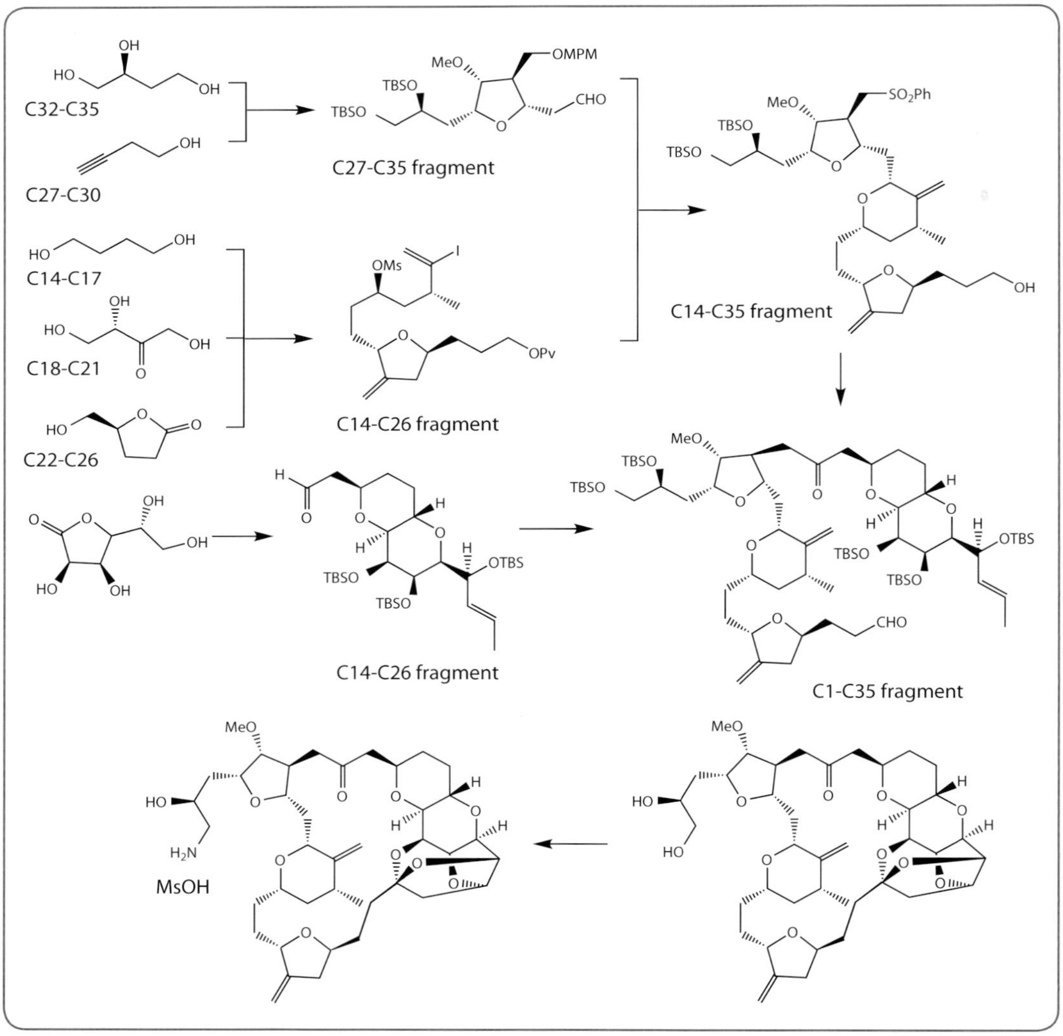

Eribulin의 합성과정

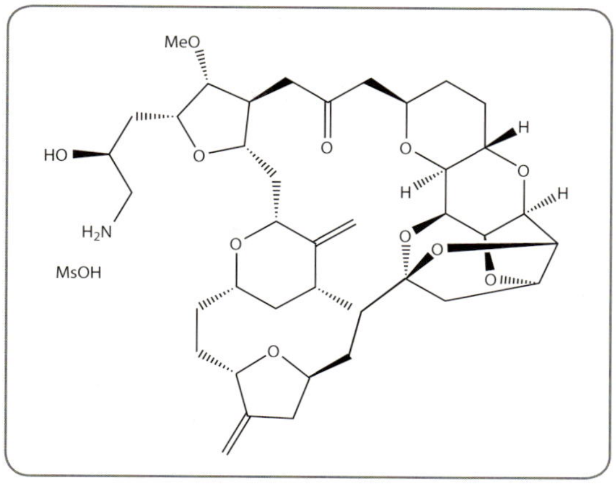

Eribulin의 구조식

진의 halichondrin B 합성법 개발과 구조-활성 상관관계 연구를 통하여 halichondrin의 골격에서 우측 부분이 활성에 중요하다는 것이 밝혀지면서 우측 부분만 합성함으로써 합성에 의한 물질 공급을 추진할 수 있게 되었다. Kishi 연구진은 우측 부분의 상업적 대량 합성을 위하여 제약회사 Eisai와 공동연구를 추진하였고, Eisai는 62 단계 합성법으로 halichondrin B의 우측 부분이 포함된 eribulin mesylate를 생산하는데 성공하였다. 또한 대량 합성을 통하여 임상실험을 위한 eribulin 물질량을 확보할 수 있게 되었고 이 eribulin이 전이 유방암 환자 치료를 위한 항암제로 2010년 미국 FDA로부터 승인을 받는데 성공하게 되었다.

작용기전

미국 국립암연구소의 60개 암세포주에 세포독성 검색 결과, halichondrin B는 tubulin에 결합하는 천연물 항암제 vincristine과 유사한 형태의 활성을 보일 것으로 예상되었다. Tubulin에 결합하는 약물들은 몇 개의 계열로 나뉘는데, 이것은 기존에 tubulin에 결합하는 것으로 잘 알려진 colchicine, vinca alkaloid vinblastine, vincristine, rhizoxin, maytansine 중 어떤 물질이 결합하는 위치에 대신 결합하는가에 따라 결정된다. Halichondrin B의 연구 결과, 이 물질은 세포독성 농도에서 L-1210 쥐 백혈병 세포를 mitosis 상태로 붙잡아 놓는 것이 확인되었다. Halichondrin B는 정제된 tubulin의 중합반응Polymerization과 microtubule 조립Assembly을 저해하는 것으로 나타났다. Halichondrin B는 colchicine이 tubulin에 결합하는 것을 방해하지 않으며 tubulin의 핵산의 교환과 알짜 GTP 가수분해반응을 저해한다. 그리고 vinca alkaloid인 vinblastatine이 결합하는 것을 저해하여 tubulin의 vinca 도메인에 결합할 것으로 제안되었다.

1988년부터 미국 국립암연구소에서 halichondrin B의 본격적인 생리활성 평가를 시작하였다. 1992년까지 미국 국립암연구소는 halichondrin B가 *in vivo* 실험에서 피하 흑색종, 결장암, 자궁암 중에 천천히 자라면서 기존 약물에 내성이 있는 고형암들에 대하여 효과를 나타낸다는 것을 증명하였다. 추가적인 연구를 통하여 halichondrin B는 생존기간을 증가시키고 암세포 성장 속도를 감소시킨다는 것이 밝혀지게 되었다. Halichondrin B의 후속 개발에 유리하게 작용하였던 점 중 하나는 생리학적 pH에서 안정하였고 물을 포함하여 다양한 용매에 용해된다는 것이었다. 또한 약효가 *in vitro*에서 피코몰 수준이었고 *in vivo*에서는 50 μg/kg/dose로 매우 좋았다는 점이 작용하였다.

약리

Eribulin은 최소한 두 차례의 화학요법을 받았던 전이 유방암 환자에 사용되는 항암제이다. Eribulin은 정맥주사의 형태로 투여된다. 미국 FDA로부터 2010년에 사용이 승인되었으며, 현재에도 폐암, 전립선암, 육종 등 여러 종류의 고형암의 치료를 위하여 추가적으로 연구되고 있다.

부작용

백혈구 감소로 인한 감염 위험의 증가, 적혈구 감소로 인한 피로감, 숨참, 모발이 가늘어지는 증상 및 탈모가 보고되었다. 그 외에 식욕부진, 손가락과 발가락의 무감각증, 저림, 변비, 근육통, 설사, 두통, 열, 오한 등 독감과 같은 증세, 무월경 등이 있다.

제품

Halichondrin B에서 유래한 eribulin은 2010년 미국 FDA의 승인을 받아 Eisai 사에서 제조하는 Halaven®이라는 제품명으로 시판되고 있으며 후기 전이 유방암 환자를 치료하기 위하여 사용되고 있다.

참고문헌

1. Hart, J. B., Lill, R. E., Hickford, S. J., Blunt, J. W., & Munro, M. H. (2000). The halichondrins: chemistry, biology, supply and delivery. *In* Drugs from the sea. Fusetani, N., Ed., 134-153. Karger.
2. Uemura, D., Takahashi, K., Yamamoto, T., Katayama, C., Tanaka, J., Okumura, Y., & Hirata, Y. (1985). Norhalichondrin A: an antitumor polyether macrolide from a marine sponge. Journal of the American Chemical Society, 107(16), 4796-4798.
3. Hirata, Y., & Uemura, D. (1986). Halichondrins-antitumor polyether macrolides from a marine sponge. Pure and Applied Chemistry, 58(5), 701-710.
4. Hong, J. (2014). Natural product synthesis at the interface of chemistry and biology. Chemistry, 20(33), 10204-10212.
5. Eisai Inc. (2015). Your guide to halaven.

추출물의약품

천연물의약품

조인스정(Joins®)

아피톡신주(Apitoxin Injection)

스티렌(Stillen®)

신바로(Shinbaro®)

시네츄라(Synatura®)

모티리톤정(Motilitone®)

레일라정(Layla®)

천연추출물의약품

Ginkgo & Ginkgolides

Silymarin

Umckamin

Saint John's wort

Black cohosh

Centella

Echinacea

Ginseng & Ginsenosides

Dioscorea & Dioscin

Phytoestrogen

Saw Palmetto

Ivy

Schisandra chinensis & Schisandrin B

해외 천연물의약품

Veregen®

Fulyzaq®

천연물의약품

국내에서 개발된 천연물의약품botanical drug은 '천연물신약'2017년 7월 1일부터 사용중지, 이후 천연물 의약품 명칭 사용이라는 용어로 통용되었다. '천연물의약품'이라 함은 천연물 성분을 이용하여 연구·개발한 의약품으로서 조성성분·효능 등이 새로운 의약품을 말한다. 즉 천연물 고유의 활성 데이터베이스를 바탕으로 하여 전통의약과 첨단과학을 접목시켜 표준화·규격화가 된 제품군을 의미하며, 이는 한방원리에 따라 개발된 한약제제 및 서양의학적 관점에서 개발된 생약제제를 모두 포함한다.

천연물은 오랫동안 사용되어 온 임상적 경험을 바탕으로 우수한 효능을 가지고 있으면서도 부작용이 적다는 것이 이미 잘 알려져 있으므로, 그 효능을 현대 과학적으로 재조명할 경우 천연물의약품으로 개발될 가능성은 아주 높다. 최근, 전 세계적으로 급속한 고령인구의 증가는 노인성질환 즉 만성질환의 증가를 야기하며 따라서 천연물을 이용한 부작용이 적은 치료방법의 접근법에 관심이 집중되고 있다.

일반적인 신약연구개발 과정은 단일 표적, 단일 성분을 기반으로 후보선도물질 탐색 및 최적화 과정을 거쳐 최적후보물질을 개발하고 비임상시험, 임상시험 단계를 통하여 의약품을 개발하는 과정으로 진행된다. 그러나, 천연물의약품은 다중 표적, 복합 성분을 가지고 있는 천연물을 대상으로 경험적인 안전성과 유효성이 입증된 천연물을 사용하여 개발한다. 경험적, 임상적으로 사용하여 온 천연물을 사용하기에 부작용에 대한 정보를 통합하여 안전성이 증대된 의약품을 개발할 수 있어 의약품 개발 비용과 기간을 단축할 수 있는 장점이 있다. 또한, 천연물의약품은 복합 구성물질들의 다중 표적에 작용하여 약효의 상승효과를 추구하므로 우수한 약효를 가지고 있으면서도 부작용이 적은 고부가가치 의약품을 개발하는 것이 가능하다.

천연물의약품이 시장에서 가장 많이 사용되는 중국의 경우 전체 의약품 시장 중 TCMTraditional Chinese Medicine이 22.7%를 차지할 정도로 큰 부분을 차지하고 있다. 천연물의약품은 만성질환이나 퇴행성질환 등의 복합치료에 특히 유용한 경우가 많으며 치료목표로 하는 타겟 질환도 간염, 위장병, 장기능 개선, 패혈증, 당뇨병, 비염, 기관지 질환, 골관절 질환, 발기부전 및 조루증, 항암제, 파킨슨병, 치매 등으로 다양하게 연구개발되고 있다.

보건복지부에서는 2000년에 '천연물신약연구개발촉진법'을 발표하여 천연물과학의 육성 등 천연물신약연구개발의 기반을 조성하고 천연물을 이용한 신약연구개발과 그 기술의 산업화를 촉진하여 국민건강의 증진과 국가경제의 발전에 기여하고자 하였다. 따라서, 국민건강의 증진이라는 큰 틀에서 천연물의약품의 정의, 개발과 역사를 살펴보고 배우는 것도 의미가 있을 것으로 사료된다.

천연물 유래의 신약

1981년도부터 2010년까지 30년 동안 개발된 세계 의약품 시장의 전체 신물질 의약품New Chemical Entities: NCE을 분석해 보면 천연물 유래 추출물을 직접 이용하는 것이 4%, 천연물 유래 화합물이 22%인 것을 비롯하여 약물분자구조Pharmacophore가 천연물 유래인 것, 천연물구조를 모방한 것 등을 모두 합하여 천연물 유래의 화합물이 전체 NCE의 50%를 차지하였다.

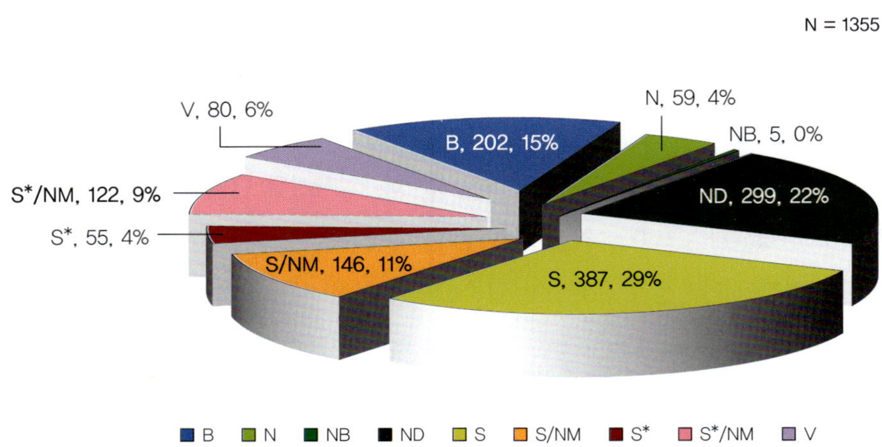

"B" Biological, "N" Natural product, "NB" Natural product botanical, "ND" Derived from a natural product, "S" Totally synthetic drug, "S*" Made by total synthesis, but the pharmacophore is/was from a natural product, "V" Vaccine.

세계 의약품 시장의 전체 NCE의 기원

천연물의약품 개발과정

천연물의약품 개발의 시작은 약효 탐색에서부터 시작된다. 천연물질 중 원하는 효능을 나타내는 물질을 찾기 위해서는 우선 많은 수의 후보물질에 대한 효능 검증이 필요하다. 기존의 한약제제나 생약제제와의 차별점으로서 천연물의약품은 개발과정 중 특히 동등한 약효를 확보하기 위해 표준화 또는 규격화를 의미하는 CMCChemistry, Manufacturing and Control 관련된 기술이 필수적으로 요구된다. 천연물의약품 개발에서 필요한 기술로는 전통적인 의약품 개발과정에서 필요한 약물동태Pharmacokinetics/pharmacodynamics, PK/PD, 안전성 평가기술, 제제화 및 생산기술이 공통적으로 적용된다. 천연물의약품 개발에는 또한 원료의약품의 재배기술Good Agricultural and Collection Practices, GACP, 생산기술 및 다중 성분에 의한 약효평가 기술이 추가적으로 요구되고 있다.

천연물의약품의 원료가 되는 원생약Raw material의 경우 기존에는 형태학적, 이화학적 방법으로 품질을 평가하였으나, 최근에는 DNA 마커 등을 이용하는 유전학적 감별기술을 도입하여 평가하는 추세이다. 또한, 우수농산물생산기준Good Agricultural Practice, GAP 환경 하에서 재배되고, 생약 품질관리 표준에 의해 관리되어 엄격한 품질 검사를 통과한 원료만이 천연물의약품의 제조에 사용될 수 있다.

천연물산업의 원료는 식품, 건강기능식품, 의약품 및 화장품 산업 등 다방면의 소재로서 사용되는 범용성의 장점을 갖는다. 천연물산업에서 천연물 원료의 활용과 중요성이 증대됨에 따라 세계 각국은 생물종의 다양성 보전을 추구하는 생물다양성협약Convention on Biological Diversity, CBD을 거쳐, 최근에는 생물자원에의 접근과 이익 공유Access to genetic resources and Benefit Sharing, ABS에 관한 '나고야의정서Nagoya protocol' 등의 국제 협약을 통해 자국의 생물자원 보호를 더욱 강화하고 있다.

품질관리 측면에서는 활성약효성분 확인 및 규명이 필수적인 것은 아니지만 천연물의약품의 특성상 원료 및 추출물의 품질에 관한 자료는 엄격하게 평가된다. 기존 특정 지표성분의 함량 기준 관리에서 화학적 프로파일링 동등성 관리기법 등이 추가되어 활용되고 있으며, 최근에는 Bio-response fingerprint 관리를 통한 효능지표Bio-marker 관리 기법 연구도 꾸준히 진행되고 있다. 체계적인 품질검사를 통하여 유효성분의 함량을 유지하며 유해물질 혼입이나 기준치 이상의 중금속 잔류 등은 원천적으로 차단되어야 한다.

제조공정 측면에서도 합성의약품 수준의 전 과정 GMPGood Manufacturing Practice 관리가 요구되고 있다. 특히 식물의 경우, 종자에서부터 시작하여 원료생약의 GAPGood Agricultural Practice 과정 도입, 원료의약품 생산에 이르기까지 전체 제조 공정을 관리함으로써 원료의약품의 균질성과 안정성을 확보할 수 있다.

국내에서 천연물의약품 허가를 위한 제출 자료 중 임상적 안전성 및 유효성 자료는 대체로 엄격하게 평가하나 사용 경험에 따른 비임상 약리 및 독성시험자료는 제출이 면제되기도 하는 등의 큰 장점이 있다. 비임상과정에는 설치류와 비설치류에 대한 독성을 테스트하고 독성이 나타나지 않는 범위를 확인하는 과정을 거쳐야만 한다. 또한 반복적인 투여에 의해서도 독성이 없다는 것이 확인되어야 하며 유전독성, 만성독성 등의 위험성이 없어야 한다. 최근의 추세는 화합물 신약과 동등한 수준의 비임상 독성자료를 통한 개발을 요구하고 있다.

임상시험은 우선 임상시험심사위원회IRB, Institutional Review Board의 심사를 통과하여야 임상시험을 진행할 수 있다. 천연물의약품도 합성화합물과 같이 임상2상과 3상 과정을 거쳐서 개발되고 있으며 각 임상시험은 최소 1년 이상의 기간이 소요되어 총 3~5년이라는 임상시험 기간을 들여서 의약품의 안전성을 확보하고 우수한 약효를 검증하여야 한다.

국내 천연물의약품(전문의약품, Ethical The Counter Drug, ETC)

국내에서도 인구의 고령화가 지속되고, 생활습관이 서구형으로 변화하면서 만성질환, 복합질환의 수가 늘어나고 치료에서 예방으로의 약물에 대한 인식변화로 천연물의약품의 중요성이 커지고 있다.

국내에는 향약집성방, 의방유취, 동의보감 등 오랫동안 축적된 한약에 관한 지식이나 민간에서 사용한 많은 천연물 관련 경험을 기반으로 천연물의약품을 개발하기에 훨씬 풍부한 기본 정보를 가지고 있으며, 임상적 경험을 바탕으로 축적된 정보가 구축되어 있어 천연물의약품을 개발하기에 유리하다.

국내에서 최초로 개발에 성공한 천연물의약품은 조인스정이며, 2012년까지 총 8개의 천연물 의약품이 국내에서 개발되었고, 2016년 건강보험 의약품 처방 개수 순위에 의하면 상당히 높은 위치를 점하고 있다.

천연물신약의 국내허가현황

제품명	주요성분	적응증	기업명	허가일자
아피톡신주	봉독	골관절염	구주제약	1999.12
조인스정	위령선, 괄루근, 하고초	골관절증	SK케미칼	2001.07
스티렌정	애엽	위염	동아제약	2005.04
신바로캡슐	자오가, 우슬, 방풍, 두충, 구척, 흑두	골관절증	녹십자	2011.01
시네츄라시럽	아이비엽, 황련	기관지염	안국약품	2011.03
모티리톤정	견우자, 현호색	기능성 소화불량증	동아제약	2011.05
레일라정	당귀 등	골관절증	한국피엠지	2012.03
유토마외용액	돼지폐 추출물	아토피피부염	영진약품	2012.11

2016년 건강보험 의약품 처방개수 순위

순위	제품명	제약사	처방실적(단위: 원)	보험상한가	처방개수
1	시네츄라시럽	안국약품	31,300,000,000	95	329,473,684
2	보령바이오아스트릭스캡슐 100 mg	보령바이오파마	19,700,000,000	77	255,844,156
3	아스피린프로텍트정 100 mg	바이엘코리아	19,500,000,000	77	253,246,753
4	스티렌정	동아에스티	23,700,000,000	112	211,607,143
5	가스모틴정 5 mg	대웅제약	18,900,000,000	103	183,495,146
6	알비스정	대웅제약	44,300,000,000	255	173,725,490
7	모티리톤정	동아에스티	22,300,000,000	152	146,710,526
8	노바스크정 5mg	한국화이자제약	50,200,000,000	366	137,158,470
9	리피토정 10 mg	한국화이자제약	86,600,000,000	662	130,815,710
10	애드베이트주	박스터	57,500,000,000	466	123,390,558
11	하루날디정 0.2 mg	한국아스텔라스제약	62,200,000,000	662	93,957,704
12	오마코연질캡슐	건일제약	25,900,000,000	297	87,205,387
13	타리온정 10 mg	동아에스티	24,000,000,000	276	86,956,522
14	고덱스캡슐	셀트리온제약	36,300,000,000	422	86,018,957
15	크레스토정 10 mg	한국아스트라제네카	48,500,000,000	612	79,248,366
16	조인스정 200 mg	에스케이케미칼	30,600,000,000	402	76,116,403
17	쎄레브렉스캡슐 200 mg	한국화이자제약	37,300,000,000	518	72,007,722
18	큐란정	일동제약	19,200,000,000	267	71,910,112
19	동아오팔몬정	동아에스티	22,500,000,000	321	70,093,458
20	트라젠타정	한국베링거인겔하임	52,700,000,000	752	70,079,787

출처: 건강보험심사평가원

최근 천연물의약품은 정책과 제품에 대한 문제점 등이 제기되면서 천연물 신약이라는 용어가 폐지되는 등 많은 논란이 있었으나 천연물의약품 개발에 대한 제약업계의 관심은 여전히 높은 편이다. 2015년에 발표된 한국제약산업연구개발백서에 따르면 41곳의 연구개발 중심 제약사가 개발하고 있는 신약분야는 화합물신약이 65.9%로 가장 높았고, 천연물의약품신약 53.7%, 바이오신약 46.3%의 순으로 뒤를 이었으며, 향후에도 천연물의약품에 대한 영역을 확대할 것으로 집계되었다. 또한 35개사가 보유 중인 신약파이프라인 255건 중 천연물 유래 신약 파이프라인은 55품목으로 21.6%의 비중을 차지하였고, 실제로 녹십자, 동아ST 등은 위염, 당뇨병성 신경병증 등 다양한 적응증을 대상으로 천연물의약품을 개발 중인 것으로 나타났다.

국내 천연물신약 파이프라인 현황

기업명	테마명	적응증	R&D단계
녹십자	X	위염	임상2상
대원제약	DW1401	위염	임상3상
	DW-3101	위염	임상2상
	DW-3102	고지혈증	임상2상
동아ST	DA9801	당뇨병성신경변증	임상2상
동화약품	DW1029M	신장염	임상2상
	DW2006	알레르기비염	임상2상
신풍제약	혈행개선제	혈행개선	임상2상
안국약품	AK903	치주염	임상2상
	NRF803	신장염	임상2상
영진약품공업	YPL-001	COPD	임상2상
일동제약	치매치료제 H	치매	임상2상
	항바이러스제 G	항바이러스	임상1상
한림제약	HL301	기관지염	임상2상
한미약품	ALS-L1023	복부비만	임상3상
휴온스	ASH	지방간	임상2상
	SEP	패혈증	임상1상
CJ헬스케어	CJ-2001	위궤양	임상2상
SK케미칼	HMP301	천식	임상3상

출처: 한국신약개발연구조합 제약산업연구개발백서 2015

2011년 정부의 지원 하에 글로벌 천연물신약 개발의지를 가진 제약기업과 전문기술을 가진 연구소, 대학들의 역량을 총 집결한 컨소시엄 형태의 협력체계가 구축된 천연물신약 사업단이 설립되었으며 글로벌 천연물신약을 개발하기 위한 부단한 노력을 경주하였다.

대표적인 미국 진출 제품은 동아ST의 당뇨병성 신경병증 치료제 DA9801은 미국 FDA의 임상허가를 받아 2015년 임상2상을 마쳤고, 모티리톤의 미국 임상2상도 2016년 완료를 앞두고 있으며, 영진약품의 COPD 치료제 YPL-001의 미국 FDA 임상 2a를 진행하고 있다. 유럽 진출 제품으로는 류마티스오스코텍, 당뇨병성신증제일약품, 항암보조제GCH&P, 천식SK 치료제 등이 있고, 중국 진출을 위해서는 기능성 소화불량동아에스티, 급만성기관지염안국약품 치료제 등의 연구개발이 진행 중이다.

천연물의약품은 합성의약품이 해결하지 못하는 난치성 질환이나 복합적인 질환에 차별적인 경쟁력을 가지고 있다고 판단되며 국내의 우수한 천연물자원 및 전통의학 경험을 활용하여 투자 효율성이 높은 천연물의약품이 개발될 수 있을 것이다.

천연물의약품이 해외로 수출되어 블록버스터로 성장하기 위해서는 각 나라마다 다른 허가기준에 맞추어서 보다 과학적인 분석과 임상성적 확보 등의 체계적인 접근이 필요하며 개발 단계부터 글로벌시장 기준에 맞추어서 천연물의약품을 개발해야 한다.

[참고] 글로벌 천연물의약품

최근 세계적인 천연물의약품 개발 추세는 합성의약품과 동일하게 비임상, 임상 연구에 근거한 자료를 기반으로 허가 당국의 승인 규정에 부합하게 개발되고 있다. 천연물의약품의 개발에 있어서 미국 등을 위주로 한 단일 화합물을 이용한 의약품은 합성의약품과 동일한 과정을 통하여 허가되고 있다. 그러나 복합 성분을 기반으로 하는 의약품은 중국 등이 가장 큰 시장을 형성하고 있으며 이를 미국시장에 등록하기 위하여는 단일 화합물 수준의 기술개발이 요구되고 있다. 따라서 세계적으로도 천연물을 이용한 의약품으로서 단일 화합물을 이용한 아스피린, 탁솔과 복합성분으로 개발된 은행잎엑스, 차전자엑스 등이 개발되어 오래 전부터 시판되어 큰 매출을 올리고 있으며, 팔각회향에서 추출한 shikimic acid는 타미플루의 원료로서 사용되고 있다.

해외의 대표적인 천연물의약품

약물명	원료	적응증	회사	비고
아스피린	버드나무	해열진통제	바이엘	100년 전 개발
탁솔	서양주목	항암제	BMS	12억달러/년
타미플루	팔각회향	항바이러스제	길리어드	30억달러/년
은행잎엑스	은행잎	혈액순환	슈바베	20억달러/년
차전자엑스	질경이씨	정장제	P&G	3억달러/년

출처: 2012국가생명연구자원 통계자료집

전 세계 천연물의약품 시장은 연평균 30% 이상의 가파른 성장률을 보이고 있다. 지역별 시장규모로는 북미와 유럽이 전체의 약 74%를 차지하고 있으며, 한국은 전 세계시장의 약 2% 규모로 작은 시장을 형성하고 있고, 최근 중국, 브라질, 터키 등이 높은 성장률을 보이고 있다.

미국의 천연물의약품

1998년 이후 복합 성분을 함유하는 천연물의약품Botanical drugs에 대한 집중적인 조사를 수행하였으며, 2004년 미국 FDA의 CDERCenter for Drug Evaluation and Research에서 "Guide for Industry-Botanical Drug Products"를 공표하여 천연물 제제를 의약품으로 인정하기 위한 기준을 설정하였다.

미국의 천연물의약품 1호인 Veregen®은 녹차잎 추출물을 이용해 만든 생식기사마귀Genital warts의 치료제로 1,700만 달러의 연매출을 기록하고 있으며 연평균 158%의 높은 성장률을 보이고 있다.

Fulyzaq®은 에이즈 환자의 설사 치료제로 FDA의 승인을 받은 최초의 경구용 천연물의약품이다. 매출규모는 2013년 1,800만 달러, 2014년 2,600만 달러로 예상되어 근시일 내에 Veregen®을 넘어 미국 매출 1위 천연물의약품이 될 것으로 예상되고 있다.

미국에는 복합 성분을 함유하는 많은 식물 추출물 및 천연물 기반 제품들은 건강보조식품으로 판매되고 있으며, 향후 미국의 건강 보조 식품 시장 중 일부가 천연물의약품 시장으로 흡수될 경우 시장규모는 현재와는 비교되지 않을 정도로 급속히 팽창할 가능성도 있다.

유럽의 천연물의약품

유럽은 천연물의약품 역사가 길지만 90% 이상이 OTCOver The Counter, 일반의약품의약품이며 전문의약품의 비중은 매우 낮아 현재까지는 천연물의약품이 보조적인 건강증진 수단으로 인식되고 있다. 유럽 내 식물요법 유럽협력기구ESCOP: The European Scientific Cooperative on Phytotherapy는 유럽 각국의 전문가들로 구성되어 있으며 생약에 대한 평가범위, 연구개발 방향 등을 결정하고 있다.

독일의 경우 기존에 사용되었던 Herbal Medicine에 대한 과학적 검토를 Kooperation Phyto-pharmaka GbR을 통하여 진행하고 있으며, 2008년 255개의 Herbal Drug List를 발간하였다.

영국은 천연물의약품을 CAMComplementary and Alternative Medicine이라는 이름으로 인정하고 있으며, 약효에 대한 재검토를 체계적으로 진행하는 Cochrane ReviewThe Cochrane Collaboration를 진행하고 있다. 영국 제약사인 GW Pharmaceuticals에서 개발한 대마*Cannabis sativa*의 활성성분을 표준화, 과학화하여 제조한 Sativex는 현재 독일과 영국에서 급여대상으로 지정되었으며 다발성경화증에 따른 경련완화제로 출시되고 있다. 최근 국내에도 대체치료제가 없는 희귀·난치질환 치료를 위한 대마 성분 의약품인 Epidiolex, Marinol, Cesamet canemes, Sativex의 구입이 허가 되었다. 대마 성분의 의약품은 현재 미국에서 암성통증Cancer pain과 신경병증성통증Neuropathic pain에 대한 임상 3상 연구가 진행되고 있다.

중국의 천연물의약품

중국은 상한론, 신농본초경, 본초강목 등 다양한 전통의약지식과 TCMTraditional Chinese Medicine 처방에 사용된 방대한 정보를 바탕으로 '혁신약물과 중약현대화'계획을 수립하였 다. 다수의 복합성분을 함유하는 중국의 천연물의약품은 전체 의약품시장의 23%를 차지하고 있고, 전문의약품이 높은 비중을 차지하고 있다. 최근 5년간 연평균 35%의 고성장을 기록해 왔으며 향후에도 그 성장세가 이어질 것으로 예상된다. 중국에서는 천연물의약품이 일반 합성의약품과 대등한 치료제로 인식되고 있으며, 경구뿐만 아니라 경피, 주사제 등 다양한 제형으로도 사용된다. 중국의 천연물의약품은 복합 성분을 함유하는 의약품으로서 약효 성분의 동등성을 보장하는 표준화, 규격화가 엄격히 적용되고 있다. 중국의 천연물의약품은 천연물에 대한 오랜 경험을 바탕으로 지표성분 및 활성성분의 규격화 및 과학화를 통하여 천연물의약품에 대한 경쟁력을 구축하고 미국, 유럽 등 선진시장 진출을 추진하고 있다. 우리나라도 복합성분을 함유한 천연물의약품 개발과정에서 CMC 관련 기준을 준수한 개발이 필요하며, 향후, 세계시장에서 복합성분을 함유한 천연물의약품의 새로운 허가과정 기준설정을 위하여 중국과의 상호 협력도 필요할 것이다.

천연물의약품
조인스정(Joins®)

조인스정 개발 과정

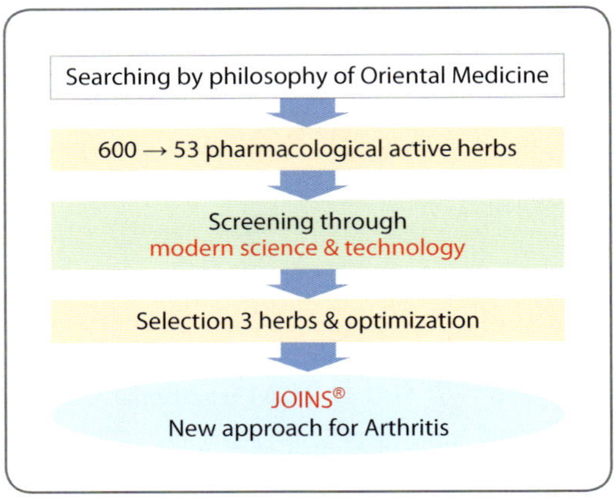

조인스정은 1993년부터 연구가 시작되었으며, 2001년 7월에 품목허가를 받은 국내 최초 천연물의약품이다. 조인스정을 개발하기 위해 관절염에 대한 동양의학적 접근 및 해석을 통해 600여 종의 생약을 검토하고, 이 중 특허성과 개발 가능성을 고려하여 후보생약을 선별한 후, *in vitro* 및 *in vivo* 실험을 거쳐 위령선, 괄루근, 하고초 3종의 생약을 최종 선정하였다. 특히, 후보생약을 선정하기 위해 국내 기성 한의서뿐만 아니라 중국 TCMTraditional Chinese Medicine, 일본 화한약和漢藥, 생약 Database, 비방秘方, 각종 Journal, Dialog search 등의 자료를 참조하였으며, 특히 이중 국내 기성 한의서에 더 많은 가중치를 두었다.

이렇게 개발된 조인스정은 골관절증과 류마티스관절염Osteoarthritis & Rheumatoid arthritis을 적응증으로 하여 현재 전문의약품으로 처방되고 있다.

조인스정의 개발 역사

단계	기간	내용
약물후보물질 발굴	1993년 1월 ~ 1994년 12월	– 관절염에 대한 동양의학적 접근 및 해석 – 후보생약 선정 및 활성 검색– 임상시험 후보 생약복합제 선정

전임상 연구 및 Investigational New Drug (IND) filing	1995년 1월 ~ 1997년 12월	- 전임상 연구 - 약효, 약리 및 독성연구 - 임상조건부 의약품 품목허가 취득
제2상 임상시험	1998년 1월 ~ 1999년 11월	- 조인스정의 최적 용량 설정 및 임상적 효과 평가를 위한 이중 맹검 시험 - 실시기관: 중앙대부속 용산병원, 이대부속 동대문병원
제3상 임상시험	1999년 12월 ~ 2001년 3월	- 조인스정과 디클로페낙(Diclofenac) 서방형 제제에 대하여 약물 투여 전후 통증완화 효과의 동등성 평가 - 실시기관: 서울대병원, 중앙대부속 용산병원, 가톨릭대 강남성모병원, 성균관대 삼성서울병원, 이화여자대부속 동대문병원
식품의약품안전청(KFDA) 실사 및 중앙약사심의위원회 심의 통과	2001년 3월	
의약품 품목 허가	2001년 7월	- 효능: 골관절증(퇴행관절질환, Osteoarthritis)
국내 제품 출시	2002년 2월	
의약품 품목 허가	2007년	- 효능: 류마티스관절염(Rheumatoid arthritis)

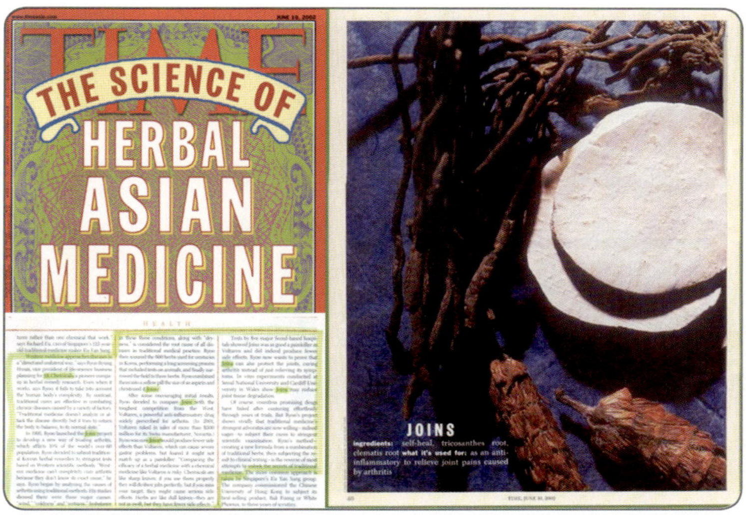

조인스정에 대한 TIME지 기사(2002년 6월 10일)

조인스정의 약리작용 및 기전

조인스정은 관절의 염증부위에 침투하여 강력한 항염, 진통작용을 발휘하고, collagenase나 활성산소Reactive oxygen species 등으로 인한 관절연골세포의 파괴를 억제하여 관절염이 악화되는 것을 방지한다.

관절연골 파괴의 주원인으로 주목되고 있는 활성산소는 반감기가 대단히 짧고 반응성이 매우 높아서 생성 즉시 주변의 주요 세포구성물질들과 반응하게 되는데, 관절염과 같은 염증성질환은 이러한 활성산소가 병인으로 작용하는 대표적인 질환이다. 조인스정은 활성산소에 의한 연골구성성분, 즉 collagen 및 proteoglycan의 용출을 억제하는 작용을 한다.

또한 조인스정은 collagenase와 같은 관절분해효소를 억제한다. Collagenase−induced osteoarthritis 동물모델Rabbit model에서 대조군 및 다른 NSAIDNon-Steroidal Anti-Inflammatory Drug 투여군과 비교했을 때 조인스정 투여군은 유의하게 낮은 global lesion score를 보였다. 즉, 조인스정은 연골파괴Collagenase-induced osteoarthritis-like change의 진행을 차단하는 작용을 한다.

조인스정 구성 생약

조인스정의 구성 생약은 위령선, 괄루근, 하고초이며, 각각의 생약에 대한 특징은 아래와 같다.

■ 위령선(威靈仙)

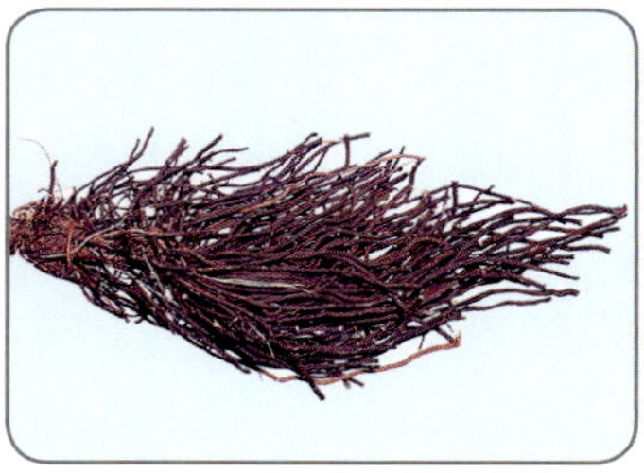

으아리*Clematis mandshurica* Ruprecht의 뿌리 및 뿌리줄기로써 미나리아재비과Ranunculaceae에 속한다. 예로부터 거풍습약, 진통약으로 신경통, 류머티스, 통풍, 근육통, 요통 등에 사용되어 왔으며, 언어장애, 수족마비 등에도 사용되었다. 대표적인 약리작용으로는 골연화작용, 항진균 작용이 있으며, 주요성분으로 oleanolic acid 배당체가 있다.

■ 괄루근栝樓根 [=천화분(天花粉)]

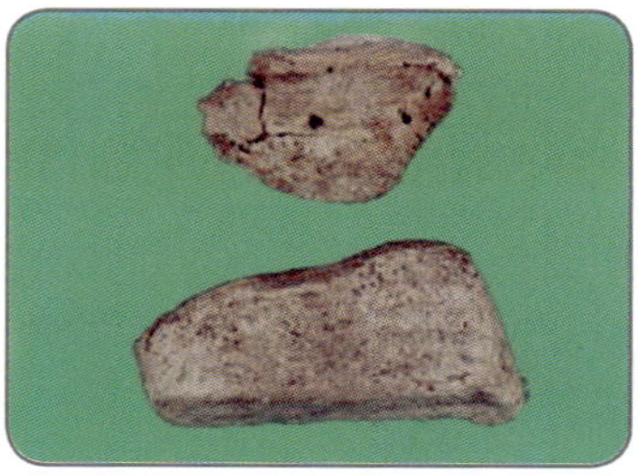

하늘타리*Trichosanthes kirilowii* Maxim.의 피층을 제거한 뿌리로써 박과Cucurbitaceae에 속한다. 해열, 지갈止渴, 소종약消腫藥으로 구갈口渴, 인후의 종통腫痛, 호흡기질환으로 인한 발열 등에 사용되었다. 약리작용으로 혈당강하 작용, 항암 작용 등이 있으며, cucurbitacin 계열의 성분을 함유하고 있다.

■ 하고초(夏枯草)

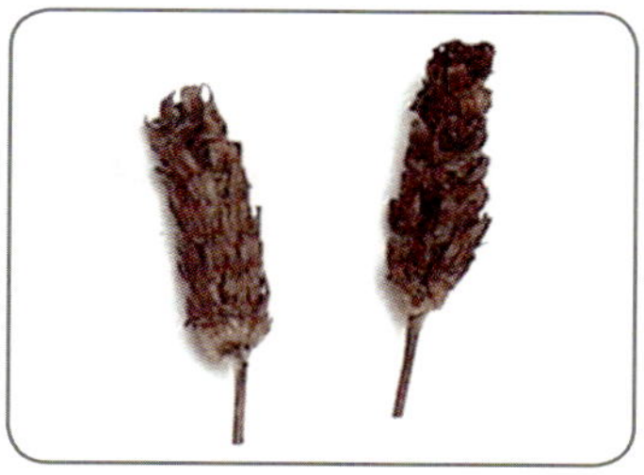

꿀풀*Prunella vulgaris* L.의 꽃대로써 꿀풀과Labiatae에 속한다. 갑상선염증, 임파선염 등에 사용되었으며, 항균, 항염증, 항산화 작용 등이 있다. Ursolic acid, rutin, rosmarinic acid 등을 함유한다.

특히, 위령선에 함유되어 있는 oleanolic acid와 하고초의 rosmarinic acid는 조인스정의 지표 성분으로 항염증 작용, 항산화 작용 등을 나타낸다.

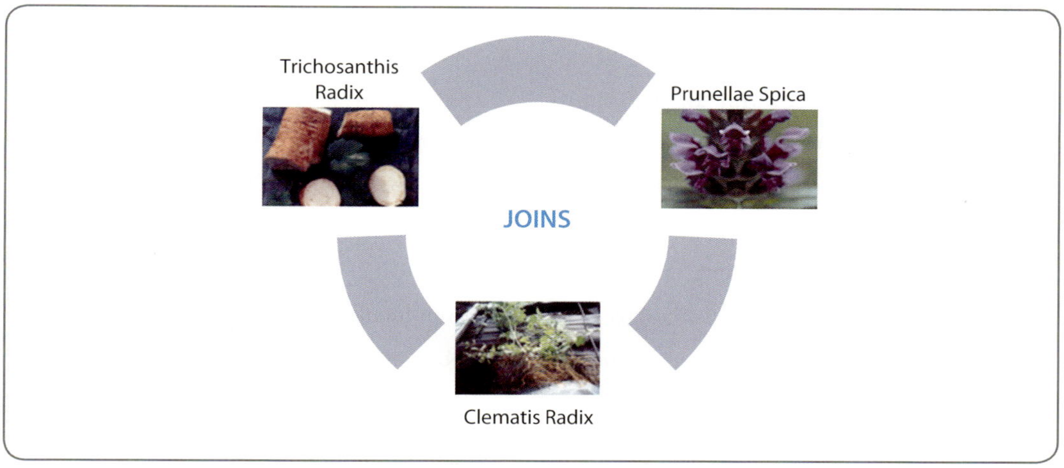

조인스정의 구성 생약

제품소개: 조인스정 200 mg(JOINS Tab. 200 mg)

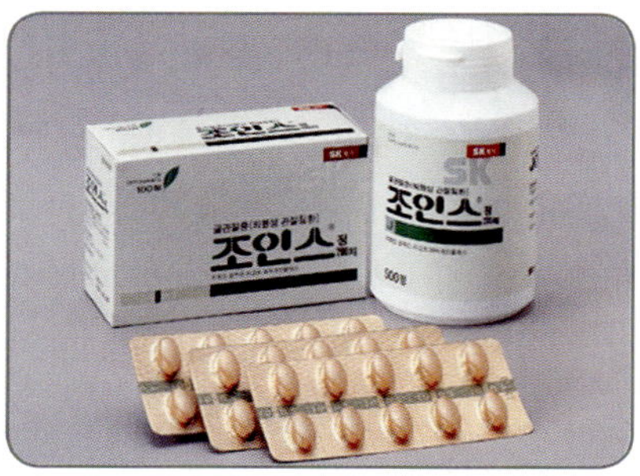

[구분] 전문의약품

[제조 및 판매사]

SK케미칼㈜ 생명과학부문

[복지부 분류] 114: 해열, 진통, 소염제

[ATC 코드] M01AX: Other anti-inflammatory and antirheumatic agents, non-steroids

[성분 및 함량] 위령선, 괄루근, 하고초(1:2:1) 30% ethanol ext. 200 mg

[효능·효과] 골관절증(퇴행성관절질환), 류마티스관절염의 증상의 완화

[용법·용량] 성인 1회 1정을 1일 3회 경구 투여

참고문헌

1. 한국생약학교수협의회 (2015). 생약학. 개정2판, 동명사.
2. Kim, J. I., Choi, J. Y., Kim, K. G., & Lee, M. C. (2017). Efficacy of JOINS on cartilage protection in knee osteoarthritis: Prospective randomized controlled trial. Knee Surgery & Related Research, 29(3), 217–224.
3. Woo, Y., & Hyun, M. K. (2017). Evaluation of cardiovascular risk associated with SKI306X use in patients with osteoarthritis and rheumatoid arthritis. Journal of Ethnopharmacology, 207, 42–46.
4. Ha, C. W., Park, Y. B., Min, B. W., Han, S. B., Lee, J. H., Won, Y. Y., & Park, Y. S. (2016). Prospective, randomized, double–blinded, double–dummy and multicenter phase IV clinical study comparing the efficacy and safety of PG201 (Layla) and SKI306X in patients with osteoarthritis. Journal of Ethnopharmacology, 181, 1–7.
5. Choi, C. H., Kim, T. H., Sung, Y. K., Choi, C. B., Na, Y. I., Yoo, H., & Jun, J. B. (2014). SKI306X inhibition of glycosaminoglycan degradation in human cartilage involves down–regulation of cytokine–induced catabolic genes. The Korean Journal of Internal Medicine, 29(5), 647–655.
6. Hartog, A., Hougee, S., Faber, J., Sanders, A., Zuurman, C., Smit, H. F., van der Kraan P. M., Hoijer M. A., & Garssen, J. (2008). The multicomponent phytopharmaceutical SKI306X inhibits in vitro cartilage degradation and the production of inflammatory mediators. Phytomedicine, 15(5), 313–320.
7. Song, Y. W., Lee, E. Y., Koh, E. M., Cha, H. S., Yoo, B., Lee, C. K., Baek, H. J., Kim, H. A., Suh, Y., Kang, S. W., Lee, Y. J., & Jung, H.G. (2007). Assessment of comparative pain relief and tolerability of SKI306X compared with celecoxib in patients with rheumatoid arthritis: a 6–week, multicenter, randomized, double–blind, double–dummy, phase III, noninferiority clinical trial. Clinical Therapeutics, 29(5), 862–873.
8. Kim, J. H., Ryu, K. H., Jung, K. W., Han, C. K., Kwak, W. J., & Cho, Y. B. (2005). Effects of SKI306X on arachidonate metabolism and other inflammatory mediators. Biological and Pharmaceutical Bulletin, 28(9), 1615–1620.
9. Kim, J. H., Ryu, K. H., Jung, K. W., Han, C. K., Kwak, W. J., & Cho, Y. B. (2005). SKI306X suppresses cartilage destruction and inhibits the production of matrix metalloproteinase in rabbit

joint cartilage explant culture. Journal of Pharmacological Sciences, 98(3), 298–306.

10. Lee, S. W., Chung, W. T., Choi, S. M., Kim, K. T., Yoo, K. S., & Yoo, Y. H. (2005). *Clematis mandshurica* protected to apoptosis of rat chondrocytes. Journal of Ethnopharmacology, 101(1–3), 294–298.
11. Kim, J. H., Rhee, H. I., Jung, I. H., Ryu, K., Jung, K., Han, C. K., Kwak, W. J., Cho, Y. B., & Joo, H. J. (2005). SKI306X, an oriental herbal mixture, suppresses gastric leukotriene B4 synthesis without causing mucosal injury and the diclofenac–induced gastric lesions. Life Sciences, 77(11), 1181–1193.
12. Jung, Y. B., Seong, S. C., Lee, M. C., Shin, Y. U., Kim, D. H., Kim, J. M., Jung, Y. K., Ahn, J. H., Seo, J. G., Park, Y. S., Lee, C. S., Roh, K. J., Han, C. K., Cho, Y. B., Chang, D. Y., Kwak, W. J., Jung, K. O., & Park, B. J. (2004). A four–week, randomized, double–blind trial of the efficacy and safety of SKI306X: a herbal anti–arthritic agent versus diclofenac in osteoarthritis of the knee. The American Journal of Chinese Medicine, 32(02), 291–301.
13. Choi, J. H., Kim, D. Y., Yoon, J. H., Youn, H. Y., Yi, J. B., Rhee, H. I., Ryu, K. H., Jung, K., Han, C. K., Kwak, W. J., & Cho, Y. B. (2002). Effects of SKI 306X, a new herbal agent, on proteoglycan degradation in cartilage explant culture and collagenase–induced rabbit osteoarthritis model. Osteoarthritis and Cartilage, 10(6), 471–478.
14. Jung, Y. B., Roh, K. J., Jung, J. A., Jung, K., Yoo, H., Cho, Y. B., Kwak, W. J., Kim, D. K., Kim, K. H., & Han, C. K. (2001). Effect of SKI 306X, a new herbal anti–arthritic agent, in patients with osteoarthritis of the knee: a double–blind placebo controlled study. The American Journal of Chinese Medicine, 29(03n04), 485–491.

천연물의약품
아피톡신주(Apitoxin Injection)

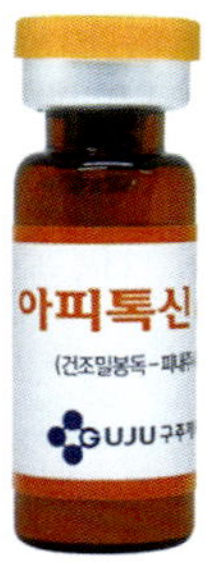

아피톡신주는 (주)구주제약이 2003년 식품의약품안전청으로부터 골관절염의 통증개선 용도로 시판 허가를 받은 품목이다. 면역체계를 강화해 만성관절염 증상과 통증을 완화하고 골관절염 치료에 효과를 보인다. 골관절염은 관절의 연골이 약해지고 변형이 일어나 관절 표면과 그 주위에 비정상적으로 뼈가 형성되는 관절 질환으로 그 원인은 분명하지 않아서 비스테로이드성 소염진통제를 이용한 대증요법으로 치료해 왔다. 그러나 장기간 복용 시 위장장애 등 합병증이 유발된다는 문제점이 있다. 아피톡신주는 오래전부터 통증치료제로 널리 사용된 봉독蜂毒을 제품화된 것으로 기존의 비스테로이드성 진통제를 대체 할 수 있는 골관절염 치료제이다.

Melittin(26개 아미노산으로 구성된 peptide)

- glycyl–DL–isoleucyl–glycyl–DL–alanyl–DL–valyl–DL–leucyl–DL–lysyl–DL–valyl–DL–leucyl–DL–threonyl–DL–threonyl–glycyl–DL–leucyl–DL–prolyl–DL–alanyl–DL–leucyl–DL–isoleucyl–DL–seryl–DL–tryptophyl–DL–isoleucyl–DL–lysyl–DL–arginyl–DL–lysyl–DL–arginyl–DL–glutaminyl–DL–glutaminamide
- 기원: 이탈리안 꿀벌 *Apis mellifera* L.
- 생약명: 봉독(蜂毒)
- 과명: 꿀벌과 Apidae
- 성분:

- Peptides: melittin(건조밀봉독 중 40~50%), apamin(18개 아미노산으로 구성된 peptide, 건조밀봉독 중 2~3%)
- Enzymes: phospholipase A_2(건조밀봉독 중 10~12%), hyaluronidase(건조밀봉독 중 1.5~2.0%)
- Amines: histamine(건조밀봉독 중 1.5%), dopamine(건조밀봉독 중 0.13~1%), norepinephrine(건조밀봉독 중 0.1~0.7%)
- Carbohydrates: glucose(건조밀봉독 중 2~4%)
- Phospholipids(건조밀봉독 중 1~3%)
- γ-Aminobutyric acid(건조밀봉독 중 0.13~1.0%)

제조법

아피톡신주성분명: 건조밀봉독는 이탈리안 꿀벌*Apis mellifera*의 독을 전기충격법으로 추출, 건조한 순수한 밀봉독*Honey Bee Venom*의 건조물을 멸균생리식염수에 용해시킨 후 동결 건조한 것을 골관절염 치료제주사제로 개발한 것이다.

약리작용 및 기전

- 항염 효과: 아피톡신주는 melittin 등의 성분이 뇌하수체와 부신피질에 작용하여 cortisol 호르몬의 분비작용 상승효과 및 염증을 유발하는 prostaglandin의 생성을 억제하는 작용을 한다.
- 항암 효과: Melittin은 세포 및 동물모델시스템에서 항암활성이 확인된 보고가 있다. 현재 nanoparticle 등을 이용하여, melittin 비특이적인 세포독성, 체내에서의 분해 문제 등을 극복하려는 시도가 진행되고 있다.
- 항당뇨 효과: Melittin은 췌장 β-세포의 depolarization을 통하여 insulin 분비를 증가시키거나, glucose의 uptake를 증가시키는 기전으로 항당뇨 효능을 나타낸다는 보고도 있다.
- 부작용: 임상시험 결과, 아피톡신주와 인과관계가 있는 이상반응이 관찰되지 않았다.

참고문헌

1. Kim, C. M. (2013). Apitherapy–bee venom therapy. In Biotherapy–History, Principles and Practice (pp. 77–112). Springer, Dordrecht.
2. Rady, I., Siddiqui, I. A., Rady, M., & Mukhtar, H. (2017). Melittin, a major peptide component of bee venom, and its conjugates in cancer therapy. Cancer Letters, 402, 16–31.
3. Hossen, M., Gan, S. H., & Khalil, M. (2017). Melittin, a potential natural toxin of crude bee venom: probable future arsenal in the treatment of diabetes mellitus. Journal of Chemistry, Article ID 4035626.

천연물의약품
스티렌(Stillen®)

위염(Gastritis)

위염Gastritis, 胃炎은 병리조직학적으로 위점막에 염증세포의 침윤이 있는 상태로 정의하고 있으며 염증세포가 없거나 드문 경우에는 위병증Gastropathy이라고 한다. 위염의 원인으로는 비스테로이드성 항염증제Nonsteroidal anti-inflammatory drugs, NSAIDS의 복용, 방사선요법이나 화학요

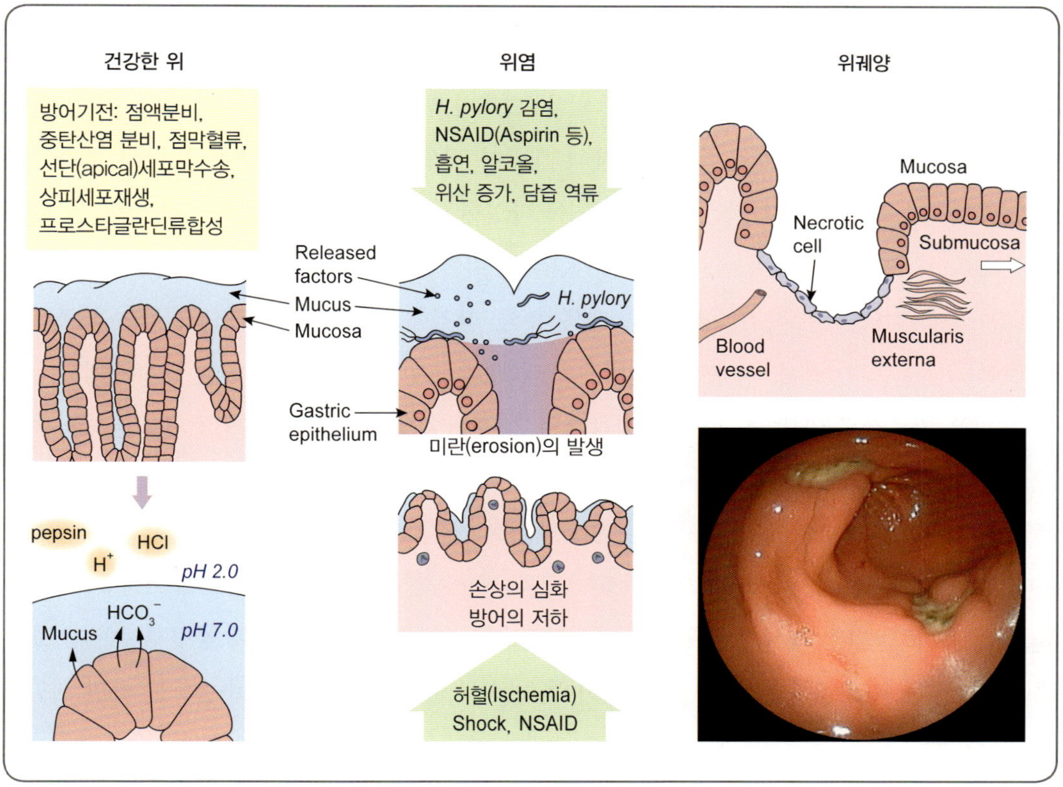

위염의 병태생리학적 특성

법제 시행, 헬리코박터 파이로리*Helicobacter pylori*에 의한 감염, 스트레스, 알코올, 흡연, 자가면역, 노화, 고산지대에서의 산소 운반량 감소 등이 있다. 위염은 급성위염과 만성위염으로 나누어지며 급성위염의 주된 원인은 비스테로이드성 항염증제의 복용이며, 만성위염의 주된 원인은 헬리코박터 파이로리에 의한 감염이다. 미란성Erosive, 糜爛性위염이란 상피의 소실을 의미하며 얕은 점막결함을 초래하여 점막층내 호중구의 침윤과 섬유소를 포함하는 화농성 삼출물을 동반한다. 이러한 증상이 진행되면 출혈이 일어나거나 점막내에 충혈성 흑색반점이 발생할 수 있으며, 궤양으로 진행되기도 한다.

급성위염의 주요 증상으로는 명치통증Epigastric pain, 구역, 구토가 있으며, 보다 중증으로는 점막미란, 궤양형성, 출혈, 혈액구토, 흑색변 또는 드물게 대량출혈이 있을 수 있다. 만성위염의 주요 증상은 급성위염에 비하여 덜 중증이며 보다 지속적인 증상으로 구역과 상복부 동통이 있다. 구토를 동반하지만 급성위염과 달리 혈액구토는 흔하지 않으며 기능성 소화불량증과 혼용해서 사용되는 경우가 많다.

현재 치료제로는 과다한 위 분비액을 중화시키는 제산제, 위산 분비를 억제하는 히스타민 H2 수용체 길항제H2-receptor antagonist와 프로톤 펌프 저해제Proton Pump Inhibitor, PPI, 소화액에 대한 위 내막의 내성을 증가시키고 산의 분비를 억제할 수 있는 프로스타글란딘Prostaglandin류 또는 위점막 보호제 등이 사용되고 있다. 그러나 위염의 재발률 증가와 이들 치료제들의 부작용 등으로 인하여 새로운 위염치료제의 개발이 필요하다. 또한, 위염은 기능성 소화불량증과 마찬가지로 여러 가지 병인들이 관여되어 다양한 증상을 보이는 질환군으로 증상을 유발할 수 있는 기저의 병태생리를 추정하여 위산의 분비를 억제하거나 헬리코박터 파이로리 균의 증식을 억제, 점액 분비 촉진, 상피세포 재생 촉진, 항염증 등의 효능을 가진 약물들을 조합하는 것이 효과적이다. 현재, 국내에서 개발된 스티렌DA-9601은 동아에스티당시는 동아제약에서 급·만성 위염 치료제로 개발한 천연물의약품으로 2005년 4월에 식품의약품안전처당시는 식품의약품안전청로부터 신약New drug application으로 허가를 받았다. 스티렌은 애엽*Artemisiae argyi* Herba을 95% 에탄올로 추출하여 농축하여 얻는 연조엑스로 1정당 60 mg을 함유하고 있는 추출물제제이다. 1정당 지표성분인 eupatilin으로서 0.48~1.44 mg을 함유하고, jaceosidin으로서 0.15~0.45 mg을 함유하고 있다. 녹색의 타원형 필름코팅정으로 1회 60 mg을 1일 3회 경구투여한다. 스티렌 투엑스정은 복용 횟수를 하루 세 번에서 두 번으로 줄여 환자의 복약 순응도를 높인 위염치료제이다.

애엽*Artemisiae argyi* Herba은 우리나라 공정서Korean Herbal Pharmacopoeia 수재품목으로 국

화과Compositae에 속하는 황해쑥*Artemisia argyi* H.Lév. & Vaniot, 쑥*A. princeps* Pamp. 또는 산쑥*A. montana* Pamp.의 잎 및 어린 줄기를 약용으로 한다. 대표적인 화합물로는 flavonoid 성분인 eupatilin과 jaceosidin, 4',5-dihydroxy-3',6,7-trimethoxyflavone 등이 있으며, 정유성분으로는 1,8-cineole, selin-11-en-4α-ol, α-pinene, camphene, camphor 등이 있다. 지혈, 항위궤양, 항세균, 항진균, 항염증작용이 알려져 있다.

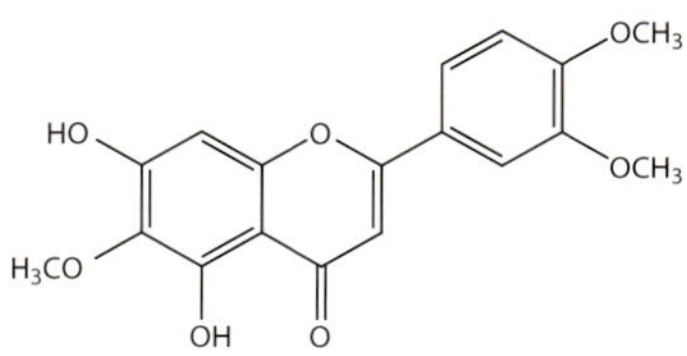

eupatilin

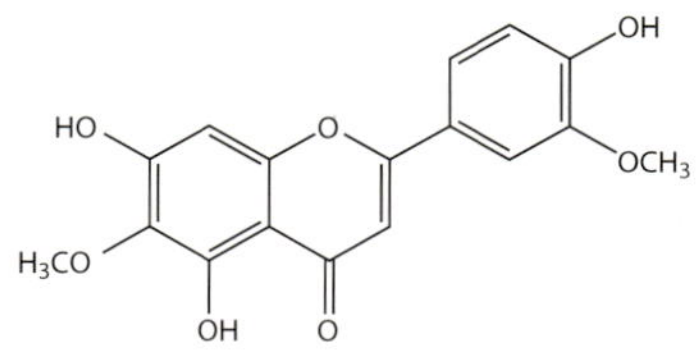

jaceosidin

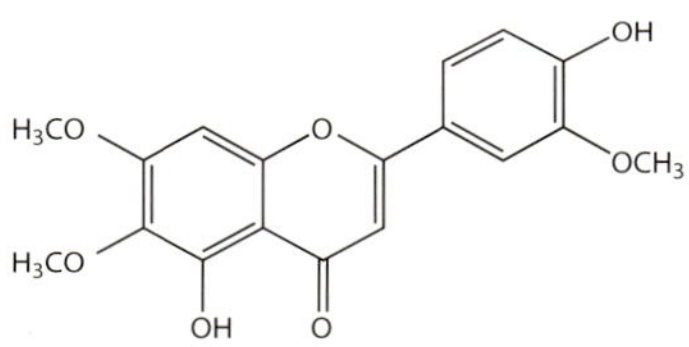

4',5-dihydroxy-3',6,7-trimethoxyflavone

스티렌의 주요성분의 화학구조

스티렌의 약물학적 효능

위염에서의 위점막 병변(미란, 출혈, 발적, 부종 등)의 개선

스티렌은 에탄올로 위점막의 미란이나 출혈을 일으킨 흰쥐 위점막에서의 활성산소농도를 낮추고 위궤양발생에 관여하는 xanthine oxidase의 활성을 억제함으로써 미란이나 출혈의 발생을 감소시킨다. 또한, 알코올이나 indomethacin으로 유도한 흰쥐의 급성위염모델에서 위장관 점막의 재생과정에 관여하는 위장관 분비 펩타이드호르몬인 ghrelin의 생산과 분비를 촉진함으로써 급성위염을 완화시킨다고 알려져 있다. 한편, 스티렌은 비스테로이드성 소염제인 naproxen으로 유도한 흰쥐의 위손상 모델에서 위점막조직의 복구에 관여하는 prostaglandin E_2와 glutathione의 수치를 증가시킴으로써 위점막손상을 예방한다고 알려져 있다. 이 외에 p38 kinase의 인산화를 억제하거나 NF-κB 반응경로를 억제함으로써 TNF-α로 유도한 위상피세포에서의 염증반응IL-8와 CCL20의 발현증가을 억제한다고 알려져 있다. 한편, 스티렌의 활성성분인 eupatilin은 인간위암세포주인 AGS 세포주에 H_2O_2로 산화적 스트레스를 주어 상피세포의 손상을 유도한 실험에서 H_2O_2에 의한 actin의 파괴를 줄여 주고, 산화적 스트레스에 의하여 증가되는 유전자의 발현을 낮춘다고 알려져 있다.

기타 항염증작용

Eupatilin과 jaceosidin은 carrageenan으로 유도한 NF-κB 활성화과정을 억제함으로써 흰쥐의 염증반응을 억제한다. 스티렌은 sodium taurocholate로 유도한 흰쥐의 만성 역류성 위염모델에서 점막에서의 프로스타글란딘 E_2와 환원형 glutathione의 농도를 증가시킴으로써 만성 미란성위염과 위축성위염을 개선시킨다고 알려져 있다.

참고문헌

1. Baek, Y. H., Lee, K. N., Jun, D. W., Yoon, B. C., Kim, J. M., Oh, T. Y., & Lee, O. Y. (2011) Augmenting effect of DA-9601 on ghrelin in an acute gastric injury model. Gut and Liver, 5(1), 52-56.
2. Min, S. W., Kim, N. J., Baek, N. I., & Kim, D. H. (2009) Inhibitory effect of eupatilin and jaceosidin isolated from *Artemisia princeps* on carrageenan-induced inflammation in mice. Journal of Ethnopharmacology, 125(3), 497-500.
3. Choi, E. -J., Oh, H. -M., Na, B. -R., Ramesh, T. P., Lee, H. -J., Choi, C. -S., Choi, S. -C., Oh, T. -Y., Choi, S. -J., Chae, J. -R., Kim, S. W., & Jun, C. D. (2008) Eupatilin protects gastric epithelial cells from oxidative damage and down-regulates genes responsible for the cellular oxidative stress. Pharmaceutical Research, 25(6), 1355-1364.
4. Choi, E. -J., Oh, H. -M., Lee, S., Lee, J. -K., Lee, M. -S., Shin, Y. -I., Choi, S. -J., Chae, J. -R., Lee, K. -M., Lee, W. J., Park, J. S., Shin, C. Y., Oh, T. Y., & Jun, C. D. (2006) DA-9601, a standardized extract of *Artemisia asiatica*, blocks TNF-α-induced IL-8 and CCL20 production by inhibiting p38 kinase and NF-κB pathways in human gastric epithelial cells. World Journal of Gastroenterology, 12(30), 4850-4858.
5. Oh, T. Y., Ahn, G. J., Choi, S. M., Ahn, B. O., & Kim, W. B. (2005) Increased susceptibility of ethanol-treated gastric mucosa to naproxen and its inhibition by DA-9601, an *Artemisia*

asiatica extract. World Journal of Gastroenterolog, 11(47), 7450–7456.

6. Oh, T. Y., Shin, C. Y., Sohn, Y. S., Kim, D. H., Ahn, B. O., Lee, E. B., & Park, C. H. (2005) Therapeutic effect of DA–9601 on chronic reflux gastritis induced by sodium taurocholate in rats. World Journal of Gastroenterology, 11(47), 7430–7435.
7. Huh, K., Kwon, T. H., Shin, U. S., Kim, W. B., Ahn, B. O., Oh, T. Y., & Kim, J. A. (2003) Inhibitory effects of DA–9601 on ethanol–induced gastrohemorrhagic lesions and gastric xanthine oxidase activity in rats. Journal of Ethnopharmacology, 88, 269–273.
8. Seo, H. J., Park, K. K., Han, S. S., Chung, W. Y., Son, M. W., Kim, W. B., & Surh, Y. J. (2002) Inhibitory effects of the standardized extract (DA–9601) of *Artemisia asiatica* Nakai on phorbol ester–induced ornithine decarboxylase activity, papilloma formation, cyclooxygenase–2 expression, inducible nitric oxide synthase expression and nuclear transcription factor kappa B activation in mouse skin. International Journal of Cancer, 100, 456–462.
9. 생약학교재편찬위원회 (2018). 생약학. 개정2판. 동명사. 318–334.
10. 이은방, 강삼식 (1997). 유파티린으로 된 항위염 및 항궤양제. 대한민국특허 1001277770000.

천연물의약품
신바로(Shinbaro®)

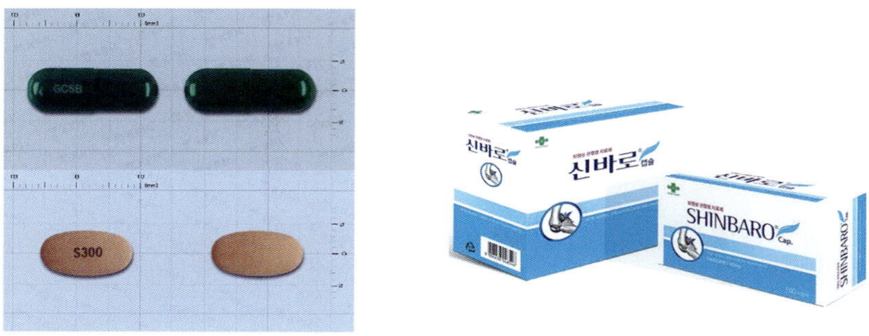

신바로캡슐, 신바로정–녹십자

신바로Shinbaro® 300 mg는 녹십자에서 개발한 골관절염 치료제로 아피톡신주, 조인스정, 스티렌정에 이어 개발된 국내 천연물신약 4호이다. 골관절염 치료에 일차적으로 사용되는 기존 비스테로이드성 소염진통제NSAIDs, Nonsteroidal Anti-Inflammatory Drugs가 위장관계에 심각한 부작용을 유발함에 따라 COX-2Cyclooxygenase-2 선택적 억제제가 임상적으로 이용되고 있다. 하지만 이 또한 장기복용 시 다양한 부작용을 야기하므로, 새로운 치료제 개발의 필요성이 대두되었다. 이의 일환으로 유효성 및 안전성이 입증된 천연물을 대상으로 한 골관절염 치료제 개발을 목표로 산학연 공동 연구로 신바로캡슐이 탄생하였다.

신바로캡슐은 여섯 가지 생약자오가, 우슬, 방풍, 두충, 구척, 흑두의 건조 추출물인 미황색~진한 갈색의 분말이 들어있는 녹색의 경질캡슐제로 자생한방병원에서 개발되어 임상적으로 척추, 관절 치료에 사용되어오던 한방 처방을 기초로 하여 제조되었다. 2003년 녹십자에 의해 본격적으로 개발이 착수되었으며 2005년 해당 추출물 제조법에 대하여, "소염진통 및 관절염 치료, 골세포 증식에 효과가 있는 복합생약 조성물"로 특허를 출원하여 2007년 특허 등록이 되었다.

개발 단계를 살펴보면, 2006년 식품의약품안전청으로부터 기준 및 시험법 승인을 받은 후, 임상 2상을 통하여 투여용량을 1일 2회, 1회 600 mg으로 결정하였고, 임상 3상을 통해 대조약으로 쓰인 화이자제약의 쎄레브렉스캡슐Celebrex, COX-2 억제제과의 비교를 통해 유효성 및 안전성이 증명되었다. 이러한 결과를 바탕으로 2011년 1월에 식품의약품안전청으로부터 허가를 취득하였다. 출시 이후 장기 복용에 따른 안전성 및 치료 효과를 확인하기 위하여 실시된 임상 4상 시험을 통하여 위장관계 부작용에 의한 중도 탈락률이 기존 치료제에 비해 유의하게 감소되는 것이 확인되었으며 이로써 신바로캡슐의 장기 복용에 따른 안전성이 입증되었다. 또한 신바로캡슐이 무릎골관절염 외에 수지골관절염 치료에도 효과가 있음이 2013년부터 2014년까지 실시된 임상연구를 통해 입증되었는데, 현재까지 부재한 수지골관절염 치료제 시장에 새로운 가능성으로 대두되고 있다.

구성 성분

신바로캡슐은 6가지 생약자오가, 우슬, 방풍, 두충, 구척, 흑두의 복합제제이다. 각각의 생약에 대한 기원, 한방 효능, 외형 등의 기본 정보는 아래 표에 제시되어 있다.

자오가는 가시오갈피의 뿌리 및 뿌리줄기로 사포닌Saponin 성분을 주로 함유하고, 항염증 작용을 가지고 있으며, 예로부터 관절염, 신경통 등에 쓰여 왔다. 또한, 우슬은 쇠무릎의 뿌리로 스테로이드Steroid 성분을 주로 함유하는데, 한방에서 구어혈驅瘀血, 관절통 등에 사용되어 왔으며 관절염에 대한 항염증 활성 등이 보고되어 있다. 방풍은 방풍의 뿌리를 사용하며 쿠마린Coumarin 및 크로몬Chromone 계열의 물질을 주로 함유하고 있다. 발한, 해열, 진통 작용 및 면역 증강 작용 등의 활성이 보고되어있으며, 한방에서는 감기에 의한 두통, 관절통 및 사지경련 등에 사용된다. 두충은 두충의 줄기껍질의 주피를 제거한 것이며, 주로 리그난Lignan 및 이리도이드Iridoid 계열의 물질을 함유하고 있다. 이에 대하여, 혈압강하 작용, 진정 및 진통 작용 등의 활성이 보고되어 있으며, 특히 요통 및 무릎관절의 신경통을 경감시키는 활성이 있음이 확인되었다. 한방에서는 강장, 진통약으로써 요통, 관절통 등에 사용되고 있다. 구척은 금모구척의 뿌리줄기로, 예로부터 근골을 강화해주는 생약으로 사용되어 왔으며, 허리와 등의 통증에 사용되어 왔다. 또한, 구척으로부터 "신바로메틴Shinbarometin, 2-*O*-(9z,12zoctadecadienyl)-3-*O*-[α-galactopyranosyl-(1"-6')-*O*-β-D-galactopyranosyl] glycerol"이라 하는 신규화합물이 신바로 개발 연구팀에 의해 분리 규명된 바 있다. 흑두는 콩의 종자로 주로 이소플라보노이드Isoflavonoid를 함유하고, 항부종 효과를 가지며, 각종 염증 매개물질 생성을 억제하여 진통 효과를 나타낸다.

신바로 함유 생약 기본 정보

생약	기원(학명, 과명)	한방 효능	형태
자오가 Acanthopanacis Senticosi Radix et Rhizoma	가시오갈피나무(*Acanthopanax senticosus* Harms)의 뿌리 및 뿌리줄기 (두릅나무과 Araliaceae)	보신안신(補腎安神), 익기건비(益氣健脾)	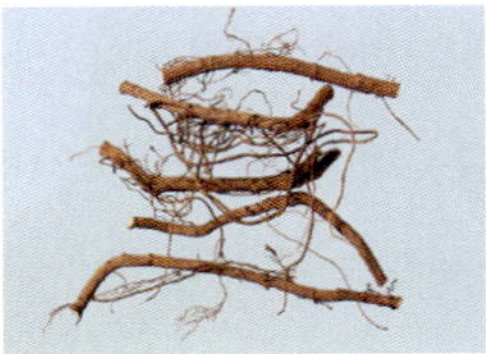
우슬 Achyranthis Radix	쇠무릎(*Achyranthes japonica* Nakai) 또는 우슬(牛膝, *Achyranthes bidentata* Blume)의 뿌리 (비름과 Amaranthaceae)	활혈거어(活血祛瘀), 보간신(補肝腎), 강근골(强筋骨), 정혈(精血), 이뇨(利尿), 관절통(關節痛)	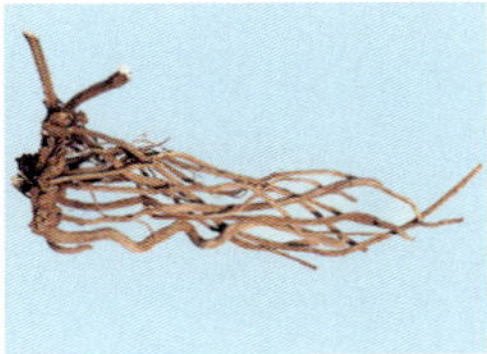
방풍 Saposhnikoviae Radix	방풍(防風, *Saposhnikovia divaricata* Schischkin)의 뿌리 (산형과 Umbelliferae)	해표거풍(解表祛風), 승습(勝濕), 지경(止痙)	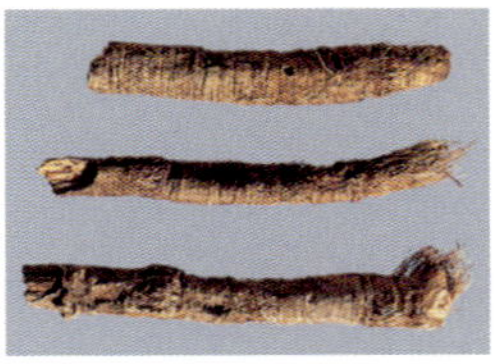
두충 Eucommiae Cortex	두충(*Eucommia ulmoides* Oliver)의 줄기껍질로, 주피를 제거한 것 (두충과 Eucommiaceae)	보간신(補肝腎), 강근골(强筋骨), 안태(安胎), 혈압강하(血壓降下), 진정(鎭靜), 진통(鎭痛)	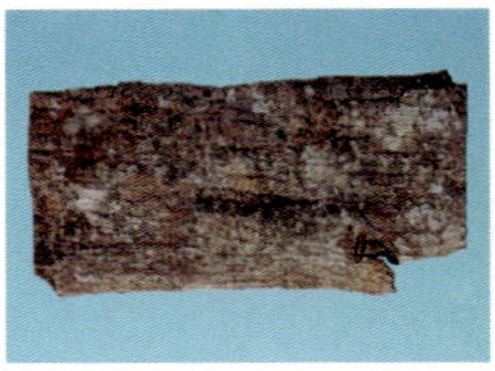
구척 Cibotii Rhizoma	금모구척(金毛狗脊, *Cibotium barometz* J. Smith)의 뿌리줄기 (구척과 Dicksoniaceae)	보간신(補肝腎), 제풍습(除風濕), 건요각(健腰脚), 이관절(利關節)	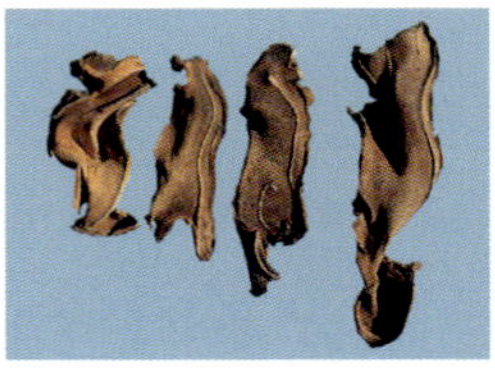
흑두 Glycine Semen Nigra	콩(*Glycine max* Merrill)의 씨 (콩과 Leguminosae)	활혈이수(活血利水), 거풍해독(祛風解毒), 건비익신(健脾益腎)	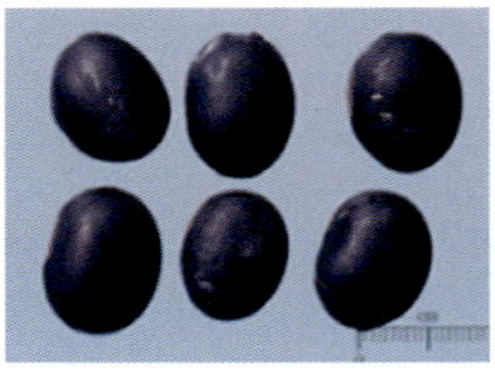

식품의약품안전평가원 생약종합정보시스템 참고

효능 및 약리기전

신바로캡슐의 허가된 효능효과는 소염, 진통 및 골관절증이다. 비임상시험을 통하여 COX-2, iNOS 및 TNF-α와 같은 염증반응에 관련된 인자들의 발현을 억제함으로써 항염증 효과를 나타내며, 통증 발현인자의 억제 및 통증감지 수준을 높여 진통 효과를 나타내는 것으로 확인되었다. 또한, matrix metalloproteinase-2MMP-2 및 MMP-9의 활성 억제를 통한 연골조직 파괴 억제 효과 등이 입증되었고, alkaline phosphataseALP의 활성을 증가시켜 조골세포의 증식을 촉진시키는 것으로 확인되었다.

임상 3상 시험을 통해서 대조약인 쎄레브렉스와 약효를 비교한 결과, 대조약에 비하여 열등하지 않음이 1차 유효성 평가변수인 WOMACWestern Ontario and McMaster Universities Osteoarthritis Index score와 2차 유효성 평가변수인 100 mm Pain VAS scale비교 결과 확인되었고, 결과적으로 신바로캡슐 투여군에서도 관절염에 의한 통증 완화, 관절의 뻣뻣함의 개선 등의 효과가 확인되었다. 또한 임상 2상 및 3상 결과에 대한 메타분석 결과 시험군 15.9%, 대조군 31.3%의 이상약물반응 발현율을 보였으며, 이로써 신바로메틴이 기존 1차 치료약물에 비해 부작용을 50% 가량 감소시킴을 확인할 수 있었다. 특히, 위장관계 부작용이 대조군 22%에 비해 13%로 현저히 감소됨이 확인되어 기존 관절염 치료제의 부작용을 보완한 유효성 및 안전성이 입증된 새로운 관절염 치료제로서의 입지가 확보되었다.

참고문헌

1. 식품의약품안전평가원 생약종합정보시스템 (www.mfds.go.kr)
2. 생약학교재편찬위원회, (2015). 생약학. 개정2판. 동명사.
3. Lee, C.-H., Kim, S.-H., Lee, J.-S., Cho, K.-H., Kim, J.-S., Cho, S.-H., & Lee, S.-M. (2005). Evaluation of the antinociceptive properties of GCSB-5, a herbal formulation. Korean Journal of Pharmacognosy, 36, 299-304.
4. Kim, S.-H., Lee, C.-H., Lee, J.-S., Cho, K.-H., Kim, S.-O., Cho, S.-H., Cho, H.-K., & Lee, S.-M. (2005). Anti-inflammatory activities of a herbal preparation GCSB-5 on acute and chronic inflammation. Korean Journal of Pharmacognosy, 36, 311-317.
5. Lee, S.-Y., Kwon, H.-K., & Lee, S.-M. (2011). SHINBARO, a new herbal medicine with multifunctional mechanism for joint disease: first therapeutic application for the treatment of

osteoarthritis, Archives of Pharmacal Research, 34(11), 1773–1777.

6. Ha, C.–W., Park, Y.–B., Kyung, H.–S., Han, C.–S., Bae, K.–C., Lim, H.–C., Park, S.–E., Lee, M. C., Won, Y.–Y., Lee, D.–C., Cho, S.–D., Kim, C.–W., Kim, J.–G., Kang, J.–S., Lee, J.–H., Choi, E.–S., Seon, J.–K., Lee, W.–S., & Bin, S.–I. (2016). Gastrointestinal safety and efficacy of long–term GCSB–5 use in patients with osteoarthritis: A 24–week, multicenter study, Journal of Ethnopharmacology, 189, 310–318.
7. Park, J. K., Shin, K., Kang, E., Ha, Y.–J., Lee, Y. J., Lee, K. H., Lee, E. Y., Song, Y. W., Choi, Y. & Lee, E. B. (2016). Efficacy and tolerability of GCSB–5 for hand osteoarthritis: a randomized, controlled trial, Clinical Therapeutics, 38(8), 1858–1868.
8. KR100765813B1, 소염진통 및 관절염 치료, 골세포 증식의 효과가 있는 복합생약 조성물
9. KR102002000041709A, 구척 및 천수근을 주성분으로 함유하는 약학적 제제

천연물의약품
시네츄라(Synatura®)

Synatura®는 안국약품(주)이 2011년 3월에 진해거담제로 허가를 받아 2011년 10월에 발매를 시작한 천연물의약품이다. Synatura®는 기존의 아이비엽 제품Prospan®의 진해거담 효과 및 적응증을 확장한 제품적응증: 급성 상기도 감염, 만성 염증성 기관지염으로 생각할 수도 있지만, 진해거담용 천연물의약품 개발을 위해 안국약품이 체계적인 연구를 통하여 개발한 제품으로 평가된다.

처방 설계

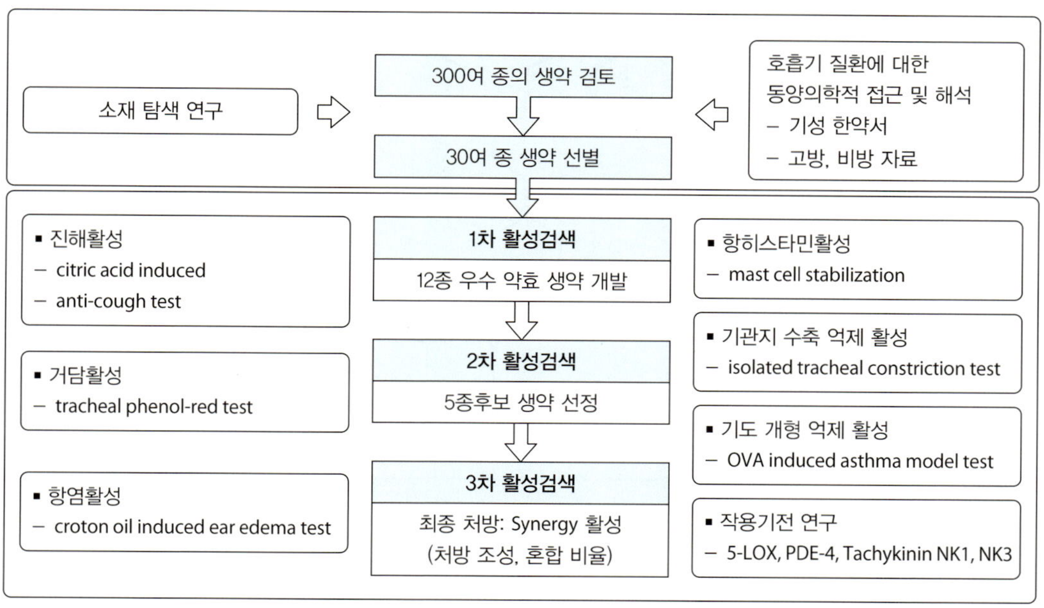

기성 한약서에 기초하여 300여종의 생약을 선정한 후 문헌연구에 의하여 단계적으로 1차 30종으로, 2차 12종으로 선별하였고 12종 생약에 대하여 진해 거담 활성 검색연구를 시행하였다. 이런 검색과정을 통하여 최종적으로 선별된 5종 생약에 대하여 배합생약 및 혼합비율에 대한 활성검색 연구를 수행하여 아래와 같이 결정하였다.

- **최적의 배합 생약:** 황련, 아이비엽
- **최적의 혼합 비율:** 황련수포화부탄올건조엑스와 아이비엽 30% 에탄올엑스 1 : 3(w/w)

구성 생약 및 지표 성분

Synatura® 의 구성 생약은 황련과 아이비엽으로서 황련수포화부탄올건조엑스와 아이비엽 30% 에탄올 건조엑스를 혼합하였다. 황련의 지표성분은 berberine으로 21.6% 이상을 함유하여야 하며, 아이비엽의 지표성분은 hederacoside C로 10% 이상 함유하여야 한다.

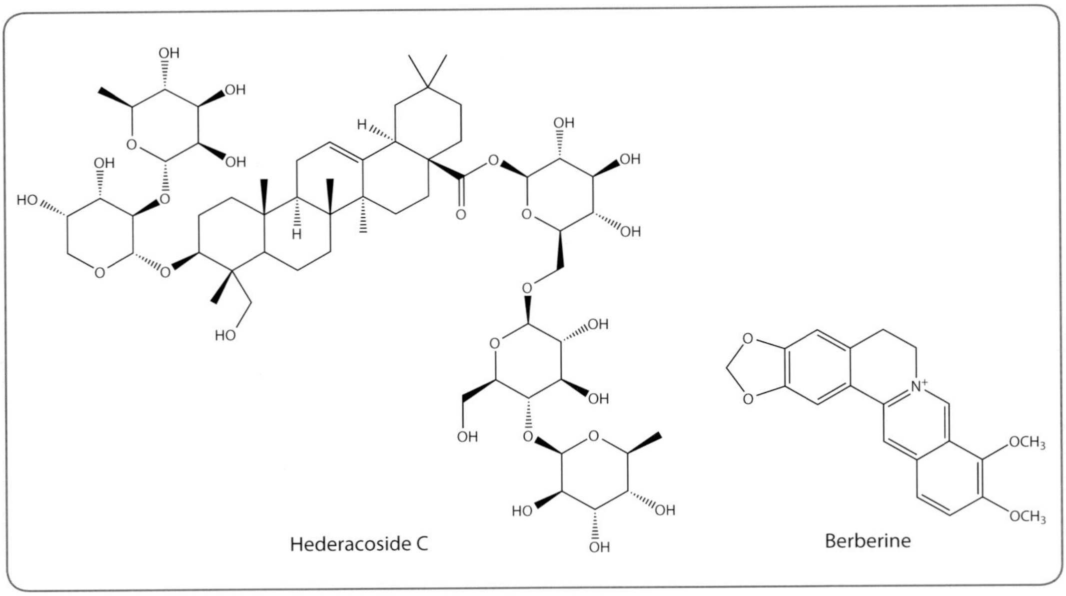

2. 다음 환자에는 신중히 투여하십시오.

1) 위염 또는 위궤양 2) 폐렴, 조절되지 않은 천식, 바이러스성 독감, 결핵 등 중증의 호흡기질환 3) 악성 종양, 중증의 중추신경계 질환, 기타 약물치료를 요하는 중증의 대사성 질환 4) 심부전증 등 심각한 이상이 있는 경우 5) 간기능 및 신기능에 심각한 이상이 있는 경우 6) 조절되지 않는 심각한 당뇨병 또는 조절되지 않는 심각한 고혈압 7) 발열을 수반하는 설사 환자, 혈변 환자 또는 점액변이 계속되는 환자

3. 이상반응

1) 국내에서 급성 상기도 감염증 및 만성 염증성 기관지염 환자 235명을 대상으로 한 제3상 임상시험에서 본 약물을 투여받은 118명에서 나타난 발현부위별 이상반응은 다음과 같습니다. 참고로 이상반응은 임상시험용 의약품과 인과관계가 모두 밝혀진 것은 아니며, 이 중 인과관계가 있을 것으로 판단되는 이상반응은 구역(0.9%), 구토(0.9%), 및 어지러움(0.9%)입니다.

(1) 소화기계: 설사(2.5%), 소화불량(2.5%), 상복부통증(2.5%), 구토(1.7%), 구역(0.9%) (2) 정신신경계: 두통(1.7%), 현기증(0.9%), 인두신경증(0.9%) (3) 호흡기계: 인후통(0.9%), 비인후염(0.9%), 상기도통증(0.9%), 발성변화(0.9%) (4) 기타 이상반응: 발열, 근육통, 피부발적, 가려움, 두드러기 등

2) 국내 시판 후 조사 결과

(1) 국내에서 재심사를 위하여 4년동안 606명을 대상으로 실시한 시판 후 조사 결과, 유해사례의 발현율은 인과관계와 상관없이 2.64%(16/606명, 총 16건)로 보고되었습니다. 이 중 중대한 유해 사례는 보고되지 않았습니다. 예상하지 못한 유해사례의 발현율은 0.66%(4/606명, 총 4건)로 보고되었으며, 각 유해사례는 가슴쓰림 0.33%(2/606명, 총 2건), 입마름, 졸림 각 0.17%(각 1/606명, 각 1건)으로 조사되었습니다. 이 중 이 약과 인과관계를 배제할 수 없는 예상하지 못한 유해사례 발현율은 없었습니다. 동반질환이 있는 대상자의 유해사례 발현율은 6.03%(12/199명, 총 12건), 동반질환이 없는 조사대상자의 유해사례 발현율은 0.98%(4/407명, 총 4건)에 비하여 통계적으로 유의적으로 높게 나타났으나 임상적으로 특이한 사항은 발견되지 않았습니다. 시판 후 조사 기간 동안 자발적으로 보고된 예상하지 못한 중대한 유해사례로서 경련, 호흡곤란 각 1건씩 보고되었으며, 이는 불확실한 규모의 인구집단으로부터 보고되었으므로 그 빈도 및 이 약과의 인과관계를 주장하기 어렵습니다.

(2) 이 약에 대한 국내 재심사 유해사례 및 자발적 부작용 보고자료를 국내 시판 허가된 모든 의약품을 대상으로 보고된 유해사례 보고자료(1989-2015.8)와 재심사 종료시점에서 통합 평가한 결과, 다른 모든 의약품에서 보고된 유해사례에 비해 이 약에서 통계적으로 유의하게 많이 보고된 유해사례 중 새로 확인된 것들은 다음과 같습니다. 다만, 이 결과가 해당 성분과 다음의 유해사례간에 인과관계가 입증된 것을 의미하는 것은 아닙니다.

·소화기계: 구강건조, 변비, 위장염, 딸꾹질, 위창자내공기질환 ·정신계: 졸림, 불면증 ·신경계: 진전 ·호흡기계: 폐렴 ·심장계: 두근거림 ·대사 및 영양계: 갈증 ·혈액 및 림프계: 눈부위부종

4. 일반적 주의

1) 정해진 용법용량을 잘 지키십시오. 2) 어린이에게 복용시킬 경우에는 보호자의 지도, 감독하에 복용시키십시오.

5. 상호작용

다음 약물들과의 병용투여에 대한 임상적 경험이 없으나, 본 약물의 구성성분의 특성 상 다음 약물과의 상호작용이 나타날 수 있으므로 주의하여 투여하십시오.

1) 코데인 또는 덱스트로메트로판 등 다른 진해거담제가 함유된 제제 2) 위장진통진경제

6. 임부, 수유부, 가임여성, 신생아에 대한 투여

임부, 수유부, 가임여성, 신생아에 대한 임상적 사용경험이 없으므로, 의사가 필요하다고 판단하는 경우에만 투여하십시오.

7. 유·소아에 대한 투여

만 24개월 미만의 영아에 대한 임상적 사용경험이 없으므로, 의사가 필요하다고 판단하는 경우에만 투여하십시오.

8. 고령자에 대한 투여

만 75세 초과의 고령자에 대한 임상적 사용경험이 거의 없으므로, 의사가 필요하다고 판단하는 경우에만 투여하십시오.

9. 보관 및 취급상의 주의사항

1) 어린이의 손이 닿지 않는 곳에 보관하십시오. 2) 직사광선을 피하고 되도록 습기가 적은 서늘한 곳에 보관하십시오(사용 후 반드시 밀폐 보관 하십시오). 3) 의약품을 원래 용기에서 꺼내어 다른 용기에 보관하는 것은 의약품 오용에 의한 사고 발생이나 의약품 품질 저하의 원인이 될 수 있으므로 원래의 용기에 넣고 꼭 닫아 보관하십시오.

※ 복용 시 주의사항: 시네츄라시럽은 생약제제이므로 약간 혼탁해 보이거나 간혹 침전이 생길 수 있으나, 이는 약효와는 아무런 상관이 없습니다. 이런 경우 복용하기 전에 잘 흔들어 복용하여 주십시오.

참고문헌

1. 안국약품 주식회사, 혼합 생약 추출물을 함유하는 약학적 조성물, 대한민국, 한국 특허 공개 10-2009-0129936호 (2012).
2. 강원대학교 산학협력단, 아이비엽 및 황련으로 구성된 복합생약 추출물을 유효성분으로 함유하는 인플루엔자 바이러스 관련 질환의 예방 및 치료용 조성물, 한국 특허 공개 10-2013-0081479호 (2014).
3. Devi, N. S., Ramanan, M., Paragi-Vedanthi, P., & Doble, M. (2017). Phytochemicals as multi-target inhibitors of the inflammatory pathway-A modeling and experimental study. Biochemical and Biophysical Research Communications, 484(3), 467-473.
4. Kuo, H. P., Chuang, T. C., Tsai, S. C., Tseng, H. H., Hsu, S. C., Chen, Y. C., Kuo, C. L., Kuo, Y. H., Liu, J. Y., & Kao, M. C. (2012). Berberine, an isoquinoline alkaloid, inhibits the metastatic potential of breast cancer cells via Akt pathway modulation. Journal of Agricultural and Food Chemistry, 60(38), 9649-9658.
5. Hamsa, T. P., & Kuttan, G. (2012). Berberine Inhibits pulmonary metastasis through down-regulation of MMP in metastatic B16F-10 melanoma cells. Phytotherapy Research, 26(4), 568-

578.

6. Lee, C. J., Lee, J. H., Seok, J. H., Hur, G. M., Park, Y. C., Seol, I. C., & Kim, Y. H. (2003). Effects of baicalein, berberine, curcumin and hesperidin on mucin release from airway goblet cells. Planta Medica, 69(06), 523–526.
7. Sieben, A., Prenner, L., Sorkalla, T., Wolf, A., Jakobs, D., Runkel, F., & Haberlein, H. (2009). α–Hederin, but not hederacoside C and hederagenin from *Hedera helix*, affects the binding behavior, dynamics, and regulation of β2–adrenergic receptors. Biochemistry, 48(15), 3477–3482.
8. Kim, H. P., Lim, H., & Kwon, Y. S. (2017). Therapeutic potential of medicinal plants and their constituents on lung inflammatory disorders. Biomolecules & Therapeutics,25(2), 91–104.
9. Kim, J. M., Yoon, J. N., Jung, J. W., Choi, H. D., Shin, Y. J., Han, C. K., Lee, H. S., & Kang, H. E. (2013). Pharmacokinetics of hederacoside C, an active ingredient in AG NPP709, in rats. Xenobiotica, 43(11), 985–992.

천연물의약품
모티리톤정(Motilitone®)

모티리톤Motilitone Tablet은 동아제약에서 기능성 소화불량 치료제로 개발한 천연물의약품으로 2011년 5월에 식품의약품안전처당시는 식품의약품안전청에서 신약New drug application으로 허가를 받았다. 모티리톤은 견우자Pharbitidis Semen와 현호색Corydalis Tuber을 5:1 비율로 혼합하여 50% 에탄올로 추출한 복합추출물 제제이다.

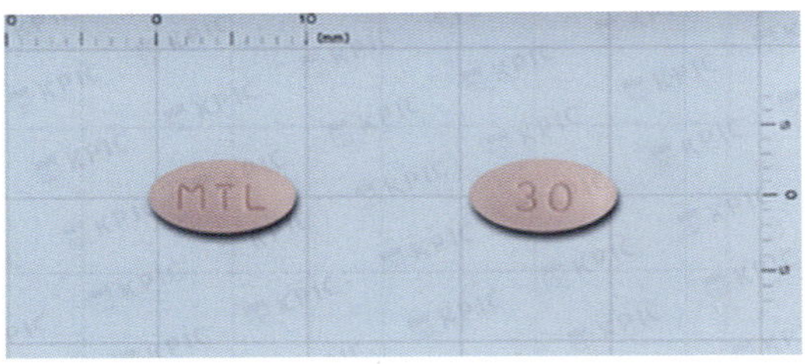

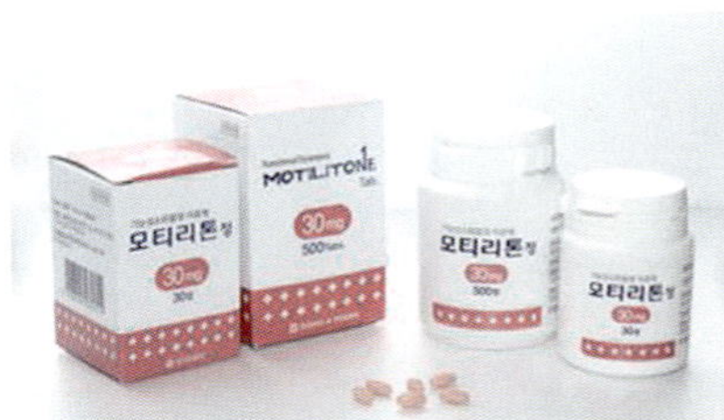

기능성 소화불량(Functional dyspepsia)

기능성 소화불량이란 내시경 검사, 병리검사, 방사선 검사 등에서 기질적 이상이 없는 증상을 근거한 진단으로 소화성 궤양, 위장관 종양, 위식도 역류질환, 담도 질환 등 인과관계가 뚜렷한 기질적 질환이 없으면서 만성적이고 반복적인 위장관 증상이 주로 상부 위장관에 주로 발생하는 증상으로 정의되어 있다. 한편, 기능성 소화불량에 대한 연구 및 임상진료를 위한 가이드라인이 필요하기 때문에 근거에 기반한 접근방법에 따라 로마기준I1994년, 로마기준II2000년, 로마기준III2006년, 로마기준IV2016년가 순차적으로 발간되었다. 그럼에도 불구하고 기능성

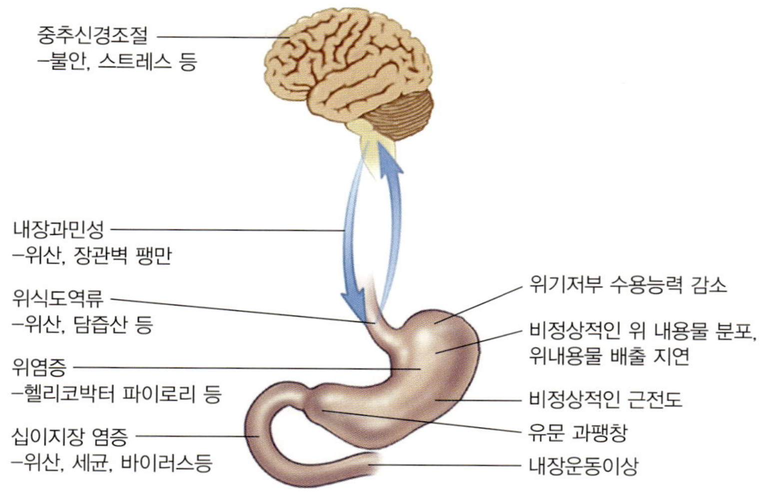

기능성 소화불량 병태생리학적 특성

소화불량의 병태생리가 완전히 밝혀지진 않았다. 기능성 소화불량의 병태생리는 다양한 기전으로 설명되고 있으며, 소화불량증상은 여러 가지 요인이 복합적으로 관여하여 발생하는 것으로 보고 있다. 현재까지 잘 알려진 중요 요인으로는 위장 운동이상(위적응 이상Impaired gastric accommodation, 위 배출능 이상Delayed gastric emptying)과 내장과민성Visceral hypersensitivity이 대표적이고, 이외에 위산, 식이습관, 만성 십이지장 염증, 헬리코박터균 감염, 정신사회적 인자, 기타 유전적 또는 환경적 요인이 위장 운동성이나 내장과민성에 직접적으로 또는 간접적으로 영향을 미치는 것으로 보고 있다.

로마기준IV에 따른 기능성 소화불량 증상으로는 1) 식사 후 불편한 충만감Postprandial fullness, 2) 조기 포만감Early satiety, 3) 상복부 통증Epigastric pain, 4) 상복부 따끔거림Epigastric burning이 제시되었다. 환자들 중 진단 받기 6개월 전부터 최소 위의 네 가지 증상 중 한 가지 이상이 3개월이상 지속될 경우 기능성 소화불량으로 판정할 수 있다고 제시되어 있다. 기능성 소화불량의 증상을 크게 두 가지로 분류되며, PDS Postprandial distress syndrome와 EPS Epigastric pain syndrome가 있다.

현재 치료방법으로는 프로톤펌프 억제제, 위장관 운동 촉진제Dopamine D_2 receptor antagonist (domperidone), 5-HT_4 receptor agonist(mosapride), 히스타민수용체 길항제가 효과적이고, 제산제, 항우울제, 점막보호제, 위저부 이완제, 내장 과감각억제제 등이 일부에서 치료효과가 있는 것으로 알려져 있다. 생활습관의 개선이나 식이요법을 통해서 기능성 소화불량 증상이 호전될 수도 있다. 기능성 소화불량증은 여러 가지 병인들이 관여되어 다양한 증상을 보이는 질환군으로 증상을 유발할 수 있는 기저의 병태생리를 추정하여 이를 치료해주는 약물들을 조합하는 것이 효과적이다.

모티리톤의 구성생약

현호색Corydalis Tuber은 연호색*Corydalis yanhusuo* W.T.Wang, 양귀비과, Papaveraceae을 기원식물로 하며, 덩이줄기를 약용으로 사용한다. 대표적인 화합물로는 corydaline, berberine, protopine, palmatine, tetrahydropalmatine, tetrahydroberberine 등의 benzylisoquinoline계 알칼로이드 화합물이 함유되어 있다. 진통, 진경, 항궤양 효과 및 acetylcholine esterase 억제효과가 알려져 있다.

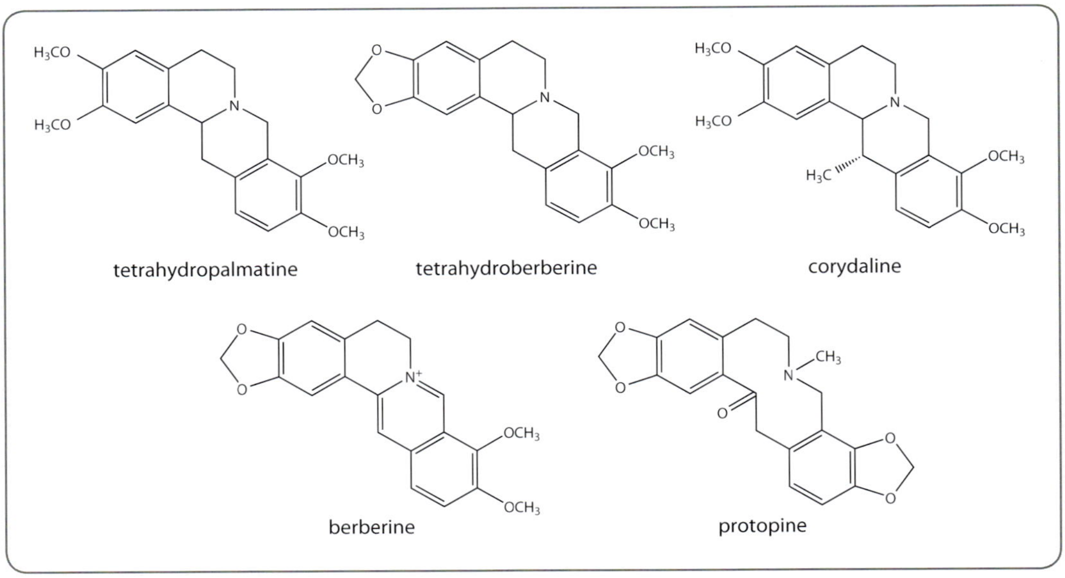

현호색의 주요 화학성분 구조

견우자Pharbitidis Semen는 나팔꽃*Pharbitis nil* Choisy, 메꽃과, Convolvulaceae의 종자를 약용으로 사용한다. 대표적인 화합물로는 resin glycoside로 분류되는 pharbitic acid, pharbitic acid C, pharbitic acid D 등이 있다. Resin glycoside 화합물들은 소장에서 담즙과 lipase에 의해 가수분해되어 알칼리염이 된 후 대장에서 장연동운동 촉진과 장점막 분비물 증가로 사하작용을 나타낸다.

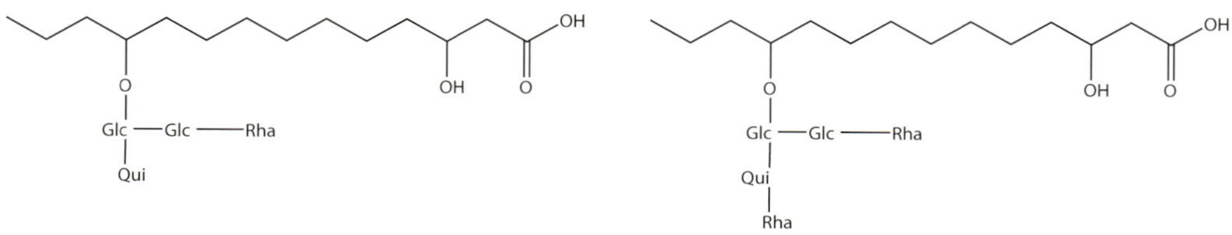

견우자의 주요 화학성분 구조

모티리톤의 약물학적 효능

위기저부 이완 효과(Fundus relaxation activity)

위적응 이상Impaired gastric accommodation은 기능성 소화불량의 중요한 요인 중 하나이며, 기능성 소화불량환자들 중 위적응 이상이 40% 이상 차지한다. 위적응 이상은 조기 포만감과 관련이 있는 것으로 알려져 있다. 음식을 섭취하면 위장관이 이완되어 용적이 증가하고, 이는 위장관 압력의 증가를 상쇄시켜 음식섭취를 용이하게 한다. 이러한 위장관 이완에는 3 가지 반응이 있다. 하나는 수용성 이완Receptive relaxation으로 음식을 섭취할 때 발생하는 이완. 두 번째는 순응성 이완Adaptive relaxation으로 유미즙Chyme이 십이지장에 들어오면서 시작되어 한동안 지속되는 이완이 있다. 세 번째는 피드백 이완Feedback relaxation으로 소장에서의 소화와 흡수 과정에 관련되어 있다. 모티리톤의 위기저부 이완 효과는 위용적을 증가시키고, 스트레스 유발로 인한 소화불량에도 효과를 보인다. 함유된 화합물인 tetrahydroberberine이 손상된 위기능을 회복시키는 데 관여하는 것으로 알려져 있으며, 스트레스에 의한 음식섭취 억제를 예방하는 것으로 실험결과 나타났다. 또한, tetrahydroberberine은 근위부 위장관의 $5-HT_{1A}$ 수용체 작용제로 효과를 나타내어 위장관 이완 효과를 나타낸다. 모티리톤은 $5-HT_4$ 및 adrenergic α_2 수용체 작용제로 효능을 보이며, 이들 작용제들은 기저부 이완효과Fundus relaxation effect를 가지는 것으로 알려져 있다.

내장 진통 효과(Visceral analgesic effect)

위장팽창으로 유도되는 통증 모델에서 모티리톤은 위장팽창 수용감각의 역치를 증가시켜 진통효과를 나타내며, 함유된 성분들 중 corydaline과 tetrahydropalmatine은 내장통Visceral 및 체성통Somatic nociception을 억제하는 것으로 알려져 있다. 모티리톤은 통증시그널의 전달과 관련된 extracellular-signal-regulated kinase의 인산화 억제로 효과를 나타내는 것으로 알려졌으며, 또한, 5-HT_4 및 adrenergic α_2 수용체 작용제로 효능을 보여 수용감각의 역치를 높이는데 관여하는 것으로 보인다. adrenergic α_2 수용체 작용제들은 내장자극, 체성자극 및 해로운 자극에 의해 유발되는 통증에 대해 진통효과가 있다고 알려져 있다.

위장관 운동 촉진효과(Prokinetic effect)

위장관 운동 촉진Prokinetic effect은 오랜 기간 기능성 소화불량증 관련한 위장관 운동성 장애를 치료목표로 연구되어 왔으며, 다양한 약물들이 개발되었다. 대표적으로 식사 후 거북함 Postprandial distress syndrome의 원인으로 알려진 위배출 지연에 대한 치료법으로 활용되었다. 모티리톤은 위배출 촉진효능 및 위장관간 이동을 촉진하는 것이 동물실험에서 확인되었다. 작용기전으로는 dopamine D_2 수용체 길항제로서 작용하거나, 5-HT_4 수용체 작용제로서 작용하여 효과를 나타내는 것으로 추정되고 있다.

참고문헌

1. Enck, P., Azpiroz, F., Boeckxstaens, G., Elsenbruch, S., Feinle-Bisset, C., Holtmann, G., Lackner, J. M., Ronkainen, J., Schemann, M., Stengel, A., Tack, J., Zipfel, S., & Talley, N. J. (2017). Functional dyspepsia. Nature Reviews Disease Primers, 3, 17081.
2. Stanghellini, V., Chan, F. K., Hasler, W. L., Malagelada, J. R., Suzuki, H., Tack, J., & Talley, N. J. (2016). Gastroduodenal disorders. Gastroenterology, 150(6), 1380-1392.
3. Kwon, Y. S., & Son, M. (2013). DA-9701: a new multi-acting drug for the treatment of functional dyspepsia. Biomolecules & Therapeutics, 21(3), 181-189.
4. Jee, S. R., Jung, H. K., Min, B. H., Choi, K. D., Rhee, P. L., Kang, Y. W., & Lee, S. I. (2011). 기능성 소화불량증 치료에 관한 임상진료지침. The Korean Journal of Gastroenterology, 57(2), 67-81.
5. 생약학교재편찬위원회 (2018). 생약학. 개정3판. 동명사. 318-334.

천연물의약품
레일라정(Layla®)

레일라정Layla Tab.은 ㈜한국피엠지제약에서 골관절증의 증상 완화제로 개발한 천연물의약품으로 2012년 3월 신약으로 식품의약품안전청의 허가를 받았다. 레일라정은 12종의 생약당귀, 모과, 방풍, 속단, 오가피, 우슬, 위령선, 육계, 진교, 천궁, 천마, 홍화을 함유한 25%에탄올연조엑스3.5→1 제제이다.

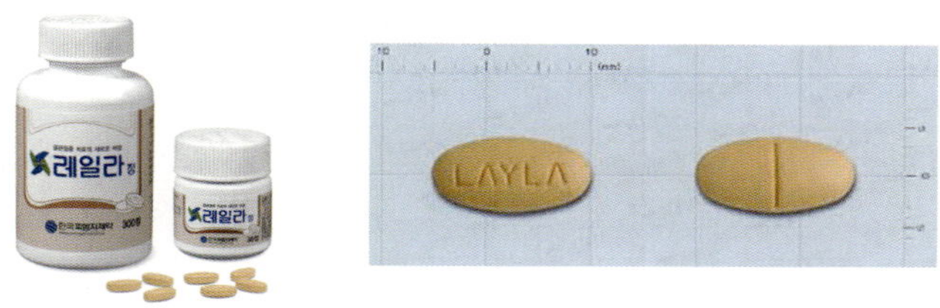

골관절염

골관절염Osteoarthritis은 점진적인 관절 연골의 소실 및 그와 관련된 이차적인 변화와 증상을 동반하는 퇴행성 관절 질환Degenerative joint disease으로, 전체 인구의 10~15%에서 나타나며, 65세 이상 성인의 80%가 골관절염 진단을 받는다. 인체를 이루는 수많은 뼈들은 서로 연결되어 관절을 이루고 있으며, 관절 연골Cartilage이 뼈와 뼈 사이에서 충격을 흡수하여 관절을 보호하고 있다. 하지만 과도한 관절 사용으로 인한 기계적 손상이나 관절 부위의 부상 등은 관절 연골을 연화시키고 연골세포군 사이 분열을 촉진하여 점진적으로 연골의 손상을 유발한다. 연골 손상이 지속되면서 관절을 이루는 뼈와 관절막, 주변 인대 등에 이차적 손상이 일어나 통증이 유발되며, 변형 및 기능 장애와 같은 퇴행성 변화를 초래한다. 골관절염은 관절과 연관된 염증성 질환 중 가장 높은 빈도를 나타낸다.

개발과정

레일라정은 관절염의 근본적인 치료를 목표로 항염증, 진통, 연골보호 효과를 나타내는 소재와 기전을 연구하여 탄생한 12가지 생약의 에탄올 추출물 관절염치료제이다. 관절염의 치료 효과에 대한 유효성 탐색을 위해 두 가지 관절염 동물 모델을 이용한 전임상 연구가 수행되었다. 콜라게네이즈Collagenase를 관절에 주입시켜 유도한 골관절염 토끼 동물 모델에서 레일라정을 경구투여한 결과 연골의 파괴를 억제하여 관절을 보호하는 효과를 나타내었다. 구체적으로 연골 구성 성분인 글리코사미노글리칸Glycosaminoglycan, GAG의 손실을 억제하였고, 활막에서 발현되는 MMPMatrix metalloproteinase−1, −3, −13의 유전자 발현을 감소시켰다. 반면, TIMP−2Tissue inhibitor of MMP-2의 활막 내 농도는 증가시켰다. 또한, 혈액 및 활액 내에서 주요 염증성 분자인 IL−1βInterleukin-1β와 PGE_2 Prostaglandin E_2, 그리고 NONitric oxide의 농도를 감소시켰다. 두 번째 전임상 연구에서는 콜라겐Collagen을 주입하여 유도한 류마티스성 관절염 생쥐 모델을 사용하였다. 이 생쥐 모델에 약물을 경구투여한 결과 생쥐의 발에서 발생한 연골의 침식Erosion을 억제하였고, 혈액 내의 MMP−2 대비 TIMP−2의 비율을 증가시켰다. 또한 염증성 사이토카인인 TNF−αTumor necrosis factor-α와 IL−1β의 발현은 감소시킨 반면, 항염증성 사이토

2001	• 12월 : ㈜헬릭서(현 ㈜바이로메드) 소재 확정 연구 개시
2002	• 1월 : 비임상(유효성) 연구 착수 • 1월 : 미국 우선권 주장 특허 출원
2003	• 6월 : 비임상 (유효성) 연구 완료
2005	• 8월 : 비임상 (독성) 연구 완료 • 12월 : 국내 특허 등록
2006	• 3월 : 미국 특허 등록 • 12월 : 2상 임상시험 개시
2007	• 3월 : 보건복지부 한방치료 기술 연구개발 사업 성공 종료(우수과제 선정) • 9월 : 2상 임상시험 완료
2009	• 2월 : 한국피엠지 제약에 "관절염 치료에 관한 기술 이전" 계약 체결 • 12월 : 3상 임상시험 개시
2011	• 3월 : 3상 임상시험 완료 • 9월 : 식품의약품안전청에 "골관절염 천연물 의약품 허가를 위한 NDA" 제출
2012	• 3월 : 천연물신약 허가 승인

카인인 IL−4의 발현은 증가시켰다. 관절염 치료 효과 이외에 통증 및 부종 감소에 대한 유효성 탐색을 위해 phenyl−*p*−benzoquinone 유도 비틀기 실험PBQ-induced writhing test과 카라기난 유도 족 부종 실험Carrageenan-induced paw edema test을 Sprague Dawley 랫드를 이용하여 수행하였다. 두 가지 동물 모델에서 레일라정은 통증 및 부종 억제에 우수한 효과가 있다는 것을 확인하였다.

레일라정의 관절 보호 및 연골 재생 효과, 염증 억제 효과, 통증 및 부종 억제 효과를 전임상시험을 통해 검증한 다음, 임상시험을 수행하였다. 8주간의 임상 2상 시험은 82명의 골관절염 환자를 대상으로 하여 투여 전과 투여 후의 통증 정도 개선량을 측정하였다. 그 결과 레일라정은 위약 대조군 대비 약 2배 높은 통증 억제 효과를 나타내었으며, 중요한 부작용은 나타나지 않았다. 임상 3상 시험은 309명의 골관절염 환자를 대상으로 실시되었다. 레일라정은 통증 정도, 관절의 뻣뻣함, 신체활동에 어려움을 겪는 정도를 평가한 결과 기존 치료제인 셀레콕시브Celecoxib와 유사한 통증 억제효과를 나타내었으며, 뻣뻣함과 신체활동의 어려움도 개선하는 결과를 나타내었다. 이상의 전임상시험과 임상시험을 포함한 연구를 통해 레일라정은 2012년에 한국 식품의약품안전청으로부터 전문의약품 승인을 획득하였다.

조성(기준규격)

1정 중 당귀·모과·방풍·속단·오가피·우슬·위령선·육계·진교·천궁·천마·홍화 25%에탄올연조엑스(3.5→1) 405.4 mg(별규) 함유

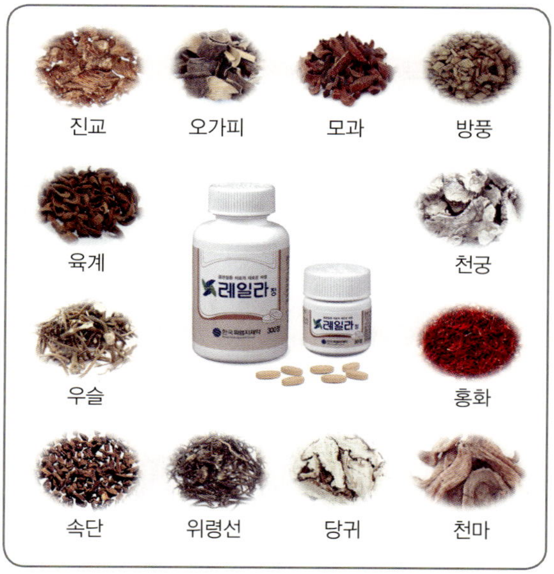

약리기전

항염증작용

염증성 사이토카인 TNF-α, IL-1β, IL-6, CCL2Chemokine (C-C motif) ligand 2 등의 생성을 억제하고 항염증성 사이토카인 IL-4의 생성은 촉진하여 항염증 효과를 나타낸다. TNF-α, IL-1β, IL-6의 생성에 중요하게 작용하는 전사인자인 AP-1Activator protein-1의 DNA 부착 활성을 억제하여 이들 염증성 사이토카인의 생산을 억제한다. 또한 염증 매개의 중심 역할을 하는 PGE_2와 NO의 생성을 억제하여 염증과 통증, 2차적인 뼈와 연골의 파괴를 완화시킨다. PGE_2의 전구물질인 아라키돈산Arachidonic acid을 생성하는 효소인 $cPLA_2$Cytosolic phospholipase A_2와 NO 생성에 필수적인 iNOSInducible nitric oxide synthase의 단백질 발현을 억제하여 PGE_2와 NO의 생산을 억제한다.

항산화작용

대식 세포주를 이용한 기전 연구에서 세포 내 활성 산소의 생성을 감소시켰으며, 항산화 작용을 하는 HO-1Heme oxygenase-1, bilirubin, GCLMGlutamate-cysteine ligase modifier subunit, catalase 등의 발현을 증가시켰다. 또한 HO-1와 GCLM 유전자의 발현에 중요하게 작용하는 전사인자인 Nrf2Nuclear factor erythroid 2-related factor 2의 유전자 발현 및 DNA 부착 활성을 증가시켜 항산화 활성에 기여한다.

염증성 T 세포 조절 작용

관절 염증에 중요하게 작용하는 염증성 T 세포인 Th1세포와 Th17세포의 분화를 억제시키며, 각각의 세포의 생산물인 IFN-γInterferon-γ와 IL-17의 생성을 억제한다.

진통작용

통증유발인자인 PGE_2, NO의 생성을 억제하여 통증개선효과를 나타낸다. PBQ 유도 통증 동물 모델에서 통증 개선 효과를 나타내었다. 위약 대조로 실시한 임상 2상 시험에서 유의미한 통증 개선 효과와 용량 의존적 반응을 나타내었으며, 활성 대조약을 이용한 임상 3상 시험에서는 대조약물과 동등한 통증 개선효과를 나타내었다.

연골보호작용

관절염을 유도한 실험에서 관절염 유도군의 연골이 파괴된 것과 비교하여 레일라정 투여군은 정상 대조군과 유사하게 연골의 형태가 그대로 보존되었다. 연골 조직을 분해하는 MMP의 발현은 억제하고, MMP의 활성을 방해하는 TIMP의 발현은 증가시켜 연골조직의 프로테오글리칸Proteoglycan 분해와 글리코사미노글리칸Glycosaminoglycan, GAG 방출을 억제하여 연골 조직의 손실을 억제한다. 염증 매개체인 PGE_2와 NO의 생성을 억제하여 이로 인한 2차적인 뼈와 연골의 파괴를 완화시킨다.

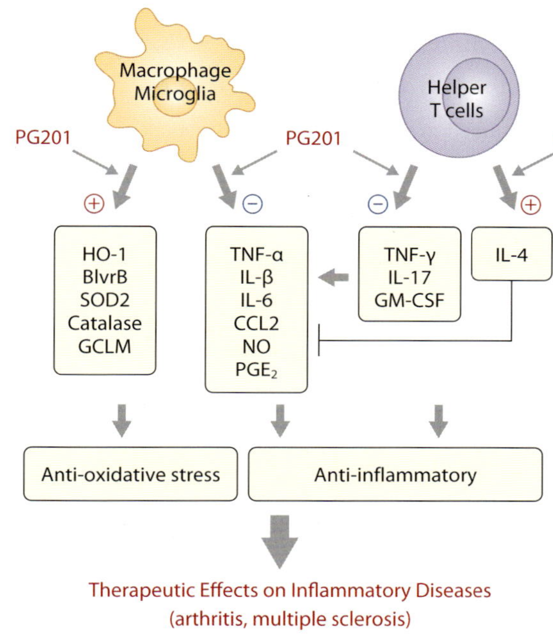

효능효과, 용법용량, 사용상 주의사항 또는 부작용

- 효능효과: 골관절증의 증상완화
- 용법용량: 성인 1일 2회, 1회 1정 복용
- 성상: 황색의 타원형 필름코팅정
- 부작용: 속쓰림, 소화불량, 얼굴부종, 가려움 등

참고문헌

1. Yoo, W. H., Yoo, H. G., Park, S. H., Baek, H. J., Lee, Y. J., Shim, S. C., Kang, S. W., Kim, H. A., Song, J. S., Suh, C. H., Choi, S. J., Yoon, B. Y., Tae D. N., Ko, H. S., & Song, Y. W. (2014). Efficacy and safety of PG201 (Layla®) and celecoxib in the treatment of symptomatic knee osteoarthritis: a double-blinded, randomized, multi-center, active drug comparative, parallel-group, non-inferiority, phase III study. Rheumatology International, 34(10), 1369–1378.
2. Shin, S. S., Jin, M., Jung, H. J., Kim, B., Jeon, H., Choi, J. J., Kim, J. M., Cho, B. W., Chung, S. H., Lee, Y. W., Song, Y. W., & Kim, S. (2003). Suppressive effects of PG201, an ethanol extract from herbs, on collagen-induced arthritis in mice. Rheumatology, 42(5), 665–672.
3. Park, K. C., Park, E. J., Kim, E. R., Kim, Y., Chung, S. H., Cho, B. W., Kim, S., & Jin, M. (2005). Therapeutic effects of PG201, an ethanol extract from herbs, through cartilage protection on collagenase-induced arthritis in rabbits. Biochemical and Biophysical Research Communications, 331(4), 1469–1477.
4. Choi, J., Kim, S. H., & Kim, S. (2012). Suppressive effects of PG201, an antiarthritic botanical formulation, on lipopolysaccharide-induced inflammatory mediators in Raw264.7 cells. Experimental Biology and Medicine, 237(5), 499–508.
5. Choi, J., Lee, J., Lee, J., Kim, S. H., Kim, J., & Kim, S. (2013). PG201 downregulates the production of nitrite by upregulating heme oxygenase-1 expression through the control of phosphatidylinositol 3-kinase and NF-E2-related factor 2. Nitric Oxide, 33, 42–55.
6. Bae, M. J., Choi, J., Kim, H. K., Lim, S., & Kim, S. (2018). PG201 protects mice from experimental autoimmune encephalomyelitis via suppression of effector T cell activation. Phytomedicine, 43, 150–157.
7. Johnson, V. L., & Hunter, D. J. (2014). The epidemiology of osteoarthritis. Best Practice & Research Clinical Rheumatology, 28(1), 5–15.
8. Vina, E. R., & Kwoh, C. K. (2018). Epidemiology of osteoarthritis: literature update. Current Opinion in Rheumatology, 30(2), 160–167.
9. 최진용 (2012). 항관절염 식물의약 PG201의 항염증과 항산화 활성에 대한 분자 기전, 이학박사학위 논문, 서울대학교 대학원.

천연추출물의약품
Ginkgo & Ginkgolides

"그것은 역사의 정신을 담고 있다: 우리는 그것이 불변의 상징이며, 우리의 지능이 닿을 수 없을 만큼 아주 먼 세상으로부터의 유산임을 알고 있다. 그것은 헤아릴 수 없는 과거의 비밀을 품고 있는 나무이다."

Sir Arthur Seward(고식물학자, 1938)

은행나무는 우리나라 사람들에게도 아주 친숙한 식물이다. 우리의 눈을 즐겁게 해주는 조경의 역할을 해주고 있었으며, 아주 중요한 의학적 용도로 사용되어 우리의 건강을 지켜주고 있다. 용문사 사찰에는 마의태자가 신라 멸망 후 금강산으로 들어가다 꽂아 놓은 지팡이가 커다란 은행나무가 되어 천년의 역사를 품고 있다는 전설이 있다. 굳이 흠이라 하면 너무 흔하여 존재감이 덜하고, 그 열매의 향기가 독특(?)하다는 것이다.

역사 및 특징

은행나무*Ginkgo biloba* L.는 긴 수명과 회복력, 다양한 용도로 사용이 가능한 점 때문에 과거부터 현재까지 여러 문명에 걸쳐 수많은 철학자, 시인, 화가에게 큰 영감을 불러 일으켰다.

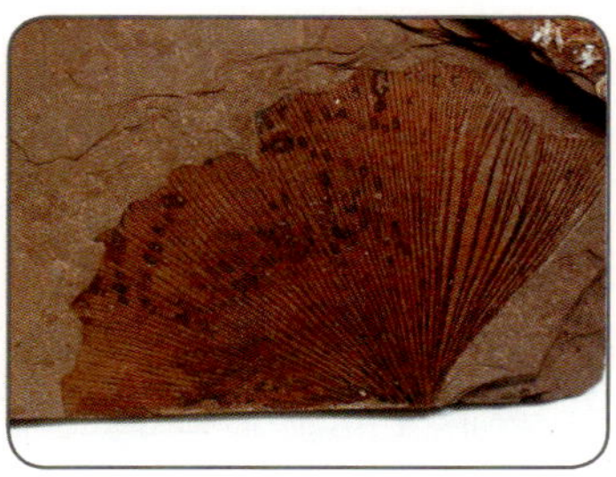

은행잎 화석

은행나무는 가장 오래된 살아있는 화석이라 할 수 있으며, 은행목Ginkgoales에서 유일하게 생존하고 있는 식물이다. 이 식물의 등장은 공룡이 지구에 처음 나타났을 시기인 2억 5천만 년 전까지 거슬러 올라가는데,

중생대Mesozoic era 초기의 따뜻하고 촉촉한 기후에서 번창하였으며, 지구가 하나의 대륙팡게아 대륙, Pangea continent이었던 시기에 지구 표면 전체를 뒤덮고 있었다. 이후 지질 대이동Geological cataclysm과 빙하기Ice age에 의해 현재와 같이 북미와 유럽 대륙으로 나누어 졌고, 결과적으로 은행나무는 아시아에서만 살아 남았다. 은행나무의 기원은 전 세계에 분산되어 있는 은행잎 화석에 대한 연구로 추적이 가능하다. 은행나무는 다른 식물과 견줄 수 없을 정도의 긴 수명을 가지고 있는데, 보통 1,000년의 수명을 자랑한다. 은행나무의 이러한 특성 때문에 불교와 도교의 수도승들이 이 나무를 깊이 숭배하였으며, 11세기부터 그들 사원에 심어졌던 은행나무가 현재까지 살아있는 경우도 있다. 그들은 중국의 은행나무를 한국과 일본으로 전파하였고, 곧 한국과 일본의 본질적인 문화의 한 부분이 되었다. 은행이 일본에 영향을 미친 흥미로운 예는 은행잎 모양으로 아름답게 정렬된 스모선수, 사무라이, 신부의 머리장식 모양에서 찾아볼 수 있다.

르네상스 기간 동안, 유럽의 수많은 탐험가들에 의해 전 세계로부터 수많은 식물 표본들이 확보되었는데, 독일 의사이자 식물학자였던 Engelbert Kaempfer는 1690년부터 2년간의 일본 탐험에서 돌아온 후, Dutch East-India Company로부터 후원을 받아 은행나무를 유럽에 도입하는 책임을 맡게 되었다. 그는 네덜란드 Utrecht에 있는 정원에 은행나무 씨앗을 뿌렸고, 거기서 자란 은행나무는 유럽에서 명성을 떨치게 되었다. 이후 전 유럽의 식물 수집가에 의해 사랑받는 나무가 되었으며, 이름 있는 식물연구원은 은행나무를 소장품으로 갖기 위해 경쟁하였다. 찰스 다윈Charles Darwin은 은행나무에 크게 매료된 것으로 유명한데, 1859년에 수많은 세월 동안 변하지 않는 종의 특성을 가진 은행나무를 살아있는 화석“Living fossil”이라고 묘사하였다.

중국 송나라960~1279 시대부터 은행나무 열매는 연회에서 사용되었는데, 중국어 이름은 Yin hsing으로 은색살구Silver apricot로 해석된다. 은행나무는 암수 딴 몸 식물로 암그루는 심한 악취가 나는 회색빛 열매가 열리기 때문에 보편화되지는 않았다. 하지만 이 심한 악취가 나는 열매를 중국의 대부분의 유명한 연회에서 볼 수 있었던 이유는, 그 의약적인 특성에 대한 믿음 때문이다. 은행열매는 소화를 돕고 설사를 완화시키며, 취기를 예방한다. 일본에서도 은행열매가 소화불량을 해소하고 알코올에 대한 영향을 줄이는 역할을 하였는데, 종종 정종과 함께 먹었다고 한다. 중국 기록에 따르면 이러한 효능은 5천년 전2,700 B.C.까지 거슬러 올라가나, 그 이전 고대 기록은 더 이상 존재하지 않아 확인이 불가능하다. 확실한 사실은 중국전통의학에서 여러 질병들을 치료하는데 은행나무뿌리, 수피, 잎 및 열매를 사용해 왔다는 것이다. 2000년 전 한나라 시대 중반에 은행잎을 혈액순환과 폐의 기능을 개선하는데 사용하였으며, 1578년 이시진

이 집대성한 본초강목에서는 은행열매Baigo가 천식, 기침, 과민성방광, 임질, 자궁암 등 고질병을 치료하는데 사용되었다고 기록되어 있다. 또한, 고대 아시아의 의학적 종교의식을 통해 인도 아대륙Indian subcontinent까지 영향을 미쳤는데, 베다Vedic 문헌에서 은행을 Soma로 불렀으며, 활력을 되찾는 강장제 성분으로 사용되었다고 한다.

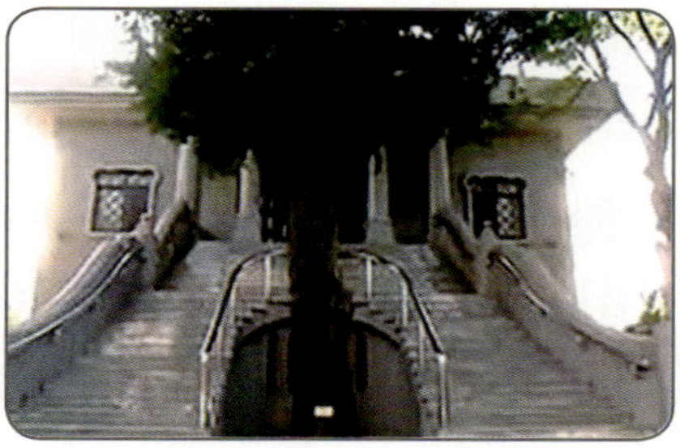

회복력이 강한 은행나무(*Ginkgo biloba*)

은행나무는 회복력이 아주 뛰어나서 아주 극단적인 외부환경에서도 살아남는다. 한 예로 1923년 도쿄에서 아주 심한 지진이 발생하여 수많은 도시가 불에 타고 모든 도로가 파괴된 상황에서도 은행나무에 둘러싸인 한 사원만 보전되었다. 그 이유는 은행나무의 수피와 잎에서 나온 성분이 화재를 지연시켜 사원을 보호했기 때문이라는 이야기가 전해진다. 또한, 일본 역사의 가장 어두운 시기에 은행나무의 불변성을 볼 수 있는데, 1945년 8월 6일 히로시마 원자폭탄이 폭발한 중심부에서 1 km 떨어진 곳에 있던 은행나무가 그 끔찍한 폭발 이후에도 유일하게 생존한 생물체였던 것이다. 은행나무가 심어졌던 사원 건물은 대부분 파괴된 상태였으나, 은행나무는 다시 싹을 피워 황폐한 도시의 희망과 재건의 상징이 되었다. 은행나무는 극단적인 온도와 환경독소에서 잘 견딜 수 있고, 어떠한 곤충과 미생물에 의해서도 쉽게 영향을 받지 않는다. 오늘날, 이러한 특징 때문에 은행나무는 대도시와 같은 오염된 도시에서 가장 적합한 가로수로 선택되고 있다.

구성 성분

중국전통의학과 완전히 다른 관점에서 접근하고 있는 현대 서양의학에서도 은행잎추출물이 기억력과 인식기능 개선과 같은 특성이 있음을 알게 되었고, 이러한 효과의 비밀을 풀고자 지난 반세기 동안 은행의 성분과 생리학적 효과에 대한 연구에 몰두하였다. 이러한 연구에 유기화학이 중요한 역할을 담당하였는데, 1932년 일본 도쿄에서 은행나무에 대한 화학적 연구를 시작하였다. 화학자 Shu Furukawa는 은행나무의 뿌리껍질에서 쓴맛이 나는 성분들을 분리하는데 성공하였는데, 대부분의 구조는 그 복잡성으로 인해 밝히지는 못하였으며, 1967년이 되어서야 Koji Nakanishi에 의해 정밀한 분광학적 분석을 할 수 있게 되었다. 이렇게 밝혀진 ginkgolide의 놀라운 분자구조는 합성화학자들의 마음을 사로잡았을 뿐만 아니라, 이 물질에 대한 생리적 효과를 밝히고자 하는 연구를 고취시켰다.

Nakanishi와 그의 팀은 ginkgolide 구조가 매우 안정적이어서, 천연물 성분의 대부분이 분해될 정도의 가혹한 물리·화학적 조건에서도 견뎌낸다는 사실을 알게 되었다. Ginkgolide는 isoprenoid 경로Mevalonate 경로를 통해 생합성되는데, geranylgeranyl pyrophosphateGGPP로부터 생합성된 탄소 20개로 이루어진 diterpene이며, 6개의 환이 복잡하지만 치밀하게 배열되어 있다.

Ginkgolide 계열 화합물은 혈소판활성인자Platelet Activating Factor; PAF의 작용을 억제하여 심혈관 질환 치료 작용이 있으며, 이와 더불어 편두통 발병율을 낮추고, 뇌혈관질환을 치료하는 작용이 있다. 특히, 활성성분이 많이 함유된 은행잎에는 위에서 언급한 diterpene 계열의 ginkgolide A, B, C, J, M뿐만 아니라, sesquiterpenoid 계열의 bilobalide, flavonoid 계열의 quercetin, isorhamnetin, kaempferol 배당체와 biflavonoid 계열의 화합물 등이 함유되어 있다.

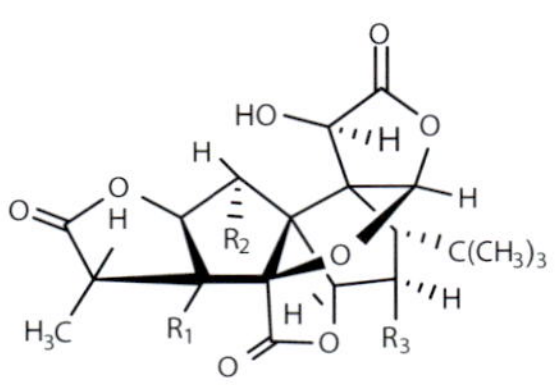

ginkgolide A, R_1=OH, R_2=H, R_3=H
ginkgolide B, R_1=OH, R_2=OH, R_3=H
ginkgolide C, R_1=OH, R_2=OH, R_3=OH
ginkgolide J, R_1=OH, R_2=H, R_3=OH

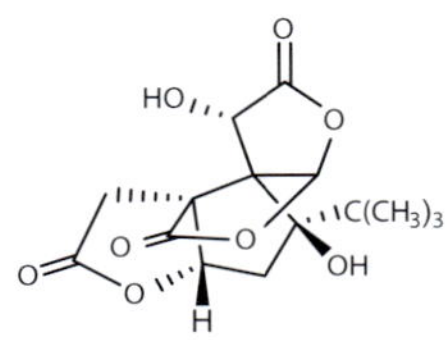

bilobalide

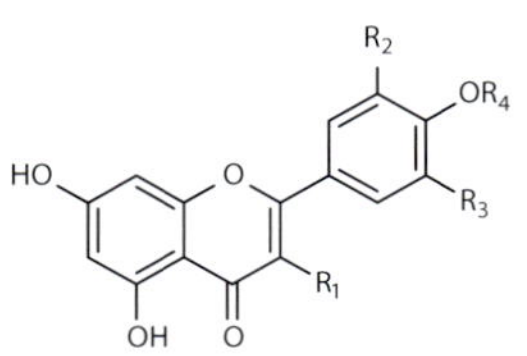

kaempferol, R_1=OH, R_2=H, R_3=H, R_4=H
quercetin, R_1=OH, R_2=OH, R_3=H, R_4=H

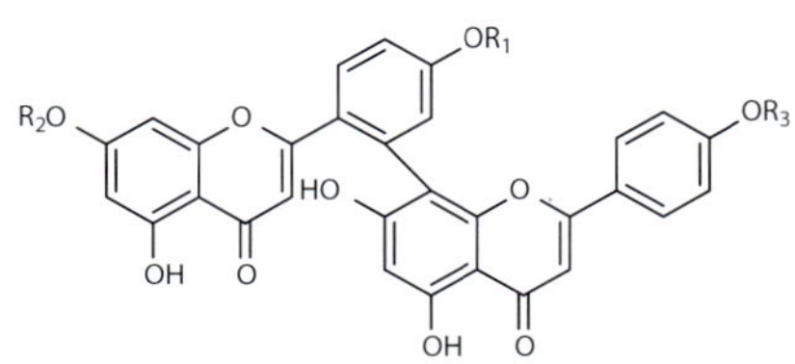

amentoflavone, R_1=H, R_2=H, R_3=H

은행잎에 함유된 대표적인 성분

약리작용

은행잎Ginkgo Folium추출물은 여러 약리작용을 나타내는데, 특히 관상동맥 확장작용과 혈액 순환개선 작용이 대표적이다. 은행잎 추출물은 동맥혈관을 확장시키고 모세혈관의 신축성을 증진시킴과 동시에 혈소판이나 적혈구 응집을 억제함으로써 관상동맥 확장작용을 나타낸다. 특히, 지표성분인 quercetin, kaemferol, isorhamnetin은 심부전 증상이 있을 때 관상동맥을 확장시키는 효능을 보이며, gikgolide B는 혈소판 응집인자의 작용을 억제시킨다.PAF는 혈소판 응집, 혈전증, 염증반응과 알러지 반응에 관여한다.

이러한 작용 이외에 은행잎추출물은 콜레스테롤을 낮추는 작용과 함께 뇌에서 당과 콜린 흡수를 증가시키는 작용이 있으며당과 콜린은 모두 인지기능을 위해 필요하다, 항산화, 신경전달촉진, 항염증, 신경세포보호, 뇌세포보호, 간세포보호, 항바이러스 작용 등을 나타낸다.

약효

은행잎추출물의 생리학적 효과와 의학적 잠재성을 증명하기 위해 상당한 노력을 기울였음에도 불구하고, 아직 명확한 답을 내놓고 있지 못하며, 그 효과를 검증하고 정량화하기 위해서는 상당히 체계적인 연구가 필요한 상태이다. 은행잎추출물에는 수많은 화합물이 포함되어 있는데, 표준화된 추출물인 EGb 761®이 연구의 목적으로 사용되고 있다.

은행잎추출물이 인지기능을 향상시킨다고 알려져 있는데, 미국에 현재 4백만 명의 알츠하이머병 환자가 있으며, 그들의 고통은 미국 국민에게 큰 사랑을 받았던 로날드 레이건Ronald Reagan 전 대통령의 사망으로 인해 크게 조명 받게 되었다. 그러나 알츠하이머병 환자의 인지기능 개선을 위한 임상시험을 실시한 결과 유의적인 효과를 확인하진 못했다. 하지만 임상에서 인지기능 개선에 정도를 측정하거나 정량하기란 쉽지 않으며, 임상 모델 자체가 주관적일 수 있다는 점은 인식해야 한다.

일반적으로 은행잎추출물이 알츠하이머병의 원인을 치료하거나 증상의 진전을 늦출 수 있다고 주장하지는 않는다. 그보다는 은행잎제제가 환자들의 증상을 일시적으로 경감시킨다고 볼 수 있다. 은행잎추출물에 의한 항산화작용이 free radical에 의한 손상으로부터 뇌신경을 보호할 수 있다는 사실에는 반박의 여지가 없다. 그러나 젊고 건강한 뇌가 알츠하이머병으로 발전하는 위험을 줄일 수 있을지는 아직 의문시되고 있으며, 추가적인 검증을 위해 의학, 생물학, 화학의 통합된 연구가 필요하다.

현재 의약품으로 사용되고 있는 은행잎제제의 적응증은 아래와 같다.

- 말초동맥 순환장애[간헐성 파행이따금 절뚝거림증]의 치료
- 어지러움, 혈관성 및 퇴행성 이명귀울림
- 이명귀울림, 두통, 기억력감퇴, 집중력장애, 우울감, 어지러움 등의 치매성 증상을 수반하는 기질성 뇌기능장애의 치료

관련 제품

관련 제품으로는 은행엽엑스*G. biloba* leaf extract 함유 제제가 주를 이루고 있는데, 이는 혈액순환개선제Circulatory improvement agent로 약효가 분류되며, 단일 추출물 또는 복합 추출물이 함유된 일반의약품OTC 제제이다. 2000년 말에 출시된 티클로피딘/은행엽엑스유크리드정 및 실로스타졸/은행엽엑스 복합제리넥신정는 항혈전, 혈소판 응집 억제를 적응증으로 한 전문의약품 ETC으로서 급여 제한으로 입지가 좁아진 은행엽엑스 제제의 매출을 이어가고 있다.

은행엽엑스를 함유한 대표적인 제품은 아래 표와 같다.

제품명	성분명	제조사	약효 분류
기넥신에프	*Ginkgo biloba* Leaf Extract	SK케미칼㈜	순환개선제 (Circulatory Improvement Agents)
타나민	*Ginkgo biloba* Leaf Extract (EGb 761®)	유유제약㈜	
써큐란	*Crataegus oxyacantha* fruit dried extract, Garlic oil, *Ginkgo biloba* Leaf Extract, Melissa leaf extract	동아제약㈜	
유크리드정	*Ginkgo biloba* Leaf Extract, Ticlopidine HCl	유유제약㈜	항혈전, 혈소판 응집 억제제 (Antithrombotics, Antiplatelet Agents)
리넥신정	*Ginkgo biloba* Leaf Extract, Cilostazol	SK케미칼㈜	

참고문헌

1. 생약학교재편찬위원회 (2015). 생약학. 개정2판. 동명사.
2. Mustoe, G. E. (2002). Eocene *Ginkgo* leaf fossils from the Pacific Northwest. Canadian Journal of Botany 80(10), 1078-1087.
3. Nicolaou, K.C. & Montagnon, T. (2008). Molecules that changed the world. Wiley-VCH.
4. Strømgaard, K. & Nakanishi, K. (2004). Chemistry and biology of terpene trilactones from *Ginkgo biloba*. Angewandte Chemie International Edition in English, 43(13), 1640-1658.
5. Zeng, Z., Zhu, J., Chen, L., Wen, W., & Yu, R. (2013). Biosynthesis pathways of ginkgolides. Pharmacognosy Reviews 7(13), 47-52.
6. Weinmann S., Roll S., Schwarzbach C., Vauth C., & Willich S. N. (2010). Effects of *Ginkgo biloba* in dementia: systematic review and meta-analysis. BMC Geriatrics 10: 14.
7. Usai, S., Grazzi, L., & Bussone, G. (2011). Gingkolide B as migraine preventive treatment in young age: results at 1-year follow-up. Neurological Sciences, 32(Suppl 1), 197-199.

천연추출물의약품
Silymarin

유럽에서는 수유를 하는 산모의 젖이 잘 나오도록 마리아엉겅퀴Milk thistle 차를 마셨다고 한다. 이 식물의 영어 이름이 밀크시슬Milk thistle이라는 점에서 이런 사실을 짐작할 수 있다. 약용식물로서 마리아엉겅퀴의 역사는 무척 길어서, 기원전 1세기 로마시대의 문헌에 '밀크시슬을 짠 원액에 벌꿀을 섞은 것이 담즙膽汁의 흐름을 좋게 해준다'라고 기술되어 있다. 1584년부터 Lonicerus 등 많은 학자들이 흉통, 간염, 급만성 지방간, 급만성 간염, 담석증 등 간장 질환 치료에 유효하다고 강조하였다. 1930년에는 독일에서 간장병 치료에 마리아엉겅퀴 씨가 큰 효과를 나타낸다고 보고되었다. 1954년에 Herzog와 Hagedorm이 처음으로 마리아엉겅퀴가 flavonoid를 함유한다고 보고하였으며, 1968년 Wagner가 실리마린을 분리하였고 그 구조를 규명하였다.

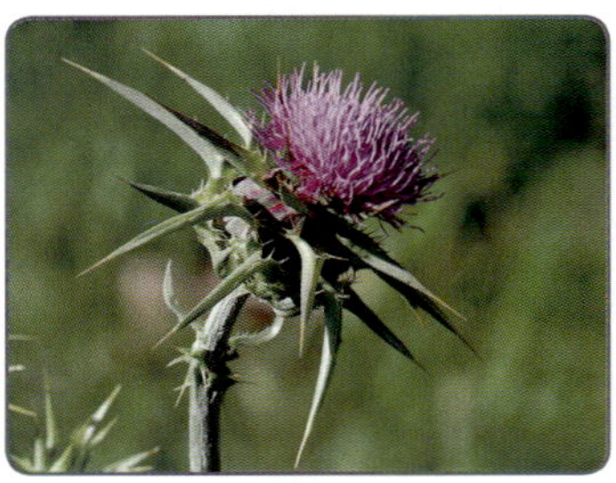
마리아 엉겅퀴

기원	마리아엉겅퀴 *Silybum marianum* Gaertn. (=*Cardus marianus* L.)
생약명	Cardui Mariani Fructus
과명	Compositae
성분	Flavolignan: silybin, isosilybin(=silandrin), silychristin, silydianin(=silymonin) 등

남유럽, 남러시아, 소아시아, 북아프리카가 원산지이며, 북아메리카, 남아메리카, 남오스트레일리아에 귀화종이 있다. 중부 유럽에서는 야생의 상태로 발견된다.

분리, 구조 및 명명, 합성법, 생합성 과정

밀크시슬에서 추출된 플라보노이드 복합체인 실리마린은 95% 에탄올로 추출할 때 밝은 노란색의 유체로 얻어진다. 일반적인 밀크시슬 추출물은 silybin, isosilybin, silydianin, silychristin와 같은 flavolignan의 혼합물인 실리마린이 70%를 차지한다. 그 외 dehydrosilybin, desoxysilydianin, silybinomer 등이 분리되었다.

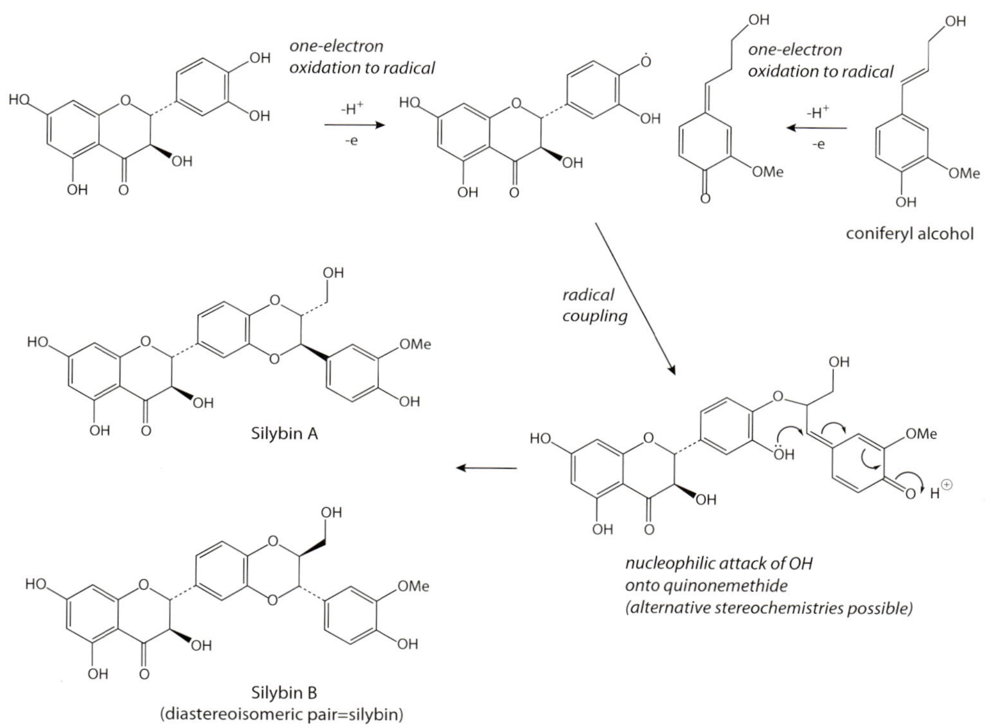

Silybin A	(2*R*,3*R*)–3,5,7–trihydroxy–2–[(2*R*,3*R*)–3–(4–hydroxy–3–methoxyphenyl)–2–(hydroxymethyl)–2,3–dihydro–1,4–benzodioxin–6–yl]–2,3–dihydrochromen–4–one
Silybin B	(2*R*,3*R*)–3,5,7–Trihydroxy–2–[(2*S*,3*S*)–3–(4–hydroxy–3–methoxyphenyl)–2–hydroxymethyl–2,3–dihydrobenzo[1,4]dioxin–6–yl]–4–chromanone

Silybin의 구조와 생합성 과정

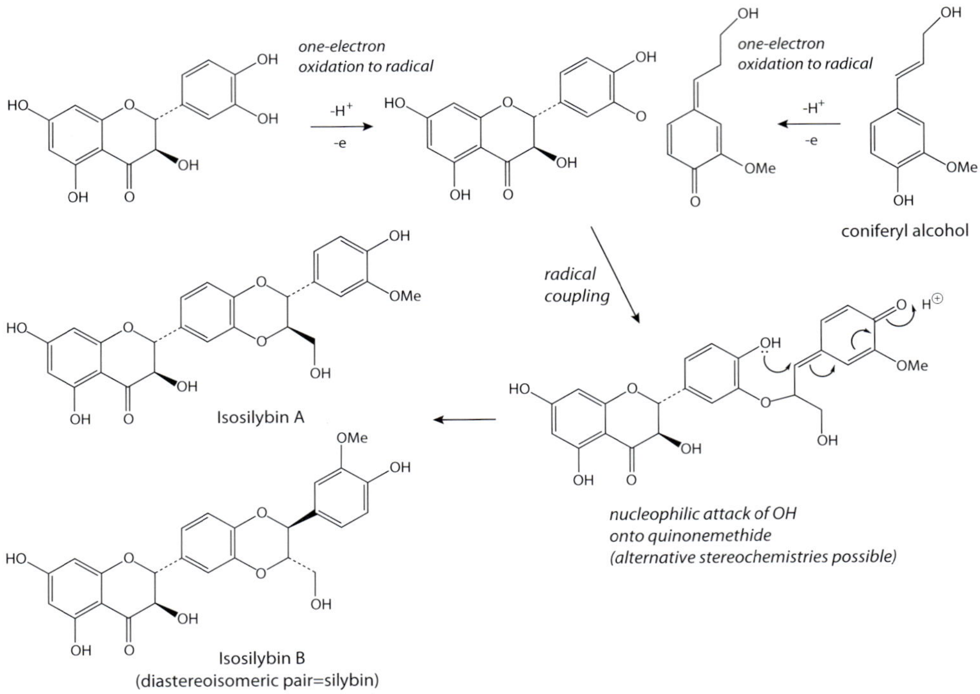

Isosilybin A	(3*R*)-3,5,7-trihydroxy-2-[2-(4-hydroxy-3-methoxyphenyl)-3-(hydroxymethyl)-2,3-dihydro-1,4-benzodioxin-6-yl]-2,3-dihydrochromen-4-one
Isosilybin B	(3*S*)-3,5,7-trihydroxy-2-[2-(4-hydroxy-3-methoxyphenyl)-3-(hydroxymethyl)-2,3-dihydro-1,4-benzodioxin-6-yl]-2,3-dihydrochromen-4-one

Isosilybin의 구조와 생합성 과정

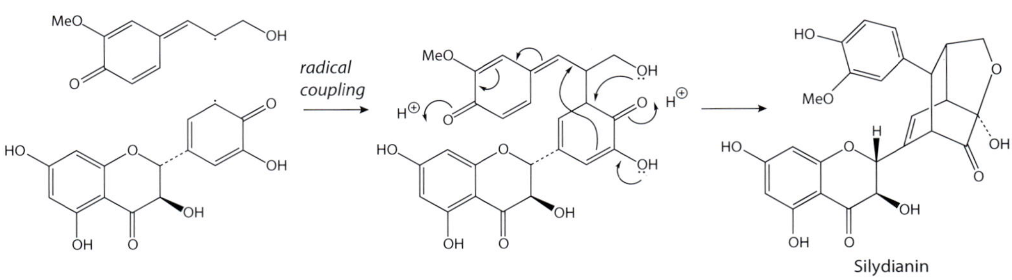

Silydianin	(1*R*,3*R*,6*R*,7*R*,10*R*)-3-Hydroxy-10-(4-hydroxy-3-methoxyphenyl)-8-[(2*R*)-3,5,7-trihydroxy-4-oxo-3,4-dihydro-2H-chromen-2-yl]-4-oxatricyclo[4.3.1.03,7]dec-8-en-2-one

Silydianin의 구조와 생합성 과정

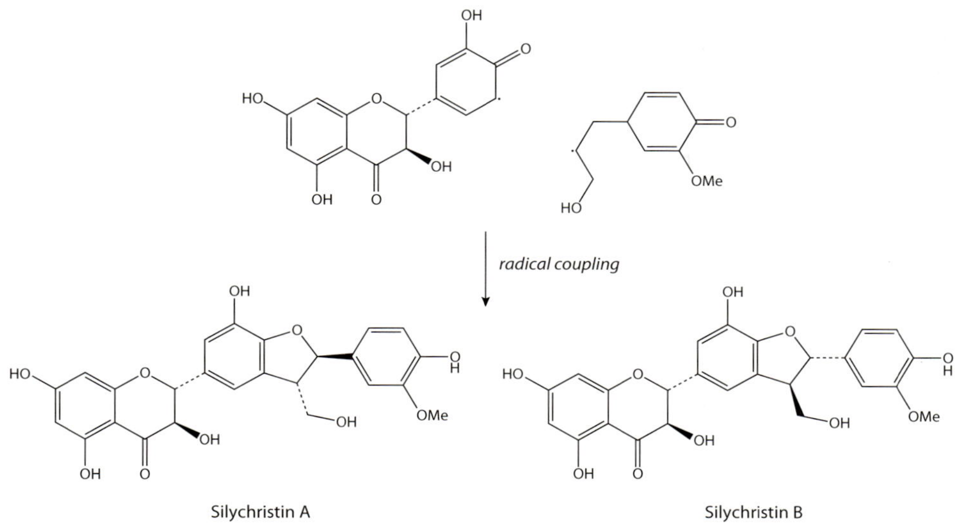

Silychristin A	(2*R*,3*R*)-3,5,7-trihydroxy-2-[(2*R*,3S)-7-hydroxy-2-(4-hydroxy-3-methoxyphenyl)-3-(hydroxymethyl)- 2,3-dihydro-1-benzofuran-5-yl]-2,3-dihydrochromen-4-one
Silychristin B	(3*S*)-3,5,7-trihydroxy-2-[2-(4-hydroxy-3-methoxyphenyl)-3-(hydroxymethyl)-2,3-dihydro-1,4-benzodioxin-6-yl]-2,3-dihydrochromen-4-one

Silychristin의 구조와 생합성 과정

약리작용 및 기전

실리마린은 주로 항독소 효과를 나타내며 간조직 재생을 촉진한다. 항독소 효과는 막 안정화와 라디칼 길항에 의해, 재생 촉진 효과는 단백질 생합성의 자극에 의한 것이다.

약리작용

■ 항독소 효과

Rat에 실리마린을 전 처리하면 CCl_4, galactosamine, thioacetamide 등과 같은 다양한 간 독소로 인한 손상으로부터 간세포를 보호한다. 또한 실리마린은 약물 독성으로부터 간을 보호한다.

Amanita phalloides 버섯의 독소에 대한 보호 효과도 있는데, 이 버섯은 간의 다양한 부분을 손상시키는 독소인 phalloidin과 α−amanitin를 함유한다. 실리마린은 amanitin의 유일한 해

독제이다. Tuchweber 등은 밀크시슬로부터 유래한 silybin의 효과를 phalloidin으로 간독성을 유발한 swiss mice를 통해 연구했다. Silybin을 미리 처리했을 때는 phalloidin으로 인한 간의 급성 출혈성 괴사를 예방할 수 있다. 전자현미경으로 측정한 바로는 phalloidin으로 인한 최초의 변화는 간세포 세포막에서 시작되며 세포질 내에 액포가 형성된다. 조직에서의 이러한 형태학적 변화는 혈장에서 증가된 간효소 수치와 관련이 있다. Silybin을 단회투여로 전처리 했을 때 phallodin에 의해 유발된 형태학적 변화를 막고, 혈류로의 간효소 누출을 상당히 줄여준다고 보고되었다.

■ 재생 촉진 효과

실리마린, 특히 silybin은 간세포의 재생을 촉진하는 치료적 특성을 가진다. 생화학적 측면에서, 조직의 재생 능력은 세포 대사와 거대분자 합성에 의해 발생한다. 전반적으로 silybin은 세포 단백질 합성을 유도하며, 그 메커니즘은 세포핵 RNA polymerase의 subunit과 silybin이 결합하여 단백질 합성을 촉진하는 것이다. Silybin은 polymerase를 자극해 더 많은 ribosomal RNA를 합성하도록 하고, 이것은 ribosome 형성과 세포 단백질 합성의 증가를 이끈다.

■ 항섬유화 효과

섬유성 변환은 간경변증Hepatic cirrhosis의 발병에 있어 중요한 역할을 한다. 실리마린의 항섬유화 효과는 60% 실리빈을 포함하고 있는 표준화된 식물 추출물을 이용해서 연구되었다. 수술적으로 완전 담도 폐색Complete bile duct occlusion을 일으키거나 sodium amidotrizoateEthibloc를 주사해 실험적 간경변을 유도했다. Schuppan 등은 실리마린을 연구하기 위해 이 모델을 사용하였고 실리마린을 D-penicillamine, colchicine과 함께 비교했다. 6주 후 실리마린을 처치한 그룹만이 간의 콜라겐 함량 수치가 50% 감소했다. Boigk 등은 이러한 결과들을 재차 확인했다. 실리마린의 효과는 농도 의존적이어서 25 mg silybin/kg/day가 아니라 50 mg/kg/day의 용량에서 콜라겐 축적이 눈에 띄게 줄어들었다.

기전

밀크시슬의 간 보호 기능은 항산화 활성 또는 free radical 억제 메커니즘으로 작용한다. 또한 실리마린은 사람의 혈소판에서 항산화 효과를 나타냈고, 과도한 철분으로 손상된 rat에서 항산화적 방어를 보여줬다. 알코올성 간경변을 가진 사람의 적혈구와 림프구 superoxide dismutaseSOD 수치를 높여주었다.

*A. phalloides*에 대한 실리마린의 보호 효과는 독소 결합과 간세포의 독소 흡수를 억제함으로써 나타난다. UDP–glucuronic acid 생합성 경로에 관련된 효소의 활성은 D–galactosamine으로 유발된 rat의 간세포 손상에서 실리마린의 보호 효과를 나타낸다.

Silybin은 간을 일부 절제한 쥐의 간에서 재생 효과를 나타낸다. DNA 합성을 증가시키는 효과는 신장 독성 유발 물질에 노출된 세포에서도 나타났다. Silybin은 DNA polymerase를 자극해 ribosomal RNA의 합성을 증가시키고 간세포의 재생을 촉진한다. 또한 silybin은 세포막을 안정화시키고 간의 glutathione을 증가시킨다. 반면 종양세포, 특히 HeLa와 Burkitt lymphoma cell은 silybin의 영향을 받지 않는다.

밀크시슬의 다른 효과로는 단백질 합성의 증가, 암 전이 억제, 면역 반응 안정화, 방사능에 의한 세포 손실에 대한 방어, 그리고 세포막 안정성 증가 등이 있다.

대표적인 의약적 용도

습관성 알코올 중독, 간질환, 간질환과 관련된 위장관 질환비장 질환 및 담석증 등, 황달 등

부작용 및 금기

몇몇 연구는 메스꺼움, 속쓰림, 설사, 상복부 통증, 복부 불쾌감, 소화 불량, 고창Flatulence, 식욕저하 등의 가벼운 위장관 증세를 보고했다. 두드러기, 습진, 두통 또한 보고되었다. 일부 논문에서는 과민증 및 아나필락시 반응도 밀크시슬 섭취와 관련 있다고 언급했다. 임상시험 중인 환자들이 liver disease를 가지고 있기 때문에 부작용이 밀크시슬에 의해 발생된 것인지 간질환에 의한 것인지 확실하지 않고, 부작용이 나타나는 비율은 플라시보와 유사하다.

제품 및 관련 응용제품 소개

Legalon® 70 capsules, Silimarit® capsules, silymarin STADA® capsules, 신일실리마린정 35 mg신일제약, 건일실리마린정 70 mg건일제약, 레버톤정유니메드제약 등

참고문헌

1. 생약학교재편찬위원회 (2015). 생약학. 개정2판. 동명사. 339, 401.
2. Wichtl, M. (2004). Herbal drugs and phytopharmaceuticals: A handbook for practice on a scientific basis. CRC press.
3. Abenavoli, L., Capasso, R., Milic, N., & Capasso, F. (2010). Milk thistle in liver diseases: past, present, future. Phytotherapy Research, 24(10), 1423-1432.
4. Ulbricht, C., & Seamon, E. (2010). Natural standard herbal pharmacotherapy. An evidence-based approach. Mosby. 349-350, 537.
5. Dewick, P. M. (2002). Medicinal natural products: A biosynthetic approach. John Wiley & Sons. 153-155.
6. Schulz, V., & Hänsel, R. (2004). Rationale Phytotherapie: Ratgeber für Ärzte und Apotheker. Springer. 283-285.
7. Harborne, J. B. (1994). The Flavonoids: Advances in research since 1986. Chapman and Hall. 635-636.

- 약물상호작용: 이 약은 사이토크롬 P450 대사효소를 유도하므로 이 효소에 의해 대사되는 다음 의약품의 혈중 농도를 감소시킬 수 있음항레트로바이러스약, 쿠마린계 항응고제, 세포증식 억제제, 면역억제제.

■ **페리시정 (서울제약) (OTC, 급여)**

- ATC코드: Other antidepressants/N06AX
- 효능·효과: 가볍고 일시적인 우울증상의 완화/긴장상태, 수면이상(잠들기와 잠에서 깨어나기 어려움)의 완화
- 성분·함량: 히페리시 50% 에탄올 엑스 250 mg
- 용법·용량: 성인 1회 1정, 1일 2회
- 부작용 및 약물상호작용: 노이로민정과 같음

■ **훼라민큐정 (동국제약)/지노플러스정 (진양제약) (OTC)**

- ATC코드: Other sex hormones and modulators of the genital system/G03X
- 효능·효과: 갱년기 증상의 완화
- 성분·함량: Cimicifuga fluid extract 0.0364 mg/Hyperici dried extract 84 mg
- 부작용 및 약물상호작용: 노이로민정과 같음

참고문헌

1. Nathan, P. J. (2001). *Hypericum perforatum* (St. John's wort): a non-selective reuptake inhibitor? A review of the recent advances in its pharmacology. Journal of Psychopharmacology, 15(1), 47-54.
2. Dörks, M., Langner, I., Dittmann, U., Timmer, A., & Garbe, E. (2013). Antidepressant drug use and off-label prescribing in children and adolescents in Germany: Results from a large population-based cohort study. European Child & Adolescent Psychiatry, 22(8), 511-518.
3. Parker, V., Wong, A. H., Boon, H. S., & Seeman, M. V. (2001). Adverse reactions to St. John's wort. Canadian Journal of Psychiatry, 46(1), 77-79.
4. Greeson, J. M., Sanford, B., & Monti, D. A. (2001). St. John's wort (*Hypericum perforatum*): a review of the current pharmacological, toxicological, and clinical literature.

Psychopharmacology, 153(4), 402-14.

5. Borrelli, F. & Izzo, A. A. (2009). Herb-drug interactions with St. John's wort (*Hypericum perforatum*): an update on clinical observations. The AAPS Journal, 11(4), 710-27.
6. Gurley, B. J., Swain, A., Williams, D. K., Barone, G., & Battu, S. K. (2008). Gauging the clinical significance of P-glycoprotein-mediated herb-drug interactions: comparative effects of St. John's wort, Echinacea, clarithromycin, and rifampin on digoxin pharmacokinetics. Molecular Nutrition & Food Research, 52(7), 772-779.
7. Nahrstedt, A. & Butterweck, V. (1997). Biologically active and other chemical constituents of the herb of *Hypericum perforatum* L. Pharmacopsychiatry, 30(Suppl 2), 129-134.

천연추출물의약품
Black cohosh

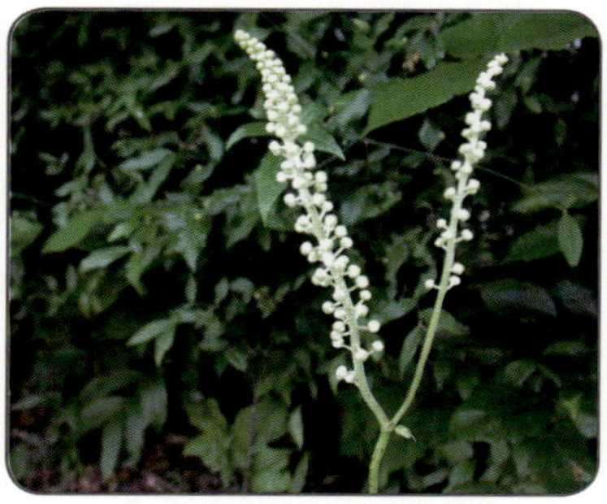
Cimicifuga racemosa

Black cohosh승마, *Cimicifuga racemosa*는 미나리아재비과 Ranunculaceae에 속하는 다년생 종자식물로 북아메리카가 주산지이며, 다양한 산림지대 서식지에서 자란다. 오래전부터 black cohosh의 뿌리와 뿌리줄기는 아메리카 원주민 Amerindian에 의해 의약적인 용도로 사용되었는데, 그 추출물은 진통, 진정, 항염증 작용이 있는 것으로 알려졌다. 학술문헌에 따르면 폐경기와 관련된 여러 증상들을 치료하는데 효과적인 것으로 보고되고 있다. 주로 triterpene glycoside와 polyphenol류를 함유하고 있으며, 대표적인 성분으로는 27-deoxyactein, cimigenol, formononetin 등이 있다.

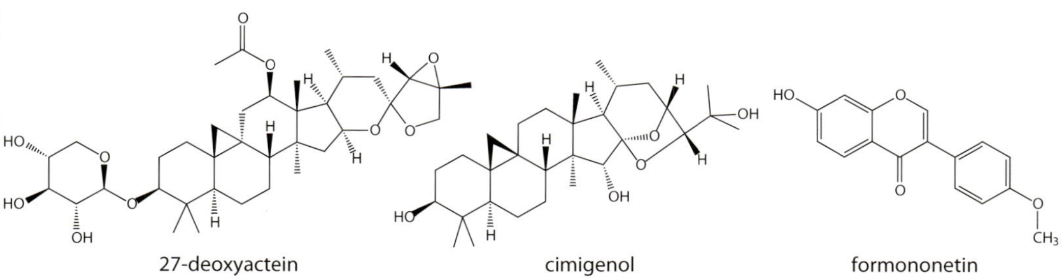

Black cohosh의 주요성분

용도

아메리카 원주민은 이전부터 black cohosh를 부인과질환과 인후염, 신장질환, 우울증에 사용해 왔다. 유럽인들도 미국에 정착하면서 black cohosh를 의약적 용도로 사용하였는데, 1830년에 black cohosh는 'black snakeroot'라는 이름으로 약전에 실리게 되었다. 1844년에 의사인 John King이 black cohosh를 류마티즘과 신경질환에 사용함으로써 널리 알려졌으며, 19세기 중반 다른 여러 의사들이 black cohosh를 말라리아, 자궁내막염, 무월경증, 월경불순, 월경과다, 불임, 산후 통증 등 다양한 질환에 사용했다. 1989년 독일 보건국German Commission E은 black cohosh의 뿌리줄기 추출물을 생리전증후군, 월경곤란증폐경기 자율신경계 증후군에 사용하도록 승인했으며, 세계보건기구The World Health Organization와 유럽보건당국European Scientific Cooperative on Phytotherapy은 각각 2002년과 2003년에 black cohosh를 폐경기증후군 치료제로 등재시켰다.

오늘날에는 주로 월경전긴장, 폐경 및 다른 산부인과질환 개선을 위한 건강기능식품으로 사용하고 있으며, 여러 이견이 있기는 하나 최근 실험결과들에 대한 메타분석을 통해 이러한 효능이 타당한 것으로 입증되고 있다.

약리작용

Black cohosh에서 분리된 fukinolic acid는 에스트로겐 의존성 암세포주인 MCF-7 cell의 증식을 증가시킨다는Estrogenic activity 보고가 있으며, 에탄올추출물은 폐경기 여성과 난소절제동물Rat의 여포자극호르몬FSH의 수치에는 영향을 미치지 않지만 황체형성호르몬LH의 수치를 현저하게 낮추는 결과를 보였는데, 이는 black cohosh가 에스트로겐 대체 요법을 쓸 수 없는 여성들의 폐경기 증상 개선에 도움이 된다는 것을 증명하는 결과였다. 또한 black cohosh에서 분리된 사포닌이 osteoclastogenensis를 억제하여 골다공증에 도움이 된다는 내용도 보고되었다.

Black cohosh 함유 제품

해외에서는 주로 건강보조식품Dietary supplement으로 판매되고 있으며, 현재 국내에 시판되고 있는 제품은 승마Black cohosh 추출액을 주성분으로 하는 OTC 제품 또는 히페리시 건조추출물Hyperici dried extract을 혼합한 OTC 복합제가 있다.

■ **지노큐에스정(진양제약) (OTC)**

- **ATC코드**: Other sex hormones and modulators of the genital system/G03X
- **효능·효과**: 갱년기의 다음 증상－홍조, 발한, 수면장애, 신경과민증, 우울증/갱년기가 시작되기 전의 정신·신경성 증상
- **성분·함량**: Cimicifugae Rhizoma 58% Ethanol Ext. 20 mg
- **용법·용량**: 성인 1회 1정, 1일 2회
- **부작용**: 드물게 체중 증가, 때때로 위장관 장애, 부정자궁출혈, 흉통/간질환으로 의심되는 증상

■ **훼라민큐정(동국제약)/지노플러스정 (진양제약) (OTC)**

- **ATC코드**: Other sex hormones and modulators of the genital system/G03X
- **효능·효과**: 갱년기 증상의 완화
- **성분·함량**: Cimicifuga fluid extract 0.0364 mL/Hyperici dried extract 84 mg
- **용법·용량**: 성인 1회 1정, 1일 2회
- **부작용 (히페리시 부작용)**: 드물게 알레르기 피부반응, 햇볕에 대한 피부의 민감성이 증가하는 광과민반응/드물게 피로, 불안, 졸음, 초조/드물게 위장관 장애/간질환으로 의심되는 증상
- **약물상호작용**: 히페리시 건조추출물에 의한 약물상호작용 주의항레트로바이러스약, 쿠마린계 항응고제, 세포증식 억제제, 면역억제제

참고문헌

1. 생약학교재편찬위원회 (2015). 생약학. 개정2판. 동명사.
2. Beer, A. M. & Neff, A. (2013). Differentiated evaluation of extract-specific evidence on *Cimicifuga racemosa*'s efficacy and safety for climacteric complaints. Evidence-Based Complementary and Alternative Medicine, Article ID 860602.
3. Kruse, S. O., Löhning, A., Pauli, G. F., Winterhoff, H., & Nahrstedt, A. (1999). Fukiic and piscidic acid esters from the rhizome of *Cimicifuga racemosa* and the in vitro estrogenic activity of fukinolic acid. Planta Medica. 65(8), 763-764.
4. Düker, E. M., Kopanski, L., Jarry, H., & Wuttke, W. (1991). Effects of extracts from

Cimicifuga racemosa on gonadotropin release in menopausal women and ovariectomized rats. Planta Medica, 57(5), 420–424.

5. Anonymous. (2003). *Cimicifuga racemosa*. Alternative Medicine Review, 8(2), 186–189.
6. Qiu, S. X., Dan, C., Ding, L. S., Peng, S., Chen, S. N., Farnsworth, N. R., Nolta, J., Gross, M. L., & Zhou, P. (2007). A triterpene glycoside from black cohosh that inhibits osteoclastogenesis by modulating RANKL and TNFα signaling pathways. Chemistry & Biology, 14(7), 860–869.

천연추출물의약품
Centella

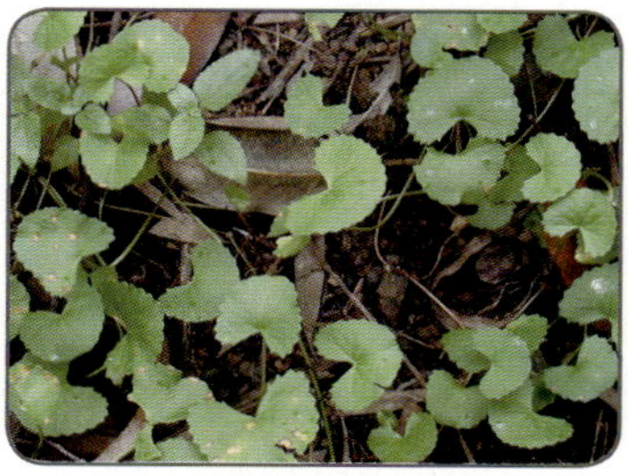
Centella asiatica

Centella병풀, *Centella asiatica*는 Gotu kolaConical shape leaf라 불리는 작고 서리에 약한 다년생 초본식물로 미나리과Umbelliferae에 속한다. 인도, 동남아시아, 미국 동남부의 습지대가 원산지이며 콩팥 모양으로 가장자리에 둔한 톱니가 있는 잎이 특징이다. 습지에 자라는 식물이기 때문에 특히 수질 오염에 민감하고 오염물질을 흡수한다. Centella는 인도Ayurveda, 아프리카, 중국전통의학에서 사용되어 왔으며, 영국에서는 asiatic pennywort 또는 indian pennywort로 불린다. 함유 성분으로는 asiatic acid, brahmic acidmadecassic acid, asiaticoside, madecassoside 등이 있다.

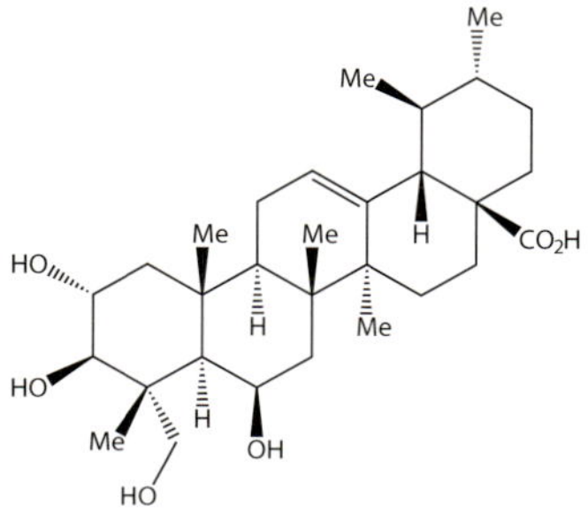
brahmic acid (madecassic acid)

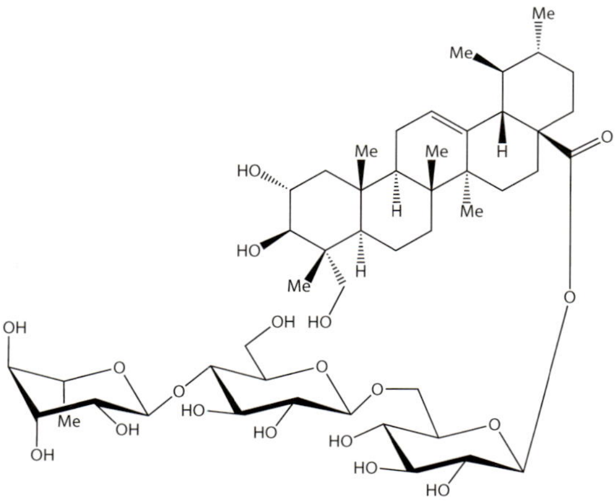
asiaticoside

Centella의 주요성분

용도

Centella는 상처치료의 용도로 사용되었는데, 나병, 루프스, 정맥류성궤양, 습진, 건선 등과 같은 각종 피부질환과 여성 비뇨생식기 질환에 사용되고 있다. 또한 혈액을 맑게 하고 혈압을 낮추며, 기억력 증진과 수명 연장의 효과를 얻기 위해 사용되기도 한다. Centella는 상처부위에서 혈관생성Angiogenesis을 통해 상처치유 효과를 나타내는데, asiaticoside가 주성분으로 알려졌다.

임상시험에서는 centella 추출물은 triterpene이 다량 함유된 추출물Titrated extract of *Centella asiatica*을 사용하였으며, 정맥류 환자에게 투여한 결과 순환 혈관내피세포 수를 감소시켜 혈관 내막을 보호하는데 유의적인 효과를 보였다. 또한 하지정맥 환자에게 투여하여 여러 파라미터를 확인한 결과 placebo 군 대비 유의적인 효과를 보였다. 이외에도 인지장애, 불안증, 우울증 환자 등에 대한 임상결과에서도 긍정적인 효능을 보였다.

현재까지 centella와 다른 약물 간의 상호작용은 보고되지 않았지만, 고농도의 centella를 복용 시 진정효과가 나타나 수면제나 안정제 투여 시 주의를 요구한다.

약리작용

Centella 추출물은 상처치료 모델Rat에서 세포 증식과 콜라겐 합성이 증가됨을 보였으며, 젤 형태의 제품이 가장 큰 효과를 보였다. 이는 염증 부위의 피부를 두껍게 하는 각질화에 영향을 주는 것으로 생각된다. 여러 논문에서 asiaticoside의 상처치료 효과를 증명하고 있는데, asiaticoside는 새로 생성된 피부의 인장강도 증가시키고 상처부위의 염증을 억제하며 항산화도를 높이는 것으로 보고되었다. 또한 centella는 약해진 정맥의 결합조직을 강화하고 안정화시키는데 도움을 주어 정맥 부전Venous insufficiency에 효과를 나타낸다.

이외에도 진정, 항불안 효과와 항우울증, 항간질, 기억력증진, 위궤양치료 효과를 나타내는 것으로 문헌에 보고되었다.

Centella 함유 제품

현재 국내에서는 centella 추출물을 함유하고 있는 다양한 상처치료 외용제가 판매되고 있다. 마데카솔연고의 경우 의약외품으로 분류되어 있고, 나머지 centella 추출물이 함유된 외용제의 경우 OTC로 판매되고 있다. 최근에는 정맥질환 효능이 있는 경구용 제제가 출시되었다.

■ **센시아정 (동국제약) (OTC, 비급여)**

- ATC코드: Other cicatrizants/D03AX
- 효능·효과: 정맥질환–정맥, 림프 부전과 관련된 증상의 개선하지둔중감, 통증, 하지불온증상
- 성분·함량: Titrated extract of *Centella asiatica* 30 mg
- 용법·용량: 성인 1일 1~2정

■ **마데카솔연고 (동국제약) (의약외품)**

- ATC코드: Other cicatrizants/D03AX
- 효능·효과: 정맥류성 궤양, 화상, 피부이식, 외상상처, 해상종, 구축성반흔, 욕창, 누공, 나병의 궤양성 상처, 산과의 외상, 피부점막병변
- 성분·함량: Titrated extract of *Centella asiatica* 10 mg
- 용법·용량: 환부에 1일 1~2회 적량 도포

■ **복합마데카솔연고 (동국제약) (OTC, 비급여)**

- ATC코드: Hydrocortisone and antibiotics/D07CA01
- 효능·효과: 네오마이신 감수성 세균에 의해 2차 감염된 코르티코이드 반응성 피부질환의 초기 치료–피부염, 감염된 상처
- 성분·함량: Hydrocortisone acetate 10 mg/Neomycin Sulfate 3.5 mg/Titrated extract of *Centella asiatica* 10 mg
- 용법·용량: 1일 1~2회 적당량을 환부에 바른다.

참고문헌

1. Gohil, K. J., Patel, J. A., & Gajjar, A. K. (2010). Pharmacological review on *Centella asiatica*: A potential herbal cure-all. Indian Journal of Pharmaceutical Sciences, 72(5), 546-556.
2. Brinkhaus, B., Lindner, M., Schuppan, D., & Hahn, E. G. (2000). Chemical, pharmacological and clinical profile of the East Asian medical plant *Centella asiatica*. Phytomedicine, 7(5), 427-448.
3. Suguna, L., Sivakumar, P., & Chandrakasan, G. (1996). Effects of *Centella asiatica* extract on dermal wound healing in rats. Indian Journal of Experimental Biology, 34(12), 1208-1211.
4. Allegra, C. (1984). Comparative capillaroscopic study of certain bioflavonoids and total triterpenic fractions of *Centella asiatica* in venous insufficiency. La Clinica Terapeutica, 110(6), 555-559.
5. Shukla, A., Rasik, A. M., Jain, G. K., Shankar, R., Kulshrestha, D. K., & Dhawan, B. N. (1999). In vitro and in vivo wound healing activity of asiaticoside isolated from *Centella asiatica*. Journal of Ethnopharmacology, 65(1), 1-11.
6. Wattanathorn, J., Mator, L., Muchimapura, S., Tongun, T., Pasuriwong, O., Piyawatkul, N., Yimtae, K., Sripanidkulchai, B., & Singkhoraard, J. (2008). Positive modulation of cognition and mood in the healthy elderly volunteer following the administration of *Centella asiatica*. Journal of Ethnopharmacology, 116(2), 325-332.

천연추출물의약품
Echinacea

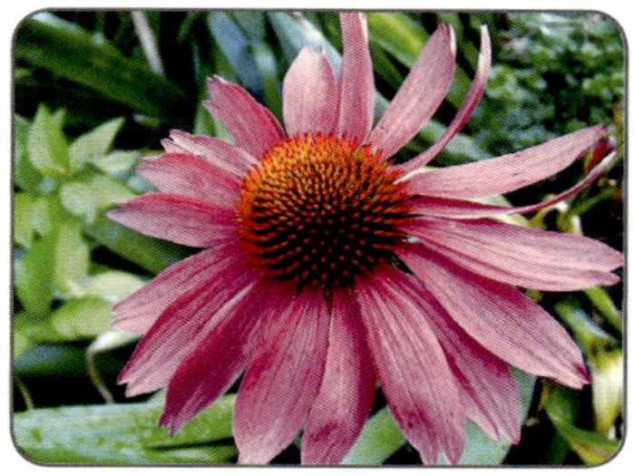
Echinacea purpurea

Echinacea는 국화과Compositae에 속하는 속씨식물이며 *Echinacea* 속에 9개의 종이 있다. 일반적으로 purple coneflower라고 불리고 동쪽과 중앙 북아메리카에서만 발견된다. Echinacea는 크고 현란한 꽃으로 유명하며 이른 여름부터 늦여름까지 꽃을 피운다. Echinacea는 그리스어에서 유래되었는데, echino는 성게라는 뜻으로 꽃 중앙에 뾰족한 모양이 있기 때문이다. Echinacea 중 *Echinacea purpurea*는 민간에서 약으로 사용되어 왔으며, *E. tennesseensis*와 *E. laevigata*는 미국에서 멸종위기 식물로 분류되어 있다.

스위스에 있었던 건강보조식품 회사가 Echinacea가 South Dakota에 사는 북미 원주민에 의해 감기 예방약으로 쓰였다고 잘못 말한 것을 시작으로, echinacea가 일반감기의 예방약으로 알려지게 되었다. 실제로 북미 원주민은 그 용도로 사용하지는 않았고, 평원 인디언의 일부 종족만이 감기 증상에 사용한 것으로 알려졌다. 북미 원주민은 엘크Elk가 아프거나 상처가 났을 때 echinacea를 찾는 것을 보고 echinacea의 용도에 대해 알게 되었다고 한다. 주요성분으로는 echinacoside, cichoric acid, rutinrutoside 등이 있다.

[*Echinacea* 속 식물]

- *Echinacea angustifolia* – Narrow–leaf coneflower
- *Echinacea atrorubens* – Topeka purple coneflower
- *Echinacea laevigata* – Smooth coneflower, Smooth purple coneflower
- *Echinacea pallida* – Pale purple coneflower
- *Echinacea paradoxa* – Yellow coneflower, Bush's purple coneflower

는 기타의 방법으로 건조한 백삼, 수삼을 수증기로 쪄서 말린 홍삼紅蔘, Korean red ginseng 등으로 구분된다. 홍삼은 보통 인삼의 6년생 뿌리를 수증기에 쪄서 말리는 과정을 거쳐서 만들어지며 가공과정에서 열을 받은 당분이 화학반응을 일으켜 인삼의 색깔이 갈색 빛이 도는 붉은색으로 바뀐다. 홍삼을 언제부터 만들었는지에 대한 여러 주장이 있으나, 문헌적으로 송나라 사신이 1123년에 고려를 방문하여 보고 들은 것을 기록한 '고려도경高麗圖經'에 '산삼을 수증기에 증숙蒸熟한 것과 백삼이 있다'고 한 기록을 보아 1,000년 이상의 제조역사를 갖고 있음을 알 수 있다. 수삼은 다량의 수분을 함유하고 있어 인삼의 유통과정에서 장기간 보관이 어렵고 부패하거나 손상이 되기 쉬운 반면, 홍삼은 특수한 가공기술로 보관기관을 늘리고 제조 과정에서 유효한 약효성분을 증가시킬 수 있도록 변화시켰다는 점에 있어서 선조들의 지혜가 녹아있는 발명품이다. 조선후기, 영/정조 시대를 거치며, 홍삼의 제조가 급증하였으며 조선시대 대표적 수출품목으로 성장하였다. 현재 홍삼은 '인삼산업법시행규칙'에 의하여 1등천삼, 2등지삼, 3등양삼, 등외절삼품의 4등급으로 구분되며 최고급 제품인 천삼은 전체 홍삼 생산량의 1% 이하이다.

인삼의 구성성분에 관한 현대의 과학적 연구를 통해 인삼사포닌 배당체Ginsenosides, 다당류Polysaccharides, 플라보노이드Flavonoids, 유기산 및 그의 에스터 화합물, 폴리아세틸렌Polyacetylenes 등과 같은 다양한 화합물들을 밝혀 냈다. 인삼류에서 공통적으로 발견되는 독특한 화합물은 진세노사이드로 인삼의 다양한 약리효과와 관련된다. 진세노사이드는 당부분을 제거한 비당aglycone부분의 구조에 따라 protopanaxadiolPPD, protopanaxatriolPPT, octillolOT, oleanolic acidOA계열 등으로 나눌 수 있다. 인삼에서 가장 풍부한 성분인 인삼 다당류는 2~10개 정도의 당이 결합된 올리고머들로 구성된다. 인삼의 추출물에서 α-Glcp-(1-6)-α-Glcp, α-Glcp-(1-6)-α-Glcp-(1-4)-α-Glcp, α-Glcp-(1-6)-α-Glcp-(1-6)-α-Glcp-(1-4)-α-Glcp 등과 같은 올리고머 들과 6개의 다른 malto-oligosaccharides 등이 검출된다. 또한, 인삼에서 파낙시돌Panaxydol, 파낙시트리올Panaxytriol 등과 같은 20여종 이상의 폴리아세틸렌 성분이 발견되었다.

인삼의 분류 및 특징

인삼*Panax spp*속은 두릅나무과에 속하는 여러해살이 풀로 전 세계에서 보고된 인삼 종류로는 *Panax ginseng*, *P. quinquefolius*, *P. notoginseng*, *P. japonicum*, *P. trifolius*, *P. pseudogin-*

seng, *P. vietnamensis*, *P. bipinnatifidus*, *P. wangianus*, *P. zingiberensis*, *P. stipuleanatus* 등이 있다. 상업적으로 재배되거나 거래되는 인삼으로 고려인삼*P. ginseng* C. A. Meyer, 화기삼*P. quinquefolius* L., 전칠삼칠삼*P. notoginseng* Burkill이 있으며 기타, 죽절삼*P. japonicum* C. A. Meyer, 삼엽삼*P. trifolius* L. 및 히말리야 삼*P. pseudoginseng* Wall 등이 소량 사용되고 있다.

고려인삼은 아시아의 극동지방에서만 자생하는 식물로 북위 30°에서 48°사이 지역인 한국33.7°~43.1°, 중국만주, 43°~47°, 소련극동의 연해주, 40°~48°의 3개 지역에서만 자생인삼이 산출된다. 뿌리는 가늘고 긴 원기둥 모양의 방추형으로 때로는 중간쯤에서 2~5개의 곁뿌리가 존재한다. 바깥면은 연한 황갈색에서 연한 회갈색을 띄며, 근두부는 약간 구부러져 있고 줄기의 잔기가 붙어있던 뇌두가 존재한다. 뿌리의 선단에는 긴 엽병이 있고 5소엽의 장상엽이 4~6가지로 윤생한다. 꽃은 화엽병의 선단에 달린 산형화서로 담항녹색이며 열매는 가을에 붉게 익는다. 고려인삼은 우리나라 각지에서 재배되며 1960년대까지 세계에서 가장 많이 알려지고 거래되던 삼이다. 최근, 중국도 인삼의 주요산지인 동북3성길림성, 요녕성, 흑룡강성 지역에서 인삼재배를 위한 노력을 기울이고 있다. 하지만 현재까지는 한국의 고려인삼에 비하여 상대적으로 재배기술이 떨어져 품질이 낮다고 알려진다.

화기삼미국인삼, 서양인삼은 캐나다 동남부와 미국의 중부지방인 북위 30°~48°, 서경 67°~95° 사이에서 자생하거나 재배되는 인삼이다. 17세기 서양 선교사가 중국을 방문하고 인삼의 약효와 효능에 대하여 보고 한 이후 인삼과 비슷한 서식환경을 갖는 캐나다 지방에서 화기삼을 발견하고 재배하여 세계 시장에서 거래되는 삼이다. 화기삼은 뿌리의 모양이 고려인삼과 비슷한 특징을 갖으나, 일반적으로 뿌리의 모양이 고려인삼에 비하여 짧고 주름이 많으며 뇌두가 작고 약하다. 또한 고려인삼에 비하여 자근의 발달이 약하여 수삼의 다리가 여러 갈래로 뻗어 내린 난발삼이 많다. 고려인삼 특유의 향이 약하며 미국에서 중국으로 수출된다고 하여 광동인삼이라고도 한다. 삼칠삼전칠삼은 중국의 남부지방인 운남성과 광서성 일대의 아열대 산악지대에서 재배되는 인삼으로 지상부의 형태는 우리나라 인삼과 비슷하다. 생약의 뿌리는 길이 1~6 cm, 지름 1~4 cm의 원뿔모양으로 근두부에 뿌리줄기가 붙었던 자국이 있고 주위에는 작은 혹모양의 돌기가 있다. 옆면은 회갈색-회황색이며 세로 주름과 가는 뿌리가 붙었던 흔적이 있다. 죽절인삼은 홋까이도에서 규슈까지 일본의 야산에 자생하는 다년생 초본으로 엽병 및 입의 형태는 우리나라 인삼과 비슷하다. 그러나 뿌리 모양이 지상과 평행하게 뻗으며 대나무의 마디를 닮아서 '죽절'이라는 이름이 붙여진 인삼이다.

보통명	학명	기타명	분포지역(형태)
인삼	*Panax ginseng* C. A. Meyer	고려인삼, 고려삼, Korea Insam, Ginseng, Korean Ginseng 등	한국, 만주(사람모양)
서양삼	*Panax quinquefolius* L.	화기삼, 북미삼, 미국삼, 카나다삼, America Ginseng	북미동부(원추형)
삼칠삼	*Panax notogingseng* Burkillr	전칠삼, 삼칠삼, Chinese Ginseng	중국운남, 광서(소형당근)
죽절삼	*Panax japonicum* C. A. Meyer	소삼, 죽절삼, Japanese Ginseng	일본, 중국운남(대나무 뿌리)
삼엽삼	*Panax trifolius* L.	왜생삼, American Ginseng	북미동부(구형)
히말라야삼	*Panax pseudoginseng* C. A. Meyer	가삼, Nepalese Ginseng	네팔(구근형)

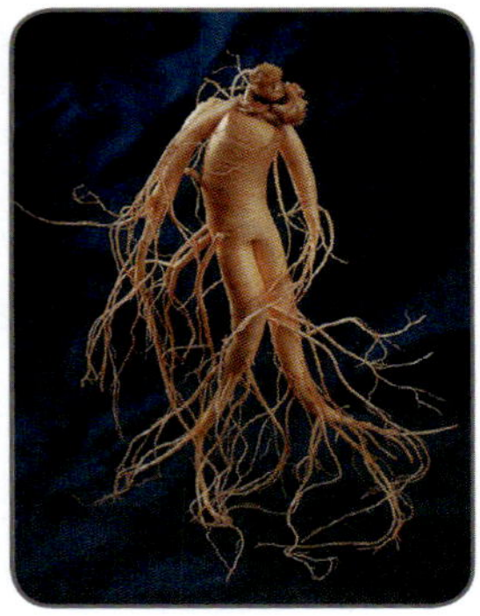

고려인삼

인삼 사포닌(진세노사이드, ginsenosides)

인삼의 주요 활성성분으로는 흰색의 무정형 분말인 진세노사이드Ginsenosides라 불리는 사포닌이 알려져 있다. 1963년에 최초의 진세노사이드가 인삼으로부터 분리된 후 지금까지 고려인삼으로부터 진세노사이드Ginsenosides, 다당류Polysaccharides, 폴리아세틸렌Polyacetylenes, 펩타이드Peptides 및 아미노산Amino acids을 포함한 200종류 이상의 화합물이 보고되었으며, 삼칠삼과 화기삼으로부터 100종류 이상의 물질이 분리되었다. 인삼속에 존재하는 인삼사포닌은 다마란Dammarane, 오코틸롤Ocotillol, 올레안Oleanane 골격의 화합물에 당이 결합된 형태를 이루고 있으며, 이중 특이적으로 인삼속에만 대량 존재하는 화합물이 다마란계 사포닌이다. 이들 다마란 골격은 3번과 20번 탄소에 수산기가 붙어있는 프로토파낙사디올Protopanaxadiol, PPD과 3번, 6번, 20번에 수산기가 존재하는 프로토파낙사트리올Protopanaxatriol, PPT로 나누어 볼 수 있으며 인삼속에서 다양한 비율로 존재한다.

인삼속으로부터 분리된 진세노사이드들의 화학적 특징을 보면, 66종이 보고된 PPD 계열의 사포닌들은 20(*S*)−/20(*R*)−PPD 사포게닌sapogenin에 보통 1~6개의 당이 결합된 형태로 발견된다. 화합물들은 대부분 ① C−3 위치나 C−20번 위치에 당이 연결되며, ② 치환된 당은 선형으로 연결되었고, ③ 아실화는 연결된 당의 마지막 6번 수산기6-OH에서 일어난다. 말로닐기Malonyl, 아세틸기Acetyl, 부테노일기Butenoyl와 같이 아실기로 치환된 진세노사이드들은 열에 불안정하므로 보통 세포배양 된 인삼이나 백삼 등 열을 가하지 않는 인삼속에서 발견된다.

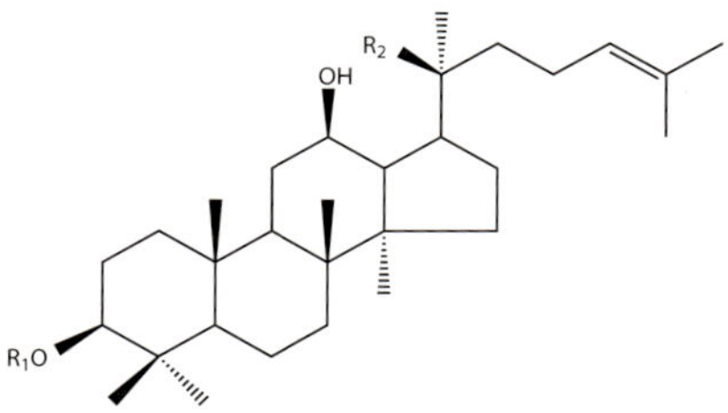

Protopanaxadiol type (PPD)

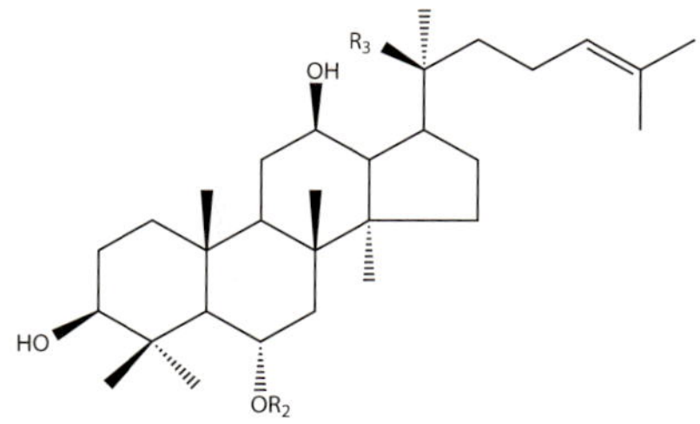

Protopanaxatriol type (PPT)

	R_1	R_2		R_2	R_3
Ginsenoside Rb_1	Glc–glc	Glc–glc–O–	Ginsenoside Rc		
Ginsenoside Rd	Glc–glc	Glc–O–	Ginsenoside Rg_1	Glc–	Glc–O–
Ginsenoside Rg_3		HO–	Ginsenoside Rf	Glc–glc–	HO–
Ginsenoside Ra_3	Glc–glc	Xyl–glc–glc–	Ginsenoside Rh_1	Glc–	HO–
Ginsenoside Rh_2	Glc–	HO–	Notoginsenoside R_1	Xyl–glc–	Glc–O–
Compound K	H	Glc–O	Ginsenoside F_1	H	Glc–O
20(*S*)–protopanaxadiol	H	HO–	20(*S*)–protopanaxatriol	H	OH

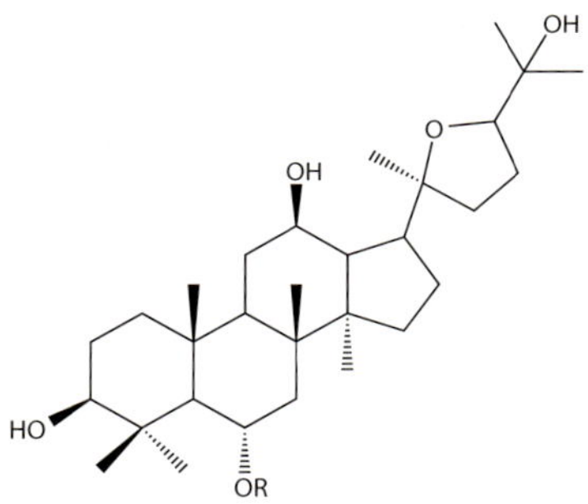

Octillol type (OT)

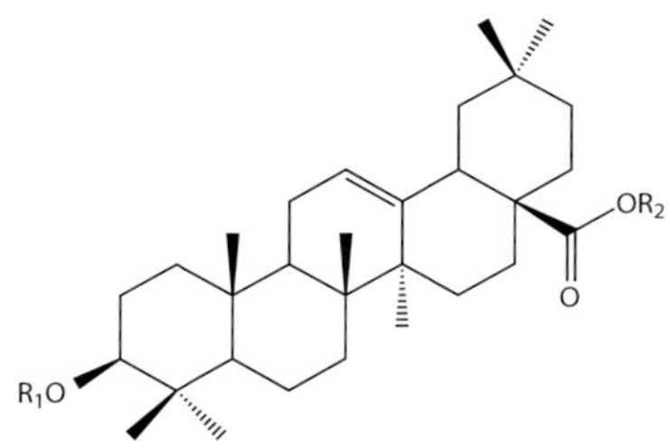

Oleanolic acid type (OA)

Calibration curves and content of ginsenosides in *Panax ginseng* extracts of different ages

			Content of ginsenosides (mg/g, %)		
ginsenoside	Biomarker (age)	r^2	four years	five years	six years
Rb_1	6	0.998	6.719±0.491 (0.672)	7.708±0.907 (0.771)	8.825±0.670 (0.883)
Rd	5	0.999	0.060±0.026 (0.006)	0.058±0.054 (0.006)	0.031±0.024 (0.003)
Re	4	0.994	8.338±1.464 (0.834)	7.454±0.420 (0.745)	8.323±0.940 (0.832)
Rg_2	5	0.995	0.197±0.098 (0.020)	0.210±0.062 (0.021)	0.169±0.042 (0.017)

PPT 계열의 화합물은 20(*S*)-/20(*R*)-PPT 사포제닌 골격을 가지며 PPD에 비하여 상대적으로 적은 개수의1~4개 당이 결합된 형태로 50종 이상이 보고되었다. PPT 계열의 화합물들은 ① 당이 C-6이나 C-20에 결합되며, ② 일반적으로 당은 2개가 결합되고, ③ 치환된 당은 선형으로 연결된다. 아실 치환된 PPT 형태의 화합물은 PPD 계열에서보다 드물게 관찰된다.

탄소 C-17번에서 오원환 퓨란링을 형성하는 옥틸롤Octillol 형태의 화합물은 현재까지 15종이 확인되었다. 화합물들은 PPT 계열의 사포제닌으로부터 만들어지는 것으로 추정되며, 24번 위치에서 *S*의 입체배열을, 탄소 6번 위치에 당이 결합된 특징을 갖는다.

발견된 진세노사이드들의 화학적 조성 또는 성분의 함량을 비교하여 고려인삼, 화기삼, 삼칠삼 등의 구별을 시도하였다. 고려인삼에서는 진세노사이드 중 Rb_1, Rg_1, Rb_2가 상대적으로 많으며 화기삼은 Rb_1, Re, Rd가, 삼칠인삼은 Rb_1, Rg_1, Ra_3, notoginsenoside R_1가 주성분으로 관찰된다. 진세노사이드 Rg_1/Rb_1과 Rb_2/Rb_1의 비율도 상업적으로 거래되는 인삼종을 구별하는 화학적 지표로 사용될 수 있다. 화기삼은 두 진세노사이드의 비율이 0.4보다 작으며 고려인삼과 삼칠삼은 높게 관찰된다. PPT 화합물에 대한 PPD 화합물의 비율PPD/PPT이 화기삼에서는 2.0 이상으로 고려인삼과 삼칠삼은 2.0 이하로 나타난다.

고려인삼의 품질을 확인하기 위하여 인삼의 연령을 대사체학의 연구를 통하여 제시하는 방법도 최근 시도되었다. 4년근, 5년근, 6년근 인삼의 뿌리를 추출한 후 질량분석기와 연결된 고압액체크로마토그래피UPLC-QTOFMS를 이용하여 대사체를 분석하였다. 4년근에 비하여 연령이 증가할 수록 고려인삼 중 존재하는 Rb_1의 함량이 증가하며 상대적으로 Rd, Re의 함량은 감소하는 경향을 관찰함으로써 인삼의 연령을 확인할 수 있었다.

인삼의 현대적 약효

인삼의 효능은 많은 연구자들에 의해 현대의 생리학적, 생화학적 및 약리학적 지식을 바탕으로 연구되었다. 인삼은 전통적으로 강장작용強壯藥, Adaptogenic activity, 즉 인체의 정상적인 신체적 긴장도를 유지시키거나, 혹은 병적 상태를 정상상태로 회복시키는 작용을 위하여 사용되었다. 인삼의 화학적 구성성분 중 특정 진세노사이드들은 서로 비슷한 작용을 하거나 서로 반대되는 작용을 나타낸다. 예를 들면 중추신경계에 대해 대표적인 PPD계 사포닌인 진세노사이드 Rb_1은 억제효과를 나타내고, 대표적인 PPT계 사포닌인 진세노사이드 Rg_1은 흥분효과를 나타낸다. 인삼의 이러한 효능은 신체조건을 정상화하는 작용, 즉 신체의 항상성恒常性을 유지시키는 작용을 한다. 그 외에도 인삼의 투여는 그 효과가 완만하며 장기간 투여하여도 약물의 존성이나 내성耐性이 없다는 특징을 갖고 있다. 현재까지 중추신경계를 비롯하여 내분비계, 면역계, 대사계 등 다양한 분야에서의 활성들이 보고되고 있다. 최근에는 인삼에 함유된 개별 진세노사이드의 활성을 증명하여 최적의 활성분획으로 각 질환에 적용하려는 연구가 시도되고 있다.

고려인삼의 과학적으로 입증된 약리효능은 다음과 같다.

퇴행성 뇌질환(Neurodegenerative diseases)에 대한 효과

최근, 퇴행성 뇌질환인 파킨슨병Parkinson's disease, 알츠하이머병Alzheimer's disease, 헌팅턴병Huntington's disease, 루게릭병Amyotrophic lateral sclerosis 및 다발성경화증Multiple sclerosis에 관한 활성이 보고되었다.

- 인삼 추출물이 인간신경세포주인 SH-SY5Y 세포주에서 신경세포 보호효과가 있으며, 진세노사이드 Rg_1, Re 및 Rd가 파킨슨질환의 증상을 완화시켰다.
- 알츠하이머 질환에서 인삼추출물이 인지능력Cognitive performance 및 기억력손실Memory loss를 저해했다.
- Ginsenoside Rb_1과 Rg_1은 노화된 rat, 중추성 허혈 후 재관류를 시킨 rat, 난소가 제거된 rat, 베타아밀로이드를 주입하여 기억부진 일으킨 rat 등을 포함한 10개 이상의 모델에서 기억력을 향상시키는 결과가 나왔으며, Rg_1은 기억의 모든 단계등록, 통합, 수정를 향상시켰다. 또한 진세노사이드 Rb_1, Rg_1, Rg_2, Rg_3, Rh_2 및 Re 각각의 화합물이 알츠하이머에 대한 치료 효과가 보고되었다. 사람을 대상으로 한 임상적 적용시험결과 인삼은 정신적, 지적작업 수행효율을 향상시킨다는 연구 결과들이 보고되었다주의력, 암산능력의 호전.
- 헌팅턴병에 대하여 추출물과 진세노사이드 Rb_1, Rb_5 및 Rc 등이 효과를 보였다.
- 루게릭병에 대하여 진세노사이드 Rb_2의 작용이 연구되었다.

심혈관계 질환(Cardiovascular diseases) 효능

심혈관 질환에 대한 인삼과 진세노사이드의 활성에 관하여 많은 보고가 있다. 특히, 중국에서 삼칠, 삼칠과 단삼 주사액 등이 관상동맥 및 심혈관계 질환에 대한 천연물신약으로 사용되면서 이의 효능에 대한 많은 연구가 이루어졌다. 심혈관계 질환 치료에서 인삼 또는 진세노사이드 화합물들에 대한 *in vitro*와 *in vivo* 연구결과, 항산화, 혈소판 응집 감소, 혈관운동 조절, 지질양상 개선과 여러 이온 통로에 미치는 영향을 포함한 다양한 특성이 확인되었다.

- 추출물과 gensenoside류는 허혈성 심근세포에서 비정상적인 효소활성Lactic dehydrogenase, succinic dehydrogenase을 정상화하며*In vitro*, mouse myocardium, 노화에 따른 심근세포의 퇴행성 변화를 줄였다.
- 삼칠삼의 notoginsenoside R_1은 마우스 모델에서 패혈성 쇼크에 의한 심근경색에 대하여 심근세포 보호효과가 있다.
- 진세노사이드 Rb_1과 Rg_1은 혈관내피세포HUVEC 세포에서 TNF-α-induced NF-κB 활성 저해를 통해 염증을 억제하였다.

암예방과 항암활성 효능

- 고려인삼 복용과 암 발생에 대한 역학조사4,600명 대상 결과 고려인삼 복용자가 비복용자에 비해 위암, 간암, 폐암 등을 비롯한 여러 종류의 암 발생에 대한 위험도가 감소되고 복용횟수가 증가할수록 그 위험비는 적어져 고려인삼이 암의 1차예방에 유용성이 있다는 것이 증명되었다.
- 진세노사이드 Rh_2는 B_{16} melanoma 세포의 성장을 억제하고*In vitro*, 진세노사이드 Rg_1은 sarcoma180에 의한 종양을 억제하였다*In vivo*, mouse.
- 홍삼다당체에서 분리된 활성물질은 암세포육종암 180 이식쥐ICR마우스에서 자연살해세포에 의한 강한 암세포 살해능을 보여 주었으며 수명연장효과도 보여 주었다.
- 종양세포결장암세포를 이식한 마우스에 진세노사이드 Rg_3를 투여경구 또는 정맥주사한 실험에서 암세포의 폐로의 전이가 억제되었다.
- 종양세포Melanoma cell를 등 피부에 이식한 마우스에 진세노사이드 Rb_2를 투여한 결과 종양증식이 억제되고 암세포 전이와 관련되는 종양의 혈관신생Angiogenesis이 억제되었다.
- 고려홍삼을 항암제와 병용투여 시 항암제에 대한 내성발생을 억제하여 암세포에 대한 세포독성을 증강시키고 항암제의 부작용을 경감시키는 효과가 있었다.

면역기능 증강 효능

- 인삼의 선천성면역Innate immunity에 대한 영향과 관련된 보고로 인삼추출물이 자연살해세포Natural killer (NK) cell의 기능을 항진시켰다.
- 인삼은 만성피로증후군과 AIDS 환자의 말초혈액 단핵구 세포에서 분리한 NK 세포의 기능을 증가시켰다. 또한, 진세노사이드 Rg_1은 마우스의 지라세포Splenocyte에서 세포 자연살해 능력을 증가시켰다.
- 인삼의 후천성면역Acquired immunity에 대한 영향과 관련 보고로 진세노사이드 Rg_1의 피하주사는 *Toxoplasma gondii*에 대한 항체생산을 증가시켰으며 진세노사이드 Re는 H3N2 인플루엔자 바이러스에 대한 IgG, IgG_1, IgG_{2a} 및 IgG_{2b} 생성을 증가시켰다.

항당뇨 효능

- 열처리한 인삼에서 당뇨병성 신증Diabetic nephropathy에 효과가 관찰되며, 이것은 진세노사이드 20*S*−Rg_3, 20*R*−Rg_3, Rg_5, Rk_1과 maltol의 함량증가와 관련된다.

간기능 항진(亢進) 효능

- 발효 인삼 추출물은 파라세타몰Paracetamol로 유발한 간손상에 효과가 있으며 활성성분으로 compound K가 간의 JNK 신호반응을 저해하여 항염증 효능을 나타내었다.
- 인삼 추출물과 진세노사이드 Rb_1이 사염화탄소로 유발한 마우스의 간섬유증Liver fibrosis을 저해하였다.

혈압조절 효능

- 진세노사이드 Rg_3 함량을 증가시킨 홍삼은 혈관내피세포Endothelial cells에서 eNOS 인산화와 NO 생성을 농도 의존적으로 증가시켰으며, intercellular adhesion molecule−1ICAM-1과 COX2 발현을 저해하였다. 또한, 고혈압 동물모델인 Wistar−KyotoWKY rat과 SHRs에서 항고혈압 효과를 보여주었다.

항피로 및 항스트레스 효능

- 인삼 산성 다당체를 투여한 스트레스 마우스 모델의 혈청에서 malondialdehyde와 lactate dehydrogenase 수치가 증가하였으며 superoxide dismutase와 glutathione peroxidase 수치

가 낮아진 것을 관찰하였다.

여성 갱년기장애 개선 효능

- 폐경기 여성에게서 나타나는 갱년기장애Menopausal symptom에 대한 홍삼의 효과가 연구되었다. 12주 동안 홍삼 3 g을 경구투여한 폐경기 여성에게서 갱년기 장애수치인 Kupperman index $P=0.032$와 menopause rating scale $P=0.035$의 지수가 개선되었다.
- 진세노사이드 Rb_1과 compound K는 농도 의존적으로 난소를 제거한 마우스에서 우울증과 관련된 지표를 개선하였다. 또한, 5-HT2A 수용체를 매개한 우울증상을 완화하였다.

남성 성기능장애 개선 효능

- 진세노사이드 Rg_3는 스트렙토조토신streptozotocin 유발 당뇨쥐에서 발기기능을 강화시켰다.
- 60명의 경증 또는 중증 발기부전Erectile dysfunction 환자에게 홍삼을 투여할 경우 발기능력 수치International index of erectile function-5, IIEF-5를 투여 전16.4 +/– 2.9에서 투여 후 21.0 +/– 6.3, $P<0.0001$으로 증가시켰다.

인삼 관련 제품 및 응용제품

인삼은 전 세계적으로 인삼 식물 자체인 수삼, 건삼으로 사용되기도 하고 식품 등의 원료로 쓰이기도 하는 등 다양한 분야에서 사용되고 있다. 여기에서는 건강기능식품이나 천연물신약 등으로 사용하고 있는 인삼 관련 제품으로 한정하여 기술한다.

우리나라에서 인삼 시장의 대부분은 고시형 건강기능식품인 홍삼으로 소비되고 있다. 2011년 국내 건강기능식품 총 생산액 1조 3,682억원 중 홍삼이 7,191억원으로 가장 높은 비중전체 대비 52.6%을 차지하고 있다. 홍삼을 주요 품목으로 보유하고 있는 ㈜한국인삼공사가 생산액 5,311억 원, 수출액 1,577만 달러로 건강기능식품 업체 중 압도적인 실적을 보여 주었다. 이 회사는 홍삼 및 인삼 관련 시장에서 홍삼정, 홍삼정환, 홍이장군, 아이패스, 천삼, 지삼 등 다양한 관련제품을 생산하고 있으며 2012년 식약처로부터 '홍삼의 항산화 기능성'에 대하여 개별인정을 받았다.

세계적인 인삼 대국은 놀랍게도 인삼 한 뿌리 나지 않는 스위스다. 다국적 제약회사 베링거 인겔하임의 자회사인 파마톤사가 인삼 성분인 진세노사이드 Rb_1, Rb_2, Rc, Rd, Re, Rg_1 및 Rg_2를 표준화G115하여 만든 자양강장 캡슐 '진사나Ginsana'로 해마다 3억 달러의 매출을 기록하고 있다. 진사나는 고려인삼과 중국삼에서 추출한 사포닌으로 함량을 규격화하고 효능을 과학적으로 입증했다. 또한 인삼표준화 추출물과 은행잎 추출물로 만들어진 진코산 등이 건강기능식품으로 전 세계에서 판매되고 있다.

중국의 중의약TCM의 매출은 2007~2012년 사이 연간 34%의 성장을 보여 2012년 중국 천연물의약품 시장은 186억 달러의 매출을 기록하였다. 심혈관계 TCM 처방 의약품 시장은 TCM 시장 내 최대 규모로 2012년 71억 3,700만 달러 매출에 44.3%의 시장 점유율을 기록하였고, 항암제 및 면역 조절제 시장은 20억 8,700만 달러의 규모로 두 번째로 큰 처방약 시장을 중국에서 형성하였다. 중국에서 사용되는 심혈관계 질환에 사용되는 대표적인 의약품이 삼칠을 원료로 만든 주사액이다. 중항그룹에서 나오는 삼칠인삼주사액인 혈전통, 천사력그룹의 단삼丹蔘과 삼칠三七의 유효성분을 추출한 후 빙편氷片을 가미하여 만든 복방단삼적환이 많이 사용된다. 복방단삼적환은 2010년 미국 FDA 임상 2상 시험을 통과한 후 FDA에서 3상을 진행 중이다.

인삼 사포닌 Rg_3 화합물이 중국의 길림아태제약 유한 회사Shenyi Jiaonang에서 2000년 비소세포폐암 치료제로 국가 1급 신약허가를 취득했다. 약물의 작용은 종양의 혈관 신생을 억제하는 기전이며, 2 캡슐씩10 mg ginsenoside Rg_3/capsule 식전에 2번 투여한다. 진세노사이드 Rb_1, Rb_2 및 Rc를 희석된 초산으로 가수분해하여 Rg_3를 제조, 생산한다. Rg_3의 가장 큰 장점은 장기간 복용하여도 구토, 탈모, 통증이 타 약물에 비하여 적으며 다른 폐암치료제와 병용이 가능하다는 것이다. 2012년 미국에서 간암에 대하여 임상 1상 완료 및 임상 2상을 신청하여 진행 중이다.

참고문헌

1. 현동윤, 방경환, 김장욱, 이혜진, 차선우 (2011). 인삼삼국지-고려인삼의 새로운 도전. RDA Interroban 27호. 농촌진흥청.
2. 한국바이오협회 (2014). 천연물의약품 글로벌진출 전략보고서. 바이오의약품 동향분석 보고서.
3. Yang, W. Z., Hu, Y., Wu, W. Y., Ye, M., & Guo, D. A. (2014). Saponins in the genus *Panax* L. (Araliaceae): a systematic review of their chemical diversity. Phytochemistry, 106, 7-24.
4. Kim, N., Kim, K., Lee, D., Shin, Y. S., Bang, K. H., Cha, S. W., Lee, J. W., Choi, H. K.,

Hwang, B. Y., & Lee, D. (2012). Nontargeted metabolomics approach for age differentiation and structure interpretation of age-dependent key constituents in hairy roots of *Panax ginseng*. Journal of Natural Products, 75(10), 1777-1784.

5. Kim, D. H. (2012). Chemical diversity of *Panax ginseng*, *Panax quinquifolium*, and *Panax notoginseng*. Journal of Ginseng Research, 36(1), 1-15.
6. Leung K. W. and Wong A. S. (2010). Pharmacology of ginsenosides: a literature review. Chinese Medicine, 5: 20.
7. Choi K. (2008). Botanical characteristics, pharmacological effects and medicinal components of Korean *Panax ginseng* CA Meyer. Acta Pharmacologica Sinica, 29(9), 1109-1118.
8. Zhou, X., Razmovski-Naumovski, V., & Chan, K. (2015). A multivariate analysis on the comparison of raw notoginseng (Sanqi) and its granule products by thin-layer chromatography and ultra-performance liquid chromatography. Chinese Medicine, 10: 13.
9. Cho, I. H. (2012). Effects of *Panax ginseng* in neurodegenerative diseases. Journal of Ginseng Research, 36(4), 342-353.
10. Lee, C. H., & Kim, J. H. (2014). A review on the medicinal potentials of ginseng and ginsenosides on cardiovascular diseases. Journal of Ginseng Research, 38(3), 161-166.
11. Park, E. H., Yum, J., Ku, K. B., Kim, H. M., Kang, Y. M., Kim, J. C., Kim, J. A., Kang, Y. K., & Seo, S. H. (2014). Red Ginseng-containing diet helps to protect mice and ferrets from the lethal infection by highly pathogenic H5N1 influenza virus. Journal of Ginseng Research, 38(1), 40-46.
12. Park, J. B., Kwon, S. K., Nagar, H., Jung, S. B., Jeon, B. H., Kim, C. S., Oh, J. H., Song, H.-J., & Kim, C. S. (2014). Rg3-enriched Korean Red Ginseng improves vascular function in spontaneously hypertensive rats. Journal of Ginseng Research, 38(4), 244-250.
13. Kim, S. Y., Seo, S. K., Choi, Y. M., Jeon, Y. E., Lim, K. J., Cho, S., Choi, Y. S., & Lee, B. S. (2012). Effects of red ginseng supplementation on menopausal symptoms and cardiovascular risk factors in postmenopausal women: a double-blind randomized controlled trial. Menopause, 19(4), 461-466.

천연추출물의약품
Dioscorea & Dioscin

마를 뜻하는 'Dioscorea'의 어원은 고대 그리스 자연과학자 Dioscorides40~90 A.D.에서 유래한 것으로, 종명의 하나인 'batata'는 고구마를 일컫는 남미 토속어이다. 마를 일컫는 또 다른 말로 'yam'이 있는데 이는 포르투갈어로 '맛을 보다', '먹을 수 있다'는 뜻이다. 마의 원산지는 중국으로 기원전 3세기경 재배되기 시작하였으며, 한국과 일본에 전파된 것은 그 이후로 알려져 있다. 춘추전국시대에 연나라의 침략을 받은 조나라 병사들이 산속으로 쫓겨 오랜 기간 고립되자 굶주림을 참다못해 궁여지책으로 여름에 흰 꽃이 피는 식물의 뿌리를 캐어 먹은 후 다시 기력을 회복하여 연나라와의 전투에서 크게 승리를 거뒀다는 이야기가 전해져 오는데, 병사들은 이 뿌리를 산 속에서 먹을 것을 찾다가 우연히 만났다 하여 산우山遇라 불렀다. 그 뒤로 이 식물은 식량으로 쓰게 되었고, 허약한 몸을 튼튼하게 하는 데 좋은 약이 된다는 것이 알려지게 되어 '산에 있는 몸을 보補 하는 약'이라 하여 '산약'이라 부르게 되었다고 한다.

마가 한국에 도입된 경위는 확실하지 않지만『삼국유사』에 따르면 삼국시대에 이미 식용되기 시작하였으며 예로부터 한약재와 민간약으로 폭넓게 이용되어 왔음을 알 수 있다. 백제의 30대

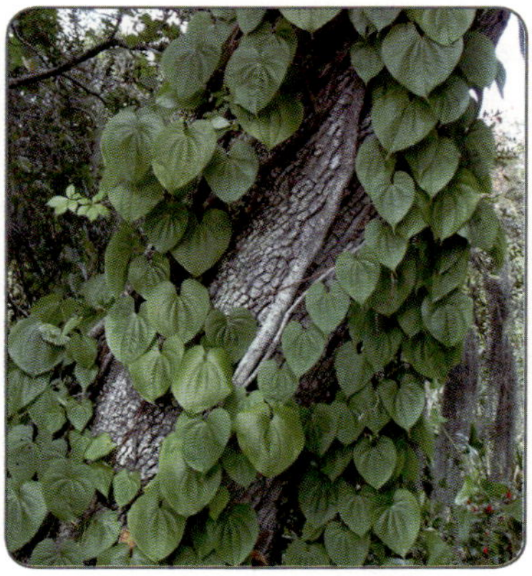
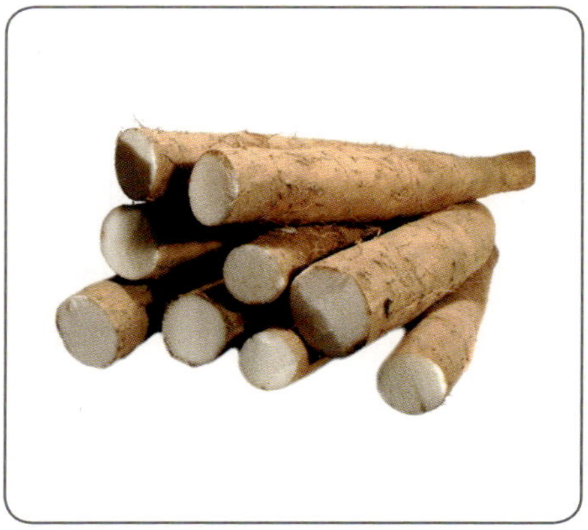

마 (*Dioscorea batatas* Decne.)의 지상부 (좌) 및 산약 (우)

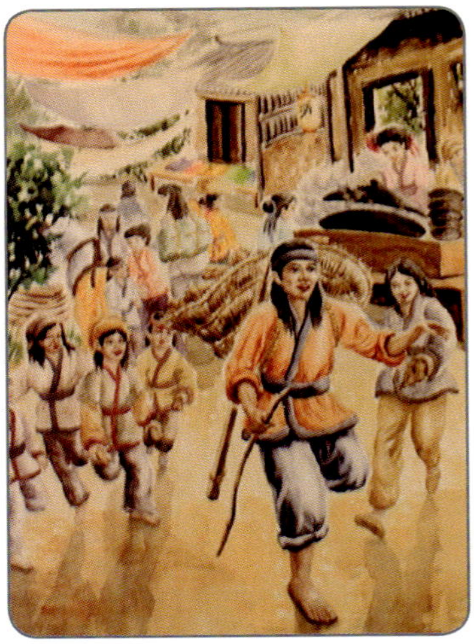

『서동요』에 등장하는 마

무왕武王, 600~641의 어릴 때 이름은 '서동薯童'으로, 서동이란 이름은 '마를 캐는 아이'라는 뜻으로 사람들이 지어준 이름이었다. 마를 캐고 팔아서 생업으로 삼았으므로 사람들이 이러한 이름을 붙여준 것이었다. 서동이 신라 26대 진평왕眞平王, 579~632의 셋째 딸인 선화공주가 절세미인이란 소문을 듣고 아내로 맞이하고자 머리를 깎고 신라로 와서 마를 동네 아이들에게 나누어 주며 부르게 한 노래가 바로 『서동요薯童謠』이다. 마를 캐던 서동이 백제의 무왕이 된 것은 서동요에 따른 설화이니 사실과 완벽히 일치하지 않을 수 있겠지만, 이러한 설화를 바탕으로 마가 예로부터 중요한 식량 중의 하나로 여겨졌으며 마의 효능에 대한 검증이 일찍이 삼국시대부터 시작되었다는 것을 알 수 있다.

善化公主主隱	선화공주님은
他密只嫁良置古	남몰래 짝 맞추어 두고
薯童房乙	서동('마를 캐는 아이') 도령을
夜矣卯乙抱遺去如	밤에 몰래 안고 가다

특성

마*Dioscorea*는 자연 상태에서 종간 잡종으로의 변형이 쉽게 이루어질 뿐만 아니라 염색체의 자연배가自然倍加가 이루어져 현존하는 마속 식물은 650여종 이상이 된다. 이 중 한국, 중국, 일본의 세 나라에서 공통적으로 자생하는 종은 *Dioscorea batatas*와 *D. japonica* 이외에 *D. bulbifera, D. opposita, D. tokoro, D. nipponica* 등 6종이며, 식용으로 널리 쓰이는 *D. rotundata*와 *D. cayenensis* 두 종은 Guinea yams으로 알려져 중서부 아프리카에서 주로 재배된다. 마는 서부 아프리카와 뉴기니의 주요 작물로서 조건이 안 좋은 곳에서도 잘 자라기 때문에 기원전 8,000년경부터 재배가 시작된 것으로 알려져 있다. 냉장하지 않아도 네 달에서 여섯 달까지 저장할 수 있으며 이 때문에 식량이 부족한 때인 우기가 시작될 무렵에 중요한 식량 자원의 하나로 사용된다.

효능 및 약리성분

우리 민족의 식생활 속에 깊숙이 자리잡고 있는 마*Dioscorea*는 대표적인 약용식물로, 한방에서는 뿌리줄기의 주피를 벗겨 그대로 또는 쪄서 말린 것을 산약山藥이라 하여 예로부터 어지러움과 두통 치료, 진정, 체력 보강, 지사, 담 제거 등의 목적으로 널리 사용되어 왔다. 현재까지 마로부터 분리된 성분은 점질성 다당류, dioscorin과 같은 저장 단백질, dioscin, gracillin, furostanol 등의 steroidal saponin, 그리고 batatasin 등의 phenanthrene 유도체 등 4개의 군으로 분류된다. 마를 갈거나 자를 때 나오는 끈적끈적한 성분인 mucin은 소화기관의 보호 및 소화력 증진을 돕는 것으로 알려져 있어 마를 섭취함으로써 위산과다 및 위궤양을 예방 또는 치료할 수 있다. 또한 마에 들어 있는 diastase는 소화촉진 작용뿐만 아니라 녹말 성분을 포도당으로 전환시켜 인슐린 분비를 촉진하게 되므로 당뇨병 환자에게 유용하게 사용될 수 있다. 이 밖에도 마의 저장성 단백질인 dioscorin은 항산화 활성 및 면역증강작용을 나타내며, 점질성 다당류는 항암세포에 대한 세포독성을 가지고 있다.

마의 근경에 함유되어 있는 steroidal saponin은 대표적인 약효성분으로 그 함량은 마의 품종에 따라 다르지만 대체적으로 오래된 마일수록 더 많은 양의 사포닌을 함유하는 것으로 알려져 있다. Dioscin과 그 aglycone인 diosgenin은 마에서 얻을 수 있는 식물성 스테로이드 사포

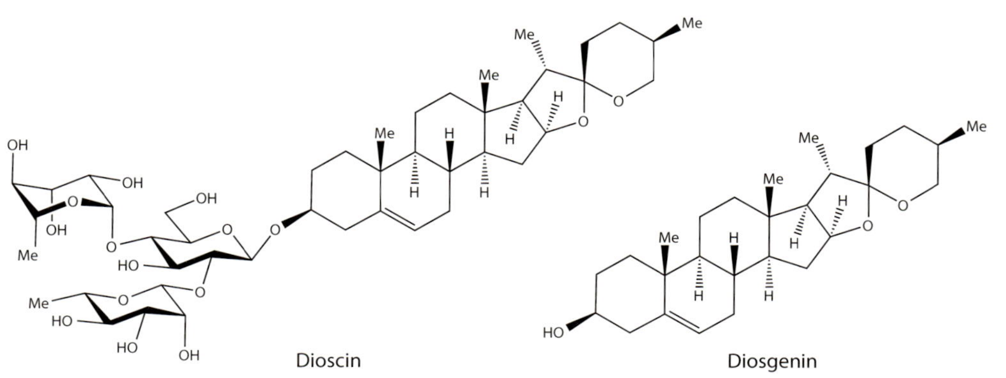

Dioscin 및 diosgenin의 구조

닌의 일종으로 1936년 일본 과학자에 의해 처음으로 알려졌다.

Dioscin의 분해물질인 diosgenin은 부신피질호르몬인 cortisone, dehydroepiandrosterone DHEA의 전구물질인 pregnenolone, 여성호르몬인 progesterone 등 스테로이드를 상업적으로 제조하는데 이용되며, 약 60%의 스테로이드 의약품을 합성하는데 사용된다.

2008년 8월, 베이징에서 개최된 올림픽 남자 100 m 결승에서 카리브해의 작은 섬나라 자메이카 출신의 우사인 볼트Usain Bolt가 세계기록을 경신하며 금메달을 따자 우사인 볼트의 아버지 웰즈리 볼트는 인구 280만 명에 불과한 작은 나라 출신의 아들이 세계적인 육상선수가 된 비결로 자메이카 특산물인 yam의 효능에 대해 언급하였다. 실제로 마의 주성분인 diosgenin은

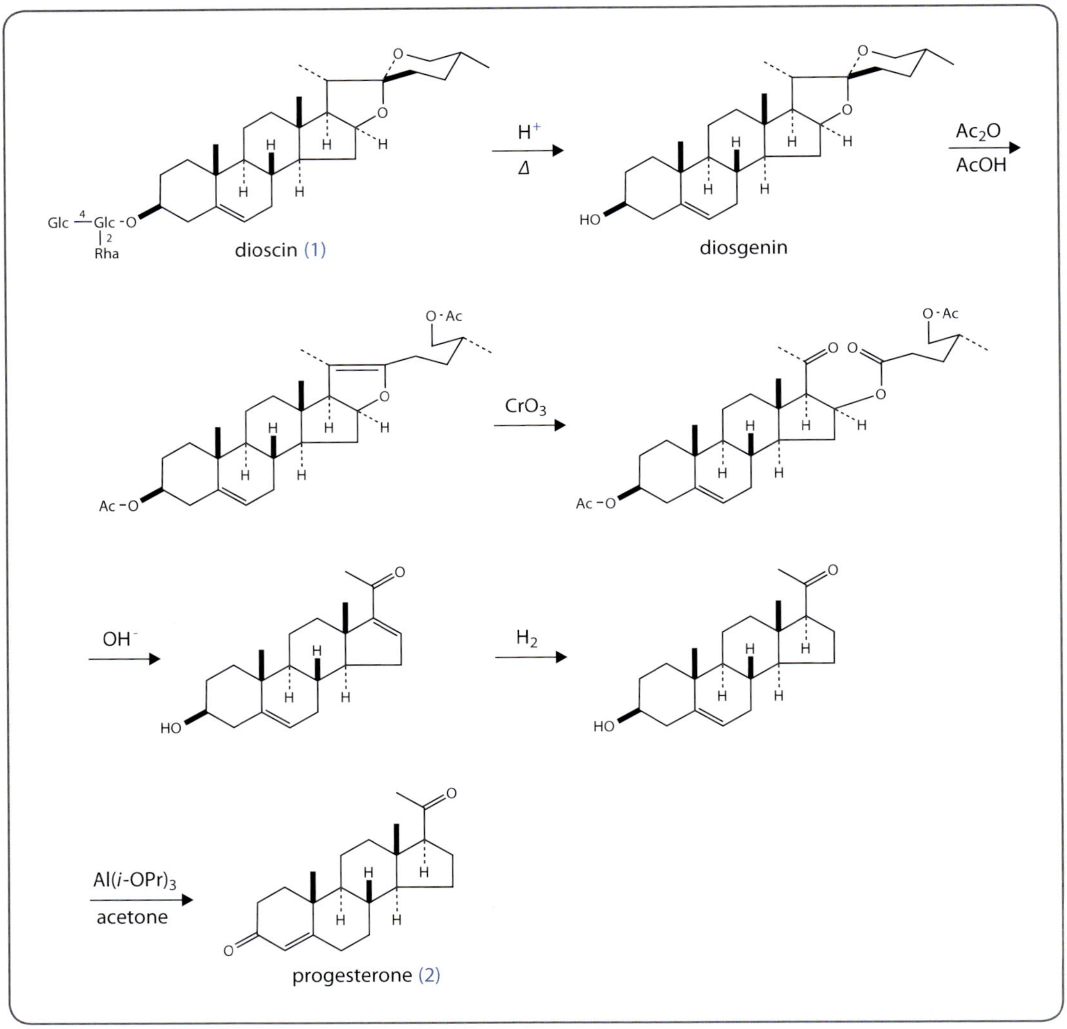

Dioscin으로부터 progesterone의 합성

항염작용과 더불어 근육의 긴장을 완화시키는 진경작용으로 관절염을 비롯하여 근육통을 완화시키는 작용을 하며, 흥분작용으로 운동기능 및 성기능을 촉진시켜준다. Dioscin은 여러 가지 약용식물의 주요 약리성분으로 종양을 일으키는 원인인 돌연변이원성물질이나 발암성물질에 대항하여 돌연변이나 발암성을 억제하는 강력한 항암활성 성분으로 알려져 있다. 또한 항염증의 지표인 phospholipase A_2 저해작용 등의 다양한 생리활성이 보고되어 있다. 근래에는 dioscin 및 diosgenin의 함량이 마의 품종별 품질 등급에 대한 기준 설정을 위한 기초자료로 활용될 수 있기 때문에, 이들 두 성분의 정량법에 대한 연구가 많이 진행되고 있다.

제품

최근 들어 마 가공식품이 다양하게 개발되어 약용뿐만 아니라 건강식품으로도 중요한 위치를 차지하고 있다. 국내에서 마는 해마다 그 재배 면적이 증가하는 추세로 특히 경상북도 북부지역은 전국 마 생산량의 약 70%를 차지하여 2005년, 농산물로서는 전국 최초로 '안동산약마특구'로 지정되어 정부로부터 마의 생산, 가공 및 유통관련 사업을 지원받고 있다. 그간 마에 대한 꾸준한 연구를 바탕으로 기억력 및 학습능력 증진, 제1형 및 제2형 당뇨병 환자에서 혈당 강하 효과 등 수많은 효능이 밝혀졌지만, 정작 그에 따른 연구 결과물을 관련 제품으로 개발하는 산업화 작업은 여전히 미진한 상황이다. 또한 현재 국내에서 마는 건조 가공제품, 분말제품 및 즙액 가공 등 단순 가공 제품으로 판매 되는 실정에 있으므로 생산량에 따른 제품 가격의 변동이 심한 상황이다.

마의 부가가치 향상을 위해 현재 시판되고 있는 마 음료, 마 분말, 마 죽 등의 가공제품의 형태를 과감히 탈피하고 마를 이용하여 휴대 및 섭취가 용이한 비타민 관련 타정 제품을 개발하

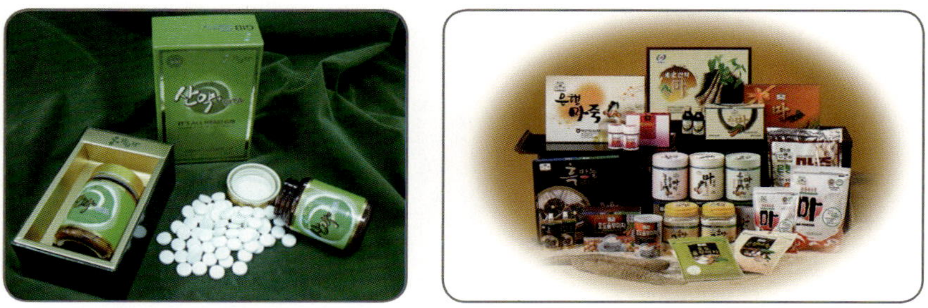

다양한 마 가공제품

는 등 제품 다양화를 모색하려는 시도가 계속 이루어지고 있다. 뿐만 아니라 마의 주성분이자 항암활성 물질인 dioscin의 대량생산 및 상업화에 대한 연구도 다각도로 이루어지고 있다. 항암활성 물질의 대량생산과 상업화는 시장성이 넓고 고부가가치를 창출하여 상업적으로도 엄청난 파급효과를 가져오기 때문에 선진국을 중심으로 한 연구기관 및 기업체 연구소에서 이 분야에 집중적인 투자를 하고 있다. 이러한 시도는 마의 효능에 대한 인식의 제고로 마의 소비촉진을 초래할 것이며 농가소득 증대 방안이 될 것으로 사료된다.

참고문헌

1. Mignouna, H., Mank, R., Ellis, T., Van den Bosch, N., Asiedu, R., Ng, S., & Peleman, J. (2002). A genetic linkage map of Guinea yam (*Dioscorea rotundata* Poir.) based on AFLP markers. Theoretical and Applied Genetics, 105(5), 716-725.
2. Jang, S. M. (2009). Contents of nutritional ingredients and diosgenin in the tubers of different *Dioscorea* spp. Korean Journal of Food and Nutrition, 22(2), 223-228.
3. Kang, T. H., Choi, S. Z., Lee, T. H., Son, M. W., & Kim, S. Y. (2008). Characteristics of antidiabetic effect of *Dioscorea* rhizoma (1): Hypoglycemic effect. Korean Journal of Food and Nutrition, 21(4), 425-429.
4. 양민혜, 윤기동, 진영원, 김진웅 (2009). 한국, 중국, 일본에서 자생하는 '마'속 식물의 화학성분과 활성. 생약학회지, 40(4), 257-279.
5. 남두현, 손건호, 김종연, 김순동, 임상규 (2006). 산약(山藥; Dioscorea Rhizoma)으로부터 Dioscin의 분리 분석. 생약학회지, 37(1), 33-36.

천연추출물의약품
Phytoestrogen

Phytoestrogen은 식물을 뜻하는 그리스어인 *phyto*와 여성호르몬인 estrogen이 합쳐진 것이다.

Phytoestrogen은 식물 유래 xenoestrogen이라고 하며 내분비 시스템에서 생성되지 않고, 식물섭취로 이용이 가능하다. 그래서 흔히 "dietary estrogen"이라고 명명하기도 한다. 이것은 비스테로이드성 식물성분으로 estradiol17-β-estradiol과 구조적으로 유사하며 estrogen 수용체를 활성화시키거나 억제시키면서 estrogenic/antiestrogenic 영향을 일으킬 수 있는 활성을 가지고 있다.

역사

Estrogen 유사작용을 갖는 생약으로 승마Black Cohosh가 알려져 있으며, 승마는 주로 긴장, 폐경 등의 부인과 문제의 증상에 대한 치료로 여성에게 건강보조 식품으로 사용되고 있다. 아메리카 인디언은 일반적으로 불쾌함, 신장 질환, 말라리아, 류머티즘, 목의 통증, 부인과 질환의 치료를 위해 승마를 사용해 왔으며, 특히 북미에서는 무월경, 기관지염, 무도병, 수종, 발열, 히스테리, 가려움, 요통, 신경 장애, 뱀에 물린 상처, 황열병, 자궁 질환을 치료하기 위해서 승마를 사용해왔다고 한다. 승마는 중국 전통 의학에서도 항염증, 진통 및 해열에 대한 효과가 있는 것으로 평가되었으며, 17세기 유럽에서도 임신 관련 질환과 노동 관절통, 신경통, 통증을 치료하기 위해 사용되었다. 연구 보고서로 승마가 독감, 천연두, 급성 류마티스, 두통, 기침, 무도병, 기타 신경계 질환에 효과가 있다고 보고된 바 있다. 승마는 19세기 미국에서 "macrotys"라는 이름으로 사용되기도 하였으며, 각종 부인과 치료제로 사용된 Lydia Pinkham's Vegetable Compound1900년대 초에도 많은 천연 식물들을 비롯해 승마가 포함되었다. 승마의 뿌리를 사용해 만든 차를 목이 아플 때 사용하기도 하였다. 승마의 라틴어 이름인 *cimicifuga*는 "방충제"를 의미하는데, 이 식물은 방충의 목적으로 사용되기도 하였다. *Cimicifuga* 속에 속하는 다양한 식물들은 상업적으로 이용 가능하다. 특히 1950년대 중반 이후 독일에서 Remifemin이라는 브랜드 이름으로 승마 추출물이 널리 연구되었고, 갱년기 관리를 위해 사용되었다.

화학적 특성

분자 수준에서의 유사성으로 인해 phytoestrogen은 estrogen을 모방할 수 있어서, estrogen 길항제로서 작용한다. Phytoestrogen은 대부분 천연 페놀화합물의 큰 그룹에 속해 있으며 coumestan, prenylflavonoid과 isoflavone이 가장 뚜렷한 에스트로겐 효과를 나타내는 세 가지 그룹이다. 가장 일반적으로 연구되는 isoflavone은 콩과 식물이나 red clover에 많이 포함되어 있는 물질이다. Lignan 또한 phytoestrogen으로 확인되었다. Mycoestrogen 중에 유사한 효과를 보이는 경우가 있지만, 이는 식물의 성분이 아니며, Fusarium이라는 곰팡이의 대사산물로 밝혀졌다. Mycoestrogen은 phytoestrogen에 대한 주제에서는 고려되지 않지만 매우 흥미 있는 주제일 것이다.

작용기전

- Pathway 1(고전적인 에스트로겐 신호전달 경로Estrogen response element; ERE, 의존적): 리간드–에스트로겐 수용체ERs는 target 유전자의 촉진자를 활성화시킨다.
- Pathway 2(비 고전적인 에스트로겐 신호전달 경로): 리간드–다른 전사인자인 AP–1Activator protein-1, NF–κB, Sp1와의 결합을 통해 복합체로 작용을 하고 EREs를 매개하지 않고, 전사인자를 조절하는 역할을 한다.
- Pathway 3(비유전자적 에스트로겐 신호전달 경로): 세포막 근처에 있는 ERs와 GP30가 phosphatidylinositol–3/AktPI3K/Akt, protein kinase C/mitogen activated protein kinasePKC/MAPK 신호전달 경로를 유도하면서 효과를 발생시킨다.

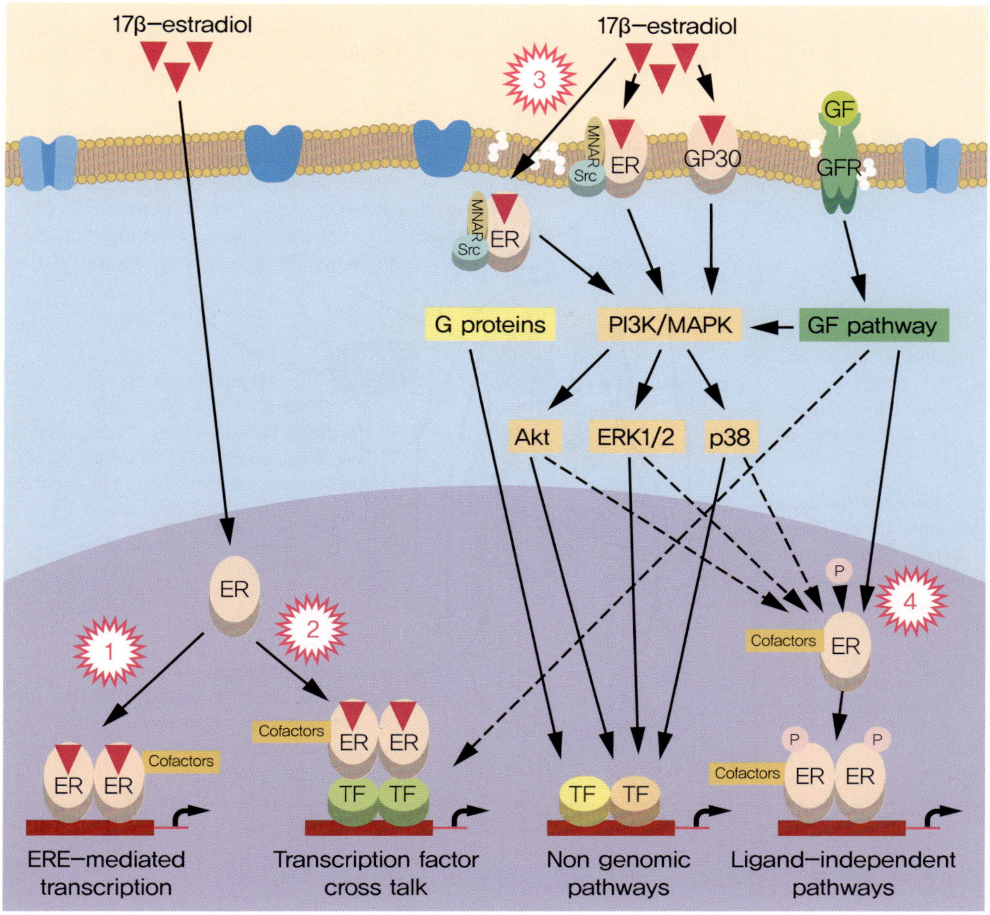

에스트로겐, 에스트로겐 수용체, 선택적 에스트로겐 수용체 조절자의 활성을 조절하는데 사용되는 세포 내 신호 전달 경로

- Pathway 4(리간드 비의존적 경로): 성장인자인 insulin–like growth factorIGF–1, transforming growth factor–β/mothers against decapentaplegic, epidermal growth factorEGF와 Wnt/β–catenin 신호경로는 리간드가 필요 없이 에스트로겐 수용체ERs를 자극해서 활성화시킬 수 있다.

GPERG-protein-coupled estrogen receptor은 뇌 기능, 면역 세포의 기능, 내분비 조절과 신진대사, 심혈관 및 신장기능, 생식 기능에 관여한다. 그리고 질병 및 인체조직의 실험 모델을 이용한 연구에서 GPER이 당뇨병, 고혈압, 단백뇨 신장질환, 골다공증, 관절염, 다발성경화증 같은 면역질환, 암에 대해서도 관여하는 것이 확인되었다. 결과적으로 GPER의 활성 조절을 통해 이

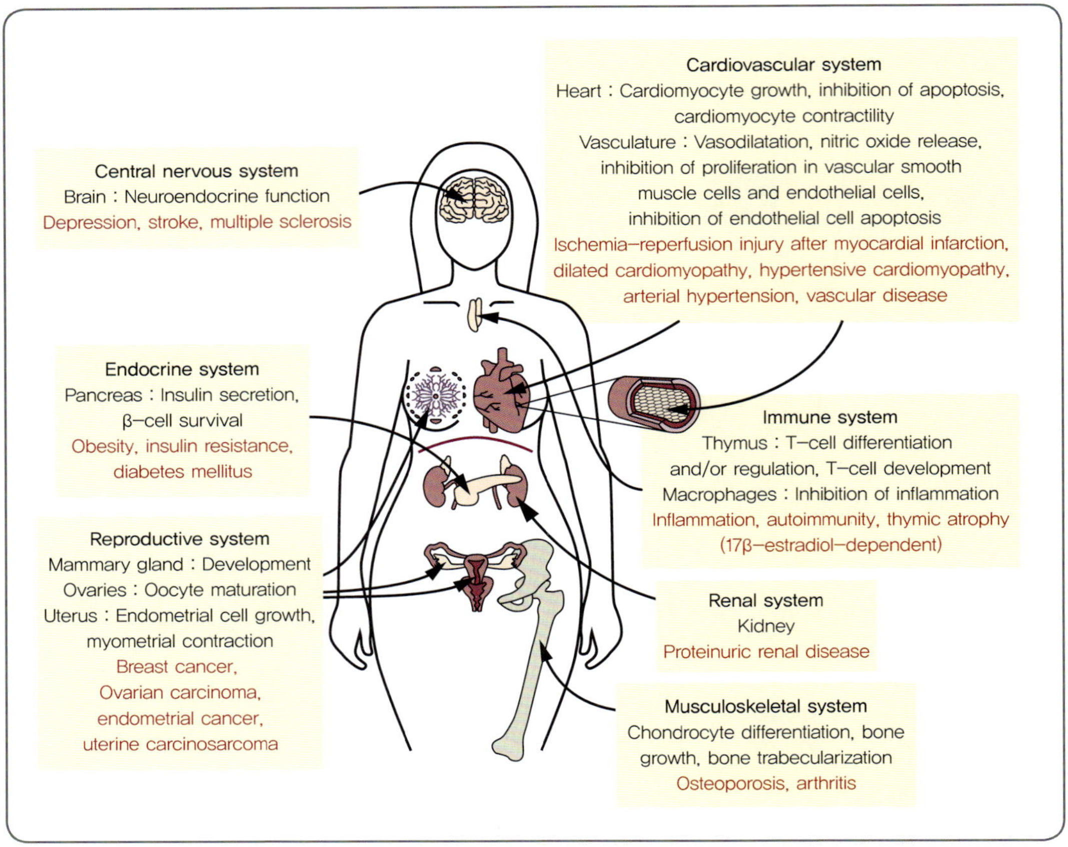

러한 질환의 치료를 위한 새로운 접근법에 대한 가능성을 알 수 있다.

Phytoestrogen은 주로 에스트로겐 수용체ER와의 결합을 통해 효과를 발휘한다. 에스트로겐 수용체는 알파ER-α와 베타ER-β 이성체가 있는데, phytoestrogen은 에스트로겐 수용체 베타ER-β에 더 높은 친화성을 보인다고 알려진 바 있다.

Phytoestrogen이 estradiol과 비슷한 역할을 하거나 에스트로겐 수용체ER에 높은 친화성을 보이는 주요 구조적 특징은 다음과 같다.

- 페놀 고리는 에스트로겐 수용체ER에 대한 결합에 필수적이다.
- Isoflavone의 고리는 에스트로겐 수용체ER에서 estrogen의 고리와 유사한 결합을 할 수 있다.
- Estrogen과 유사한 저 분자량MW=272
- Estradiol의 두 수산기 사이의 거리와 유사한 isoflavone 핵에서 두개의 수산기 사이의 거리
- 최적의 수산화 패턴

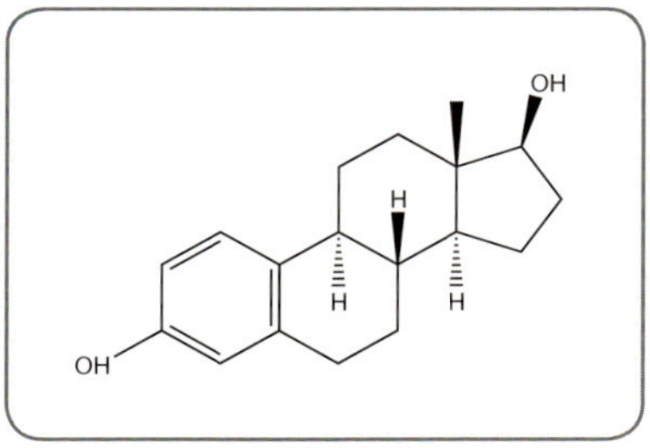

Estradiol 구조

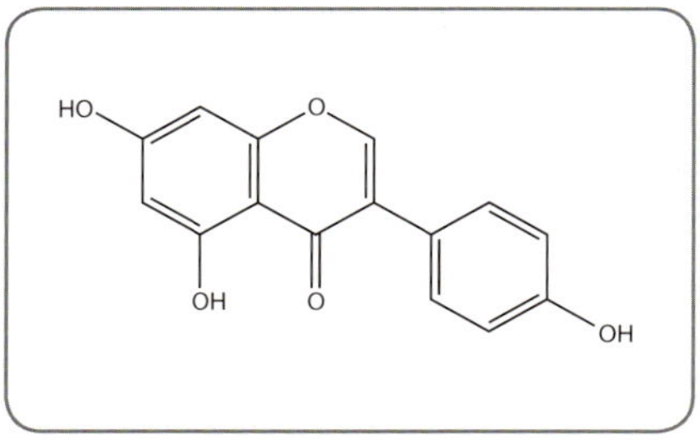

Genistein 구조

ERs과의 상호 작용뿐만 아니라, phytoestrogen은 몇몇 효소를 불활성화하여 endogenous estrogen의 농도를 조절할 수 있고, sex hormone-binding globulinSHBG의 합성을 억제하거나 촉진함으로써 성호르몬의 생체이용률에 영향을 줄 수 있다.

이뿐만 아니라 다른 곳에도 영향을 미치는데, 몇몇의 phytoestrogen은 peroxisome proliferator-activated receptorsPPARs에 결합하여 전사시킨다. *In vitro* 실험에서 1 μM 이상의 phytoestrogen은 PPARs를 ERs보다 더 높은 수준으로 활성화시켰고, 1 μM 이하의 농도에서는 ERs를 주로 활성화시켰다. 매우 높은 농도에서는 ERs와 PPARs 둘 다 모두 활성화되는 것을 볼 수 있었다. 이 연구에서는 ERs와 PPARs가 서로에게 영향을 주어 용량의존적으로 각각의 효과를 유도하는 것을 알 수 있었다.

제품

영국 암 연구소에 따르면 "승마를 오래 처방할 경우 여성의 자궁내막의 비후를 유발할 수 있으니 주의하여 사용해야 한다. 이것은 자궁암의 위험을 증가시킬 수 있다."고 하였다. 또한 간에 문제가 있는 사람은 간에 손상을 일으킬 수 있으니 먹어서는 안 된다고도 알려졌었으나, 2011년 메타 분석 연구를 통해 그 근거가 불충분하다고 밝혀졌다.

상업적으로 판매되는 승마 제품으로 임상실험을 진행했을 때 가슴에서는 에스트로겐 효과가 발생하지 않았다. 인간에서 승마의 사용에 대한 장기간 안정성 시험자료는 없다. 쥐의 암세포 변이 유전자 모델에서, 승마는 초기의 유방암을 증가시키지는 않았으나, 유방암에서 폐로 전이하는 단계는 증가시켰다.

승마 사용에 의한 간 손상에 대한 일부 보고가 있으나, 간에서의 부작용 보고가 많은 편은 아니었으며, 대조 실험군이 잘 설정된 메타 분석에서도 간에서의 부작용에 대한 증거가 없다고 분석되었다. 승마와 간 손상에 대한 연관관계가 확실치는 않지만, 호주에서는 승마가 소수의 사람들에게 간 손상을 일으킬 수 있으며, 의료인의 지시사항 없이 복용해서는 안된다는 경고 라벨을 붙이기 시작했다. 직접적으로 보고된 부작용은 현기증, 두통, 발작, 설사, 오심과 구토, 발한, 변비, 낮은 혈압과 느린 심장 박동, 체중 문제 등이 있다.

승마 원료의 대부분은 야생에서 직접 채취한 것이기 때문에, 승마가 함유된 식품들에 대해서는 식물재료에서 유해적인 물질이 잠재적으로 혼합될 수 있다는 것에 주의해야 한다.

또한, 승마추출액Cimicifuga Rhizome Extract과 하이페리시 80% 메탄올 건조엑스Hyperici 80% Methanol Dried Extract를 복합해서 제조된 제품이 있으며, 홍조, 발한, 정신적 긴장, 신경과민, 집중력 부족, 불면, 불안 또는 우울증상이나 생리 전의 불쾌감 등의 갱년기 증상을 완화시키기 위해서 사용된다.

참고문헌

1. Prossnitz, E. R., & Barton, M. (2011). The G-protein-coupled estrogen receptor GPER in health and disease. Nature Reviews Endocrinology, 7(12), 715-726.
2. 생약학교재편찬위원회 (2015). 생약학. 개정2판. 동명사.
3. Seidlová-Wuttke, D., Hesse, O., Jarry, H., Christoffel, V., Spengler, B., Becker, T., & Wuttke, W. (2003). Evidence for selective estrogen receptor modulator activity in a black cohosh (*Cimicifuga racemosa*) extract: comparison with estradiol-17beta. European Journal of Endocrinology, 149(4), 351-362.

수재되었으며 독일의 German Kommission E Monograph에는 1988년부터 '호흡기 통로의 카타르 및 만성 염증성 기관지 질환의 증상 치료'에 사용할 수 있는 것으로 기재되어 있다. ESCOP European Scientific Cooperative on Phytotherapy monography2003에는 아이비엽을 염증성 기관지 질환의 보조 치료제로서, 특히 점액의 과분비와 관련이 있는 경우에 사용하는 것으로 설명하고 있다. 이 외 학술 논문을 포함한 다양한 문헌에서 아이비엽이 기관지염에 거담제로 사용될 수 있으며 호흡기 만성염증의 개선에 도움이 되는 것으로 설명하고 있다.

아이비엽의 특징

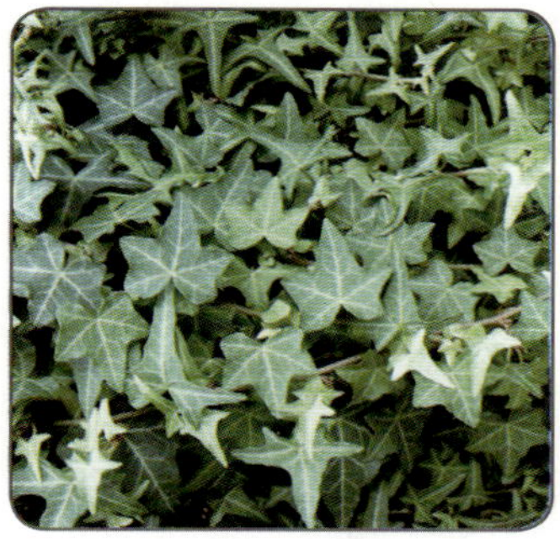

아이비엽의 기원식물은 English ivy로 우리나라에서는 서양송악으로 부르기도 한다. 학명인 *Hedera helix*에서 'Hedera'는 '잡다', '휘감다'의 뜻을 가진 고대 유럽어와 그리스어에서 유리한 것으로 덩굴성이면서 상록수인 식물을 의미한다. 종명인 'helix'는 그리스어에서 '감다', '둘러싸다'에 해당하는 단어로부터 유래했다. 이 식물의 잎은 광택이 있으며 두텁고 가죽과 같은 질감을 가지고 있으며 길이와 너비는 4~10 cm 정도이다. 잎의 아래쪽은 심장형이고 장상엽으로 3~5개의 삼각형 모양의 소엽으로 구성되어 있다. 잎 앞쪽은 짙은 녹색을 띄며 보다 연한 색의 방사상의 잎맥을 볼 수 있고 잎 뒤쪽은 회녹색을 띄고 잎맥이 돌출되어 있다. 엽병은 약 2 mm 직경의 가늘고 긴 원주형이다. 엽병과 어린 잎의 앞쪽에 흰색 털이 나있으며 잎이 자라면서 털이 없어지고 매끈해진다. 주로 봄에 채취하여 사용한다.

성분

아이비엽의 주성분은 2.5~6% 정도의 함량을 차지하는 triterpene saponin이다. 대부분은 hederagenin, oleanolic acid, 28-β-hydroxyhederagenin을 aglycone으로 하고 C-28의 carboxyl group에 acylglycosidic sugar chain이 연결된 bidesmoside이다. 그 외 α-hederin, hederagenin-3-*O*-β-D-glucoside 등의 monodesmoside가 소량 함유되어 있는데, 이들

은 신선한 잎에 있던 bidesmoside류 화합물들로부터 건조 과정에서 C−28의 sugar chain이 떨어지면서 생기는 것으로 알려져 있다. 가장 높은 함량을 보이는 화합물은 hederasaponin C(Hederacoside C)이며, 유럽약전에서 아이비엽에 대한 이 화합물의 함량 기준은 3% 이상으로 설정되어 있다. 이외에도 아이비엽에는 hederacosaponin B, D, E, F, G, H 및 I도 함유

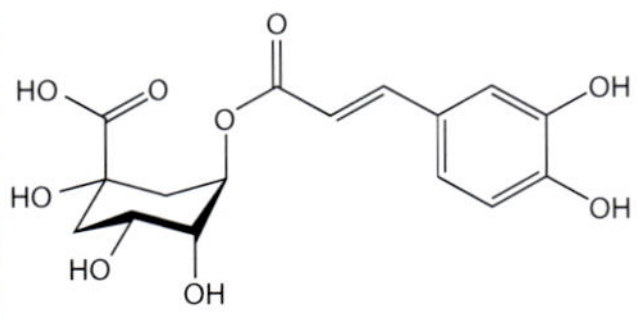
Chlorogenic acid

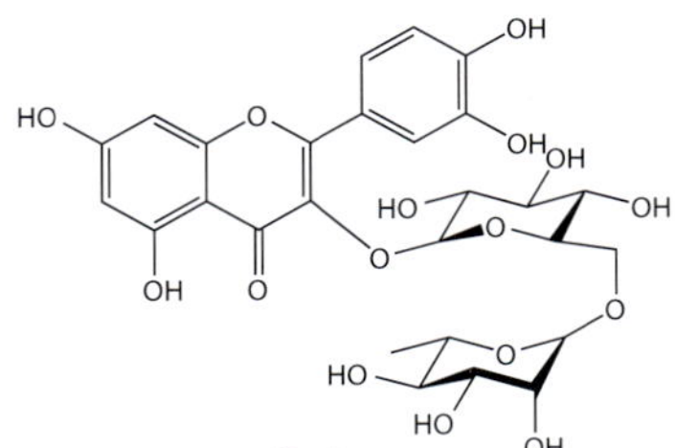
Rutin

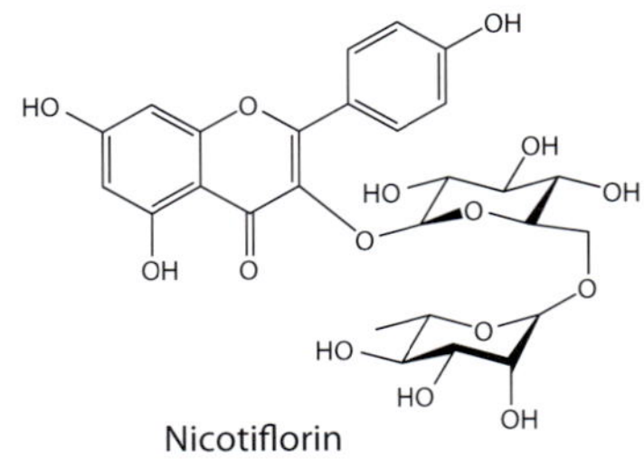
Nicotiflorin

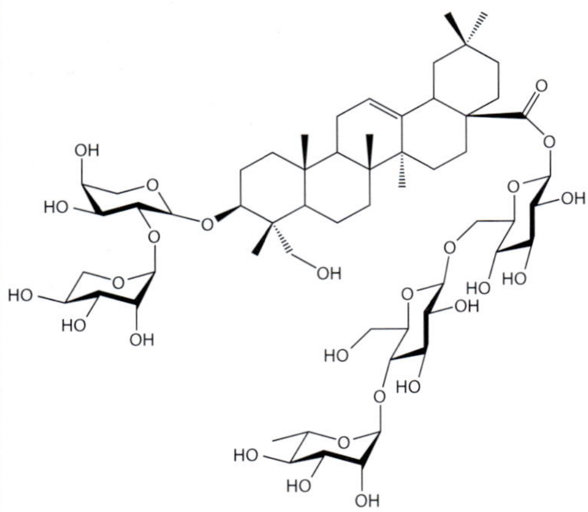
Hederacoside C

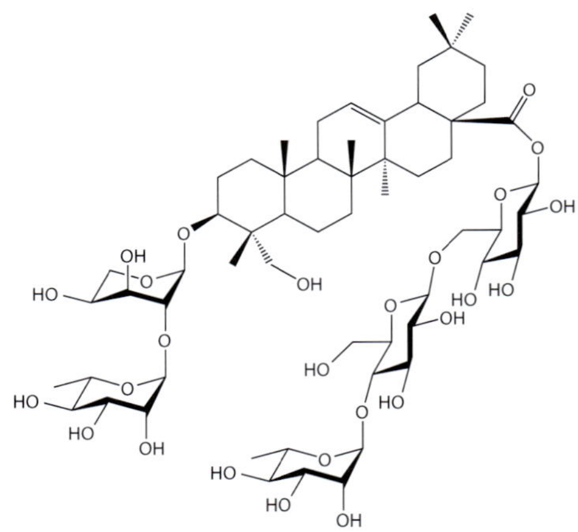
Hederasaponin B

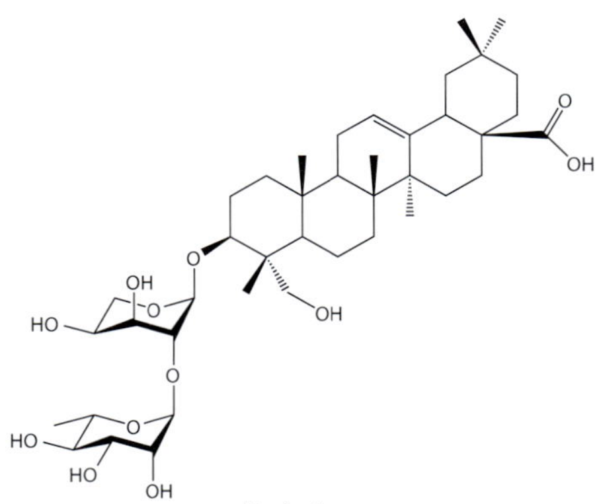
α-Hederin

되어 있다. Hederasaponin 계열 화합물의 구성비율은 일반적으로 C:B:D:E:F:G:H:I가 10000:70:45:10:40:15:6:5인 것으로 알려져 있다.

Flavonoid 계열 화합물도 아이비엽에 함유되어 있는데 이들은 대부분 quercetin과 kaempferol을 aglycone으로 하는 배당체로 quercetin 3−*O*−β−*D*−glucoside인 isoquercitrin과 kaempferol 3−*O*−glucoside와 같은 astragalin이 그 대표적인 예이다. Caffeic acid 유도체와 dihydroxybenzoic acid와 같은 phenolic 화합물도 함유하고 있으며 scopolin과 같은 coumarin glycoside도 분리되었다. 또한 falcarinone, falcarinol, 11,12−dihydrofalcarinol과 같은 polyacetylene계열 화합물도 함유하는 것으로 알려져 있다.

일반적으로 대부분의 식물에서 관찰되는 phytosterol인 stigmasterol, sitosterol, cholesterol, campesterol, α−spinasterol이 아이비엽에도 함유되어 있다.

신선한 잎에는 0.1~0.3% 수준의 정유성분도 들어있다. Germacrene D, β−caryophyllene 같은 sesquiterpene류 정유와 α−, β−pinene, sabinene 등의 monoterpene 계열 성분들뿐만 아니라 methylethyl ketone, methylisobutyl ketone, *trans*−hexanal 등의 정유성분도 확인된다. 이 외에 hamamiletol, amino acid 계열 성분들이 아이비엽에서 확인되었다.

약리작용

항경련/기관지 확장 작용

아이비엽의 항경련 효과는 주로 guinea pig ileum을 이용한 실험을 통해 많이 연구되었다. 아이비엽의 30% 에탄올 추출물이 guinea pig ileum에서 항경련 효과를 나타내었으며 아이비엽의 saponin과 phenolic 화합물도 모두 항경련 효과가 있는데 특히 saponin 계열 화합물이 항경련 효과가 뛰어난 것으로 확인되었다. 다른 실험 모델에서도 아이비엽 추출물과 α−hederin이 β_2−adrenergic receptor에 작용하여 항경련 효과를 나타내는 것으로 확인되었다. *In vivo* 실험에서도 ovalbumin에 의해 guinea pig에서 기관지 수축이 일어나는데 아이비엽 추출물을 미리 투여할 경우 이러한 기관지 수축이 억제되는 것이 확인되었다. 이 외에도 아이비엽의 기관지 경련 완화와 기관지 확장 효과는 다양한 실험을 통해서 확인되었으며 이러한 작용은 주로 α−hederin에 의한 것이고 이는 β_2−adrenergic receptors를 경유하는 것으로 알려져 있다.

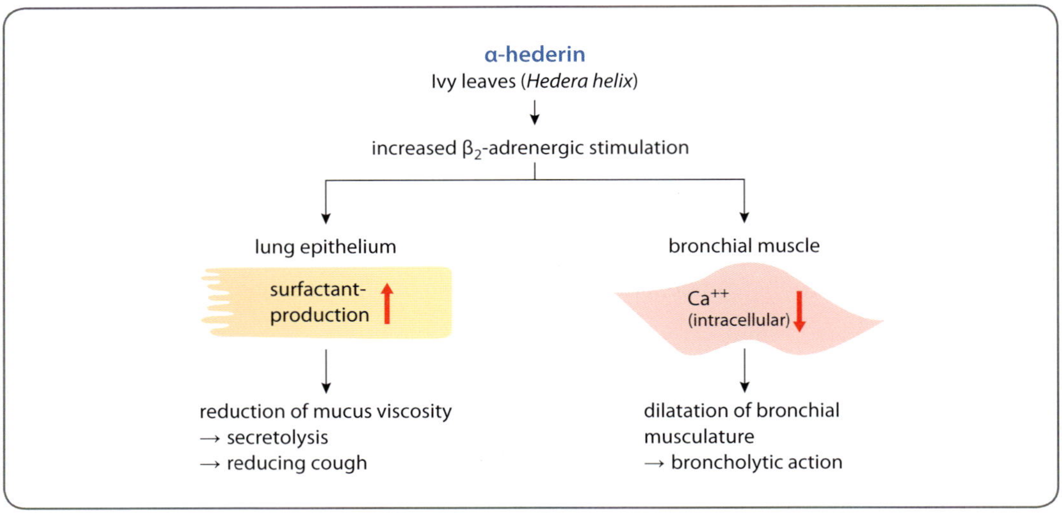

거담작용

아이비엽은 임상에서 거담작용을 나타내는 것으로 알려져 있지만 이에 대한 실험적 증명이나 기전은 잘 밝혀져 있지 않다. 거담작용을 설명하는 가설은 크게 두 가지로 나눌 수 있다. 첫 번째 가설은 소량의 사포닌이 gastropulmonary mucokinetic vagal reflex를 자극하고 이 때문에 기관지 분비선에서 물 분비가 늘어서 가래가 묽게 된다는 것인데 이에 대한 실험적 증거는 부족하다. 일부에서는 아이비엽의 임상에서의 용량이 이러한 구토 반사를 일으키는 수준에 훨씬 못 미치기 때문에 이 가설이 아이비엽의 거담작용을 설명할 수 없다고 보고 있다. 다른 가설에서는 saponin의 계면활성제로서의 성격이 국소적으로 가래를 액화하는데 기여하여 가래를 쉽게 제거할 수 있는 형태로 바꾼다고 설명한다. 최근에는 α-hederin이 β_2-adrenergic receptor의 terbutaline-stimulated internalization을 억제한다는 실험결과가 보고되었는데 β_2-adrenergic receptor가 자극을 받으면 더 많은 계면활성제가 분비되어 점액을 액화시켜 가래가 쉽게 제거될 수 있다는 점에서 이러한 실험 결과는 두 번째 가설을 뒷받침하고 있다. 반면에 경구로 복용하는 경우에 이러한 saponin에 의한 액화는 일어나지 않는다는 실험결과와 폐에서의 saponin의 농도가 이러한 국소적 액화현상을 일으킬 만큼 충분하지 않다는 실험결과는 아이비엽의 거담작용이 두 번째 가설에 의해서도 완전히 설명될 수 없음을 나타내고 있다.

식물의 기원

오미자五味子는 오미자과Schisandraceae에 속하는 덩굴식물의 열매로 우리나라 어느 곳에서나 잘 자라 널리 재배된다. 식용, 약용, 화장품 소재로 가장 많이 사용되고 있는 생약 중의 하나이다. 우리나라의 오미자 종류는 오미자*Schisandra chinensis* (Turcz.) Baill., 흑오미자*Schisandra nigra* Maxim.=*Schisandra repanda* (Siebold & Zucc.) Radlk., 남오미자*Kadsura japonica* (L.) Dunal 등 3가지가 대표적이다. 흑오미자는 열매가 검게 익기 때문에 붙여진 이름이고, 남오미자는 분류학적으로는 다르지만 모양이 유사한 열매가 붉게 익는다. 흑오미자와 남오미자는 우리나라 남쪽 섬과 제주도에 자생하고 있다. 중국에서는 오미자의 상품을 말할 때 생산지역의 특성을 감안해서 중국의 동북과 화북지역에서 생산되는 것을 북北오미자*S. chinensis*라 하고, 중국 남쪽지역사천, 협서, 산서, 운남 등에서 생산되는 것을 남南오미자또는 서(西)오미자라고도 함(식물명은 화중華中오미자*S. sphenanthera* Rehder& E. H. Wilson)로 구분하기도 한다. 중국에서는 북오미자와 남오미자를 동일한 용도로 사용해 오다가 2000년 이후부터 별도의 생약으로 구분하여 사용하고 있으며중국약전 2005, 일반적으로 오미자라고 하면 북오미자를 의미한다. 오미자류는 공통적으로 dibenzocyclooctadiene type lignan계열 성분들을 가지고 있다. 화학적으로 본다면 동일한 구조의 성분도 있고 부분 구조가 다른 성분도 많이 있다.

동의보감허준 탕액편湯液篇에 기재된 오미자 항을 보면, "피皮, 果皮와 육肉, 果肉은 감산甘酸, 단맛과 신맛하고, 핵중核中, 씨앗은 신고辛苦, 매운맛과 쓴맛하고, 이를 합치면 함미鹹味, 짠맛하니 이것은 오미五味가 갖추어진 것인 고로 오미자라고 하는데, 약으로 쓸 때에는 생 것을 햇볕에 말리고 씨를 버리지 않는다"라고 하였다.

오미자는 한국, 중국, 일본, 러시아의 약전에 수재된 생약으로써 미국약전, 유럽약전 및 세계보건기구WHO, World Health Organization의 국제약전International Pharmacopoeia에도 수재되어 있다. 천연물의약품한약(생약)제제이나 기능성식품 소재로 많이 사용되고 있는 오미자는 현대 약리학적인 연구들도 다양하게 보고되고 있다. 간염, 암 및 혈관 손상 등 다양한 질병 치료에 효과가 있음이 보고되었고, 그 외에도 호흡기, 중추신경계, 심혈관계, 당대사 등에도 유익한 효과가 있다는 보고가 있다.

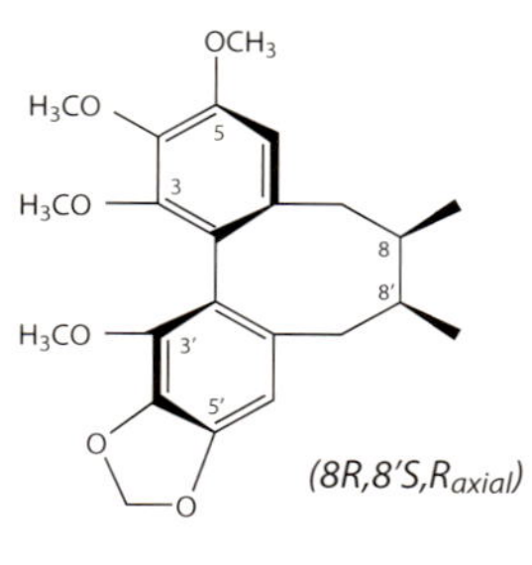

Schisandrin B의 화학구조
(이명: Schizandrin B, 2,2'–Cyclo–3,3',4,5–tetramethoxy–4',5'–methylenedioxy lignan, 3,3',4,5–Tetramethoxy–4',5'–methylenedioxy–2,2'–cyclolignan, Isokadsuranin, (+)–γ–Schisandrin, Wuweizisu B)

해외 천연물의약품
Veregen®

베러겐Veregen®, sinecatechin은 독일의 MediGene사에서 개발한 것으로 단일물질이 아닌 추출물 상태로 2006년에 미국 FDA의 승인을 받은 최초의 천연물의약품이다. HPVHuman papilloma virus로 인한 콘딜로마Condylomata acuminate에 쓰이는 연고제인 Veregen 연고의 약물성분은 sinecatechin으로 차나무 *Camellia sinensis*의 잎녹차 추출물을 부분 정제한 것으로 catechin과 다른 녹차 성분들의 혼합물로 구성되어 있다.

Veregen®은 18세 이상 면역적격 환자들의 외부 생식기와 항문 주위의 음부 사마귀 치료에 사용되는 국소 연고제로서, 1990년대 초에 중국 과학원Chinese Academy of Science 산하의 암연구소 병원이 처음 개발하여, 1996년 11월에 중국 과학원 산하의 암연구소 병원과 일본 회사 Mitsui Norin이 일본에서 사용방법 특허를 출원했고, 1997년 캐나다 회사 Epitome Pharm이 Mitsui Norin으로부터 국소 제형에 대한 기술을 인수하였다. 1999년 MediGene은 활성물질에 대한 기본권리를 인수해 의약품의 전임상 및 임상 개발뿐만 아니라 승인과정에 대한 책임도 단독으로 맡았고, 특허 보호를 확대해 인유두종 바이러스로 인한 이상증식 치료를 특허 범위에 포함시켰다. 1996년 MediGene은 Bradley현재의 Nycomed US에게 미국 내 sinecatechin 개발 및

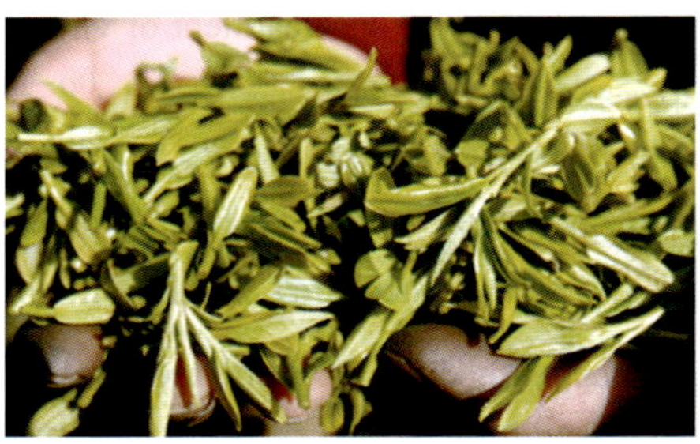

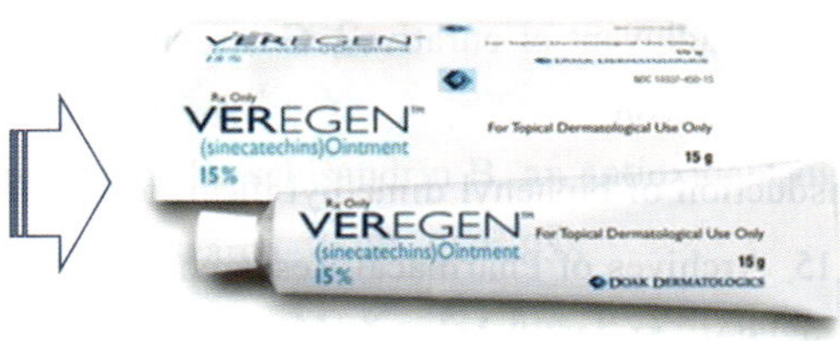

녹차 및 베러겐

마케팅 권리를 양도하였고, Veregen®은 미국에서 2007년 12월 처음 승인 이후 스페인, 스위스, 독일, 호주에서 판매 허가를 받았다. 여러 가지 임상을 통해 Veregen®의 적응증 확대를 위한 연구를 지속하고 있으며, 현재는 광선각화증Actinic keratosis에 대한 임상을 진행하여 마케팅 허가를 위한 준비를 하고 있다.

차나무 *C. sinensis*차나무과 Theaceae의 원산지는 중국의 쓰촨성, 윈난성, 구이저우성으로부터 미얀마, 인도의 아삼 지방으로 이어지는 산악지대인 것으로 추정되고 있다. 차는 커피, 카카오와 함께 세계 3대 기호음료로서 세계 각국에서 음용되어 왔고, 우리나라에서는 현재 경상남도 하동군과 사천군, 전라남도 지역의 장흥군, 영암군, 보성군, 구례군, 순천시, 광주광역시 등이 주산지이며, 총 생산량 중 일부 수출을 제외하고는 거의 전량이 홍차 또는 녹차용으로 국내에서 소비된다. 삼국시대에 고구려의 승려들을 통해서 한반도에 전해진 것이거나 수로왕의 부인이었던 허씨가 아유타국지금의 인도에서 씨를 들고 온 것이라는 두 가지 전파 경로에 대한 설이 있다. 확실한 기록으로는 신라 흥덕왕 때 당 문종에게서 선물로 받은 차나무 씨앗을 지리산에 심었다는 것이 있다.

차나무는 상록의 활엽관목으로서, 높이는 60~90 cm 정도이지만, 100 cm 이상인 것도 있다. 1년생 가지는 흰색이며 잔털이 있고, 2년생 가지는 회갈색이며 털이 없다. 잎은 보통 어긋나며 피침상 장타원형으로 표면은 녹색의 엽맥이 들어갔고 뒷면은 회녹색으로 맥이 튀어나왔으며 양면에 털이 없다. 꽃은 10~11월에 피고 지름 3~5 cm로 흰색이며 향기가 있고 1~3개가 액생하거나 가지 끝에 달린다. 열매는 이듬해 가을에 익으며 종자는 둥글고 단단하다. 찻잎의 수확시기에 따라 첫물차우전는 4월 초순에서 5월 초순에 채취하며, 곡우穀雨 이전에 따는 찻잎을 말하기 때문에 우전으로도 많이 불린다. 두물차세작는 5월 말경부터 6월에 채취하고, 세물차중작는 7월에서 8월경에 세 번째로 딴 잎이다. 끝물차대작는 8월 하순에 채취하며, 찻잎이 단단해지고 잎이 커서 분쇄해서 주로 사용한다.

발효정도를 기준으로 녹차, 반발효차 및 발효차로 나눈다. 녹차綠茶, Green tea는 전혀 산화되지 않아 녹색이 도는 차로서, 한국이나 일본에서 주로 마시는 녹차가 이에 해당한다. 반발효차는 10~70% 정도 산화된 차로, 청록색 또는 그보다 진한 색을 띤다. 우롱차烏龍茶, Oolong 및 황차黃茶 등이 있다. 발효차로 홍차紅茶, Black tea는 85% 이상 발효되어 검은빛이 도는 차로, 차를 우리면 찻물 색은 붉은빛을 띤다. 흑차黑茶 즉, 보이차는 긴 시간을 거쳐 발효가 많이 진행된 차로, 찻잎을 익힌 다음 적절한 수분과 온도를 유지해 먼저 발효시킨 다음 차 모양을 만들어 더 숙성시킨다.

화학성분

녹차 추출물 sinecatechin에 함유된 catechin 유도체 함량은 중량으로 총 약물 성분의 85~95%를 이루고 있으며, 55% 이상의 epigallocatechin gallateEGCG와 epicatechinEC, epigallocatechinEGC, epicatechin gallateECG와 같은 catechin 유도체, 그리고 기타 gallocatechin gallateGCG, gallocatechinGC, catechin gallateCG, catechinC들이 미량의 catechin 유도체로 구성되어 있다. Catechin 유도체 이외에 약 2.5%는 gallic acid, caffeine, theobromine로 구성되어 있고 나머지는 아직 규명되지 않은 성분이다.

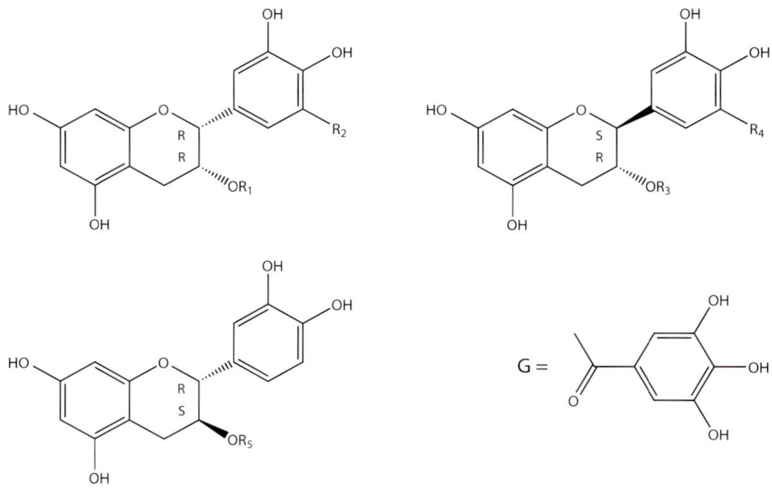

Compounds	*Abbreviation*	R_1	R_2	R_3	R_4	R_5
(−)-Epigallocatechin Gallate	(−)-EGCG	G	OH	–	–	–
(−)-Epicatechin Gallate	(−)-ECG	G	H	–	–	–
(−)-Epigallocatechin	(−)-EGC	H	OH	–	–	–
(−)-Epicatechin	(−)-EC	H	H	–	–	–
(−)-Gallocatechin Gallate	(−)-GCG	–	–	G	OH	–
(−)-Gallocatechin	(−)-GC	–	–	H	OH	–
(−)-Catechin Gallate	(−)-CG	–	–	G	H	–
(+)-Catechin	(+)-C	–	–	–	–	H

Veregen® 함유 화학성분

효능

베리겐Veregen®의 외부생식기사마귀External genital warts, EGWs에 대한 작용기전은 자세히 알려져 있지 않다. *In vitro*에서 녹차의 catechin은 항산화 활성을 나타내지만, 이러한 활성이 EGWs를 제거하는 데에 어떤 영향을 미치는 지는 알려져 있지 않다. Catechin은 또한 면역증강활성, 항바이러스 활성, 암예방 효과 등을 나타내며, 이러한 활성이 HPV에 의한 EGWs를 치료하는 것과 관련이 있는 것으로 알려져 있다. 임상실험에서 베리겐Veregen®의 16주 도포 후 사마귀 제거효과는 53.6%Polyphenon E 10% 연고와 54.9%Polyphenon E 15% 연고를 나타내었다.

콘딜로마*Condylomata acuminate*라고도 부르는 곤지름은 성 접촉 후 흔히 발생하기 때문에 성병으로 오해하는 경우가 많으나 인유두종 바이러스Human papilloma virus, HPV에 의해 생기는 피부질환의 일종인 생식기 사마귀이다. 곤지름의 원인이 되는 인유두종바이러스 바이러스HPV는 현재까지 약 100여 종이 밝혀졌고, 이 중 40여 종이 생식기관에서 발견된다. HPV 중에서 고위험군으로 분류하는 16, 18번은 자궁경부암을 가장 많이 일으키는 바이러스이며, HPV 6번과 11번이 콘딜로마곤지름의 가장 큰 원인이다. 콘딜로마가 악화될 경우 사마귀가 성기를 뒤덮어 항문까지 침범하기도 하며, 일부는 심한 가려움이나 출혈, 통증을 일으키기도 한다.

참고문헌

1. Chen, S. T., Dou, J., Temple, R., Agarwal, R., Wu, K. M., & Walker, S. (2008). New therapies from old medicines. Nature Biotechnology, 26(10), 1077-1083.
2. Tatti, S., Stockfleth, E., Beutner, K.R., Tawfik, H., Elsasser, U., Weyrauch, P., & Mescheder, A. (2010). Polyphenon E: a new treatment for external anogenital warts. British Journal of Dermatology, 162(1), 176-184.
3. Stockfleth, E., & Meyer, T. (2014). Sinecatechins (Polyphenon E) ointment for treatment of external genital warts and possible future indications. Expert Opinion on Biological Therapy 14(7), 1033-1043.
4. Stockfleth, E., Beti, H., Orasan, R., Grigorian, F., Mescheder, A., Tawfik, H., & Thielert, C. (2008). Topical Polyphenon E in the treatment of external genital and perianal warts: a randomized controlled trial. British Journal of Dermatology, 158(6), 1329-1338.

해외 천연물의약품
Fulyzaq®

역사

풀리작Fulyzaq®은 미국 FDA 승인 천연물의약품 2호로 미국의 살릭스 파마슈티칼스사에서 아마존 강 유역에 서식하는 자생식물인 *Croton lechleri*Dragon's blood, 기린혈, 용혈수의 붉은 점액성 라텍스에서 oligomeric proanthocyanidin를 추출하여 천연물의약품으로 개발한 제품이다. 피 같이 생긴 붉은색 라텍스는 용혈수龍血樹 껍질을 벗기면 흘러나오는데 이를 Sangre de DragoDragon's blood라고 부르며 페루 아마존 원주민 등이 유행성 감기 및 설사를 치료하는데 사용하였다. 에이즈 환자의 설사 증상 완화제인 풀리작Fulyzaq은 희귀의약품으로 2012년 12월에 판매 허가를 받아 경구용 천연물의약품 중 최초로 FDA의 승인을 받았다.

Napo Pharmaceuticals사는 1996년 10월 미국에서 특허 출원하였고, Salix사는 2008년 12월 북미, EU 및 일본에서 HIV 관련 설사, 소아 설사, 급성 감염 설사 치료를 위한 crofelemer의 독점 라이선스를 Napo사로부터 인수하였다. 또한 Salix사는 과민성대장증후군Irritable bowel syndrome, IBS을 포함해 crofelemer의 기타 모든 적응증에 대한 전 세계 권리를 인수하였으며, AsiaPharma사와 Glenmark사는 각각 중국과 인도에 대한 crofelemer 권리를 인수하였다. 2011년 12월 Salix사는 HIV 관련 설사 치료를 위한 요법으로서 crofelemer의 신약허가신청New drug application, NDA을 미국 FDA에 제출하여 2012년 초에 인정되고 우선 심사를 받았지만, FDA는 결정을 두 번이나 연기하고 나서 2012년 말에 승인하였다. 현재 적응증 확대를 위하여 미국에서 소아설사에 대한 임상 1상과

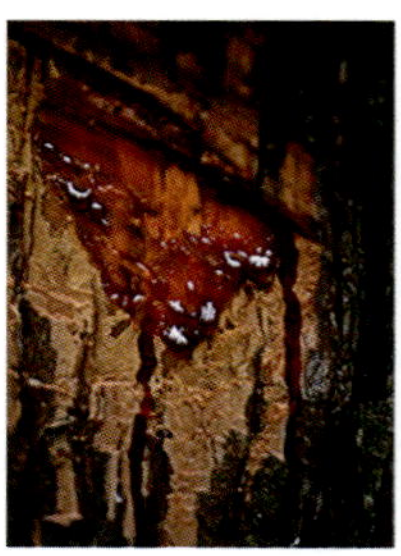
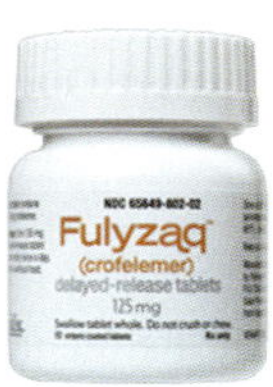

Dragon's blood와 Fulyzaq

과민성대장 증후군에 대한 임상 3상이 진행되고 있다.

용혈수 *C. lechleri*Dragon's blood는 카나리아제도 원산으로서 아프리카의 카나리섬에 분포하며 수령 5,000~7,000년에 이르고 세쿼이아, 유칼립투스와 더불어 세계에서 큰 나무에 속한다. 높이 약 20 m, 지름 약 5 m로, 가지는 줄기 끝에서 갈라지고 줄 모양의 잎이 빽빽이 나서 둥근 수형으로 자란다. 잎 길이 약 50 cm, 너비 약 3 cm이다. 꽃은 녹색이며 길이 10 cm 정도의 통꽃이고 열매로 장과漿果가 달린다. 줄기에서 흘러나오는 수지를 용혈Dragon's blood이라고 하며, 태평양 제도에서는 이 속에 속한 식물을 무덤 주변의 조경수로 심어 왔고, 작은 나무는 관엽식물로 분재하였다. 우리나라에는 관상용으로 들여와서 화분에 많이 심는다. 이 나무는 생장이 느려 10년에 겨우 1 m 정도 자란다. 수령이 650년 된 나무도 현존하고 있다고 한다. 이 나무는 나이테가 생기지 않기 때문에 수령을 알아내기 위해서는 나이테 관찰이란 일반적인 방법을 적용할 수 없다. 꽃이 필 때 꽃차례 밑에서 줄기가 두 개로 갈라져 나오는데 이 분지의 수, 즉 꽃이 몇 번 피었는지 살핌으로서 나이를 계산해낼 수 있다고 한다. 가지나 잎을 자르면 붉은 수지가 나오는데, 사람들은 이를 용의 굳은 피라고 생각했다. 따라서 용혈수龍血樹라는 한자 이름을 가지고 있다.

화학성분의 구성

Crofelemer는 용혈수 *C. lechleri*의 수지에서 분리된 프로안토시아니딘 중합체Proanthocyanidin oligomer로서, (+)−catechin, (−)−epicatechin, (+)−gallocatechin과 (−)−epigallocatechin monomer가 무작위로 연결된 고분자 구조로서 분자량은 약 2,200 Da이다.

작용기전 및 효능

Crofelemer의 자세한 작용기전은 알려져 있지 않으나, cAMP에 의해 유도되는 낭성섬유증 막전위 조절 단백질Cystic fibrosis transmembrane conductance regulator, CFTR과 장관 칼슘활동 염소통로Calcium-activated chloride channel, CaCC의 저해에 의해 염소Chlorine 분비를 억제하고, 창자 내 수분흐름을 정상화시키는 작용을 함으로써 설사를 억제하는 것으로 알려져 있다.

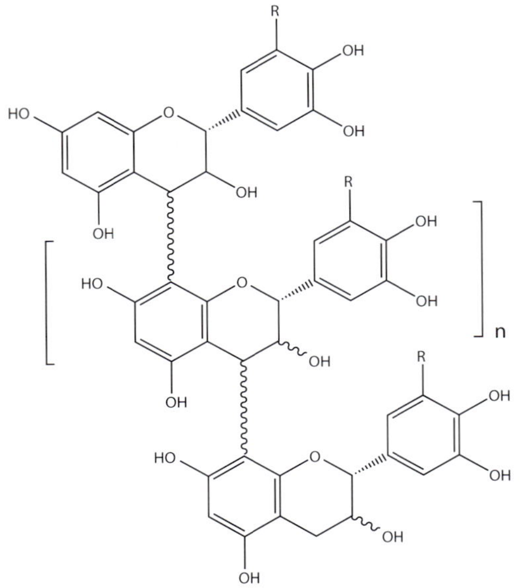

Crofelemer 함유 화학성분

풀리작Fulyzaq®은 AIDS 환자들에게서 바이러스, 세균 및 기생충 감염 이외의 원인으로 인한 설사 증상을 완화하는 용도의 약물이다. 1일 2회 복용하면 위장관 내 전해질 및 수분 소실로 인한 수성水性 설사 증상을 완화시킨다. 풀리작Fulyzaq®의 안전성과 효능은 1개월 이상 설사 증상이 지속됨에 따라 항레트로바이러스제를 복용 중이었던 374명의 HIV 양성 환자들을 대상으로 진행된 임상시험을 통해 입증되었다. 피험자들은 1일 평균 수성 배변횟수가 2.5회에 달하는 이들이었다. 이 시험에서 풀리작Fulyzaq® 복용군에서 주당 수성 배변횟수가 2회 이하로 줄어드는 임상적 반응을 보인 이들이 17.6%로 집계되어 플라시보 대조군의 8%를 상회한 데다 일부 환자들의 경우 20주 동안 지속적인 지사 효과가 나타났음이 증명되었다. 다만 풀리작Fulyzaq®은 처방에 앞서 테스트를 통해 설사 증상이 바이러스, 박테리아 또는 기생충의 감염증이나 위장관계 질환으로 인해 발생한 것이 아닐 경우에 사용된다. 부작용은 상기도 감염증, 기관지염, 기침, 고창鼓脹, 간 효소 빌리루빈 수치의 증가 등이 보고되었다.

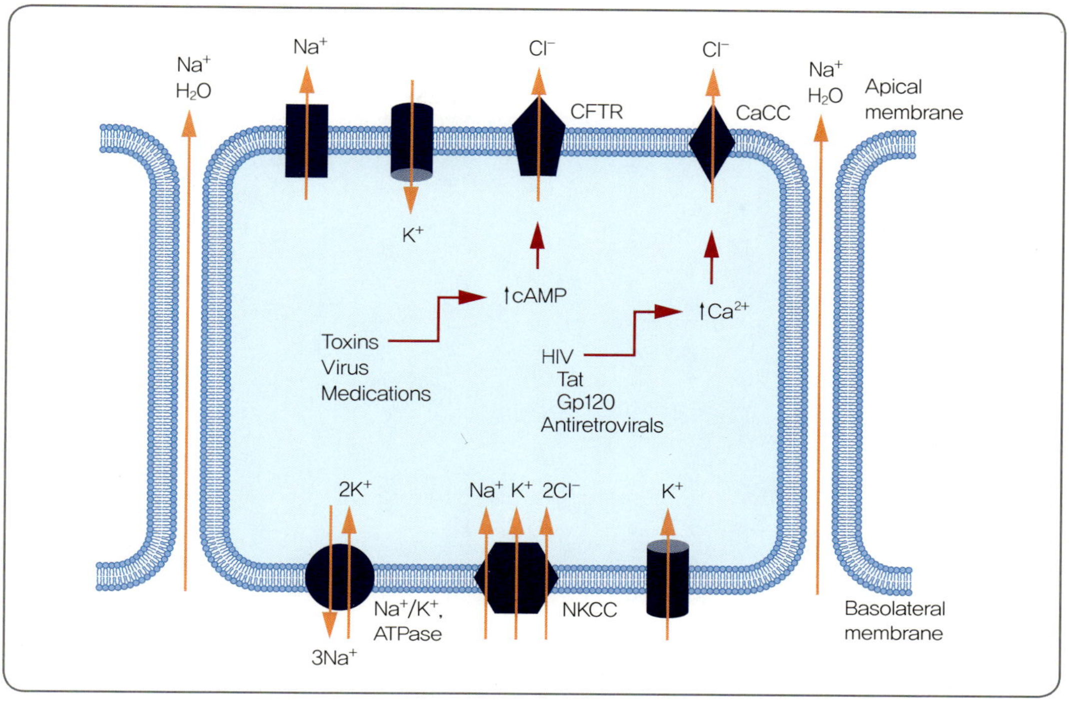

Crofelemer의 작용기전

참고문헌

1. Patel, T. S., Crutchley, R. D., Tucker, A. M., Cottreau, J., & Garey, K. W. (2013). Crofelemer for the treatment of chronic diarrhea in patients living with HIV/AIDS. HIV AIDS (Auckland), 5, 153-162.
2. Chordia, P., & MacArthur, R. D. (2013). Crofelemer, a novel agent for treatment of non-infectious diarrhea in HIV-infected persons. Expert Review of Gastroenterology & Hepatology, 7(7), 591-600.
3. Tradtrantip, L., Namkung, W., & Verkman, A. S. (2010). Crofelemer, an antisecretory antidiarrheal proanthocyanidin oligomer extracted from *Croton lechleri*, targets two distinct intestinal chloride channels. Molecular Pharmacology, 77(1), 69-78.
4. Gupta, D., Bleakley, B., & Gupta, R. K. (2008). Dragon's blood: botany, chemistry and therapeutic uses. Journal of Ethnopharmacology, 115(3), 361-380.

비타민

Vitamins
Vitamin D
Pyridoxine
Folate
Thiamine

Vitamins

15세기 후반, 새로운 항로를 개척하고 지리적 발견을 주도하던 서유럽인들은 오랜 선상 생활로 장기간 신선한 채소를 공급받지 못하는 여건으로 인해 예기치 못한 심각한 질환을 앓았으며 목숨을 잃는 경우도 다반사였다. 몸무게 감소, 잇몸 출혈, 치아 손실, 위장관 출혈, 근골격의 이상과 피하출혈, 극심한 피로감, 심장 쇠약 증상으로 대표되는 괴혈병壞血病, Scurvy이 본격적인 대항해시대가 시작되면서 비로소 심각한 문제로 떠오른 것이다. 후에 영국 군함 솔즈베리호HMS Salisbury의 의사였던 제임스 린드James Lind, 1716~1794는 그의 논문 'A Treatise of the Scurvy in Three Parts'1753를 통해 레몬과 오렌지를 활용한 급식이 장기간 항해할 때 고질적 문제가 되었던 괴혈병 증상을 호전할 수 있음을 보고하였다. 1928년에 이르러 헝가리 출신 생화학자 얼베르트 센트죄르지Albert Szent-Györgyi, 1893~1986에 의해 강한 항산화력을 나타내는 항괴혈병 인자인 vitamin C의 존재가 드러나면서, 이를 기려 화합물의 명칭 또한 ascorbic acid로 지어졌다.

특정 영양소가 결핍되었을 때 질병이 발생한다는 또 다른 역사적 기록은 각기병脚氣病, Beri-beri으로 고대 중국에서부터 기록되어 있다. 하지의 감각지각 이상으로 시작되는 이 증상은 사지의 근육 약화, 부종, 심장 쇠약으로 이어져 심하면 죽음에 이르기도 했다. 전통적으로 쌀, 특히 도정된 흰쌀을 주식으로 하는 나라에서 주로 발병되었기 때문에 질병과 식이 사이의 연관성이 제시되었는데, 1896년 자와섬 네덜란드 식민지령의 군의관이었던 크리스티안 에이크만Christiaan Eijkman, 1858~1930은 이와 관련된 비타민학의 토대를 제공한 인물이다. 그는 흰쌀, 쌀겨, 닭을 이용한 실험을 통해 쌀겨가 닭의 각기 증상을 개선시킬 수 있음을 밝혀내었다. 1911년 폴란드 생화학자 카지미르 풍크Kazimierz Funk, 1884~1967가 쌀겨에서 수용성 결정 화합물을 분리하고, 이 특정 필수 영양소를 beriberi-vitamine이라 부르면서, 특정 생리활성을 나타내는 영양소군을 일컬어 라틴어 'vitaLife'와 'amine'로부터 합성된 'vitamine'이라는 이름을 붙였다. 후에 이런 필수 영양인자가 모두 amine 화합물은 아니라는 것이 밝혀졌으나, vitamine를 뺀이라는 용어는 오늘날까지 이어지고 있다. 이후 생화학자 엘머 매컬럼Elmer Verner McCollum, 1879~1967과 잭 드럼몬드Jack Drummond, 1891~1952는 vitamin의 발견 순서에 따라 알파벳순으로 분류하는 것을 제안함으로써 오늘날의 vitamin 분류 체계의 토대를 마련했다.

오늘날 "vitamin"이라 함은 인체 내 또는 대부분의 동물에서 충분히 또는 전혀 생성되지 않으므로 식이 또는 보충제로 필히 공급되어야 하는 필수 유기성분으로 규정한다. Vitamin은 그 생물학적 기능을 바탕으로 정의된 용어일 뿐 서로 간 화학구조 유사성을 가지고 있는 것은 아니며, 에너지공급원으로 이용되는 식품과 달리 미량만을 필요로 한다. 인체에 유용한 vitamin으로는 13종의 성분들이 알려져 있으며, 체내에서 수행하는 주요 역할을 살펴보면, ① antioxidant로서의 작용Vitamin E 및 C, ② hormone으로서의 작용Vitamin A 및 D, ③ H^+/e^-의 donor 또는 acceptor, 즉 cofactor로서의 역할Vitamin K, C, 니아신, 리보플라빈, 판토텐산, ④ coenzyme으로서의 기능Vitamin A, K, C, 티아민, 니아신, 리보플라빈, B_6, 비오틴, 판토텐산, 엽산, B_{12}으로 구분된다.

Vitamin은 물성에 따라 수용성 또는 지용성 비타민으로 분류된다. 지용성 비타민은 비극성 용매에 녹는 성분으로 vitamin A, D, E, K가 여기에 속하며, vitamin B군과 C는 수용성 비타민에 해당한다. 생합성적으로는, 지용성 비타민은 acetyl-CoA에서 유래되는 isoprene 단위체가 전적으로 또는 주요하게 연관되어 식물이나 동물에서 생성되는 반면, 수용성 비타민은 종류에 따라 각기 다양한 경로를 통해 생성된다. 또한 지용성 비타민이 간이나 지방조직에 저장되는 반면에 대부분의 수용성 비타민은 3~5년간 저장이 가능한 비타민 B_{12}를 제외하고는 그 고유성질로 인해 쉽게 체외로 배출되므로 정기적인 보충이 필요하다. 의약품, 식이보조제, 식품첨가제 등으로 vitamin을 적용할 때 고려할 사항 중 또 하나는 안정성이다. 지용성 비타민과 vitamin C, 티아민, 리보플라빈과 비오틴은 산화에 극도로 취약하므로, 열, 산소, Fe^{2+}, Cu^{2+} 등 금속 이온, 과산화 되기 쉬운 다중불포화지질과 자외선 등으로부터 주의가 필요하다. 니아신, vitamin B_6, 판토텐산, 엽산, vitamin B_{12}는 상대적으로 안정하다.

Vitamin 필요량은 성별, 조건, 환경에 따라 넓은 범위를 나타낸다. 예를 들면, 임신이나 만성질환 등 스트레스 조건에서 vitamin 섭취량은 더 요구되며, 남성은 여성에 비해 vitamin A, B_1, B_2, B_6, K 및 니아신Niacin 권장섭취량 수치가 더 높다. 현재 vitamin 중 B_{12}를 제외한 대부분은 유기합성적인 방법으로 생산되고 있다. 또한 vitamin B_1, B_6, B_{12}는 생명공학 공정을 통해 얻어지기도 하고 vitamin A, D, E, 및 K는 천연물에서 직접 분리되기도 한다. Vitamin C는 화학합성법Reichstein-Grüssner synthesis을 대체하여 유기합성과 발효의 복합공정으로도 생산된다.

Vitamin 발견의 역사(고대~1950년대)

Year	Discovery
2697 B.C.	최초의 결핍증 기록인 각기병(beriberi)의 증상이 고대 중국 문헌에 기록
1500 B.C.	고대 이집트에서 괴혈병(Scurvy), 야맹증(Night blindness), 안구건조증(Xerophthalmia)의 증상과 함께 동물 간이 야맹증과 안구건조증에 치유 효능이 있음을 기록
130~200 A.D.	그리스 의사 Soranus가 구루병(Rickets)에 대하여 기록
1492~1600	대항해 시대, 괴혈병의 위협; Magellan – 승무원의 4/5 사망, Vasco da Gama – 160명 중 100명 사망
1747	영국 해군 의사 Lind가 오렌지와 레몬을 이용하여 괴혈병 예방 실험. 감귤류 주스의 보관방법 개발.
1768~1771	Cook 선장이 감귤류와 사우어크라우트(Sauerkraut)의 섭취를 권장하여 괴혈병 사망자 없이 장기간 항해 완료
1816	Magendie는 탄수화물과 올리브오일을 먹인 개에서 안구건조증을 관찰 기록
1824	Combe, 악성빈혈(Pernicious anemia)와 소화관 이상과의 연관성을 제시
1881	Lunin은 정제된 지방, 단백질, 탄수화물, 소금, 물로만 구성된 식단으로는 동물이 생존하지 못함을 보고
1880s	Takaki는 백미를 다른 식단으로 대체하여 각기병을 예방
1897	Eijkman은 백미에 의한 각기병이 쌀겨를 다시 첨가함으로써 치료됨을 발견
1901	Grijins는 각기병이 극히 중요한 식품 성분으로 인해 발생된다 결론
1906	Hopkins는 탄수화물, 지방, 단백질 및 무기질의 범주 외에 속하는 “accessory food factors”를 제안
1907	Holst와 Frolich는 결핍식이를 먹인 기니아 피그를 통해 사람과 유사한 괴혈병의 병리학적 변화를 관찰
1909	Hopkins, 일부 지방에서 쥐의 성장인자를 발견하여 보고
1910	Vedder, 각기병이 영양결핍으로 인해 생겨났으며, 이를 쌀겨 섭취를 통해 치료할 수 있음을 확증
1911	폴란드 생화학자 Funk가 accessory food factor를 설명하기 위하여 ‘vitamine’이라는 용어를 고안
1913	McCollum과 Davis, 성장과 관련된 지용성 A를 버터에서 발견
1919	Steenbock은 채소의 황색(Carotene)이 비타민 A라고 보고
1919	Mellanby, 개에서 구루병을 일으키고, 이 병증이 대구 간유의 지용성 비타민에 반응함을 보고
1920	Goldberger, 펠라그라는 박테리아감염이 아닌 옥수수 함량이 높은 식단에 의해 발생되는 것이라 보고
1922	McCollum은 비타민 A가 파괴된 대구 간유가 구루병을 예방함을 보고하고 이러한 결과를 바탕으로 비타민 D의 존재를 정립
1923	Evans와 Bishop, 비타민 E를 발견. 쥐에서 결핍되면 유산(♀), 불임(♂)의 원인이 됨을 확인
1926	Jansen과 Donath, 쌀겨에서 결정 형태의 티아민을 분리
1926	Minot과 Murphy, 대량의 신선한 간을 날마다 먹으면 악성 빈혈을 완화시킬 수 있음을 보여줌
1926	Steenbock, 동물뿐만 아니라 음식물에 대한 자외선 조사가 비타민 D를 생산함을 보여줌
1926	Goldberger와 Lillie, 쥐의 특정 증후군을 기술했으며, 이는 후에 리보플라빈 결핍증으로 밝혀졌음
1928	Bechtel과 그의 동료들은 소의 반추위 박테리아가 비타민 B를 합성한다고 밝힘
1928	Szent-Györgyi, 오렌지 주스, 양배추 주스 및 소의 부신에서 hexuronic acid(아스코르브산, 비타민 C)를 분리
1929	Moore, 동물이 카로틴을 비타민 A로 전환시킴을 증명

Year	Discovery
1929	Norris와 동료들은 병아리에서 발가락 마비병(리보플라빈 결핍증)을 보고
1929	Castle, 악성빈혈은 식이성(외인성) 요인과 위장의 내인성 요인의 상호작용으로 일어남을 밝힘
1930	Norris와 Ringrose, 병아리에서 pellagra와 유사한 피부염을 기술했으며, 이는 나중에 pantothenic acid 결핍으로 확립됨
1931	Pappenheimer와 Goettsch, 토끼와 기니아 피그에서 나타나는 영양성 근육퇴행위축과 병아리의 뇌연화증(Encephalomalacia)의 예방에 비타민 E가 필요함을 밝힘
1931	Willis, 효모 유래 인자가 인도 여성에서 보이는 열대성의 대적혈구빈혈(Macrocytic anemia) 치료에 유효함을 입증
1933	Williams와 동료들은 효모로부터 성장 인자를 분획하여 pantothenic acid로 명명
1934	György, 어린 쥐의 피부염을 치료할 수 있는 인자를 발견하여 비타민 B_6로 명명
1934	Dam과 Schönheyder는 출혈로 특화된 닭의 영양성 질병과 연관해서 새로운 지용성 비타민(비타민 K)을 발견
1935	Wald, 비타민 A와 야맹증 및 시력과의 연관성을 밝혀냄
1935	독일의 Kuhn과 스위스의 Karrer, 리보플라빈 합성
1935	Warburg와 동료들은 효소(NADP)로부터 니코틴산을 분리하고, 그 생화학적 기능을 증명
1935~1937	Underwood와 동료들, Becker와 동료들에 의해 소와 양에 필수적인 비타민 B_{12}의 중심 이온이 코발트임이 밝혀짐
1936	Kogl과 Tonnis, 난황에서 효모의 성장에 필요한 물질을 분리하고 biotin이라 명명
1936	Williams와 동료들, 티아민의 구조를 결정하고 합성
1937	Elvehjem과 동료들, 개에서 니코틴산이 검은 혀를 치료함을 발견. 사람의 펠라그라에도 유효함을 증명
1939	Dam과 Karrer, 비타민 K 분리, 몇 달 후 미국의 세 실험실에서도 분리 성공
1940	Harris와 동료들, biotin 합성을 처음으로 성공
1942	Baxter와 Robeson, 비타민 A를 결정화
1943~1946	Lederle 그룹 화학자들, folic acid 결정화 및 합성
1948	미국의 Rickes 및 동료와 영국의 Smith, 비타민 B_{12}를 분리
1951	Smith와 동료들, 양에서 코발트 결핍이 비타민 B_{12} 주사에 의해 예방될 수 있음을 증명

비타민의 발견, 주요 기능 및 결핍증

Vitamin		Discovery/ Isolation	Isolation Source	Active forms	Key Biological Functions	Deficiency disorders and diseases
A	Retinol	1909/1931	Fish liver oil	Retinol 11-(*Z*)-Retinal Retinoic acid	Visual process; Photosensitive retinal pigment Regulation of epithelial cell differentiation Regulation of gene transcription	Night blindness(nyctalopia) Xerophthalmia Keratomalacia Photophobia Skin keratinization Vaginal cornification Nephritis
B_1	Thiamine	1897/1911	Rice	Thiamine pyrophosphate (Thiamine diphosphate)	Coenzyme for oxidative decarboxylation of 2-keto acids(pyruvate, 2-keto-glutarate) Coenzyme for pyruvate decarboxylase and transketolase	Beriberi Polyneuritis Wernicke-Korsakoff syndrome
B_2	Riboflavin	1920/1933	Eggs	Flavin mononucleotide(FMN) Flavin adenine dinucleotide (FAD)	Hydride/electron transfer in redox reactions of fatty acids metabolism and TCA cycle	Geographical tongue(glossitis) Cheilosis Seborrheic dermatitis Skin desquamation
B_3	Niacin	1936/1935	Liver	Nicotinamide adenine dinucleotide(NAD/NADH) Nicotinamide adenine dinucleotide phosphate(NADP/NADPH)	Hydride/electron transfer in catalysis by dehydrogenases in TCA cycle, respiratory chain	Pellagra Depressive psychosis
B_5	Pantothenic acid	1931/1938	Liver	Coenzyme A Acyl carrier protein	Acetyl or acyl group transfer to form esters, amides, citrate, and triglycerides.	Peripheral neuropathy Burning feet
B_6	Pyridoxine, Pyridoxal, Pyridoxamine	1934/1938	Rice	Pyridoxal-5'-phosphate(PLP)	Coenzyme for amino acid metabolism; transamination, decarboxylation, racemization	Convulsions Disorders of amino acid metabolism

Vitamin		Discovery/ Isolation	Isolation Source	Active forms	Key Biological Functions	Deficiency disorders and diseases
B_7, H	Biotin	1931/1935	Liver	1'-*N*-Carboxybiotin	Carboxyl group transfer	Dermatitis Impairment of fat and carbohydrate metabolism
B_9, M	Folic acid	1941/1941	Liver	Polyglutamyl tetrahydrofolate	One-carbon fragments transfer; formyl and hydroxymethyl groups etc.	Megaloblastic anemia
B_{12}	Cobalamin	1926/1948	Liver	Coenzyme B_{12} (5'-Deoxyladenosylcobalamin) Methylcobalamin	Coenzyme for conversion of methylmalonyl CoA to succinyl CoA Methyl group transfer in folate metabolism	Pernicious anemia Impaired growth
C	Ascorbic acid	1912/1928	Citrus fruits	Ascorbic acid Dehydroascorbic acid	Hydroxylation in collagen synthesis and steroid metabolism Subcellular antioxidant	Scurvy
D	Colecalciferol Ergocalciferol	1918/1932	Fish liver oil	Calcitriol (1α,25-Dihydroxycholecalciferol, 1,25-$(OH)_2$-D_3)	Regulation of calcium and phosphate homeostasis	Rickets Osteomalacia Osteoporosis
E	Tocopherols	1922/1936	Wheat germ oil	α-Tocopherol	Antioxidant for cell membranes	Fertility disorders Erythrocyte fragility Retrolental fibroplasia
K	Phylloquinone(K_1) Menaquinones(K_2)	1929/1939	Alfalfa	K, MK	Biosynthesis of blood clotting enzymes and factors	Blood clotting impairment Hemorrhage

비타민 권장섭취량 및 충분섭취량 – 한국인 영양소 섭취기준(2015)

연령 / 비타민		A (μg RAE)		D (μg)		E (mg α-TE)		K (μg)		C (mg)		티아민 (mg)		리보플라빈 (mg)		니아신 (mg NE)		B6 (mg)		엽산 (μg DFE)		B12 (μg)		판토텐산 (mg)		비오틴 (μg)	
		권장섭취량	충분섭취량	권장섭취량	충분섭취량	권장섭취량	충분섭취량	권장섭취량	충분섭취량	권장섭취량	충분섭취량	권장섭취량	충분섭취량	권장섭취량	충분섭취량	권장섭취량	충분섭취량	권장섭취량	충분섭취량	권장섭취량	충분섭취량	권장섭취량	충분섭취량	권장섭취량	충분섭취량	권장섭취량	충분섭취량
영아	0~5(개월)		350		5		3		4		35		0.2		0.3		2		0.1		65		0.3		1.7		5
	6~11		450		5		4		7		45		0.3		0.4		3		0.3		80		0.5		1.9		7
유아	1~2(세)	300			5		5		25	35		0.5		0.5		6		0.6		150		0.9			2		9
	3~5	350			5		6		30	40		0.5		0.6		7		0.7		180		1.1			2		11
남자	6~8(세)	450			5		7		45	55		0.7		0.9		9		0.9		220		1.3			3		15
	9~11	600			5		9		55	70		0.9		1.2		12		1.1		300		1.7			4		20
	12~14	750			10		10		70	90		1.1		1.5		15		1.5		360		2.3			5		25
	15~18	850			10		11		80	105		1.3		1.7		17		1.5		400		2.7			5		30
	19~29	800			10		12		75	100		1.2		1.5		16		1.5		400		2.4			5		30
	30~49	750			10		12		75	100		1.2		1.5		16		1.5		400		2.4			5		30
	50~64	750			10		12		75	100		1.2		1.5		16		1.5		400		2.4			5		30
	65~74	700			15		12		75	100		1.2		1.5		16		1.5		400		2.4			5		30
	75 이상	700			15		12		75	100		1.2		1.5		16		1.5		400		2.4			5		30
여자	6~8(세)	400			5		7		45	60		0.7		0.8		9		0.9		220		1.3			3		15
	9~11	550			5		9		55	80		0.9		1.0		12		1.1		300		1.7			4		20
	12~14	650			10		10		65	100		1.1		1.2		15		1.4		360		2.3			5		25
	15~18	600			10		11		65	95		1.2		1.2		14		1.4		400		2.4			5		30
	19~29	650			10		12		65	100		1.1		1.2		14		1.4		400		2.4			5		30
	30~49	650			10		12		65	100		1.1		1.2		14		1.4		400		2.4			5		30
	50~64	600			10		12		65	100		1.1		1.2		14		1.4		400		2.4			5		30
	65~74	550			15		12		65	100		1.1		1.2		14		1.4		400		2.4			5		30
	75 이상	550			15		12		65	100		1.1		1.2		14		1.4		400		2.4			5		30
임신부		+70			+0		+0		+0	+10		+0.4		+0.4		+4		+0.8		+200		+0.2			+1		+0
수유부		+490			+0		+3		+0	+40		+0.4		+0.5		+3		+0.8		+150		+0.4			+2		+5

보건복지부, 한국영양학회: 한국인 영양소 섭취기준(2015)

권장섭취량(Recommended Nutrient Intake, RNI): 1일 연령별로 권장되는 영양소 섭취량으로서 평균 필요량을 근거로 하여 산출

충분섭취량(Adequate Intake, AI): 권장섭취량을 산출할 수 없는 경우 역학조사 결과를 토대로 건강인의 영양소 섭취수준을 기준으로 산출

RAE (retinol activity equivalents); α-TE (α-tocopherol equivalents); NE (niacin equivalents); DFE (dietary folate equivalents)

Vitamin A

Vitamin A_1레티놀, retinol과 A_2Dehydroretinol는 지용성 비타민으로 달걀, 유제품, 동물의 간과 신장에서만 발견된다. 대구 등에서 유래하는 어간유漁肝油는 특히 비타민 A가 풍부한 원천이며, 유리형으로 존재하거나 아세트산 또는 팔미트산과 에스테르를 형성하여 존재한다. Vitamin A_2는 A_1 활성의 약 40% 정도를 나타낸다. 프로비타민Provitamin인 카로티노이드Carotenoid는 식물에 널리 존재하는데, 섭취 후 체내 간에서 대사되어 vitamin A로 전환된다. Vitamin A의 결핍은 야맹증, 각막 건조 또는 쇠약 등의 시각 장애를 일으키는 요인이 되며, 또한 동물의 정상

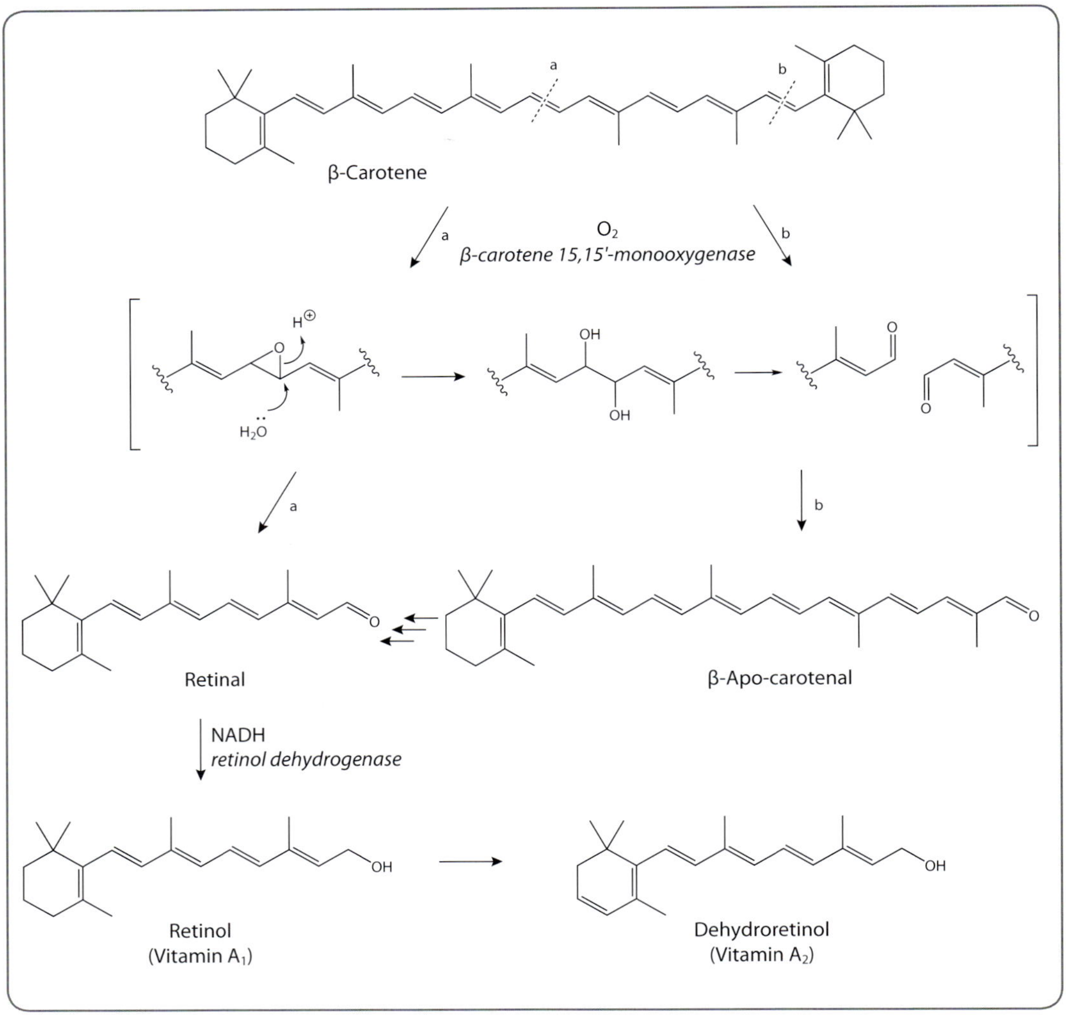

비타민 A의 생성과정

적인 성장에도 역시 필수적인 성분으로서 vitamin A와 유도체들은 세포분화, 배 발달과 성장, 뼈의 발달, 조혈, 면역작용, 생식 및 시각을 조절하는 신호 분자로 작용하고 있다. Vitamin A_1은 diterpeneC_{20} 화합물로 동물에서는 tetraterpenoidC_{40}, 주로 β-carotene의 산화 대사에 의해 얻어진다. 이 과정은 장 점막 세포의 O_2-dependent monooxygenase에 의해 epoxide 중간체를 경유하여 만들어지며, 생성된 알데하이드 중간체인 retinal은 알코올형의 retinol로 환원된다. β-Carotene의 경우 절단 위치에 따라 1~2분자의 retinal이 생성된다. Vitamin A_2는 retinol의 유사체로 cyclohexadiene ring을 가지고 있으며, 이 화합물의 알데히드형 또한 vitamin A군으로 포함된다.

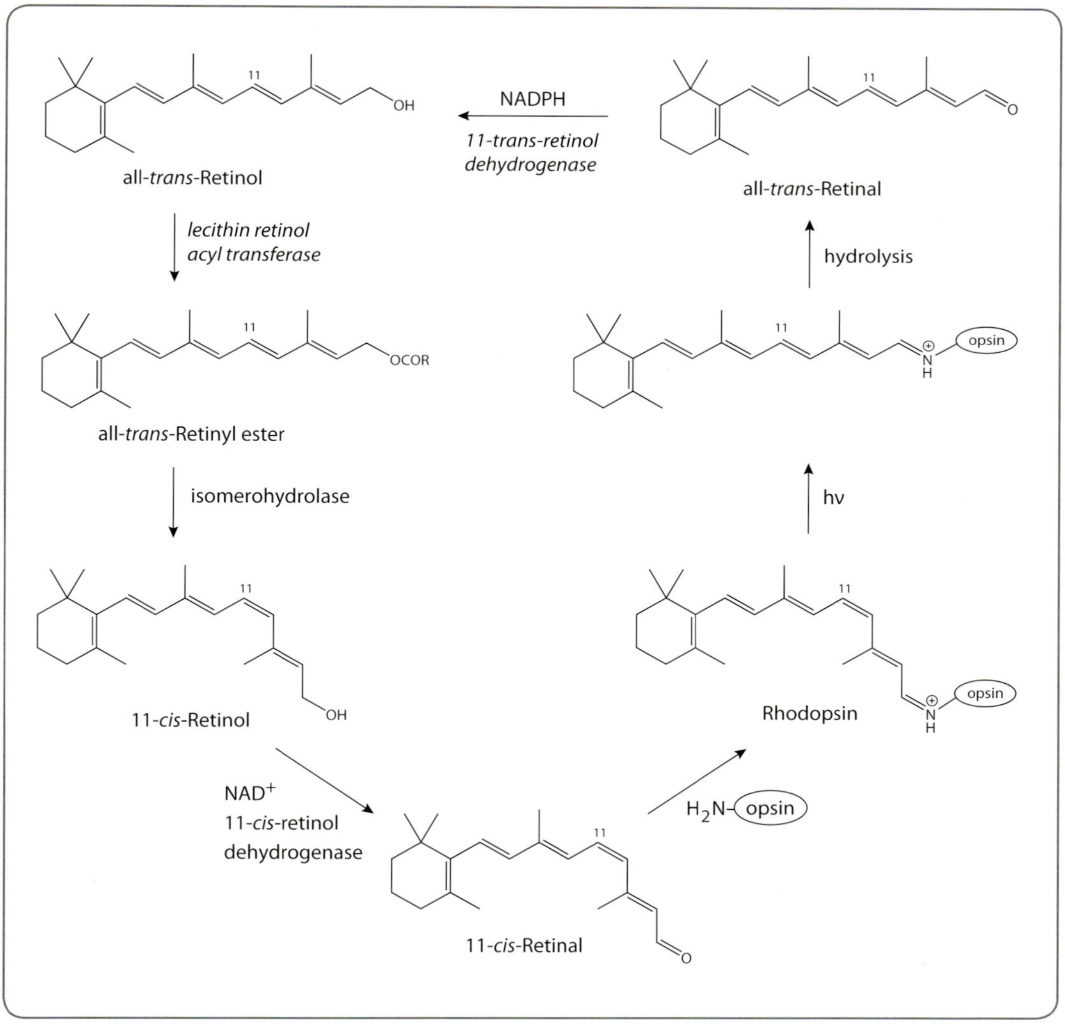

비타민 A와 visual cycle

시각視覺, vision과 관련해서, vitamin A는 망막의 막대세포Rod cells와 원뿔세포Cone cell에서 opsin과 결합하여 감광성感光性의 발색기로 작용한다. 이 과정에서 all-*trans*-retinol은 11-*cis*-retinol을 거쳐 11-*cis*-retinal로 전환되며, 이러한 이성질화 과정은 이탈기를 더 용이하게 만들어낼 수 있도록 esterification을 거쳐 이루어진다. 생성된 11-*cis*-retinal은 opsin의 lysine 잔기와 Schiff base를 형성하고 빛을 흡수한다. 이때 흡수된 빛이 π-orbital 전자를 π*-orbital로 변화시켜 일시적으로 이중결합을 파괴하므로 화학구조 내에서 회전이 일어나게 되면서 all-*trans*-retinal형으로 변환되고, 최종적으로 *N*-retinylidene opsin은 all-*trans*-retinal과 opsin으로 분리된다. 이 과정이 간체바깥분절Rod outer segment에서 Na^{+} 채널의 폐쇄를 통해 과분극을 유도하여 막 전위의 변화를 발생시키고 결국 시신경을 따라 신경 충격으로 해당 자극이 뇌로 전달된다.

또한 vitamin A의 비가역적 대사체인 all-*trans*-retinoic acid는 스테로이드 호르몬과 유사하게 유전자 발현Gene expression과 세포분화Cell differentiation에 관여하거나, 상피세포Epithelial cells의 성장과 분화에 깊게 연관되어 있는 물질이다. Vitamin A가 결핍된 동물이나 사람에서는 특히 눈의 결막과 각막, 기관, 피부 및 기타 외배엽 조직에서 정상의 점액 분비 세포가 각질화되거나, 세포표면의 당단백질Glycoprotein의 합성이 줄어들고 비정상적인 당단백질이 합성되는 것이 관찰된다. 합성 retinoic acidTretinoin와 isotretinoin13-*cis*-Retinoic acid이 여드름Acne vulgaris 치료, dehydroretinol 감소, 피부 각화Skin keratinization의 조절에 적용되고 있다. 이러한 화합물은 과량에서 UV 광 과민성을 나타내므로 주의해야 하며, 기형 발생작용이 높아 임부에는 원칙적으로 사용을 금하고 있다임부금기 1등급.

Vitamin B_1

Vitamin B_1은 pyrimidinymethyl thiazolium 구조의 수용성 비타민으로, 이명인 티아민Thiamine-thio(황)과 amine(아민)은 그 구조적 특징을 반영한 용어라 할 수 있다. 곡류, 콩, 견과류, 달걀, 효모, 채소 등에 존재하며, 특히 밀배아, 효모에 함유량이 많다. Thiamine의 생합성 과정을 살펴보면 박테리아, 진균, 식물에서 전구체 등 서로 구별되는 점이 있으나, 최종적으로는 별도의 경로를 통해 생성된 4-amino-5-hydroxymethyl-2-methylpyrimidine pyrophosphateHMP와 4-methyl-5-(β-hydroxyethyl)thiazole phosphateHET-P의 결합으로 생합성된다.

이 4-aminopyrimidine과 thiazolium을 연결하는 methylene bridge가 파괴되면 thiamine의 활성은 사라지며, 식품가공 과정에서 첨가되는 아황산염Sulfite이나 분해효소인 thiaminase는 이 결합을 끊어내는 주요 인자이다.

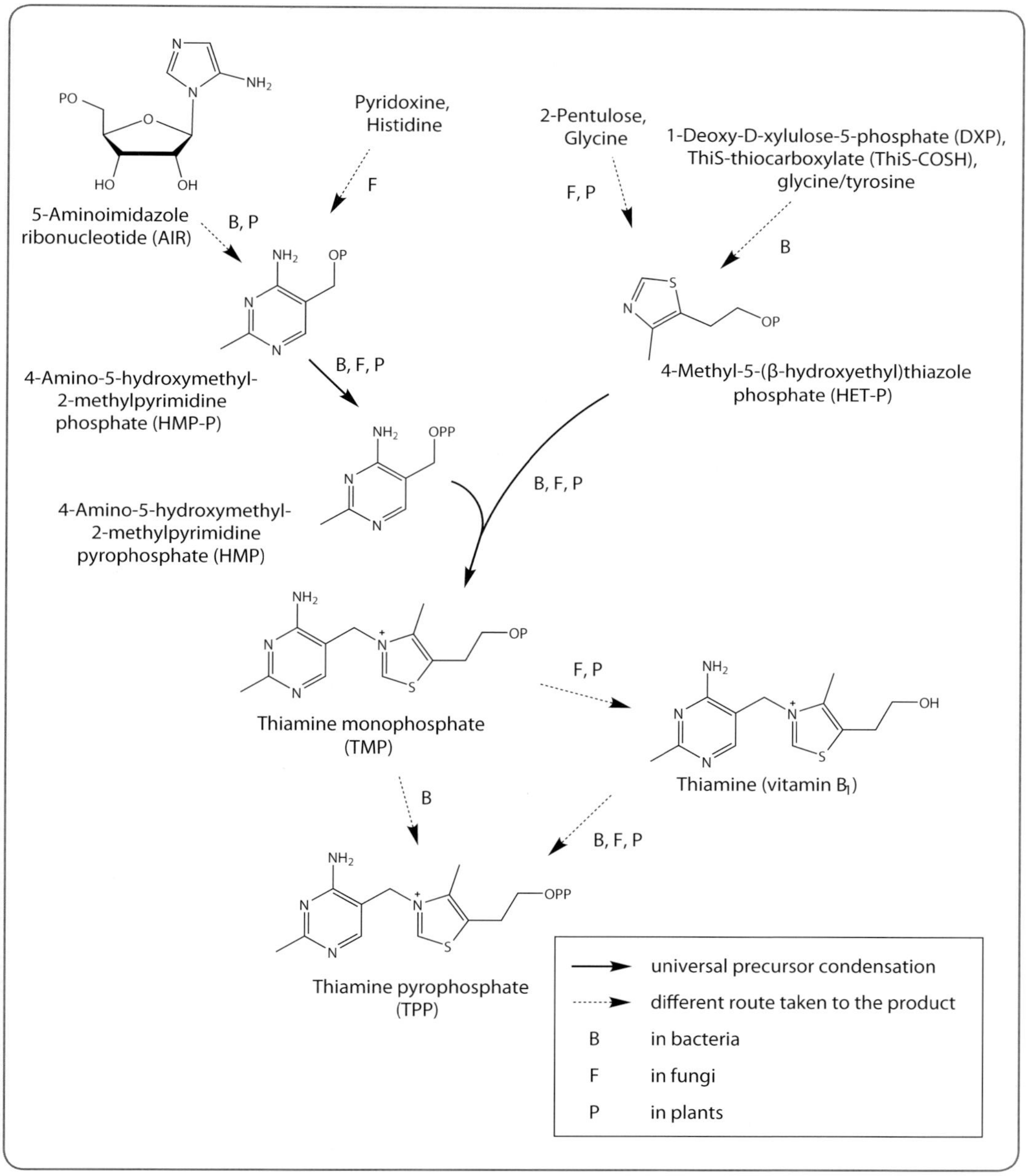

Vitamin B_1의 생합성 과정

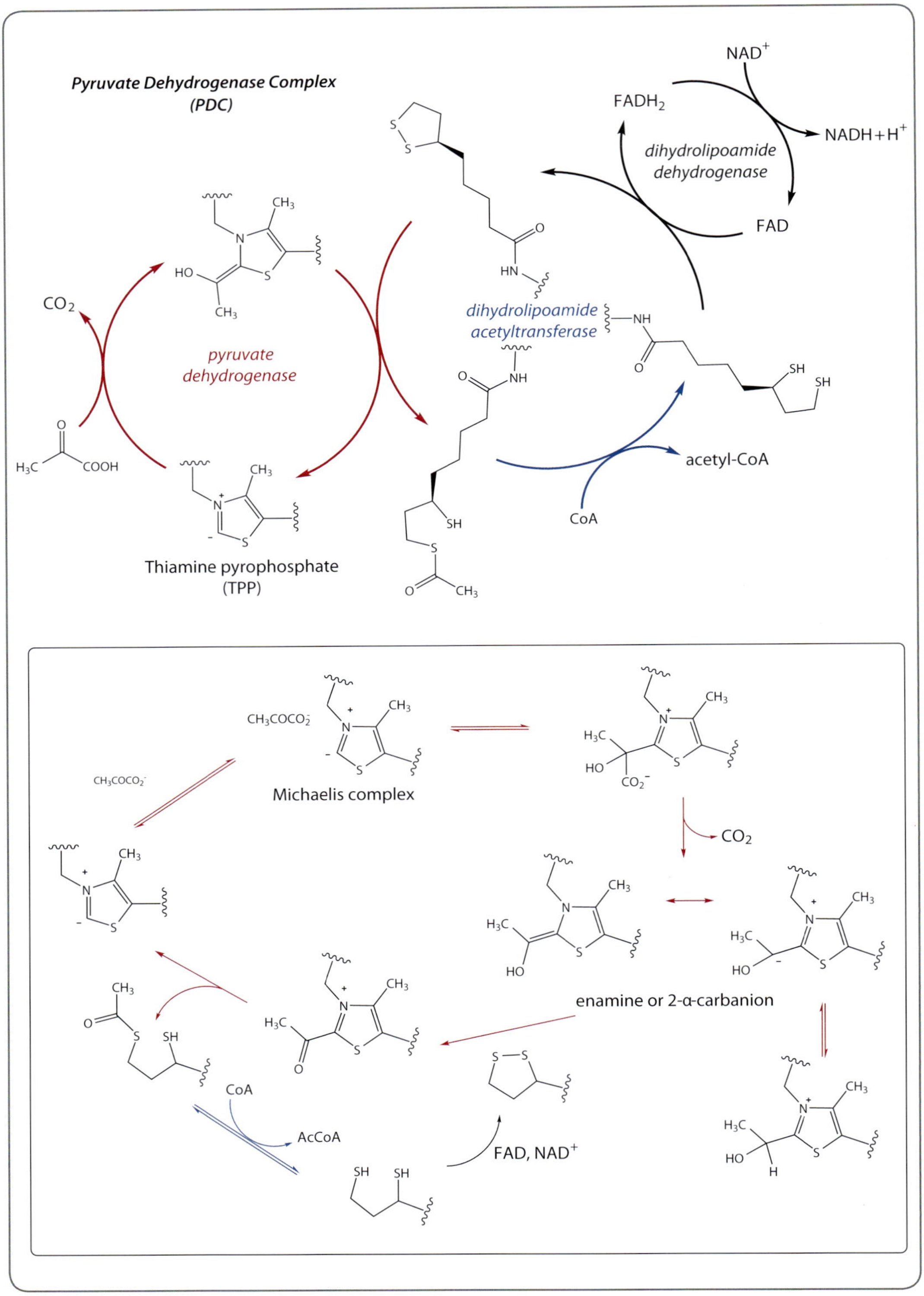

Pyruvate dehydrogenase의 coenzyme으로서의 thiamine pyrophosphate의 작용

Thiamine은 체내에서 thiamine pyrophosphokinase에 의해 활성형인 thiamine pyrophosphateTPP로 전환되어 coenzyme으로서 작용하며, 이때 aminopyrimidine과 thiazolium 구조가 필수적인 역할을 하는데, thiazole환에서 생성된 carbanion이 기질인 α-keto acid나 α-keto sugar 등의 분극된 carbonyl기와 공유결합을 형성하고, 결국 CO_2를 내보내면서 효소반응이 진행된다. TPP와 연관된 대표적인 효소반응으로는 pyruvate dehydrogenase의 조효소Coenzyme로 작용하여 pyruvate의 산화적 탈카복실화Oxidative decarboxylation을 통해 acetyl-CoA를 생성하는 것을 들 수 있으며, 이 외에도 TCA cycle에서 2-oxoglutarate dehydrogenaseα-Ketoglutarate dehydrogenase에 의한 succinyl-CoA의 생성, branched-chain α-keto acid dehydrogenase에 의한 acyl-CoA의 생성, pentose phosphate 경로 중 transketolase 효소반응에 cofactor로 작용하는 등 탄수화물 대사에서 중심 역할을 하는 여러 효소의 작용을 돕고 있다. 이들 효소는 세포 에너지원인 adenosine triphosphateATP의 생산에 깊게 연관된 효소일 뿐만 아니라 신경전달물질 및 myelin의 생성에도 관여하는 것들이다.

Thiamine 결핍은 신경성 식욕부진, 심기능 및 신경장애로 나타나며, 이는 TPP 의존성 효소 활성의 감소로 인한 결과로 볼 수 있다. 사람에서 thiamine의 결핍은 각기병Beriberi을 일으키는데 식욕부진, 부종, 심장비대, 권태, 근육 쇠약 또는 실조, 감각이상, 신경계 이상, 호흡곤란 증상이 나타난다. 최근에는 thiamine 섭취부족으로 인한 결핍은 드물며, 만성적인 알코올중독자에서 눈근육마비, 안구진탕, 소뇌실조, 정신병, 기억력 손상이 나타나는 베르니케-코르사코프증후군Wernicke-Korsakoff syndrome이라 불리는 뇌병증에서 thiamine 결핍이 나타난다. Vitamin B_1은 곡류에 풍부하게 존재하지만, 보충제의 경우 현재는 화학합성법을 통해 생산되고 있다.

Vitamin B_2

Vitamin B_2리보플라빈, Riboflavin는 D-ribitol에 isoalloxazine ring이 결합된 구조로 수용성 비타민에 속한다. 동물의 간, 신장, 유제품, 달걀, 육류, 채소 등에 널리 분포하며 특히 효모에 풍부하게 함유되어 있다. 산성 용액에서 안정하며 조리과정 동안 파괴되지는 않지만 빛에 민감하다. Riboflavin은 화학적으로 합성되거나 *Eremothecium ashbyii*, *Ashbya gossypii* 등을 이용한 발효공정으로 생산된다. Riboflavin 결핍증은 드문 편이나, 부족할 때에는 피부질환이나 시력

장애를 일으킨다.

Riboflavin은 유리형Free form으로 세포 안으로 이송되지만, 실제 조직에서 유리형은 전체량의 2% 미만에 해당하며, 대부분 활성체인 coenzyme 형태, 즉, FMNFlavin mononucleotide 또는

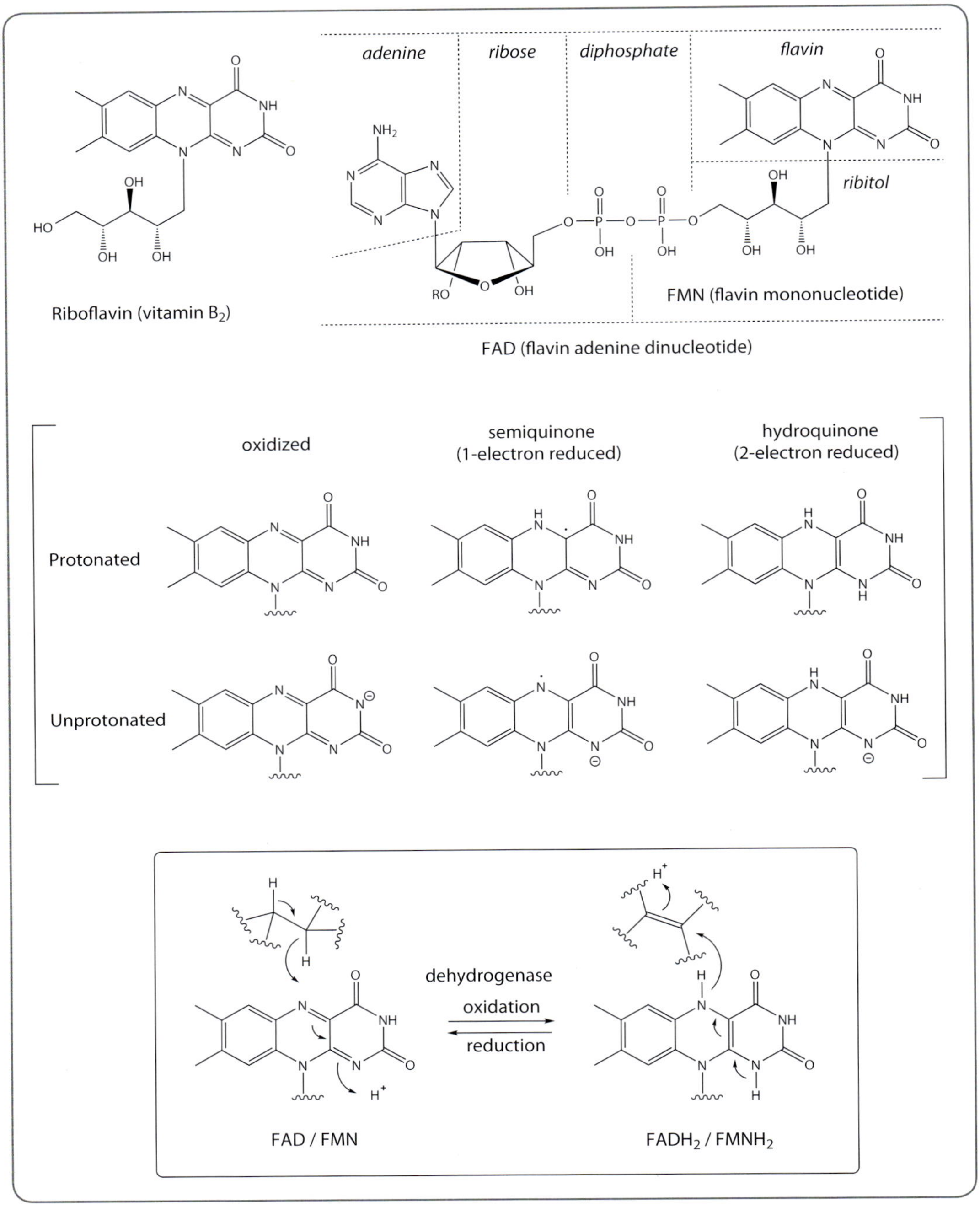

Vitamin B_2와 활성 대사체

riboflavin 5'-phosphate이나 FADFlavin adenine dinucleotide로 전환되어 존재한다. 대부분은 간, 신장 및 심장에서 발견되며, 일반적으로 FMN은 60~95%, FAD는 5~22%의 비율로 나타나는데, 신장에서는 FAD의 비율이 약 37%로 특히 높다. FMN과 FAD는 산화환원 효소반응에 관여되는 필수 cofactor로서 전자 이동의 중개자로 관여하고 있으며, 화학구조 상 ribitol 유도체이므로 정확하게는 nucleotide라 할 수 없으나 일반적으로 통용되고 있다. Oxidase나 dehydrogenase 같은 산화환원 효소는 이 flavin 조효소들과 함께 결합된 상태로, flavin 내 isoalloxazine 환이 가지는 화학적으로 안정한 3가지 산화형 구조를 통해 전자를 주고받음으로써 산화 환원 반응을 진행하게 된다. FMN과 FAD가 관여하는 효소들은 탄수화물, 아미노산, 지질대사에 관련된 다양한 산화환원 효소들이며, 일부는 비타민 B_6나 엽산의 활성체 생성과 cytochrome P−450 등 약물대사 효소와도 연관이 깊다.

Vitamin B_3

Vitamin B_3니아신, niacin, 니코틴산, nicotinic acid은 수용성의 안정한 화합물로 육류, 간, 어류, 밀배아, 효모 등에 널리 존재한다. Niacin은 식품 내 매우 안정한 형태로 존재하며, 조리 과정에도 소실이 적다. 특히, 곡류에서는 대개 펩타이드Peptide나 탄수화물과 공유결합을 하여 안정한 에스테르형으로 존재하며, 이는 섭취하더라도 소화관에서 정상적으로 이용될 수 없는 형태이다. 과거 주식을 옥수수에 의존한 경우에 niacin 결핍증이 발생했던 것은 이러한 낮은 생체이용률이 원인으로 알려져 있다. 반면, 중앙아메리카에서는 옥수수를 주식으로 했음에도 불구하고 niacin 결핍증이 문제되지 않았는데, 이는 옥수수를 석회수에 담그는 전통적인 조리법을 통해 에스테르 결합의 가수분해가 가능하기 때문이다. 또한 낮은 생체이용률에도 불구하고 사람을 포함하여 모든 동물이 tryptophan으로부터 nicotinic acid를 생합성 할 수 있으므로 niacin 결핍증이 특별히 대두되지 않는다. Nicotinic acid는 nicotinamide로 변환되고, 이는 곧 활성체인 NAD(H)Nicotinamide adenine dinucleotide와 NADP(H)Nicotinamide adenine dinucleotide phosphate로 전환된다. 이들은 탄수화물, 아미노산, 지질대사에서 pyridine환을 매개로 여러 dehydrogenase의 조효소로 작용하여 산화환원 반응의 수소 이송체로서의 역할을 맡는데, 구조적, 기전적 유사성에도 불구하고 NAD(H)와 NADP(H)는 dehydrogenase에 대한 각각의 특이성을 나타낸다.

Vitamin B_5

Vitamin B_5판토텐산, Pantothenic acid는 효모, 간, 곡류에 널리 존재하며 조리과정 시 소실이 적은 비교적 안정한 수용성 비타민으로 dihydroxy−β,β−dimethylbutyryl−β−alanine의 구조를 가지고 있다. 동물은 음식물을 통해 섭취해야 하나 장내세균에 의해 생성되기 때문에 실제 결핍증은 드물며, 과량 섭취하더라도 독성은 없다.

Pantothenic acid는 탄수화물, 지방, 단백질 대사에서 필수 운반체로 이용되는 coenzyme ACoA와 아실운반단백질Acyl-carrier protein, ACP의 보결분자단Prosthetic group을 담당하고 있어, 특히 지방산, 폴리케타이드Polyketide 및 펩타이드의 생합성과 관련된 효소의 작용에 중요하다.

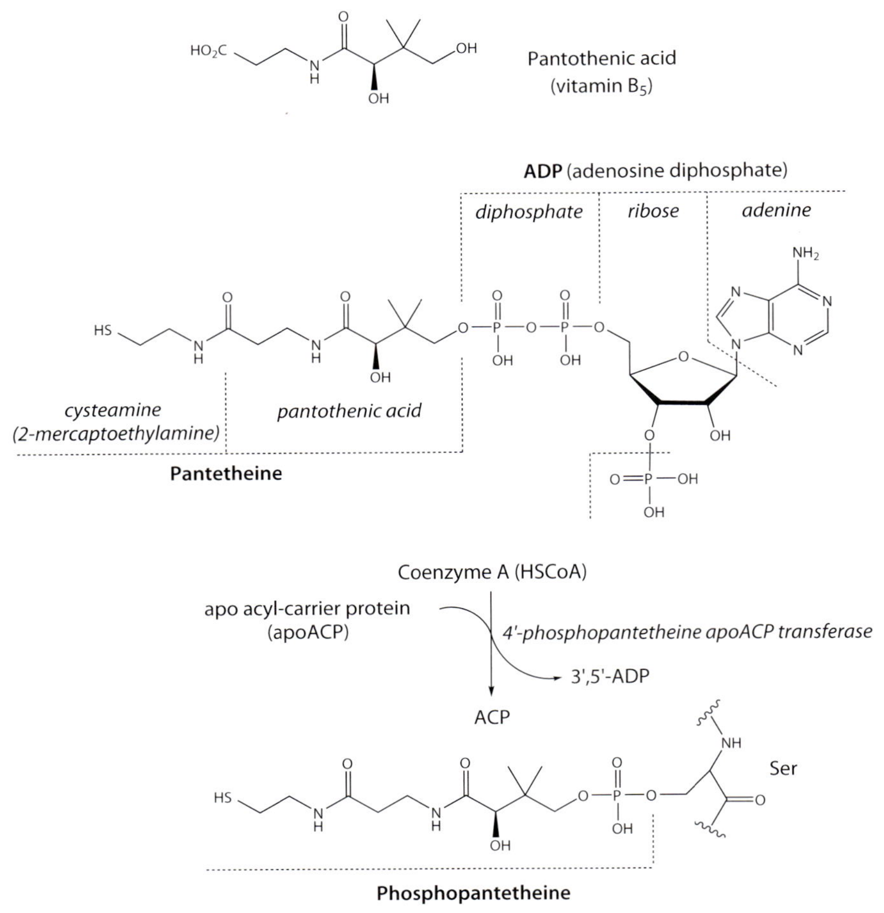

Pantothenic acid와 Coenzyme A

관련 효소반응에서 CoA와 ACP는 carbonyl기의 활성체 및 acyl기의 운반체로서의 역할을 맡고 있다. CoA는 carboxylic acid와 thioester 결합을 형성하고 있으며, 이는 지방산, 아미노산, 탄수화물 대사과정에서 acetyl−CoA 및 acyl−CoA의 형태로 작용하여 기질에 대해 acetylation 및 acylation을 일으킨다. 체내에서는 주로 간, 부신, 신장, 뇌, 심장과 고환 등에서 발견되고, 이들의 대부분은 세포 내 미토콘드리아에 존재한다. ACP는 아포단백질로 CoA로부터 보결분자단인 4'−phosphopantetheine을 전달받아 phosphoester 결합을 통해 활성화되며, 다효소복합물Multienzyme complex인 fatty acid synthase의 구성요소로서 pantothenic acid 유래 보결분자단인 4'−phosphopantetheine이 아실 단위체의 결합과 운송을 맡고 있다.

Vitamin B_6

Vitamin B_6는 pyridoxinePyridoxol, pyridoxal, pyridoxamine, 3종의 pyridine 유도체와 그 활성형인 5'−phosphate 유도체를 포함한다. 수용성 비타민으로서 pyridoxine은 식물에서, pyridoxal과 pyridoxamine은 동물에서 주로 발견된다. Vitamin B_6의 생합성 과정은 glyceraldehyde 3−phosphate, pyruvate 및 D−erythrose 4−phosphate로부터 생성되는 deoxyxylulose 5−phosphateDXP 의존성 경로와 ribose 5−phosphate, glyceraldehyde 3−phosphate 및 glutamine으로부터 생성되는 ribose 5−phosphateR5P 의존성 경로가 밝혀져 있다. 사람은 음식물을 통해 얻고 있으며, 흡수된 vitamin B_6를 체내에서 인산화/탈인산화과정을 통해 5'−phosphate 유도체로 변환시켜 이용한다. 육류, 연어, 견과류, 감자, 바나나, 곡류에 풍부히 존재하며, 상당 부분 조리과정에서 소실됨에도 식이를 통해 인체에는 충분한 양이 공급된다. 따라서 Vitamin B_6 결핍증은 대개 흡수장해가 원인이거나, 약물복용에 의한 길항작용, 신장배설의 증가로 인한 경우가 많다. 주요 증상은 niacin과 riboflavin 결핍증과 유사하여, 눈, 입, 코의 병변을 나타내거나 발작 등의 신경장애를 초래한다. 현재 의약품 또는 보충제로 복용하는 vitamin B_6는 합성 pyridoxine이 주류를 이루고 있다.

Pyridoxal 5'−phosphatePLP는 비타민 B_6의 활성형으로서 amino acid를 포함하여 amine, oxoacid와 연관된 160여 종 이상의 여러 효소 촉매반응에서 조효소Coenzyme로 작용하는데, 이는 EC로 분류되는 전체 효소 대비 4%에 해당한다. 대표적인 반응으로 ① amino acid의 α−amine기를 ketoacid로 전달Transaminase, ② amino acid 및 그 외 화합물의 β위 기능기의 제거/치환Lyase/synthase, ③ amino acid 및 다른 화합물의 α–carboxyl기의 제거Decarboxylase 반응이 있다. 이러한 반응에서 PLP 내 존재하는 pyridine환의 전자싱크Electron sink 효과가 안정한 촉매중간체를 생성하여 단계별로 일련의 반응이 진행될 수 있도록 매개한다. 반응 초기 PLP는 공통적으로 효소의 lysine 잔기 ε–amino group과 imine 결합을 하여 internal aldimine을 형성한 후, 기질로 들어온 amino acid의 amino기가 ε–amino group과 치환되면서 external aldimine으로 변화하게 된다.

특정 PLP 의존성 효소반응의 저해가 의약품의 작용과 연관되어 있는 경우도 있다. PLP는 serotonin, dopamine, γ–aminobutyric acidGABA, histamine 등 신경전달물질이나 생체아민의 생성에 관여하는 decarboxylase의 조효소로 작용하고 있으며, GABA의 대사효소인 GABA–aminotransferase에도 조효소로 관여한다. 항경련제인 vigabatrin은 GABA–aminotransferase를 저해하여 효능을 나타내는 대표적인 약물로서, Lys329 잔기를 매개로 한 Michael 첨가반응

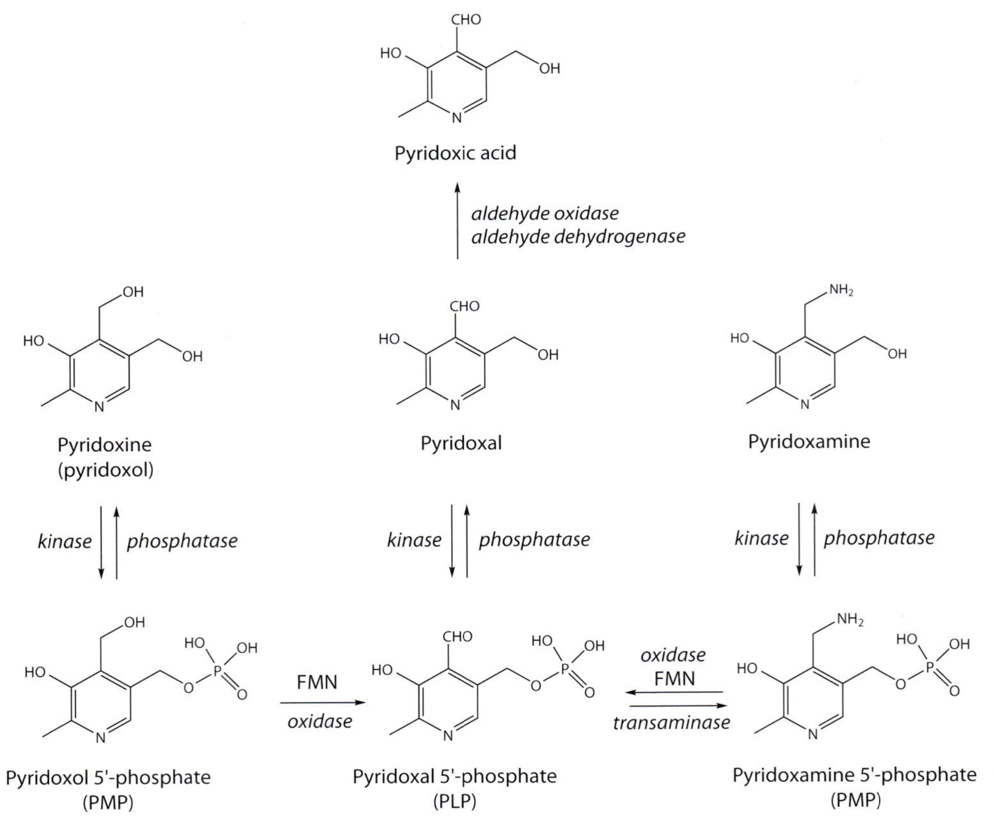

Vitamin B_6의 대사

이나, internal aldimine을 친핵적으로 공격할 수 있는 enamine 형성 기전을 통해 효소를 불활성화시킨다. 항파킨슨 약물인 carbidopa는 L−3,4−dihydroxyphenylalanineDOPA decarboxylase의 작용을 저해하여 serotonin과 dopamine의 생성을 억제하며, 이 역시 친핵성의 enamine 형성을 통해 PLP와 효소 사이에 결합함으로써 일어난다. 결핵치료제인 D−cycloserine 역시 *Mycobacterium tuberculosis*의 PLP−의존성 효소인 alanine racemase를 저해하는 약물로 PLP와 결합하여 안정한 불활성 방향족 화합물을 생성함으로써 결국 peptidoglycan의 구성체인 D−alanine의 생성이 저해된다.

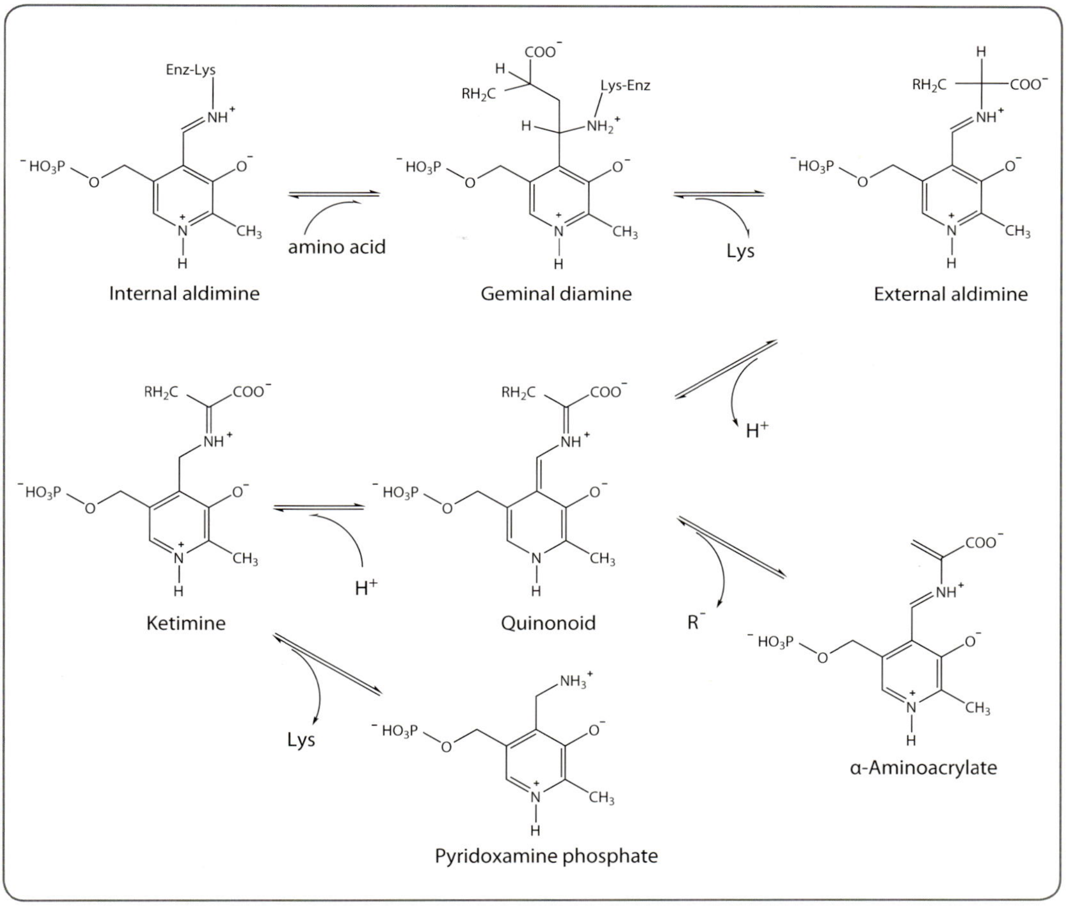

PLP 촉매반응에서 촉매중간체의 구조

Vitamin B_7

Vitamin B_7비오틴, Biotin, Vitamin H, Coenzyme R은 달걀, 간, 신장, 효모, 곡류, 우유 등에 존재하는 수용성 비타민으로 hexahydro−2−oxo−1*H*−thieno[3,4−*d*]imidazole−4−pentanoic acid 구조를 가지고 있다. 대부분의 박테리아와 식물, 그리고 일부 진균에서 만들어지며, 동물의 경우 장내 미생물에서 의해 생산되므로 실제 biotin 결핍증은 드물지만 날달걀 흰자위를 주식으로 하는 경우 발생할 수 있는데, 이는 달걀에 존재하는 단백질 avidin이 biotin과 강하게 결합하여 체내에서 대사되지 않기 때문으로 이런 친화성은 달걀 조리 과정에서 avidin이 불활성화되면서 소실된다. Biotin의 생합성은 그 초기과정이 완전히 밝혀지지 않았으나, 중간 생성물인 pimeloyl−CoA로부터 biotin이 생성되는 과정은 모든 생물에 공통적으로 존재하는 것으로 나타났다. 생리적으로 biotin은 파트너인 apocarboxylase와 공유결합 한 상태에서 CO_2와 carbamate bond로 결합하여 운반체Carrier로서 해당 기질에 carboxyl기를 제공하는 보결분자단 역할—예를 들면, acetyl−CoA에서 malonyl−CoA로의 carboxyl화Acetyl-CoA carboxylase, propionyl−CoA에서 methylmalonyl−CoA로의 전환Propionyl-CoA carboxylase, 그리고 당신생Gluconeogenesis의 pyruvate에서 oxaloacetate로의 전환Pyruvate carboxylase—을 한다. 그 과정에

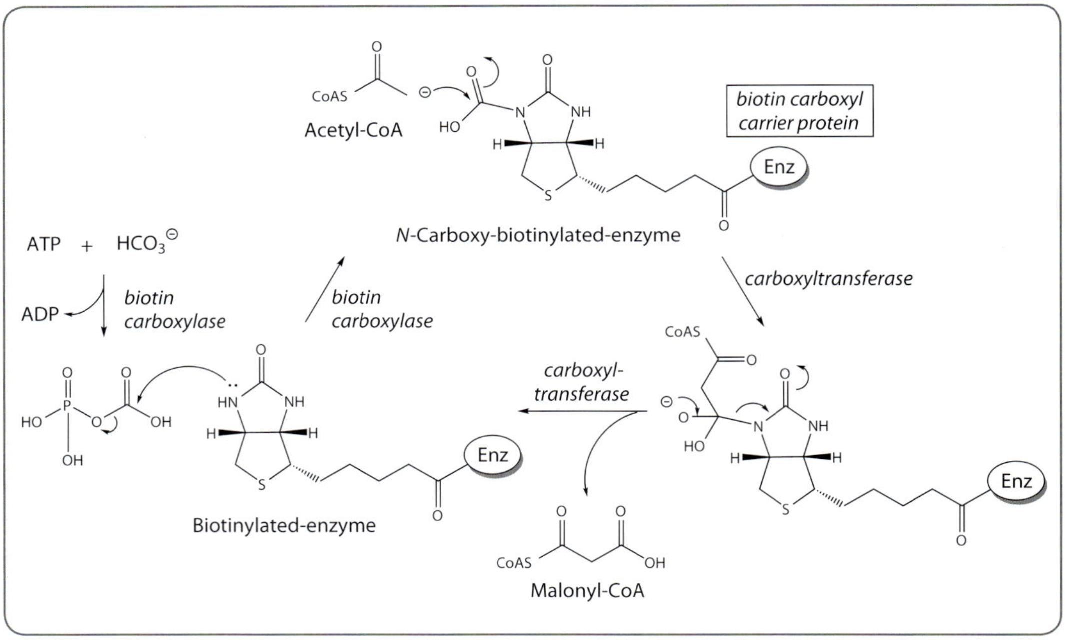

Biotin과 acetyl−CoA carboxylation 메커니즘

서 biotin은 HCO_3^-와 ATP로부터 CO_2의 전달을 위한 활성체인 *N*–carboxybiotin을 생성한다. 이 외에도 유전자 발현, 세포 신호전달 및 전사인자의 작용과 후생유전적 조절에 있어 biotin이 주요하게 작용함이 밝혀졌다. Biotin의 결핍증은 드물지만 주로 피부염, 설염, 식욕부진, 오심, 우울증, 간지방증Hepatic steatosis, 모발 손상 등이 나타나며, Biotin을 보조인자로 필요로 하는 carboxylase 효소나 biotin의 대사효소인 biotinidase의 유전적인 결함Multiple carboxylase deficiencies에 의한 경우에도 고용량의 biotin이 치료를 위해 적용된다.

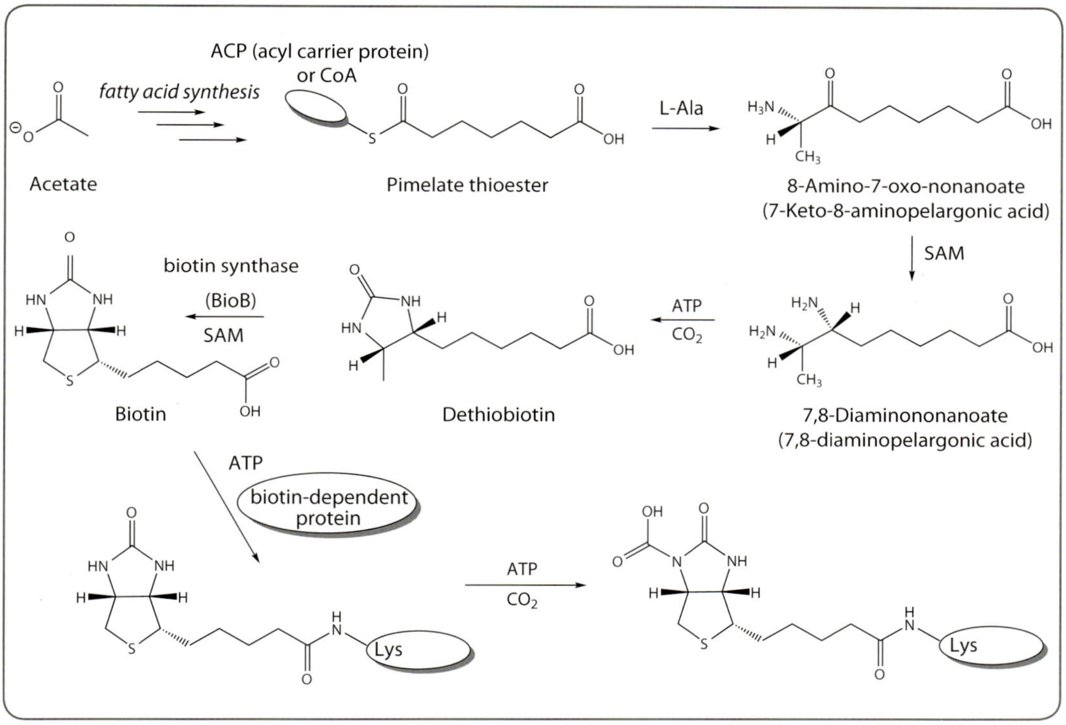

Biotin의 생합성과 기능

Vitamin B_9

Vitamin B_9엽산, Folic acid는 pteridine, *p*–aminobenzoic acidPABA 및 glutamic acid의 결합 구조로 되어 있다. 효모, 간, 녹색채소 등에 함유되어 있으며, 조리과정에서 90% 이상 파괴된다. 결핍 시 대적혈구빈혈Macrocytic anemia 및 거대적혈모구빈혈Megaloblastic anemia을 일으키며, 임산부에게는 태아에서 신경관 손상으로 인한 척추갈림증Spina bifida의 발생을 막기 위하여 보충제로 투여되고 있다. 일반적으로 만성질환이나 또는 흡수저해로 인한 경우가 아니면 결핍증은 잘 걸리지 않는다. 체내에서 folic acid는 dihydrofolate FH_2 reductase의 작용으로 pyrazine ring이 환원되면서 tetrahydrofolic acid FH_4로 전화하여 amino acid와 nucleotide의 대사에서 C_1 관능기의 운반체로서 methyl, methylene, methenyl, formyl기 등을 이동시키는 역할을 한다. Methyl기의 이송은 homocysteine에서 methionine의 생성과정에서 볼 수 있으며, formyl기 및 methenyl기의 이송은 purine 생합성 과정에서, methylene 이송은 pyrimidine 생합성에서 일어난다.

포유동물은 대부분 식이를 통해 tetrahydrofolate의 필요량을 채우지만, 미생물은 합성할 수 있다. 이것은 sulfanilamide와 다른 sulfa제 항생제의 작용과도 연관되어 있는데, 이들은 folate의 구조에 PABA를 통합시키는데 관여하는 효소 dihydropteroate synthase를 경쟁적으로 저해

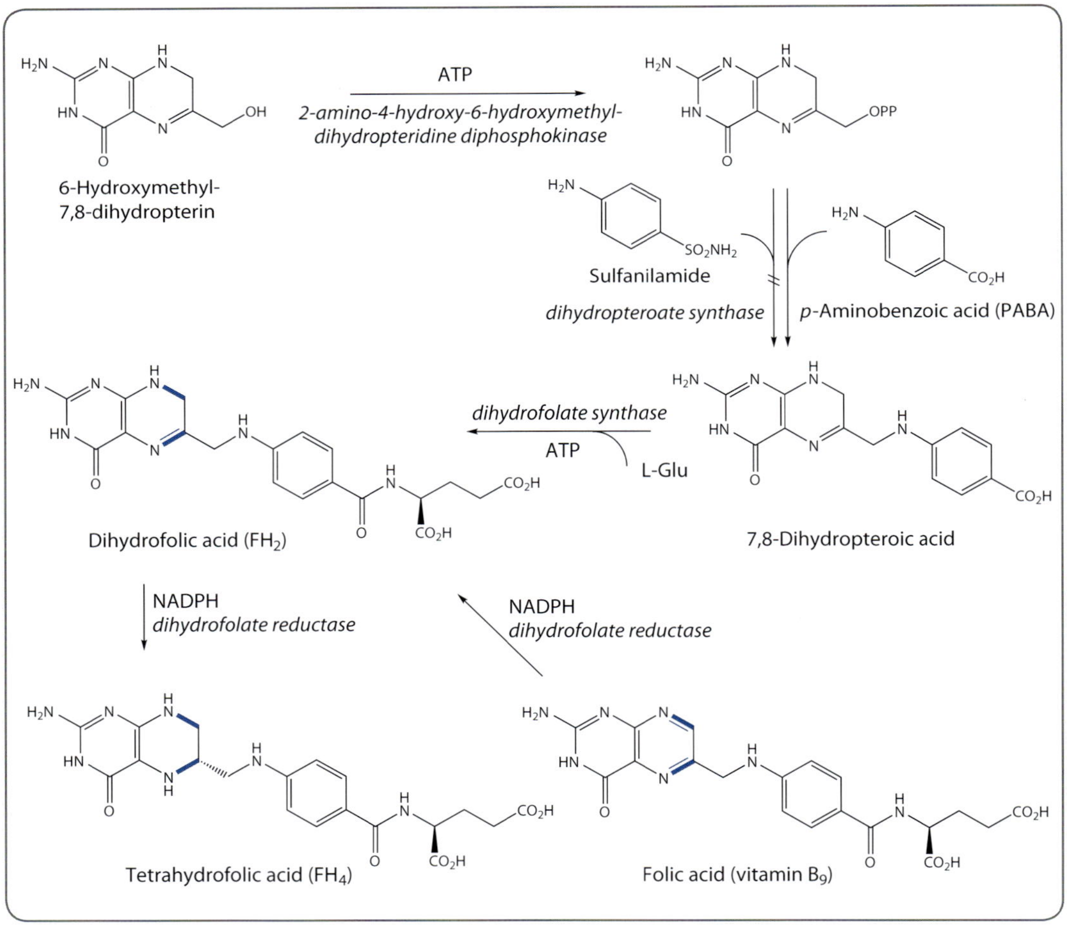

Folic acid로부터 FH_2 및 FH_4의 생성

하여 효능을 나타낸다. 이 효소의 특이적 저해제로는 항생제—**trimethoprim** 및 항말라리아제—**pyrimethamine**가 있으며, 약물의 효능은 인간과 미생물에 존재하는 효소 사이의 감수성 차

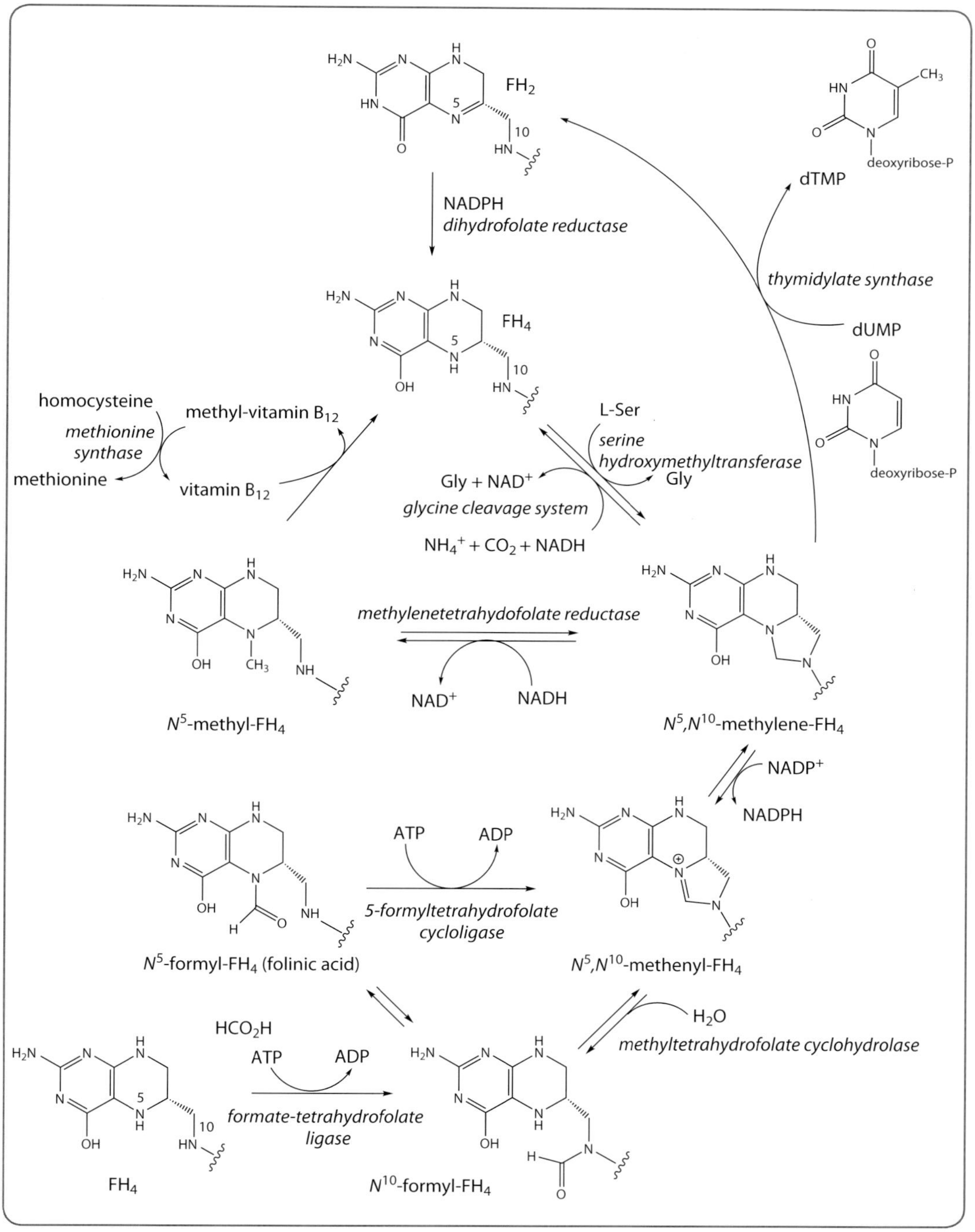

Folic acid의 대사

이에 기인한다.

한편, 세포분열이 빠르게 일어나는 단계에서 dihydrofolateFH_2로부터 tetrahydrofolateFH_4로의 대사가 DNA 합성 및 복구에 꼭 필요한 과정이며, 이는 곧 적혈구를 포함한 세포 생성 및 항상성 유지에 직접적으로 연관되므로 folate의 결핍은 적혈구의 분화 이상을 유도하여 빈혈을 일으키거나, 암 발생률을 증가시킬 수 있다. 그림에서 보는 바와 같이 uracil로부터 thymidine이 생성되기 위해서는 deoxyuridine monophosphatedUMP의 methylation을 통해 deoxythymidine monophosphatedTMP로 변환되는데, 이때 N^5,N^{10}–methylene–FH_4가 methyl donor로 작용하고 후에 dihydrofolate로 전환된다. 이 과정에서 FH_2는 다시 FH_4로, serine에서 유래하는 C_1 단위를 이용해서 N^5,N^{10}–methylene–FH_4로 변화된다. Folic acid를 기반으로 하는 항암제—예를 들면 methotrexate 역시 dihydrofolate reductase를 저해하는 약물—로 항생제보다는 덜 선택적이나, 원래의 기질보다는 해당 효소에 더 강하게 결합한다. Methotrexate는 환자에게 잠재적으로 치명적이므로 이를 구제하기 위하여 N^5–formyl–tetrahydrofolic acid Folinic acid, leucovorin의 투여가 뒤따른다. 자연계에 존재하는 6*S* 이성체는 levofolinic acidLevo-leucovorin이라 부르며, 약물치료에 보통 이용되는 folinic acid는 6*R*과 6*S*의 이성체 혼합물이다. 또한 동물세포에서 FH_4를 기반으로 일어나는 C_1 대사과정은 비타민 B_{12}와 함께 methionine의 대사와 연계되어 있다. N^5–methyl–FH_4는 비타민 B_{12}를 methyl화하고, 변화된 비타민 B_{12}는 methionine synthaseHomocysteine methyltransferase의 작용으로 homocysteine을 methionine으로 대사시키는데 활용된다. Homocysteinemia는 이 과정에 유전적인 문제가 있거나 비타민 B_6, B_{12} 및 folate의 부족으로 발생되는 증상으로서 심혈관계 및 신경변성 질환과의 관련성이 제시되었다.

Folate의 생산과 관련 생명공학적인 발효공정을 적용하기 위한 연구가 계속되고는 있으나, 아직까지 보충제로 이용되는 folic acid는 대개 합성에 의해 생산된 것이다.

Vitamin B_{12}

Vitamin B_{12}Cobalamine은 corrin핵을 포함하는 복잡한 구조의 안정한 환상 화합물로 tetrapyrrole환과 직접 연결된 형태를 띠고 있어 heme, chlorophyll과 cytochrome 등에서 관찰되는 porphyrin환과 유사하나, 중앙에 위치한 금속이온은 코발트Cobalt로, heme과 cytochrome의

철, chlorophyll에 존재하는 마그네슘과는 차이가 있다. 화합물 내 생성되어 있는 배위결합 6개 중 4개는 corrin환의 질소가 관여되고, 다른 하나는 dimethylbenzimidazole에서 결합되고 있으며, 나머지는 화합물에 따라 cyan기Cyanocobalamin, hydroxyl기Hydroxocobalamin 등 여러 관능기와 결합되어 있다. Vitamin B_{12}는 결정 또는 수용액 상에서 구조적으로 안정하나 빛에 불안정하므로 차광 하에서 보관해야 한다. Vitamin B_{12}군 중 가장 알려진 cyanocobalamin은 사실 B_{12} 합성 및 정제과정에서 cyanide를 이용한 결과로 얻어진 부산물이자 공기 중에서 가장 안정한 형태로서, 체내에 흡수된 뒤에 B_{12}의 생리적 활성형인 5'−deoxyadenosylcobalaminCo-enzyme B_{12}과 methylcobalamin으로 변화된다. Vitamin B_{12}는 전적으로 미생물 기원이며, 인체에서는 식이와 연관되어 장내 미생물의 역할이 크다. 식물에서는 거의 존재하지 않기 때문에 모든 동물성 식품 섭취를 금하는 엄격한 채식주의자의 경우 빈혈이나 말초성 신경병증의 위험이 높아 vitamin B_{12}의 적절한 보충이 필요하다. 일반적으로 vitamin B_{12}를 함유하는 음식으로는 간, 신장, 육류, 해산물을 들 수 있으며, 특히 간에 약 60%가 저장되므로 동물의 간은 전통적인 공급원 중 하나이다. 현재 보충제로 시판되는 vitamin B_{12}는 *Streptomyces griseus*나 *Propionibacterium* 속에서 얻어진 총 cobalamin 추출물을 기반으로 반합성을 통해 생산되고 있다.

Vitamin B_{12}의 주요 결핍증인 악성빈혈Pernicious anemia은 소화관 내에서 이 비타민의 안정적인 흡수를 담당하는 단백질인 gastric intrinsic factorGIF, 또는 IF와 관련이 있으며, 이에 문제가 있을 시 나타난다. IF는 음식물이 들어왔을 때 위의 벽세포Gastric parietal cells에서 histamine, gastrin 등에 반응하여 분비되는 당단백질로, 적정 알칼리 조건에서 cobalamin과 결합하여 복합체를 형성하고 회장 점막의 미소융모에 존재하는 수용체에 반응하여 vitamin B_{12}의 흡수를 일으킨다. 흡수된 vitamin B_{12}는 transcobalamin I과 II에 adenosylcobalamin 또는 methylco-balamin의 형태로 결합하여 혈장으로 운반된다.

Cyanocobalamin과 hydroxocobalamin은 미토콘드리아에서 ATP 존재 하에 vitamin B_{12} coenzyme synthetase의 작용으로 활성형인 coenzyme B_{12}로 변환되며, 세포질액에 존재하는 5−methyl−FH4:homocysteine methyltransferase에 의해서는 methylcobalamin으로 변화된다. Methylcobalamin은 homocysteine으로부터 methionine의 생성Methionine synthase에 C_1 운송체로서 작용하며, 이는 folate의 대사와도 연계되어 있다. Coenzyme B_{12}는 홀수 사슬 지방산Odd-chain fatty acid로부터 생성된 propionate의 분해과정에서 methylmalonyl−CoA가 succi-nyl−CoA로의 전환Methylmalonyl-CoA mutase에 cofactor로서도 작용한다.

Vitamin B_{12}의 결핍은 앞서 말한 바와 같이 엄격한 채식에 의한 섭취 부족 또는 위의 벽세포 기능 이상으로 인한 흡수저해로 나타날 수 있다. 자가면역성 위염 등에 의한 벽세포의 손상으로 인해 위산저하증Hypochlorohydria이 나타나거나 IF의 적정 생성이 부족하게 되어 vitamin B_{12}의 흡수가 심각하게 저해되는 경우 악성빈혈로 이어질 수 있다. 사람에서 Vitamin B_{12}의 결핍으로 인한 증상은 일차적으로 세포분열 저하로 인한 거대적혈모구빈혈Megaloblastic anemia과 지질 대사 이상으로 나타나며, 지속적인 경우 말초신경병증Peripheral neuropathy이나 기억력 감퇴, 우울증, 치매 등의 이상이 나타난다. 빈혈의 경우, vitamin B_{12}나 folate의 결핍 모두에서 나타날 수 있으므로 둘 사이의 정확한 구별을 위해서는 propionate 부하나 홀수 사슬 지방산Odd-chain fatty acid 함유 식이 후에 요중 methylmalonic acidMMA 배설이 증가되는지에 대한 확인이 필요하다.

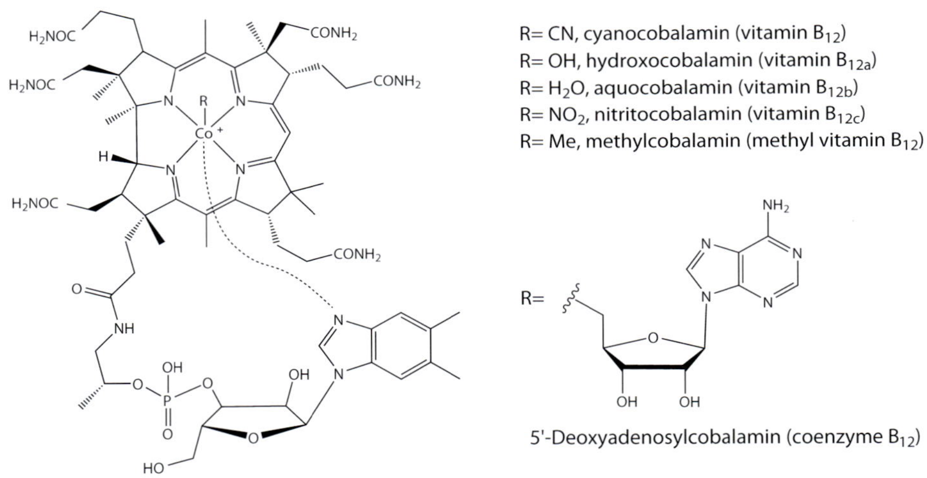

Vitamin B_{12}의 구조

Vitamin C

Vitamin C아스코르브산, Ascorbic acid는 사람을 포함한 영장류, 기니피그, 박쥐와 몇몇 조류를 제외한 대부분 동물의 체내에서 생합성된다. 이 경우 동물의 간에서 glucose로부터 생성되는데 UDP 유도체를 거쳐 glucuronic acid의 산화로부터 시작된다. 이어 carbonyl기의 환원, lactone 형성, secondary alcohol기의 산화로 인한 carbonyl기의 생성, 연이은 enol화로 최종적으로 생성되는데, 인간과 영장류는 L−gulonolactone oxidase 효소의 부재로 체내에서 생성되지 않기 때문에 외부로부터의 섭취에 전적으로 의존한다. 식물의 경우 ascorbic acid의 주요 생합성 경로는 L−galactose로부터 시작되며, 효모와 진균류는 ascorbic acid의 C_5 유사체인 D−erythroascorbic acid를 L−arabinose로부터 생합성 하는데 생리활성은 ascorbic acid와 동일하다. Vitamin C는 신선채소와 과일에 대부분 함유되어 있으며, 후추, 로즈힙, 까막까치밥나무열매Blackcurrant 등에 특히 풍부하게 존재하지만, 화학적으로 불안정하여 조리과정 또는 공기 중에서 쉽게 분해된다. 수용성의 산성 화합물로서 3−hydroxyl기에서 쉽게 H^+이 제거되어 공명 구조의 anion으로 변화되므로 생체 산화환원 반응의 전자 전달에 이용된다.

Vitamin C의 결핍은 괴혈병을 일으키며, 주요 증상으로는 근육 통증, 피부 병변, 혈관 약화, 잇몸 출혈, 치아 손실을 특징으로 한다. 이 비타민은 피부, 뼈, 힘줄, 인대 등의 주요 구성 단백질인 콜라겐Collagen의 생성에 필수적인 인자로, proline으로부터 4−hydroxyproline의 생성, lysine으로부터 5−hydroxylysine의 생성에 관여하는데 이 화합물들은 콜라겐 구성단위의 25%를 차지하는 것들이다. 이 반응은 prolyl−3−hydroxylase, prolyl−4−hydroxylase 및 lysyl hydroxylase 등의 dioxygenase 효소에 의해 매개되며, 이때 ascorbic acid의 환원력이 필요하다. 또 신경전달물질, 스테로이드, 지질, 약물 대사와 관련된 hydroxylase에 필요하며, 특히 norepinephrine의 형성과 관련되어 dopamine β−monooxygenase의 전자 주개Electron donor로서만 아니라, 담즙산 생성과 연관된 cholesterol 7α−hydroxylase의 활성과 cytochrome P−450의 활성에도 연관되어 있다. 이 외에도 세포에너지 생산을 위해 지방산을 미토콘드리아 안으로 수송하는데 필요한 carnitine의 생성 과정과 tyrosine의 대사와 관련된 산화효소의 작용에도 관여한다. 더불어 ascorbic acid는 체내에서 반응성이 높은 자유라디칼, 즉, $O_2^{\cdot -}$, $OH^{\cdot}$, $RO_2^{\cdot}$나 $NO_2^{\cdot}$ 등과 반응하여 이를 제거하고 비교적 반응성이 덜한 산화형인 dehydroascorbate로 전환되므로 지질과산화, 단백질 및 DNA 산화, NO 산화를 방지하는 역할로 생체 내 항산화 방어기전에 유용하게 활용된다. 또 철Fe의 흡수와 heme과 연관된 페리틴Ferritin의 합성을 촉진하는 작용을 한다.

Ascorbic acid는 산업적으로 sorbitol로부터 생산되는데, 발효/복합공정인 Reichstein법으로 di−acetone−ketogulonic acidDAKS를 거쳐 합성되거나, GMO를 이용한 발효공정으로 적용하여 2−keto−L−gulonic acidKGA를 거쳐 생산되고 있으며, 천연 유래의 ascorbic acid는 로즈힙,

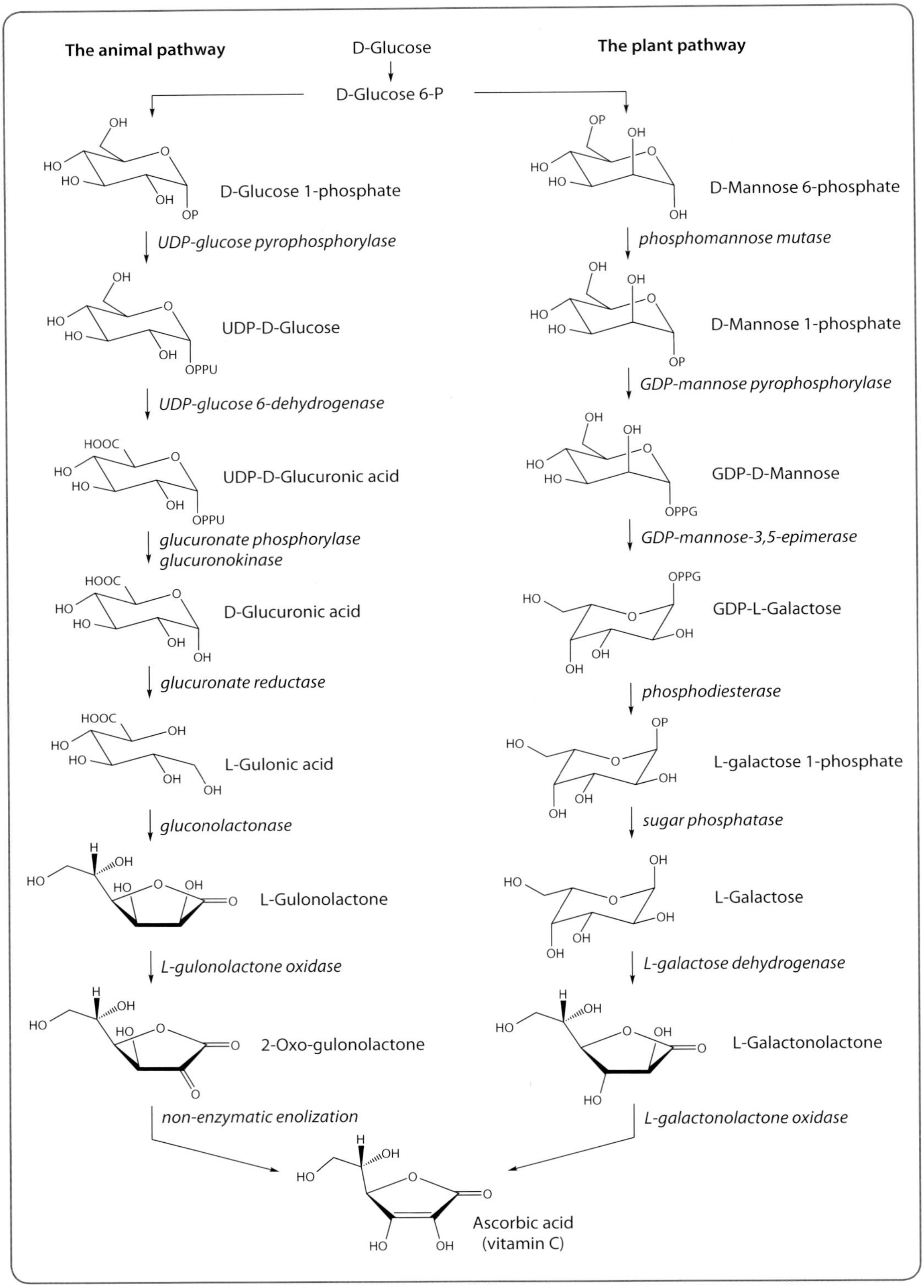

동물과 식물에서의 ascorbic acid의 생성

감, 감귤류 등에서 추출된다. 일반적인 용법으로 수술 후나 화상 치료 시에 콜라겐 합성을 증가시키기 위해 고용량으로 투여된다. 고용량의 비타민 C 복용이 감기나 바이러스의 감염을 감소시키거나, 항암치료 시 항암제의 효능을 증대하고 독성은 감소시킨다는 주장이 있으나 임상적으로 완전히 증명되지 않았다. 최근 임상시험에서 일일 500 mg 이상의 고용량의 비타민 C를

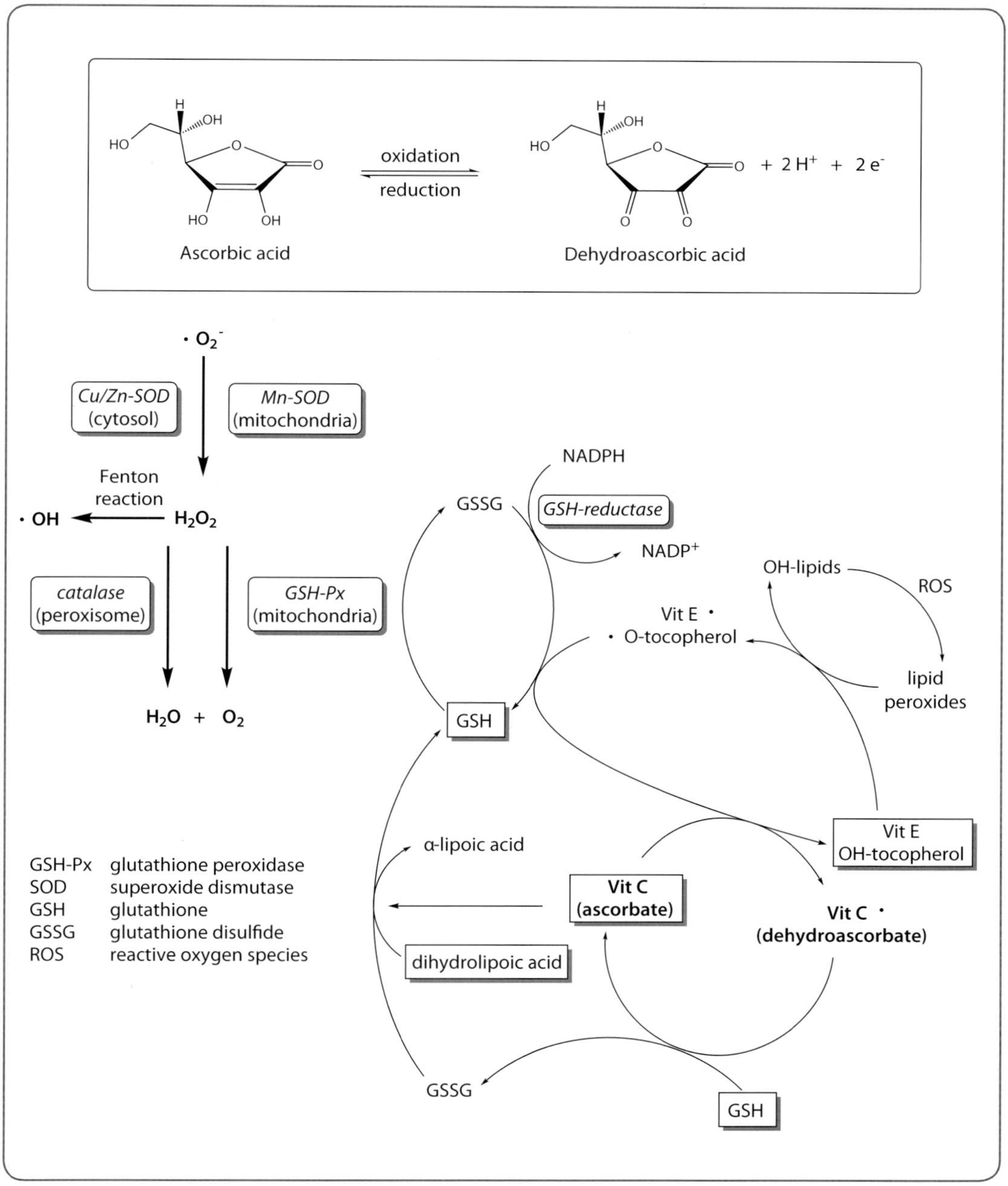

Ascorbate 산화환원 반응과 생체 내 주요 항산화 방어기전

복용한 경우 혈관내피 기능이상에 유의성 있는 효과를 나타낸다는 보고가 있어 심혈관계질환 위험성 감소와의 연관성이 주목 받고 있다. 한편, 2~3 g 이상의 유리형 vitamin C를 특히 공복에 과다 복용한 경우에 소화불량이 나타나는데, Na염, Ca염의 형태로 복용하는 경우에는 해당 부작용은 잘 나타나지 않는다. 과다복용에 의한 다른 증상으로는 오심, 설사, 경련성 복통이 있으며, 또한 사람에서 ascorbic acid의 주요 대사산물이 oxalate이므로 옥살산뇨증Hyperoxaluria에 기인한 신장결석의 위험성이 일부 논란에도 꾸준히 제시되고 있어 신장결석 병력이 있는 사람은 1 g을 초과하는 vitamin C의 복용은 피하도록 권고하고 있다.

Vitamin D

체내에서 뼈 성장 및 유지에 필요한 무기질인 칼슘, 인, 마그네슘의 대사와 조절에는 vitamin D가 관여하고 있다. Vitamin D는 지용성 비타민으로서 동물에서 발견되는 주요 형태는 vita-

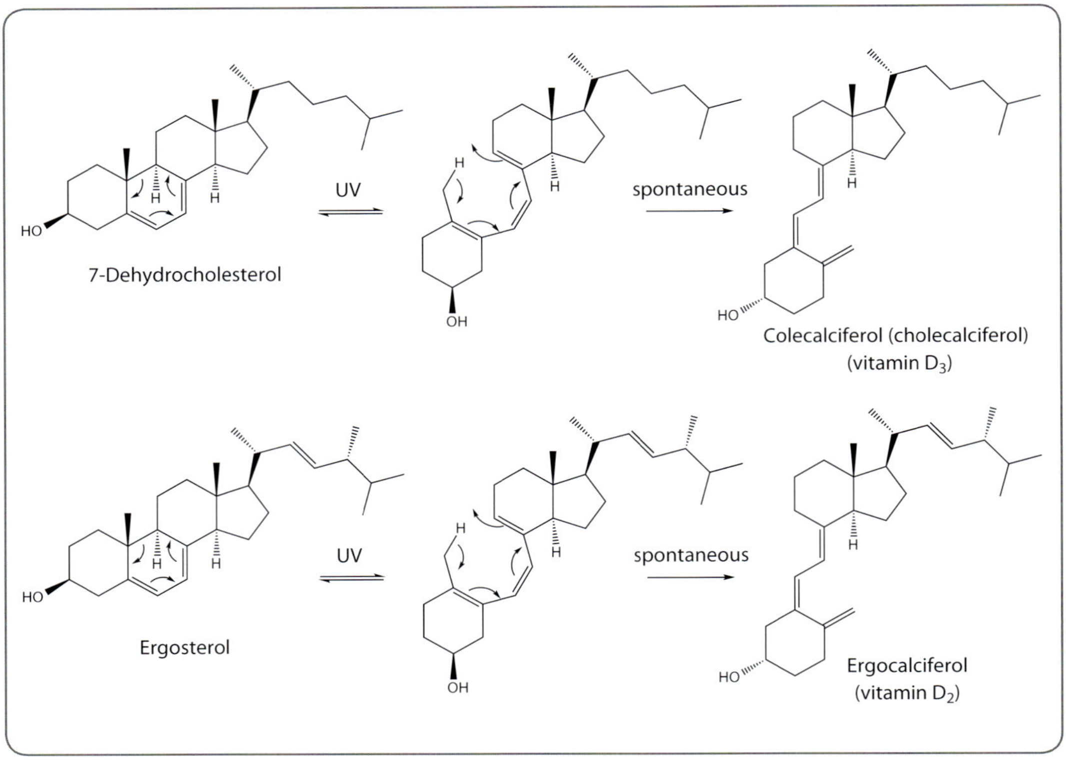

Vitamin D의 생성

min D_3Colecalciferol 또는 Cholecalciferol이며, 식물이나 효모에서는 vitamin D_2Ergocalciferol가 발견되고 있다. Vitamin D_3는 동물의 간이나 유제품, 어유 또는 대구 간유에서 얻을 수 있으며, 적정 필요량은 햇빛에 피부를 노출함으로써 쉽게 생성되므로 "sunshine vitamin"으로도 일컬어진다. 7-Dehydrosterol이 provitamin D라 할 수 있는데, 이 화합물은 UV 조사에 의해 colecalciferol로 전환되므로, 적절한 식이와 햇빛을 적정 시간 쐰다면 vitamin D 결핍증은 일어나지 않는다. Vitamin D의 대표 결핍증은 구루병Rickets으로 소아의 뼈 성장 과정에서 collagen matrix의 석회화가 제대로 되지 않아 뼈의 강도가 약해져 나타나는 질환이며, 성인에서는 골다공증이 주로 일어난다. 대부분의 국가에서 우유나 곡류에 vitamin D가 강화된 제품이 유통되고 있으며, 이는 대부분 cholesterol로부터 합성된 7-dehydrocholesterol에 UV 조사를 하여 얻어진 것이다. Vitamin D_2도 사람에서 유사한 작용을 나타내며, 이 역시 효모에 UV를 조사하여 ergosterol로부터 얻어지는 것이다. Vitamin D_1은 후에 vitamin D_2와 ergosterol의 이성질체인 lumisterol9β,10α-Ergosterol 부산물인 것으로 밝혀졌다.

Vitamin D_3는 그 자체가 활성형은 아니며, 체내에서 먼저 간 효소에 의해 25-hydroxyvitamin D_3Calcidiol, 25-OH-D_3로 산화되고, 그 후 신장에서 1α, 25-dihydroxyvitamin D_3Calcitriol, 1,25-$(OH)_2$-D_3로 최종 변화하여 활성체가 된다. 간과 신장에서 이 반응에 연관된 효소는 모두 cytochrome P-450에 속한다. Calcitriol은 뼈나 소장 등으로 이송되어 장에서 칼슘과 인의 흡수 촉진, 콩팥 원위요세관에서 칼슘과 인의 재흡수 촉진, 파골세포의 수를 증가시켜 뼈의 재흡수를 촉진하는 작용, 뼈 형성을 위해서 부갑상샘호르몬Parathyroid hormone, PTH과 함께 칼슘과 인의 농도를 적정하게 유지 및 조절하는 작용을 하게 된다. Calcitriol은 vitamin D receptor

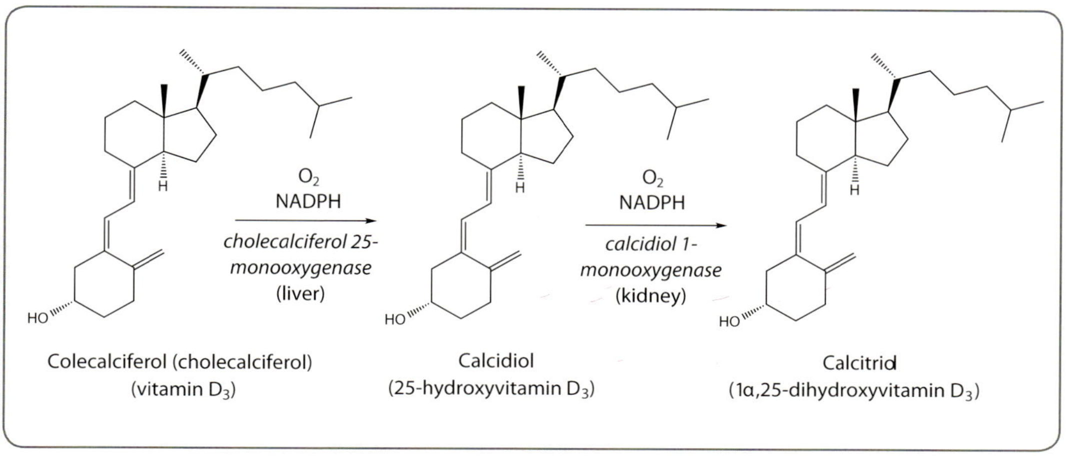

Vitamin D의 대사

VDR라는 핵 수용체가 발현된 세포의 핵에 들어가 결합하고, 이러한 결합은 전사인자로서 작용하는데, VDR과 관련된 작용은 vitamin D의 대사뿐만 아니라 세포분열과 분화, 에너지 대사, 호르몬 신호전달, 무기질 항상성 등 다양한 부분에서 보고되고 있다. VDR은 스테로이드/갑상샘 호르몬 수용체 상과Superfamily에 속하며, 뇌, 심장, 피부, 생식선 등 대부분의 장기에서 발현되고, 칼슘 흡수와 관련된 단백질인 calbindin이나 TRPV6같은 예에서 보는 바와 같이, 특히 장, 뼈, 신장, 부갑상샘에서의 VDR 활성화는 부갑상샘 호르몬 및 calcitonin의 작용 등과 더불어 혈액 또는 뼈에서 칼슘과 인의 농도와 함량 조절에 긴밀히 연관되어 있다.

Calcitriol과 유도체인 alfacalcidol1α-Hydroxyvitamin D_3, dihydrotachysterol과 paricalcitol 등이 간과 신장에서 흡수저해로 인한 만성 vitamin D 결핍증의 치료에 이용되고 있다. 골다공증의 치료로 calcitriol 및 alfacalcidol을 장기 복용하는 경우 혈청 칼슘 농도가 증가되어 독성이 나타날 수 있다. 일반적으로 복합비타민제로 복용할 때 vitamin D 함유량은 400 IU, 의약품으로 적용되는 정제나 캡슐은 vitamin D_2 50,000 IU까지 함유되어 있다.

Vitamin E

Vitamin E는 α−, β−, γ−, 및 δ−tocopherol을 포함한 일군의 항산화 지용성 비타민으로 식물에 널리 존재하는데, 밀, 보리, 귀리 등곡류 등에 많이 분포하며, 밀배아유는 특히 좋은 공급원이다. 각 tocopherol의 함유 비율은 소스에 따라 다른데, 밀배아유에는 β−형, 옥수수 배아유에는 γ−형, 해바라기 종자유에는 α−형이, 콩기름에는 γ−와 δ−형이 풍부한 편이다. 비타민 E의 결핍증은 가공 또는 조리과정에서 소실되더라도 식용유나 마가린 등으로 충분히 섭취되므로 증상이 뚜렷이 드러나지는 않는다. 가장 활성이 높은 화합물은 α−tocopherol이며, α−tocopherol의 acetate ester 구조물인 α−tocopherol acetate가 식품공업에서 부패를 방지하기 위하여 상업적으로 이용되고 있다. 일련의 역학연구를 통해 vitamin E의 섭취가 심혈관 질환, 암, 치매 등의 발생을 감소시킨다는 보고가 있으나 아직까지 확실히 증명되지는 않고 있다. 사람에서 나타나는 vitamin E의 결핍증상으로 무베타지질단백혈증Abetalipoproteinemia 환자에서 신경계의 실조와 그 외 빈혈, 적혈구 용혈 등이 보고되었다.

Vitamin E는 생체 내 강력한 항산화제로서 특히 활성산소와 자유 라디칼에 대항하여 세포막의 지방산 산화를 막는 "membrane antioxidant"로서의 역할을 기본적으로 맡고 있다. Vitamin E의 항산화 기전은 peroxyl radical의 반응에 기인하여 phenol 산화에 의해 안정한 공명구조를 생성함으로써 radical 반응이 전파되지 않도록 하면서 마무리되며, 이 과정에서 생성된 tocopherol peroxide는 tocopherolquinone으로 가수분해되고, vitamin C에 의해 다시 tocopheryloxyl radical은 tocopherol로 재건되어 이용된다.

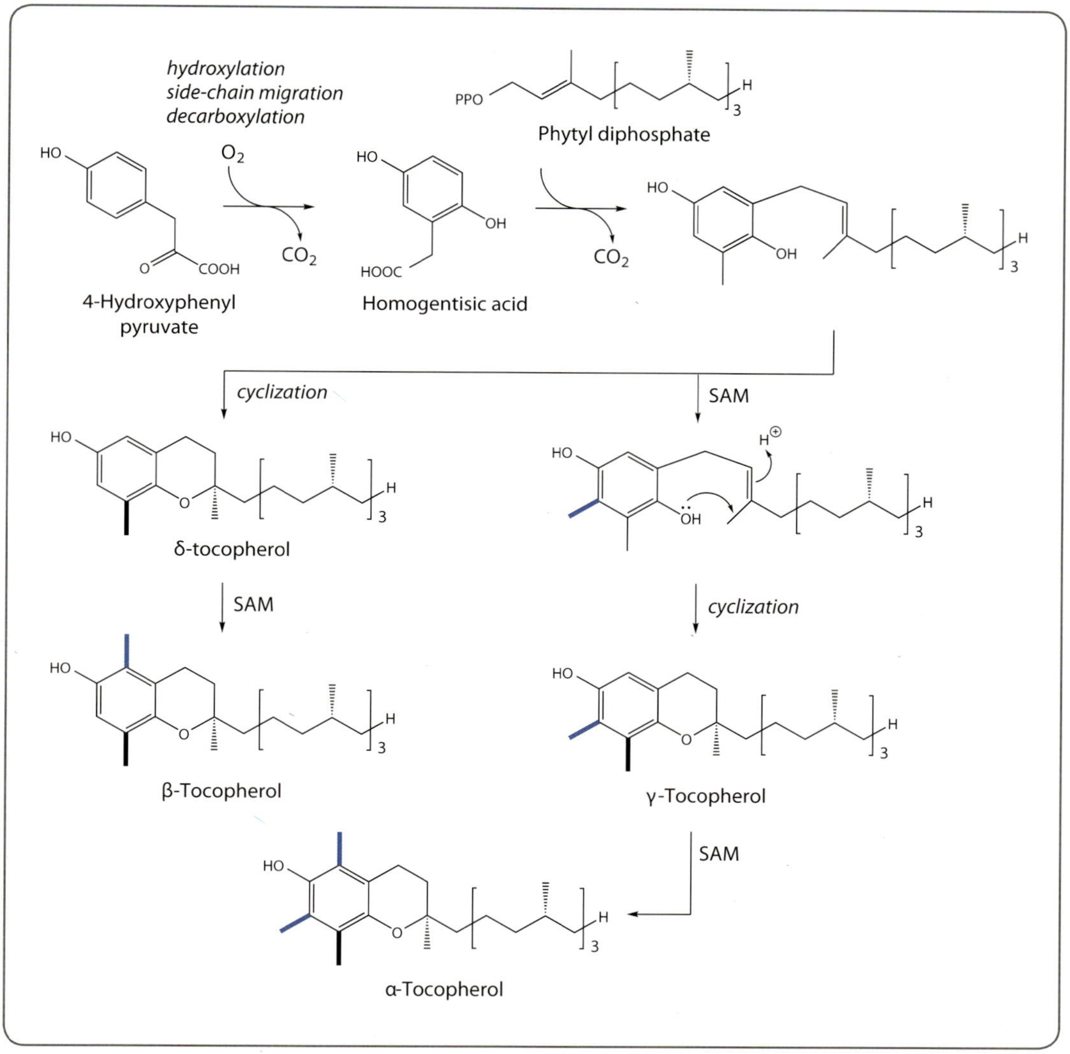

Vitamin E의 생합성

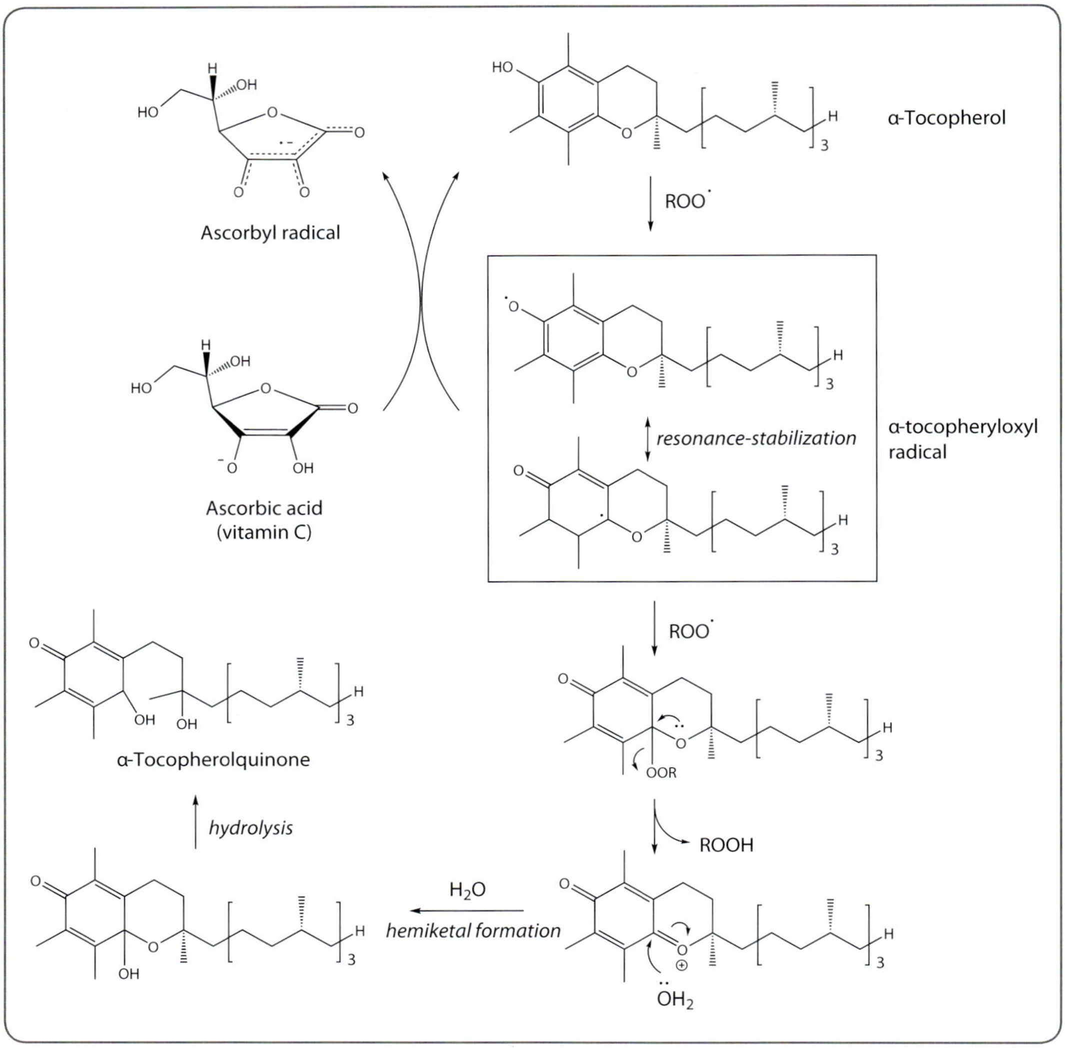

Vitamin E의 생합성

Vitamin K

Vitamin K는 지용성 비타민에 속하며, shikimate로부터 생성된 2-methyl-1,4-naphthoquinone 모핵에 isoprene 단위가 여러 개 사슬로 결합된 유도체이다. 천연 유래의 vitamin K는 K_1Phylloquinone과 K_2Menaquinone의 두 그룹으로 나누어지는데, vitamin K_1이 식물이나 조류에서 발견되는데 반해, vitamin K_2은 세균, 진균 등 미생물에 의해 생성된다. 둘 사이의 차이점은 isoprene 단위의 결합 개수에 있다. Phylloquinone이 diterpenoidC_{20} 측쇄를 지닌 반면,

menaquinone 유도체의 구조는 1~13개의 isoprene 단위를 가지므로 다양한 형태로 나타난다. 공통구조인 naphthoquinone 모핵은 shikimic acid 기원의 isochorismic acid에 2-oxoglutaric acid가 결합된 후, 일련의 제거, 탈수, 축합 반응을 거쳐 만들어지며, 여기에 decarboxylation

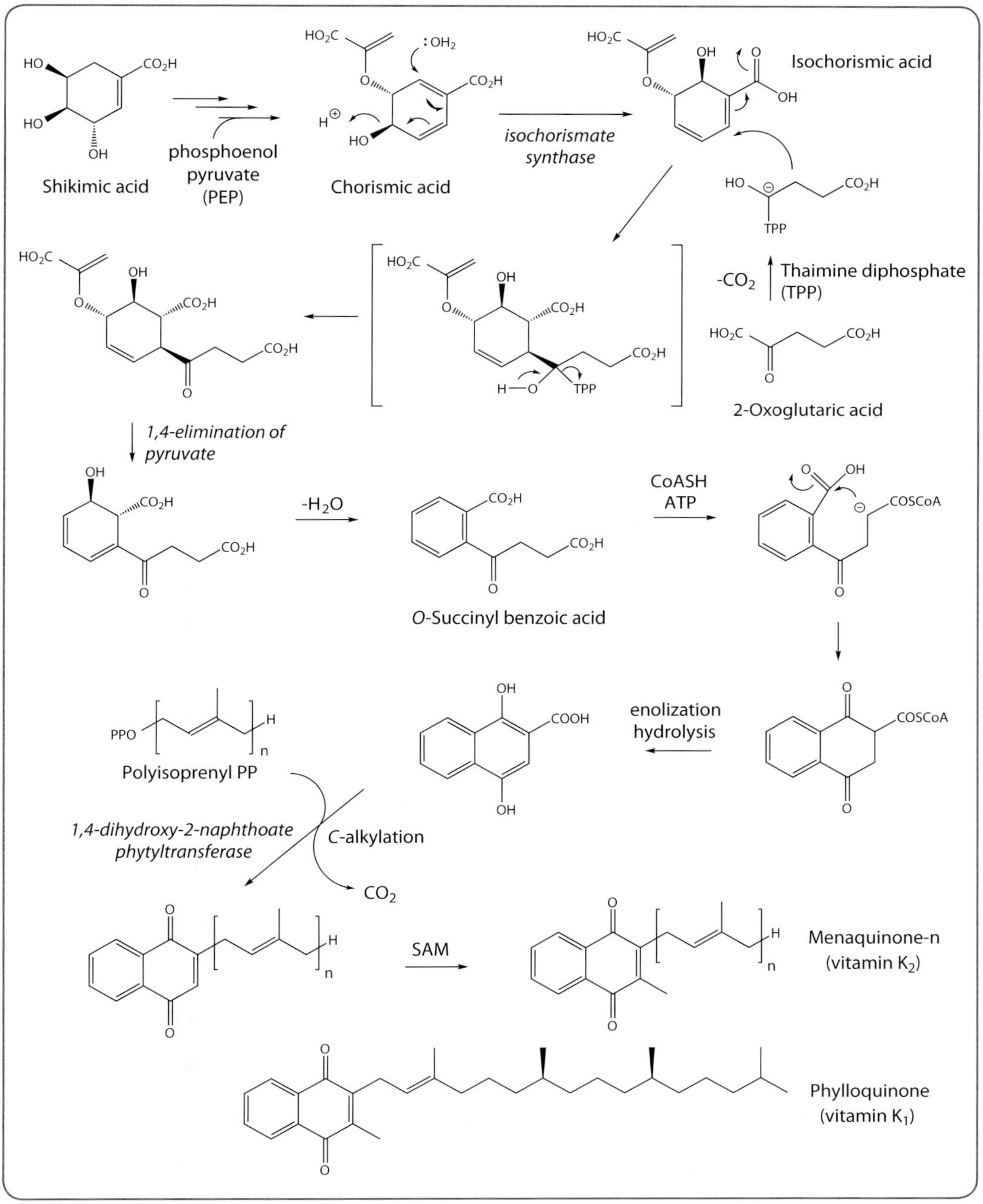

Vitamin K의 구조와 생합성 과정

을 동반한 *C*−alkylation 반응으로 isoprene 단위가 결합되면서 최종 생성된다. 합성 vitamin K 화합물로 K_3로 알려진 menadione2-Methyl-1,4-naphthoquinone이 있으며, sodium bisulfite와 결합된 수용성 복합체 형태로 가금류 사료에 보충제로 주로 첨가된다.

음식물을 통해 섭취된 vitamin K_1은 대부분 녹색채소에서 얻어지는데 반해, K_2는 장내 미생물총에 의해 생산된다. 그 결과로 vitamin K 결핍증은 드물며, sulfonamide나 항생제의 장기 복용에 의해 장내 세균이 파괴되었을 시나, 소장의 손상이나 간담계 질환으로 인해 흡수 저해가 있을 시, 지나친 항혈액응고제 투여와 관련하여 필요한 경우가 대부분이다. 사람에서 보충제로서 이용될 때는 vitamin K_1이나 수용성의 menadiol2-Methylnaphthalene-1,4-diol 인산염 형태로 이용된다. Menadiol은 체내에서 quinone으로 산화되고, geranylgeranyl pyrophosphate로 alkyl화됨으로써 활성형인 vitamin K_4로 변화된다. 또한 vitamin K 보충제는 출혈을 방지하기 위해 신생아에게 일반적으로 투여되는데, 이 시기에는 아직 장내 세균의 부족으로 vitamin K 생성이 부족하고 간에서 혈액응고인자의 생성이 적절히 이루어지지 않은 상태이기 때문이다.

Vitamin K는 혈액응고 과정에 관여하고 있으므로, 결핍 시에는 과다출혈을 일으킬 수 있다. 혈액응고를 위해서는 prothrombinFactor II, factor VII, IX, X 같은 혈액응고 단백질의 glutamate 잔기가 carboxyl화 함으로써 γ−carboxyglutamateGla로 변하여 다른 혈액응고 인자와 결합할 수 있도록 두자리 리간드Bidentate ligand를 생성해야 하며, 이를 위해서는 칼슘 이온 또한 필요하다. 이 carboxylation 반응에 CO_2, O_2와 환원형인 quinol형 vitamin K가 관여하며, 이

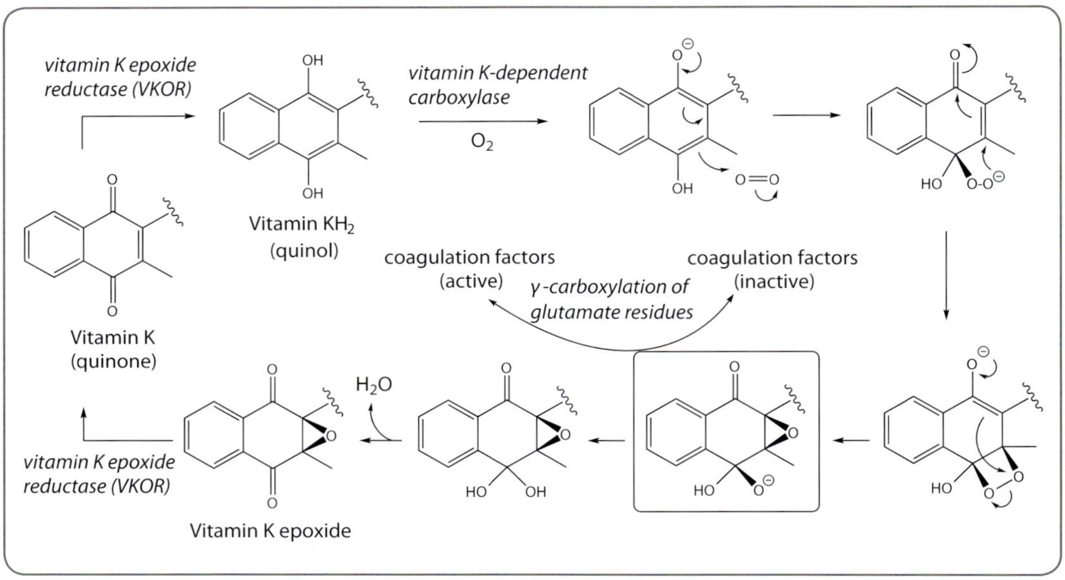

Vitamin K의 대사와 혈액응고 과정

과정 중에 환원형 vitamin K는 epoxide로 전환되었다가 다시 환원에 의해 재건되는데, 모두 같은 효소 단백질이 작용하여 일어난다. Dicoumarol이나 warfarin 같은 항응고제는 바로 이 환원효소를 저해하는 약물이다. 이 외에도 뼈 형성을 촉진하는 osteocalcin 역시 잘 알려진 Gla 단백질의 하나로 vitamin K 결핍이나 warfarin 투여 시에는 뚜렷하게 감소되는 것이 확인된다.

참고문헌

1. Combs, G. F. Jr. (2008). The vitamins: Fundamental aspects in nutrition and health. Elsevier Academic Press.
2. McDowell, L. R. (2000). Vitamins in animal and human nutrition. Iowa state University Press.
3. 식품의약품안전처 (2019). 식품 등의 표시기준 일부 개정고시. 제2019-16호.
4. Schaefer, B. (2014). Natural products in the chemical industry. Springer.
5. Dewick, P. M. (2009). Medicinal natural products: A biosynthetic approach. Wiley.
6. Mander, L., & Liu, H. W. (2010). Comprehensive natural products II: Chemistry and biology. Vol. 7. Cofactors. Elsevier.
7. McRose, D., Guo, J., Monier, A., Sudek, S., Wilken, S., Yan, S., Mock, T., Archibald, J. M., Begley, T. P., Reyes-Prieto, A., & Worden, A. Z. (2014). Alternatives to vitamin B1 uptake revealed with discovery of riboswitches in multiple marine eukaryotic lineages. The ISME Journal, 8, 2517-2529.
8. Patel, M. S., Nemeria, N. S., Furey, W., & Jordan, F. (2014). The pyruvate dehydrogenase complexes: structure-based function and regulation. The Journal of Biological Chemistry, 289(24), 16615-16623.
9. Mooney, S., Leuendorf, J. E., Hendrickson, C., & Hellmann, H. (2009). Vitamin B6: a long known compound of surprising complexity. Molecules, 14, 329-351.
10. Lina, S. & Cronan, J. E. (2011). Closing in on complete pathways of biotin biosynthesis. Molecular BioSystems, 7(6), 1811-1821.
11. Kurutas, E. B. (2016). The importance of antioxidants which play the role in cellular response against oxidative/nitrosative stress: current state. Nutrition Journal, 15(1), 71.

Vitamin D

최근 비타민 D 결핍증 환자가 꾸준히 늘고 있다. 비타민 D 결핍증은 자외선 노출 부족과 칼슘 부족으로 인해 발생하는데, 아이들뿐 아니라 성인들에게도 흔하고 여성과 노년층에 특히 많다. 특히, 국내 여성의 경우, 자외선 차단제 사용이 일상화되고 야외활동보다는 실내운동이 점점 늘어남에 따라 비타민 D 부족증이 증가되고 있다. 비타민 D는 칼슘과 인의 대사를 좌우하는 호르몬이다. 체내에 비타민 D 농도가 부족하면 뼈가 약해질 뿐 아니라 면역기능이 저하되며 비만, 골다공증, 당뇨병, 심장병, 퇴행성관절염, 대장암 같은 질병 발생이 증가한다. 또한, 비타민 D는 근력과 균형감각 형성에도 도움이 되는 것으로 알려져, 그 양이 부족할 경우 낙상사고의 위험도가 높아진다. 비타민 D의 부족은 신장에서 혈압을 올리는 물질인 레닌을 많이 분비시키고 췌장에서 인슐린 분비를 떨어뜨려 겨울철 혈압과 혈당 상승의 원인이 되기도 한다. 비타민 D를 보충하는 가장 좋은 방법은 햇볕을 통해 우리 몸 스스로 비타민 D를 체내에서 만들어 내도록 하는 것이다. 매일 팔다리의 25% 이상을 15분~20분 정도 햇볕에 노출해야 한다. 그에 어려움이 있다면 음식을 통해 섭취할 수 있다. 비타민 D를 영양제로 보충할 경우 매일 2,000 IU50 μg의 비타민 DVit D_3 콜레칼시페롤를 먹으면 된다.

역사

Vitamin D의 발견

Vitamin D 결핍으로 생기는 골 질환은 과거 로마시대 때부터 있었다고 추측되지만, 구루병을 인지하게된 것은 1650년 F. Glisson에 의해서다. 1914년 미국의 연구자 Elmer McCollum과 Marguerite Davis는 "정상적인 성장을 위해 꼭 필요한 물질들이 유지방의 지용성 비누화 지질에 섞여 있다"는 것을 밝혀내면서 이를 "지용성인자 A"라 불렀다. Mellanby는 1919년 강아지를 이용한 동물실험에서 저지방 빵 및 우유의 식이를 통해 골질환을 유발하고, 이러한 증상은 구루병 어린이의 증상과 비슷하다는 것을 확인하였다. 이러한 구루병은 유지방 식이를 통해 예방되었고, 특히 대구 간유를 식이에서 보충함으로써 가장 큰 효과가 나타났고, 이 결과를 토대로 지용성인자 A가 구루병을 예방할 것이라고 추정하였다.

1922년 McCollum과 그의 동료들은 지용성인자 A가 구루병을 치료할 것이라는 가설을 세우고 대구 간유를 산화시켜 지용성인자 A를 파괴하였다. 이 실험에서 산화된 대구 간유는 안구건조증을 예방하지 못하지만, 구루병을 치료함이 확인되었다. 이 실험을 통해 산화되어 파괴된 지용성인자 A는 뼈의 성장에 중요한 역할을 수행함을 보여주었고 이를 'Vitamin D'라고 명명하였다.

자외선 조사를 통한 구루병의 치료

오스트리아의 연구자인 Huldshinsky는 어린이들에게 여름 햇빛 또는 인공적인 자외선을 조사함으로써 구루병이 치료가 되는 것을 확인하였다. Hess와 Unger 역시 햇빛의 노출에 의해 구루병이 치료가 되는 것을 확인되었고, 이 결과를 토대로 위스콘신 대학의 Harry Steenbock 교수는 동물실험을 진행하였다. 1916년 염소를 이용한 실험을 통하여, 여름 햇빛에 노출된 염소들은 양의 칼슘 균형을 나타냈지만, 겨울에 햇빛에 노출되지 못한 염소들은 음의 칼슘 균형을 나타내는 것을 확인하였다. 또한 쥐의 사료 및 쥐 우리에 자외선을 조사하였을 때, 쥐 뿐만 아니라 자외선 조사된 사료로도 역시 구루병을 치료하는 것을 확인하였다. 이를 통해 Steenbock은 햇빛과 칼슘의 관계를 정립하였고, "피부의 비활성 지질이 자외선 조사를 통해 활성 지질의 물질로 변한다"고 주장하였다. Steenbock은 이 과정을 특허로 등록하였으며, 자외선 조사를 통한 구루병을 치료하는 방법을 산업적으로 응용하였다.

Vitamin D의 분리 및 동정

1932년 Askew 등이 에르고스테롤 혼합물에 빛을 조사함으로써 Vitamin D_2를 분리하면서 Vitamin D의 구조가 알려지게 되었다. Vitamin D_1은 Windaus와 Linsert에 의해 Vitamin D_2와 lumisterol의 부가체로부터 생성되었으므로, Vitamin D_2가 Vitamin D의 분리 및 구조 동정의 첫 사례라고 할 수 있다.

1935년 Windaus 등에 의해 7-데히드록시콜레스테롤7-Dehydroxycholesterol이 분리되었으며,

1937년 Windaus와 Bock에 의해 Vitamin D_3의 구조가 동정되었다. 그러나 Vitamin D가 정말로 피부에서 7-데히드록시콜레스테롤에 의해 생성되는지에 대한 의문은 1978년 Esvelt 등에 의해 최종적으로 증명될 때까지 계속되었다.

화학적 특징

ErgocalciferolVitamin D_2의 IUPAC name은 (3β,5*Z*,7*E*,22*E*)−9,10−secoergosta−5,7,10(19),22−tetraen−3−ol이고 화학식은 $C_{28}H_{44}O$이고 분자량은 396.65 g/mol이다.

CholecalciferolVitamin D_3의 IUPAC names은 (3*S*,5*Z*,7*E*)−9,10−Secocholesta−5,7,10−trien−3−ol이고 그 화학식은 $C_{27}H_{44}O$이며 분자량은 384.638 g/mol이고 그 구조는 다음과 같다.

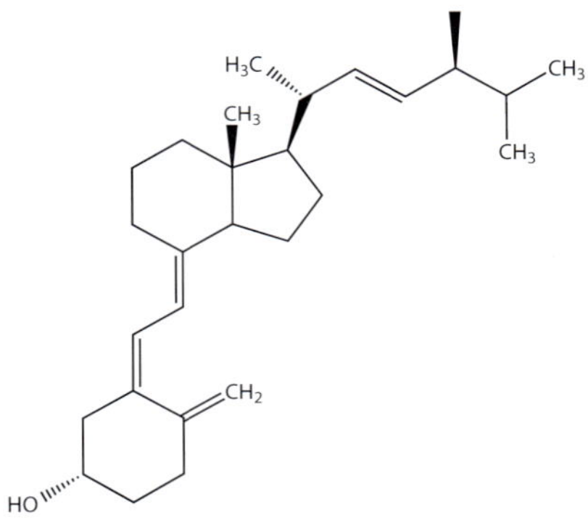

Vitamin D_2

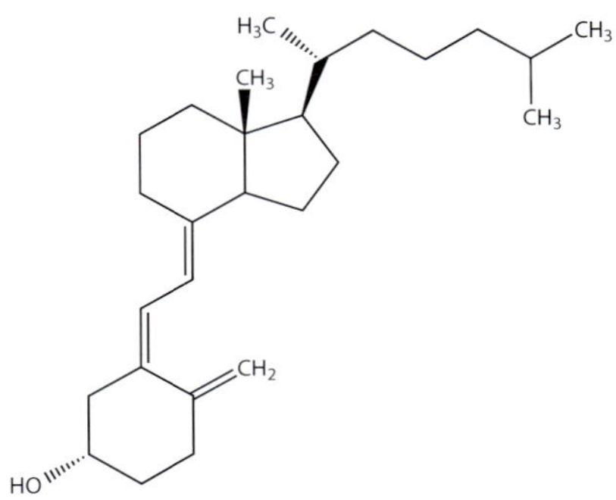

Vitamin D_3

Vitamin D의 생성

비타민 D는 체내에서 합성되어, 비타민이라기보다는 내분비기능뿐만아니라 자가분비Autocirine와 내분비Endocrine 기능을 가지는 호르몬으로 볼 수 있다. 비타민 D는 D_1, D_2, D_3의 세 종류가 있지만, 사람에게는 에르고칼시페롤Ergocalciferol, Vitamin D_2과 콜레칼시페롤Cholecalciferol, Vitamin D_3만 존재한다. Vitamin D_2는 주로 맥각, 효모, 곰팡이, 균류 등에서 합성되고, Vitamin D_3는 자외선에 노출되었을 때 피부에서 생성된다.

■ Vitamin D_2

Vitamin D_2는 스테롤Sterol의 한 종류이고, 곰팡이나 균류의 세포막에서 발견되는 에르고스테롤Ergosterol로부터 합성된다. 1930년 F. A. Askew와 A. Windaus가 에르고스테롤을 자외선 조사함으로써 최초로 생산하였다. 구조적으로는 22, 23번 탄소에 이중결합이 있고, 24번 탄소에 메틸기가 존재하는 것이 특징이다.

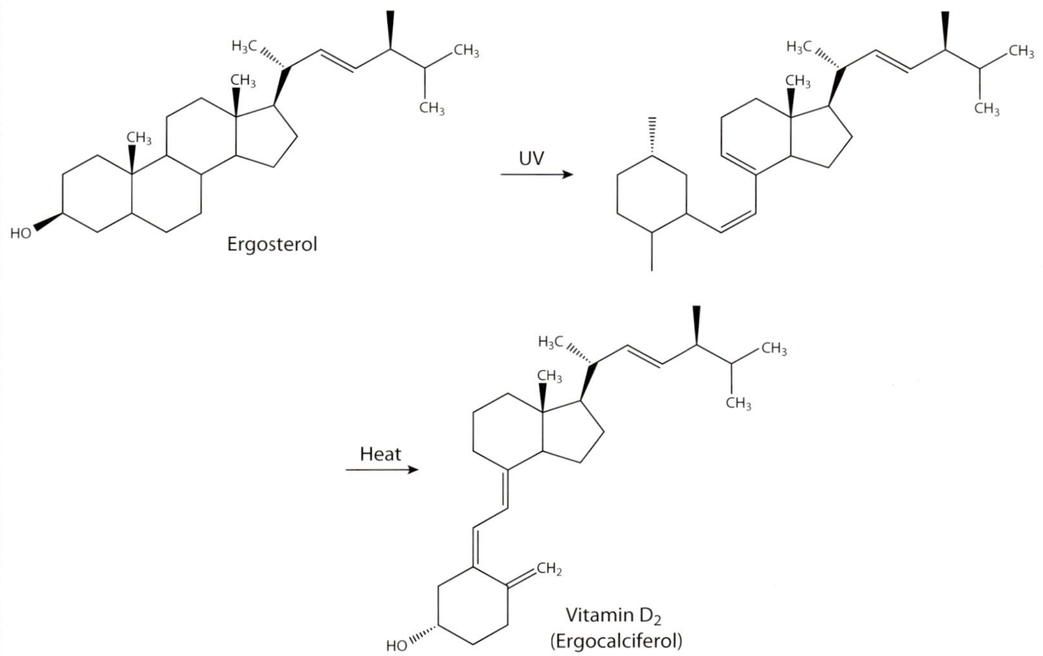

Vitamin D_2 생성 과정

■ Vitamin D_3

Vitamin D_3는 동물성 콜레스테롤의 전구체인 7–데히드록시콜레스테롤7-Dehydrocholesterol로부터 합성된다. 1935년 A. Windaus 등에 의해 7–데히드록시콜레스테롤을 콜레스테롤로부터 합성하였으며, 이를 자외선 조사하여 생성된 물질을 Vitamin D_3 또는 콜레칼시페롤이라고 명명하였다. 동물의 피부는 Vitamin D_3 전구체인 7–데히드록시콜레스테롤을 대량 함유하고 있고, 자외선 조사에 의해 electrocyclic 반응을 통하여 결과적으로 B링이 열리게 된다. 이후, 콜레칼시페롤 전구체는 이성질체 반응을 통한 구조적 변환을 통하여 최종적으로 Vitamin D_3를 형성한다. 자외선의 세기 및 피부색소의 양은 Vitamin D_3의 합성에 큰 영향을 준다.

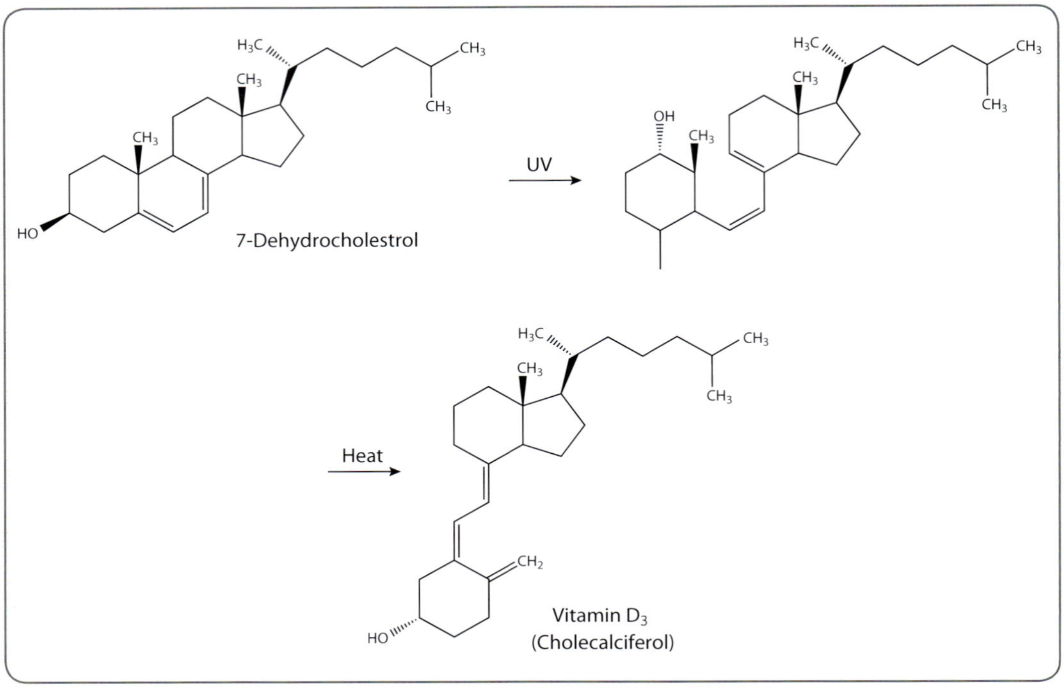

Vitamin D_3 생성 과정

Vitamin D의 인공 합성방법은 다음과 같다. 즉 Vitamin D_2는 이스트에서 추출한 에르고스테롤을 UV 조사하고 정제하여 생산한다. 그리고 Vitamin D_3는 생선의 간 또는 양모지에서 분리한 7-데히드록시콜레스테롤을 UV 조사하고 정제하여 생산한다.

Vitamin D의 대사

Vitamin D는 음식이나 태양의 자외선을 이용한 생합성을 통해 얻을 수 있지만, Vitamin D를 함유한 음식은 드물고 주로 피부에서 콜레스테롤을 전구체로 하여 합성되는 경우가 대부분이다. 이렇게 생성된 Vitamin D 자체는 생리활성이 없고, 간과 콩팥에서 효소에 의한 변화과정을 거쳐야만 생리적으로 활성화된다. 간에서 Vitamin D는 25-hydroxyvitamin D25(OH)D로 전환된다. 체내 Vitamin D 수준을 확인할 때는 혈장 내 25(OH)D를 측정한다. 25(OH)D의 일부는 콩팥에서 1,25$(OH)_2$D로 변환된다. 1,25$(OH)_2$D는 활성화된 Vitamin D로서, 혈액을 통해 순환하며 칼슘과 인 농도를 조절하고 뼈의 성장과 리모델링을 촉진하는 호르몬으로 작용하고 신경근육과 면역 기능에도 영향을 준다. Vitamin D를 활성화 하기 위한 대사과정은 대표적으로 25-hydroxylation, 1α-hydroxylation, and 24-hydroxylation이 있다. 이러한 Vitamin D 대

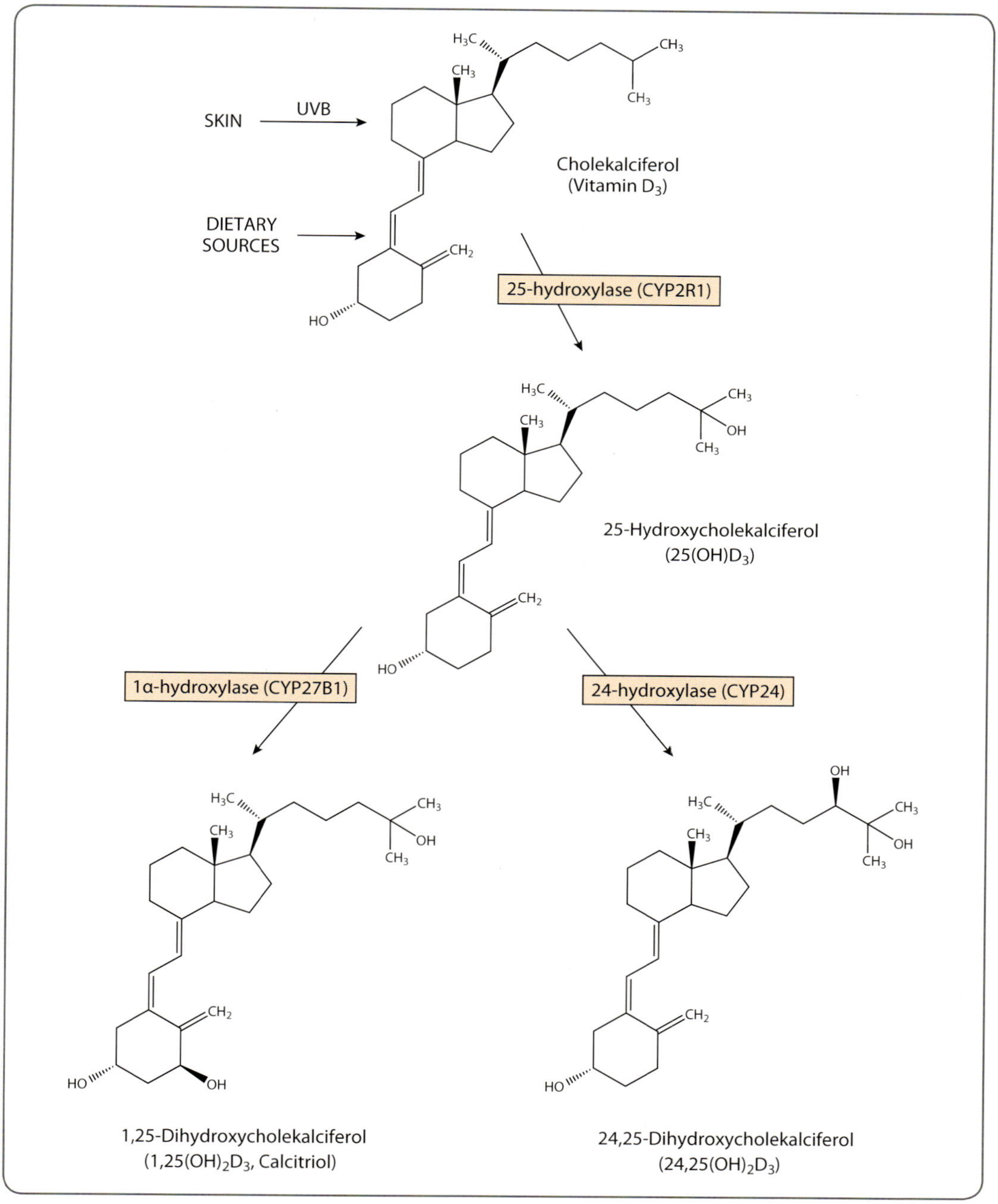

Vitamin D의 대표적 대사과정

사과정은 시토크롬p450 효소CYPs에 의해 일어나고 이러한 효소들은 소포체 또는 미토콘드리아에 존재한다.

대사에 관여하는 효소는 다음과 같다.

- 25-Hydroxylase; Vitamin D_3는 간에서 시토크롬p450 효소들에 의해 히드록시기가 첨가되어 25-hydroxyvitamin D25(OH)D를 생성한다. 25-hydroxylase는 미토콘드리아와 마이크로솜에서 발견되며 여러 종류의 25-hydroxylase가 알려져 있다. CYP27A1은 유일하게 미토콘드리아에서 발견되는 25-hydroxylase로서, 처음에는 담즙산 합성과정에서 스테롤 27-하이드록시레이즈Sterol 27-hydroxylase로 발견되었다. 이 효소는 간 뿐만 아니라 몸의 여러 곳에서 발견되지만 Vitamin D_2의 25번 탄소의 수산화는 못하는 것으로 알려져 있다. CYP2R1은 생쥐 간의 마이크로솜에서 발견되었다. 이 효소는 Vitamin D_2 및 D_3의 25번 탄소를 수산화 할 수 있으며 주로 간과 정소에서 발현된다. CYP3A4는 대표적 약물대사효소로서 주로 간과 대장에서 발견된다. CYP2J3는 쥐의 간에서 발견되며, 사람의 동족체인 CYP2J2는 약한 25-hydoxylase 활성을 보이고 주로 심장에서 발견된다. 또한 CYP2J2는 주로 아라키돈산의 epoxygenase의 기능을 한다고 알려져 있다. CYP2D25는 돼지의 간과 신장에서 발견되었고 CYP2C11은 수컷 쥐의 간에서 발견되었다. CYP2C11는 Vitamin D_2와 D_3의 25-hydroxylase 활성을 보이지만 테스토스테론의 수산화 효소로 더 잘 알려져 있다.
- 1α-Hydroxylase; 25(OH)D는 신장에서 1α-hydroxylase에 의해 다시 수산화되어 1,25-dihydroxyvitamin D [1,25$(OH)_2$D]로 전환된다. 1α-hydroxylase는 25-hydroxylase와는 다르게 CYP27B1 한 종류의 효소만 보고되어 있다. 신장이 1,25$(OH)_2$D 생성의 주된 장기이지만 이외에도 대식세포, 조골세포, 각질세포, 대장, 유방 등 여러 장기에서 1α-hydroxylase가 발현이 된다고 알려져 있다. 신장의 1α-hydroxylase는 부갑상선호르몬Parathyroid hormone, 섬유아세포성장인자 23Fibroblast growth factor 23, 1,25$(OH)_2$D에 의해 조절되고 신장 이외의 장기에서 발현되는 CYP27B1은 주로 각질세포와 대식세포에 의해 조절된다고 알려져 있다.
- 24-Hydoxylase; Vitamin D의 대사에서 24-hydroxylase로는 CYP24A1이 보고되어 있으며, 이 효소는 23-Hydroxylase와 24-hydroxylase 활성을 모두 갖는다. 24-Hydroxylase의 결과로는 생물학적으로 활성이 없는 칼씨트로익 산Calcitroic acid가 생성되며, 이와 반대로 23-hydroxyalse의 결과로는 생물학적으로 활성이 있는 1,25-26,23 lactone이 생성된다. 1,24,25-trihydroxyvitamin D는 Vitamin D 수용체와 상당한 친화도를 가지며, 그 결과 생물학적 활성을 나타낸다. 24,25-Dihydroxyvitamin D는 성장판에서 1,25$(OH)_2$D와 같이 존재할 경우 연골성뼈Endochondral bone를 형성하게 된다. 또한 CYP24A1의 주된 역

할은 조직 내의 1,25$(OH)_2$D의 양을 조절하는 것인데, 다수의 악성종양에서 CYP24A1의 발현이 증가한 것을 확인할 수 있었다. 이는 종양내의 CYP24A1의 발현을 억제하는 것은 내생의 1,25$(OH)_2$D의 양을 증가시켜 항암효과를 얻을 수 있다는 것을 의미한다.

- 3-Epimerase; 3-epimerase는 각질세포에서 처음 발견되었다. 대장암세포Caco2, 부갑상선세포, 조골세포, 간암세포HepG2에서도 발견이 되지만 신장에서는 발견되지 않는다. Vitamin D 대사체의 A환 3번 탄소를 수산화 하고, 25(OH)D와 1,25$(OH)_2$D의 3-epimer는 DBPVitamin D binding protein, 비타민 D 결합 단백질와의 결합 및 VDRVitamin D receptor, 비타민 D 수용체과의 친화도를 감소시켜 대부분의 생물학적 활성을 감소시킨다.
- CYP11A1; 최근에 각질세포에서 발견된 Vitamin D 활성화 대체경로로 각질세포에서 발견되었다. Vitamin D의 20번 탄소를 수산화시키고 20-hydroxyvitamin D 또는 20,23-dihydroxyvitamin D는 몇몇 기능에서 1,25$(OH)_2$D와 비슷한 활성을 보인다.

▪ Vitamin D의 유도체

현재 다양한 종류의 Vitamin D 유도체가 합성되어 있다. 그 유도체들은 신체 내에서 효소·화학 물질로 인해 약으로 바뀌는 비활성 물질인 프로드러그Prodrug의 형태로 만들어졌으며, 1αOHD_3Alfacalcidol, 1αOHD_2Doxercalcitriol, 디하이드로타치스테롤Dihydrotachisterol 등이 있다. 1αOHD_3은 Vitamin D_3의 1번 알파 위치에 수산기를 붙인 약물로 복용하게 되면, 간에서 대사되어 완벽한 1,25$(OH)_2$D가 된다. 이는 유럽과 미국에서 골다골증 치료제로 사용되고 있다. 1αOHD_2은 Vitamin D_2의 1번 알파 위치에 수산기를 붙인 약물이고, 미국에서 속발성 부갑상선 기능 항진증의 치료제로서 사용되고 있다. 디하이드로타치스테롤Dihydrotachisterol은 에르고스테롤의 자외선조사에 의해 얻게 되는 타치스테롤Tachisterol을 환원한 것으로 현재는 임상에서 사용되고 있지 않다. 1,25$(OH)_2D_3$의 초기 유도체 중 하나인 26,27 F6-1,25$(OH)_2D_3$Falecalcidol은 일본에서 골다공증, 속발성 부갑상선 기능 항진증, 부갑상선 기능 저하증의 치료제로 사용되고 있다. 칼시포트리올Calcipotriol은 22, 23번 탄소에 이중결합이 있고, 24번 탄소에 수산기가 있으며, 탄소 3개의 고리형 탄화수소의 구조를 갖는 화합물이다. 이 화합물은 건선 치료제로 사용되고 있고, 암 치료를 위한 임상시험도 진행되고 있다.

막사칼시톨Maxacalcitol은 22번 탄소위치에 탄소 대신 산소가 있으며, 일본에서 건선 및 속발성 부갑상선 기능 항진증의 치료제로 사용되고 있다. 막시칼시톨은 부갑상샘 호르몬의 분비를 억제하는 능력은 유지하면서 1,25$(OH)_2$D보다 고칼슘혈증의 위험은 낮은 것으로 보고되어 있다.

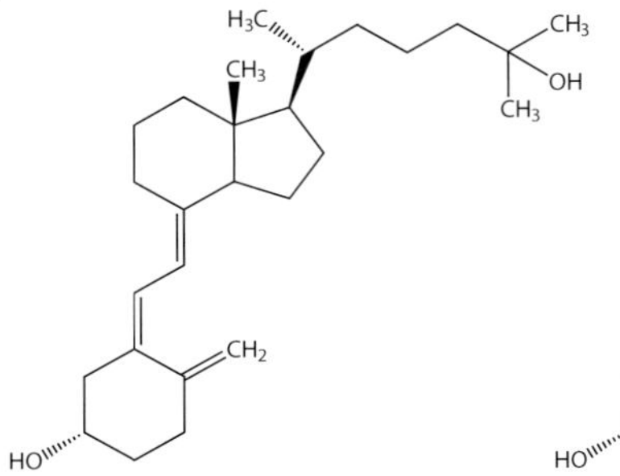

Calcidiol

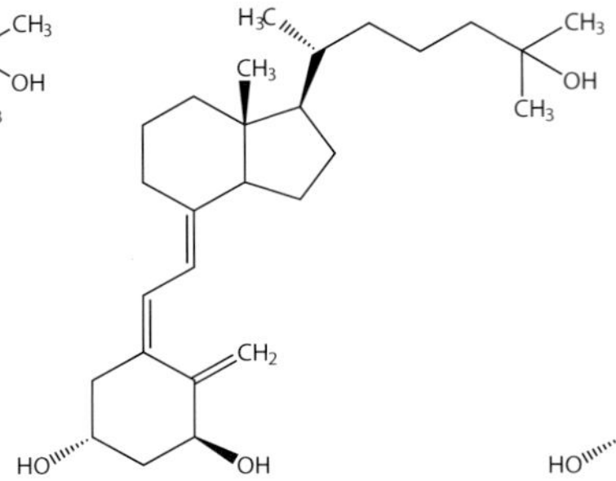

Calcitriol

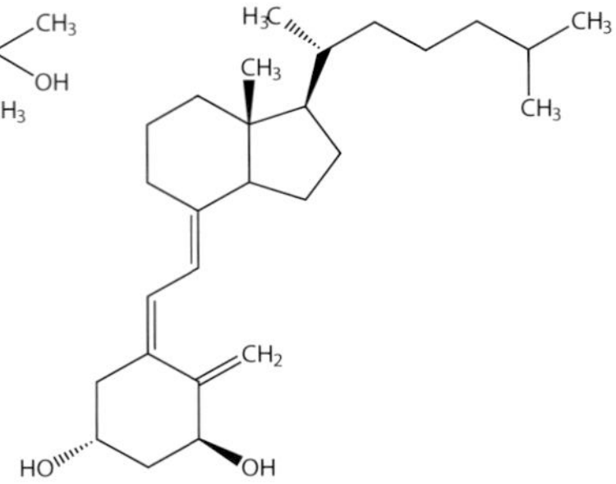

Alfacalcidol

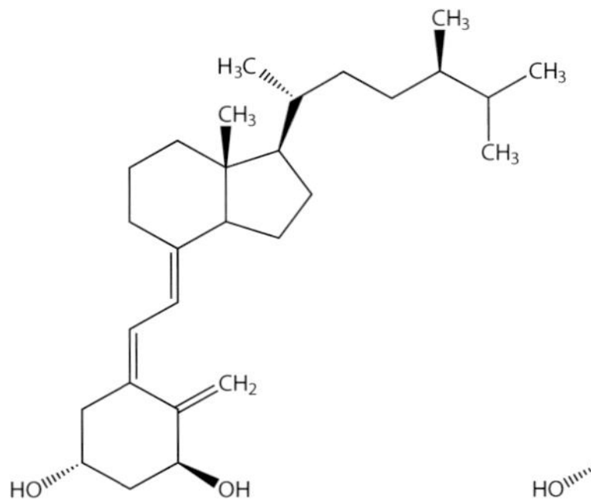

Doxercalciferol

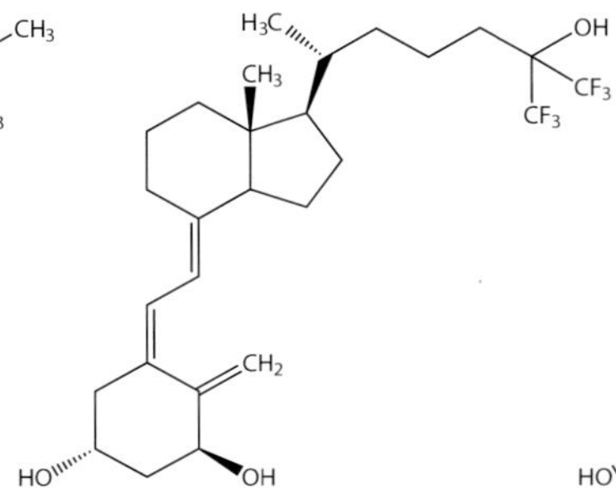

Falecalcitriol

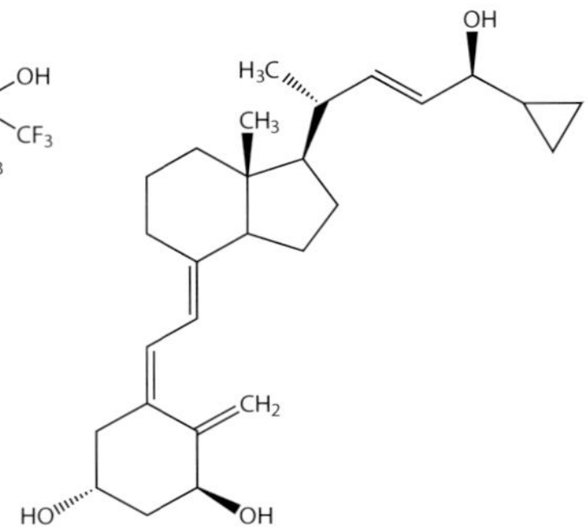

Calcipotriol

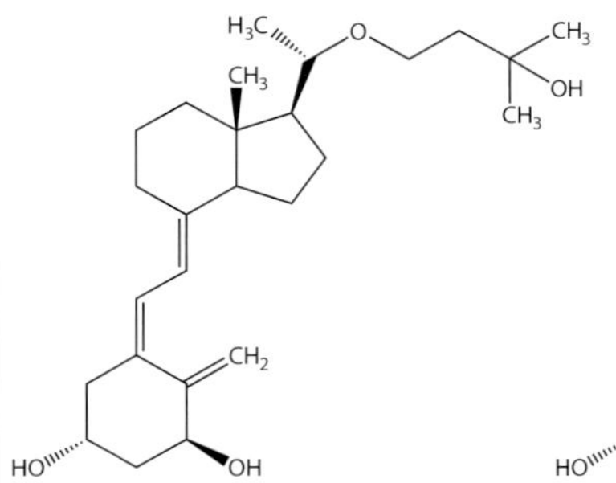

Maxacalcitol

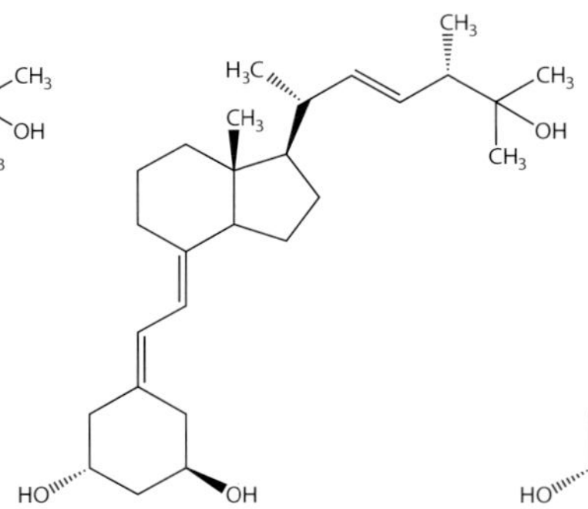

Paricalcitol

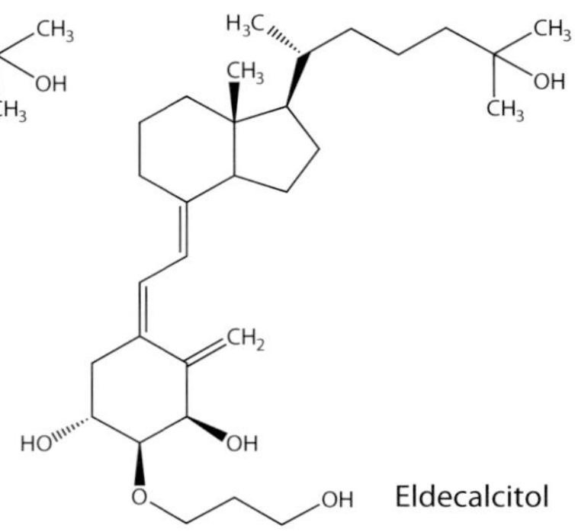

Eldecalcitol

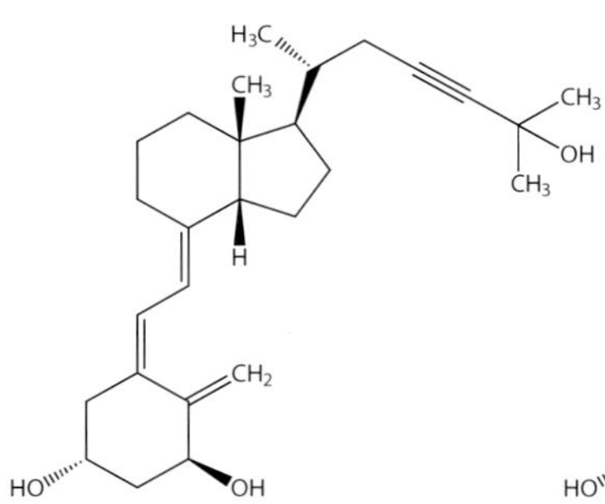

TX-522

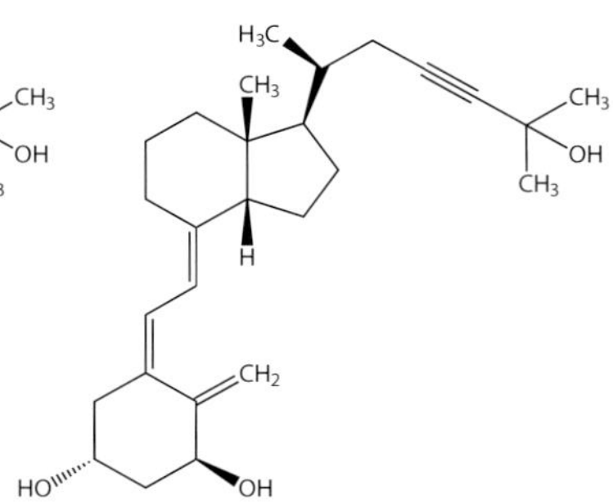

TX-527

Vitamin D의 유도체

19-nor-1α $25(OH)_2D_2$Paricalcitol은 A링 19번 탄소의 메틸렌이 없는 구조로서, 만성 신부전 중 속발성 부갑상선 기능 항진증의 치료에 사용된다. 부갑상샘 호르몬 분비의 억제로 인한 고칼슘혈증의 위험이 상당히 낮으며 부갑상선 증식을 막는다. 또한 $1,25(OH)_2D_3$ 또는 $1\alpha OHD_2$보다 혈관의 석회화의 위험이 낮다.

ED-71Eldecalcitol은 A환에 2-하이드록시프로폭시기를 갖는다. 혈청 칼슘의 양에 미치는 영향을 최소화하면서 골량을 회복시켜 일본에서 골다공증의 치료제로 승인되었다. 14-Epi 유도체인 TX527과 TX522는 $1,25(OH)_2D$보다 항증식 효능이 10배 강하고, 고칼슘 유발효과는 50-400배 낮다고 알려져 있다.

약리작용 및 기전

Vitamin D는 그 자체가 불활성 형으로 간에 저장 되어 있다가 필요할 때 마다 중간 활성형인 25(OH)D로 변하여 혈액 중에 존재한다. 이 중간 활성 형인 25(OH)D은 각 조직이 필요로 할 때 마다 조직 속으로 침투해 들어가서 완전 활성 형인 $1,25(OH)_2D$가 변하여 작용하게 된다. 이러한 활성형 $1,25(OH)_2D$이 조직의 세포 핵 근처에 존재하는 Vitamin D recepterVDR에 결합하면 관련유전자가 작동하여, 다양한 단백질, 효소, 호르몬 등 생명 활동에 필요한 많은 인자들을 생성하게 된다. 이로써 수 많은 종류의 질병을 예방하고 치료하며 세포의 수명을 최선으로 연장해주는 호르몬 작용을 수행한다. 세포의 핵Nucleus에 존재하는 VDR에 활성 비타민 $1,25(OH)_2D$가 결합하면, VDRE비타민 D 작용 유전자이 작동하여 필요로 하는 단백질을 합성하여 다양한 약리작용을 발휘하게 된다. Vitamin D의 중요한 7가지 약리작용으로는 ① calcemic effects : 칼슘 흡수 작용, 뼈 재생 작용, 골다공증 예방, ② antimicrobial effect : 생리적 항생 물질 cathelicidine, defensin 합성, ③ tissue remodeling : 증식 분화, 자살, TGF-b조직 변형 인자/MMPs금속 단백 분해 효소조절, ④ immunomodulation : 면역기능 조절수지 세포, 단구, 마크로파지, T-림프구, B-림프구, NK세포, autoantibody자가 항체 : 림프소포 및 림프 응결체 조절, ⑤ muscle function : IGF-1 세포 내 칼슘 조절근육 수축/확장, ⑥ steroid efficacy : T-reg 조절T-림프구 조절, 자가면역 조절, IL-10 조절염증 조절, ⑦ epigenetic regulation : 후천적 유전자 기능 조절이 보고되어 있다.

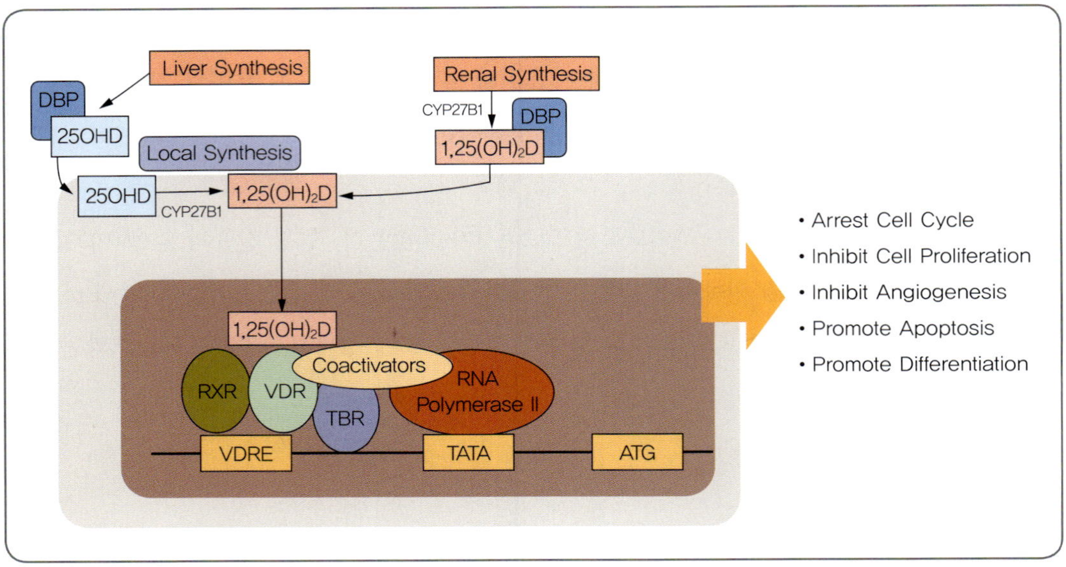

Vitamin D의 작용기전

– 뼈에서 Vitamin D의 작용으로는 다음과 같다. 즉 Vitamin D는 골격의 발달 및 재구성에 직 간접적으로 영향을 미치며, 임상적으로 골격의 발달에서 발생하는 구루병, 골다공증, 노화 골격의 골절을 막는데 중요한 역할을 한다.

– 부갑상샘에서 Vitamin D의 작용은 다음과 같다. 즉, 25(OH)D의 양과 부갑상선 호르몬의 양은 반비례 관계를 갖는다. 적절한 양의 혈중 25(OH)D는 부갑상선 증식을 막고 증가된 부갑상선 호르몬 분비를 낮추며 이로 인해 뼈에 미치는 해로운 영향을 줄일 수 있다. 만성 신부전에서 부갑상선 호르몬은 $1,25(OH)_2D$와 칼슘의 민감성을 감소시키고 각각의 수용체의 양을 줄여, 그 결과 속발성 부갑상샘 항진증이 발생한다. $1,25(OH)_2D$와 유도체인 doxercalciferol, paricalcitol, falecalcitriol, maxacalcitol은 지속적으로 부갑상선 호르몬의 양을 감소시키고 혈청 칼슘 농도를 증가시켜 만성신부전의 속발성 부갑상샘항진증의 치료제로 사용되고 있다.

– 피부에서 Vitamin D의 작용은 다음과 같다. 즉 $1,25(OH)_2D$의 유도체인 calcipotriol과 maxacalcitol은 과증식성 피부질환인 건선의 치료에 사용되고 있다. 비흑색종 피부암은 각질세포의 증식을 증가시키고 분화를 억제하는 특징을 갖는다. $1,25(OH)_2D$와 그 유도체는 증식을 억제하고 분화를 자극하며 질환과 관련된 면역반응을 억제하여 피부질환을 치료한다. 또한 VDR이 결여된 생쥐의 각질세포에 UVB를 조사하게 되면 피부암이 발생하지만 $1,25(OH)_2D$의 국소처리는 광보호 효능을 보여 피부암 발생을 억제한다.

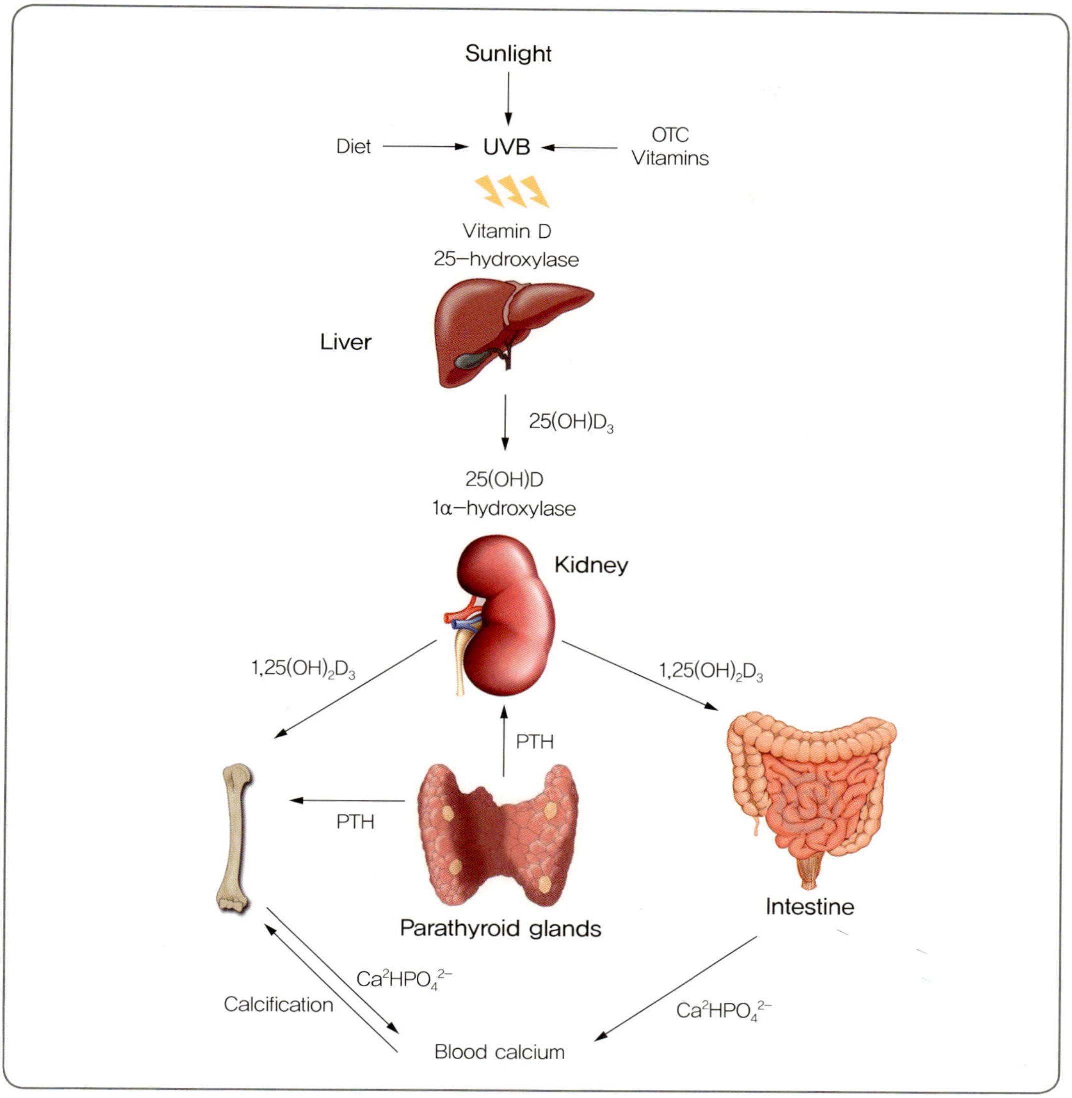

Vitamin D의 대사 및 혈중 칼슘 조절기전

– 비만, 당뇨, 대사 증후군에서 Vitamin D의 작용은 다음과 같다. 즉, 25(OH)D의 양은 당뇨 및 대사 증후군 환자보다 비만 환자에서 더 낮게 나타난다. 지방세포는 VDR을 발현하고 1,25$(OH)_2$D는 지방합성을 촉진시키고 지방분해를 감소시킨다. 췌장베타세포는 VDR을 발현하고 1,25$(OH)_2$D는 인슐린 분비를 촉진시키며 Vitamin D 결핍은 인슐린 저항성과 관련이 있다.

1,25$(OH)_2$D 또는 그 유도체는 암 발생을 예방하거나 발생한 암의 진행 또는 전이를 지연할

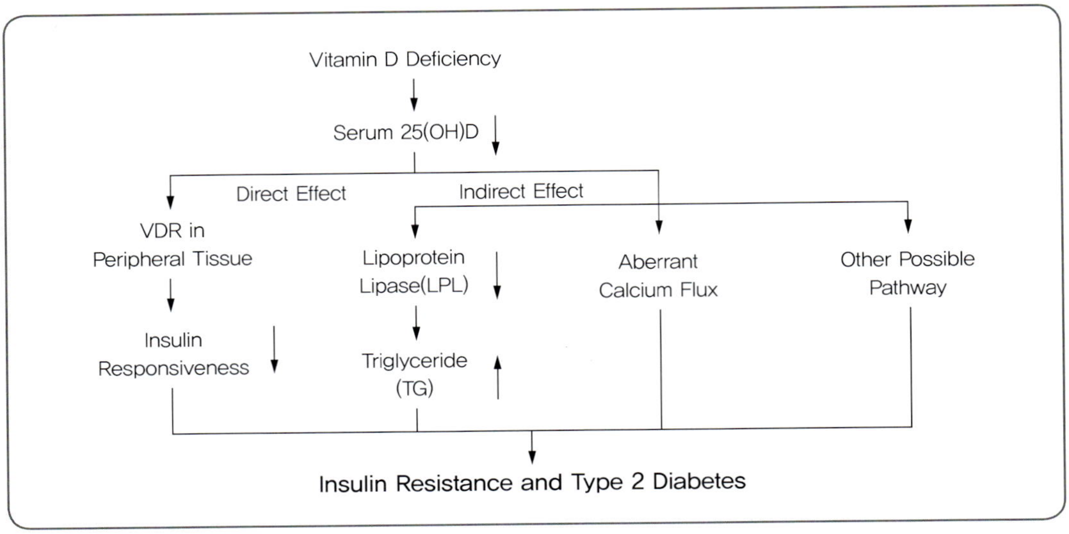

Vitamin D와 당뇨

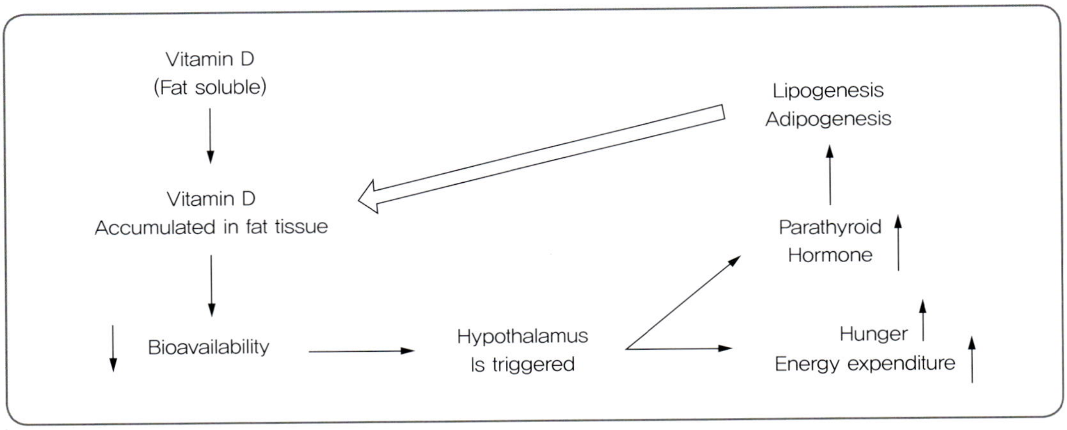

Vitamin D와 비만

수 있다. 1,25$(OH)_2$D 또는 그 유도체는 세포주기에 관여하는 성분을 막거나 성장인자의 신호를 간섭하고 세포사Apotosis를 일으키고 DNA 손상 복구를 자극하고 종양의 신생혈관 생성을 억제하여 전이와 암의 증식을 막는다.

VDR과 CYP27B1은 심장의 근세포 및 섬유아세포에서 발현이 된다. 1,25$(OH)_2$D와 그 유도체는 심비대를 일으키는 인자를 억제하고 VDR이 제거된 심장에서는 심비대가 발생한다. VDR과 CYP27B1이 제거된 생쥐의 신장과 심장에서 레닌Renin, 안지오텐신Angiotensin의 양이 증가하여 고혈압이 발생하고, 증가된 레닌-안지오텐신은 동맥경화를 촉진시킨다. 사람에서 Vitamin D의 결핍은 심근증과 관련이 있으며 심혈관계 질환의 발생은 25(OH)D의 감소와 관련이

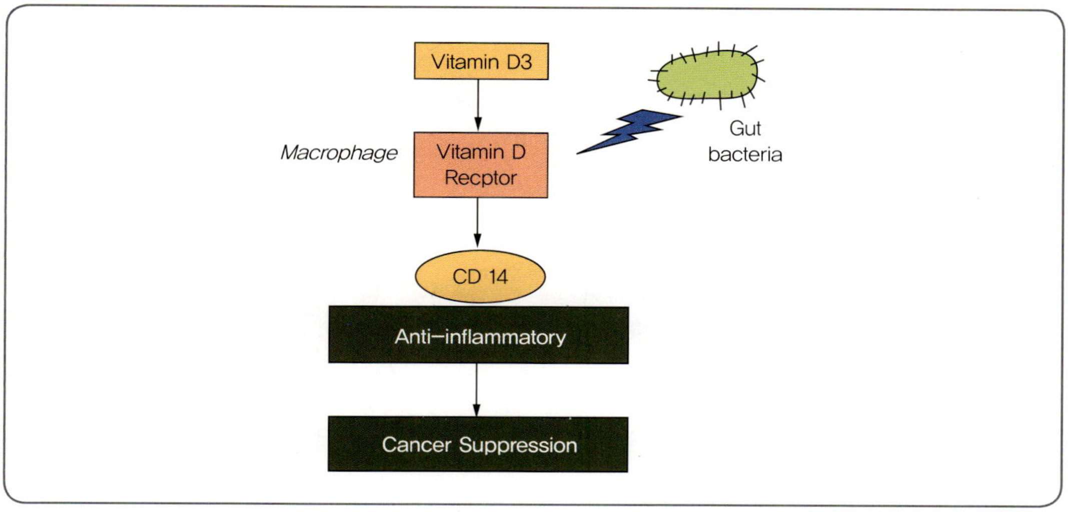

Vitamin D와 암

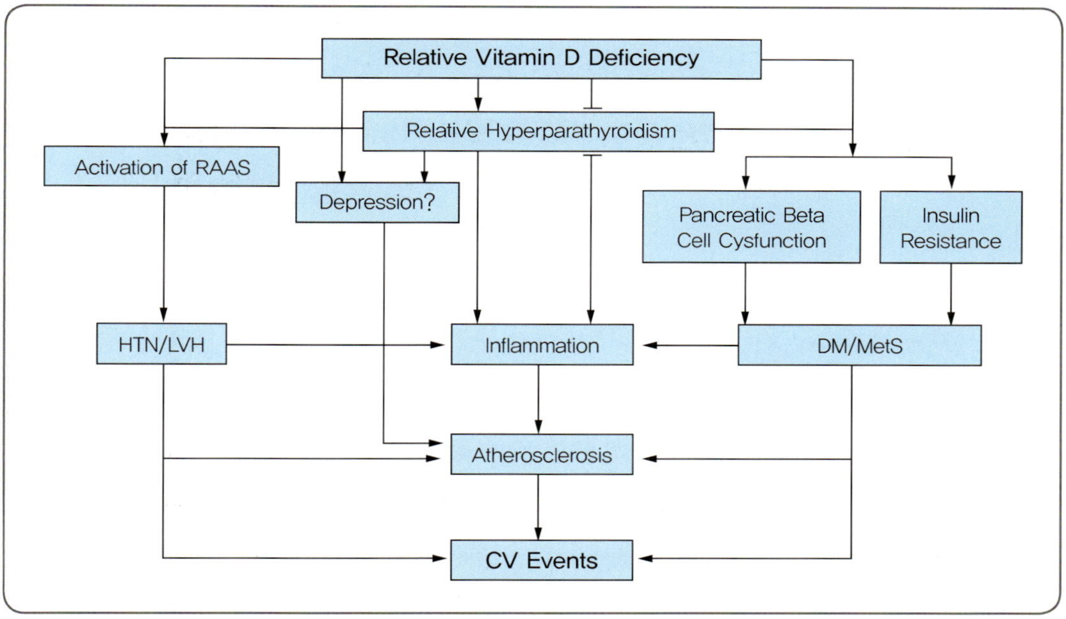

Vitamin D와 심혈관계 질환

있다.

면역체계는 크게 내재면역계Innate immune system와 적응면역계Adaptive immune system로 나뉜다. 내재면역계가 활성화되면 단핵구나 대식세포의 Toll-like 수용체가 활성화되고, 이로 인해 항균단백질인 카텔리시딘이 발현된다. 이때 카텔리시딘은 1,25$(OH)_2$D에 의해 발현된다. Toll-like 수용체가 활성화 되면, CYP27B1과 VDR의 발현이 증가하게 되는데 이를 위해서는 충

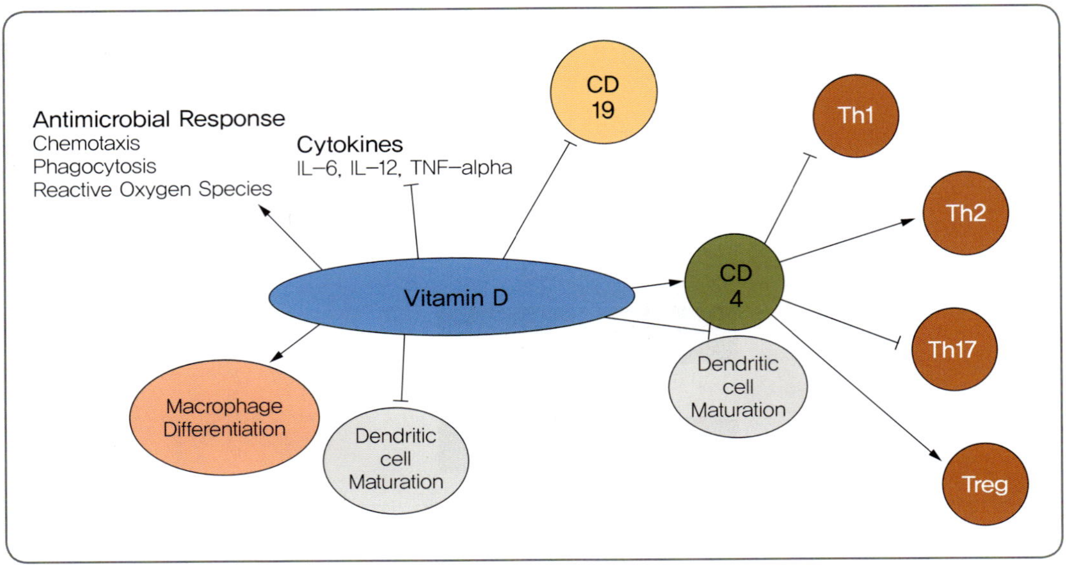

Vitamin D와 면역체계

분한 양의 25(OH)D가 필요하다. 일반적으로 Vitamin D는 적응면역계의 억제 작용을 한다. 1,25$(OH)_2$D는 수지상세포의 성숙을 감소시키고, 항원 기능의 저하로 T 세포가 활성화된다. 1,25$(OH)_2$D는 IFN-γ 및 IL-2를 생산하는 Th1 세포와 IL-17을 생산하는 Th17세포를 억제한다.

Vitamin D의 결핍 및 치료

노화 혹은 질병으로 인한 간 또는 신장의 기능 저하는 25-, 1α-hydroxylation에 영향을 미치게 되고, 그 결과 Vitamin D의 대사가 잘 이루어지지 않게 된다. 이로 인한 Vitamin D의 결핍은 암, 부갑상샘 기능 항진증, 골다공증, 당뇨병 등과 같은 여러 질병들과 관련이 있다. Vitamin D의 결핍은 크게 4종류로 나뉘는데 ① Vitamin D 모화합물Parental compound의 결핍, ② 간의 수산화 기능 저하로 인한 25(OH)D 결핍, ③ 신장의 수산화 기능 저하로 인한 1,25$(OH)_2$D 결핍, ④ 표적 장기의 VDR 발현의 감소로 인한 1,25$(OH)_2$D 민감성 감소이다.

Vitamin D 결핍을 치료하기 위한 방법으로는 다음과 같다. 즉, 10~15분 동안 햇별 또는 인공 자외선 조사기를 통하여 UVB에 피부를 노출시키면 백인의 경우 10,000 IU 이상의 Vitamin D를 합성할 수 있다. 1주일에 1~2회의 UVB 노출은 혈중 25(OH)D의 농도를 이상적으로 유지하도록 하지만 자외선 노출로 인한 일광 화상, 악성 흑색종의 생성, 피부노화 및 비흑색종 피부암 등의 위험이 있다. Vitamin D의 결핍에서 Vitamin D 및 유도체의 섭취는 UVB 노출에 의한 Vitamin D 합성보다 더욱 유용하다. 간의 수산화효소의 기능이 저하되었을 때, 25번 탄소만 수산화된 Vitamin DCalcidiol의 섭취는 Vitamin D 결핍을 막을 수 있다. 1α−수산화된 Vitamin D 유도체의 섭취는 신부전, 부갑상선 기능 저하증, 노화로 인한 VDR 발현감소와 같은 신장의 수산화 기능의 손상에서 Vitamin D의 결핍을 막을 수 있다.

Vitamin D의 독성

Vitamin D의 독성은 극히 드물다고 알려져 있으며, Vitamin D에 의한 독성 보다는 고칼슘혈증으로 인한 독성이 더욱 중요하다. 혈중 25(OH)D의 농도가 150 ng/mL를 넘게 되면 소변의 칼슘 농도 및 혈중 칼슘 농도가 증가하게 되는데, 이는 고칼슘혈증과 Vitamin D가 관련이 있음을 말한다. 만성 Vitamin D 독성으로 인하여 심혈관계 손상 및 신장과 뼈와 같은 장기들의 석회화가 일어난다. 대부분의 Vitamin D 독성은 Vitamin D 섭취 중단 또는 자외선 노출 차단을 통해 완전히 회복된다.

현재까지 Vitamin D 보충제로 인한 알러지 반응은 보고되어 있지 않다. 포르피린증, 색소피부건조증, 선천적 색소 결핍증이 있는 사람들은 햇빛 또는 인공적인 자외선 조사를 피해야 하며, 테트라사이클린, 페노티아진, 술폰아마이드, 소랄렌 등과 같은 광감작 약물을 섭취하였을 때도 햇빛 또는 인공적인 자외선 조사를 피해야 한다. 피부 흑색종과 같은 피부암 환자들 역시 자외선 노출은 금기사항이다. 종종 Vitamin D 독성으로 혼동되는 Vitamin D 과민성 증후군은 신장조직에서 $1,25(OH)_2D$를 끊임없이 생산하여 그 결과 고칼슘혈증을 유발한다. Vitamin D 과민성 증후군은 Vitamin D에 의해 사르코이드증, 결핵과 같은 육아종성 질환과 비호지킨림프종, 폐암과 같은 암을 유발하므로 Vitamin D 섭취, 햇빛 또는 인공적인 자외선 조사를 피해야 한다.

고칼슘혈증의 환자에게 Vitamin D 섭취, 햇빛 또는 인공적인 자외선 조사는 금기사항이지만 고칼슘혈증이 경미하거나 중간 정도인 경우12 mg/dL 이하는 Vitamin D 결핍의 치료에 Vitamin D를 사용할 수 있다.

상호 변환되는 다양한 형태

1. Pyridoxine은 pyridoxine hydrochloride염의 형태로 비타민 B_6의 식이보충제로 사용된다.
2. Pyridoxal은 비타민 B_6의 하나로 몇몇 박테리아 (Granulicatella와 Abiotrophia)의 성장에 필요하다. 이러한 pyridoxal이 필요한 미생물을 배양할 때 satellite 성장의 형태로 나타나게 되며, 이 부분은 pyridoxal을 생산할 수 있다.
3. Pyridoxal phosphate는 비타민 B_6의 활성형태이다.
4. Pyridoxamine은 pyridoxine의 4번에 aminomethyl이 치환된 형태로 free radical, 당류와 지질분해산물의 소거능 및 Amadori 반응을 촉진하는 금속이온과 chelation 한다. 또한 pyridoxamine은 식이보충제로 판매되었으나, 미국 FDA에서는 2009년 이후 pyridorin이란 상품명으로 당뇨병성 신경증의 진행을 늦추는 약물로 허가되었다.
5. 4-Pyridoxic acid은 뇨로 배설되는 형태이다.

작용

Pyridoxal phosphatePLP는 비타민 B_6의 대사적 활성화 형태로, 신경전달물질의 합성[serotonin, dopamine, epinephrine, norepinephrine, gamma-aminobutyric acidGABA], histamine의 합성, hemoglobin의 생성과 작용, 그리고 유전자 발현 등에 조효소로 작용한다. 특히 PLP는 아민전이반응Transamination과, 탈탄산Decarboxylation 및 입체이성질체 형성 등 아미노산 대사에 관여하는 enzyme의 조효소Cofactor로 작용한다.

비타민 B_6의 공급원

비타민 B_6의 공급원으로는 생선, 돼지고기, 닭고기, 난류, 동물의 내장간, 콩팥 등의 동물성식품을 비롯하여, 현미, 대두, 귀리 등을 들 수 있으며, 유제품은 상대적으로 비타민 B_6의 함량이 적다. 이외에도 이들 식품의 추출물 또는 다음의 합성 원료를 첨가한 가공식품과 비타민 B_6 보충용 식품도 좋은 공급식품이다.

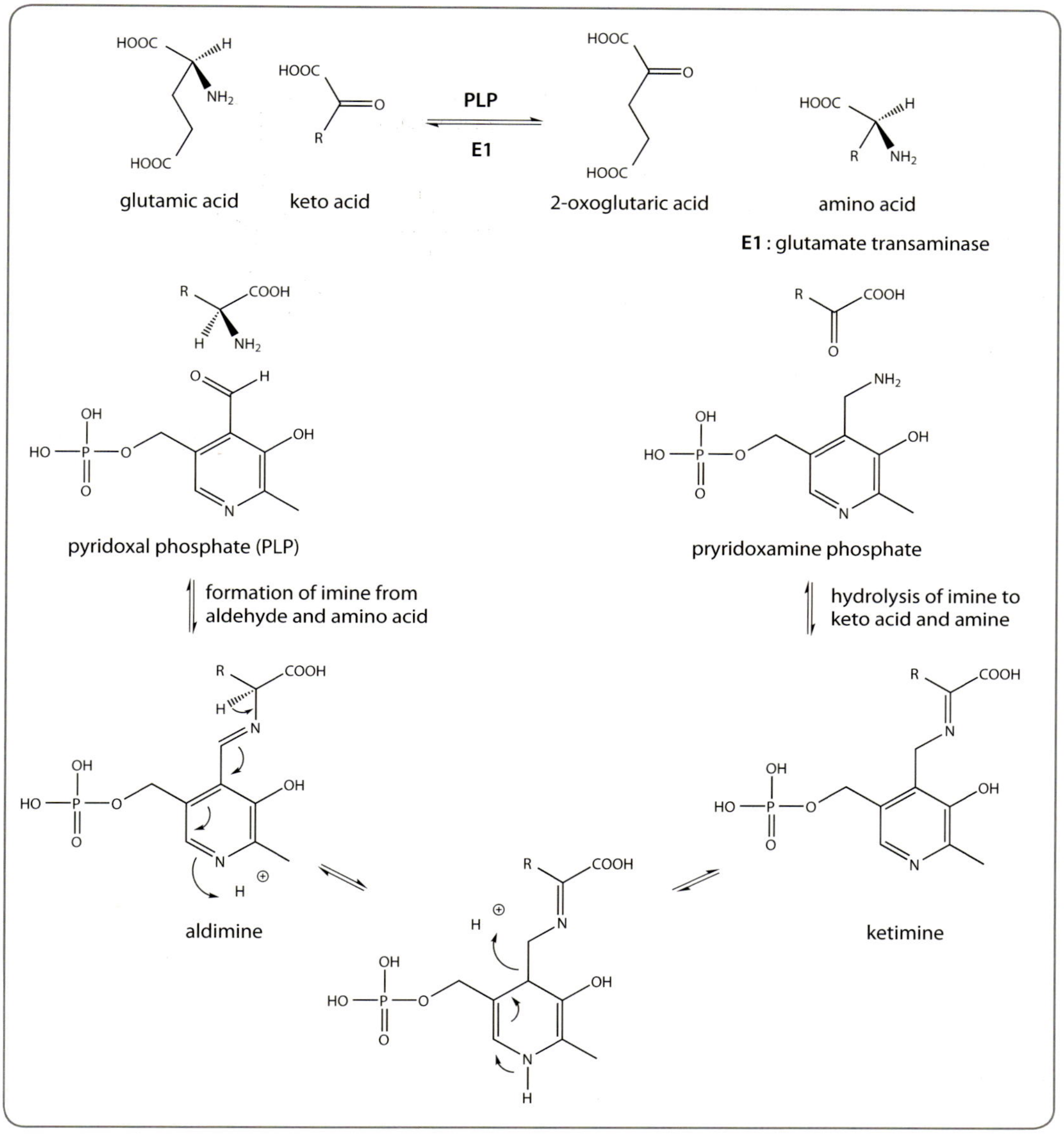

PLP가 관여하는 transamination 반응

결핍

비타민 B_6 결핍증은 PLP 또는 PL과 복합체를 형성하는 약제인 이소니아지드Isoniazid, 페니실라민Penicillamine, 하이드롤라진Hydrolzine 복용에 의해서도 발생한다. 임상적 결핍증상은 간질성 혼수, 피부염, 구내염, 구순염, 설염, 우울증, 심전도 이상 등을 들 수 있으며 동물에서는 빈

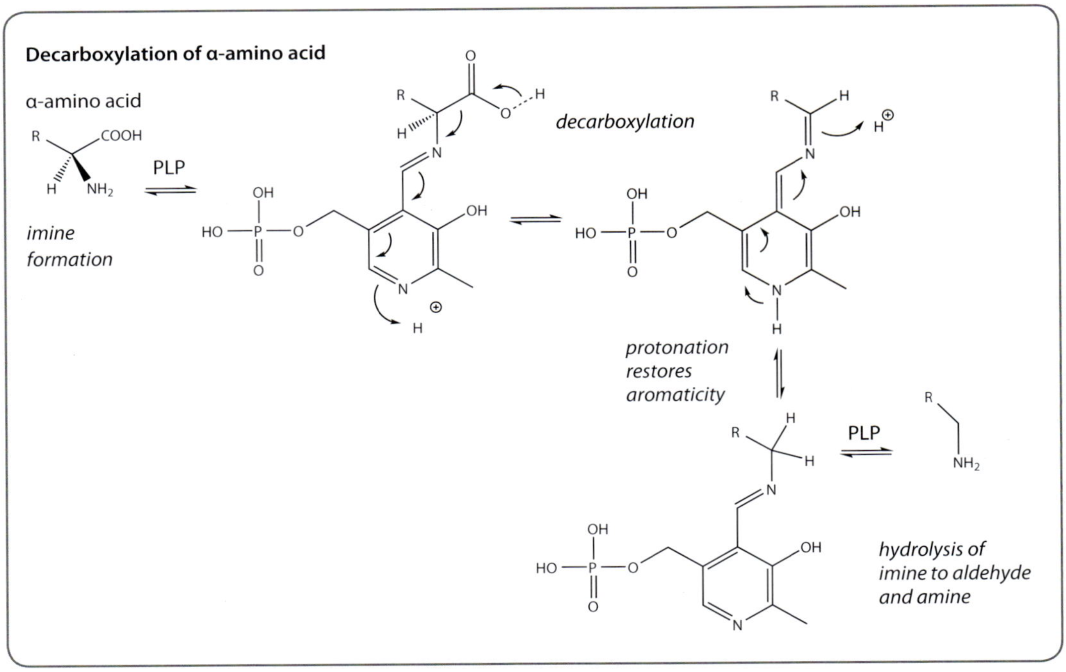

PLP가 관여하는 decarboxylation 반응

혈, 지방간, 체내 저장 에너지 이용의 이상도 보고되었다.

용도

Vitamin B_6는 임신초기의 오심과 구토 증상에 수세기 동안 사용되어 왔으며 안전하고 효과가 있다는 것이 확인되었으며, 음주 후 어지럼증을 줄여 줄 수 있다. Vitamin B_6의 섭취는 흡연자의 파킨슨병의 위험을 줄일 수 있다는 연구가 있으며, 또한 고용량의 Vitamin B_6와 마그네슘과 섭취는 자폐증Autism의 대체의학으로 널리 사용되지만 임상적으로 의미있는 결과를 얻지는 못하였다. 그러나 몇몇 연구에서는 Vitamin B_6와 마그네슘의 섭취는 주의력 결핍과 과잉행동장애에 효과가 있다는 보고가 있다. 그러나 Vitamin B_6는 파킨슨질환의 치료제인 levodopa와 같은 약물의 대사를 증가시킨다고 보고되어 주의하여야 한다.

참고문헌

1. György, P. (1934). Vitamin B_2 and the pellagra-like dermatitis in rats. Nature, 133, 498-499.
2. Johansson, S., Lindstedt, S., & Tiselius, H. G. (1974). Metabolic interconversions of different forms of vitamin B_6. Journal of Biological Chemistry, 249(19), 6040-6046.
3. Lichstein, H. C., Gunsalus, I. C., & Umbreit, W. W. (1945). Function of the vitamin B_6 group: pyridoxal phosphate (codecarboxylase) in transamination. Journal of Biological Chemistry, 161 (1), 311-320.
4. Pfeiffer, S. I., Norton, J., Nelson, L., & Shott, S. (1995). Efficacy of vitamin B_6 and magnesium in the treatment of autism: a methodology review and summary of outcomes. Journal of Autism and Developmental Disorders, 25(5), 481-493.
5. Mars, H. (1974). Levodopa, carbidopa, and pyridoxine in Parkinson disease: metabolic interactions. Archives of Neurology, 30(6), 444-447.

Folate

엽산葉酸은 영문명인 folic acid는 라틴어의 Folium=leaf, 잎에서 유래하였다. 엽산은 pteridine 단위, *p*−aminobenzoic acidPABA와 glutamic acid의 조합으로 이루어 진다. Vitamin M, Vitamin B_9, Vitamin Bc또는 folacin, pteroyl−L−glutamic acid와 pteroyl−L−glutamate로 불리기도 한다. 주로 효모, 간, 녹색채소에서 발견되며, 조리과정에서 약 90%가 파괴 된다고 알려져 있다.

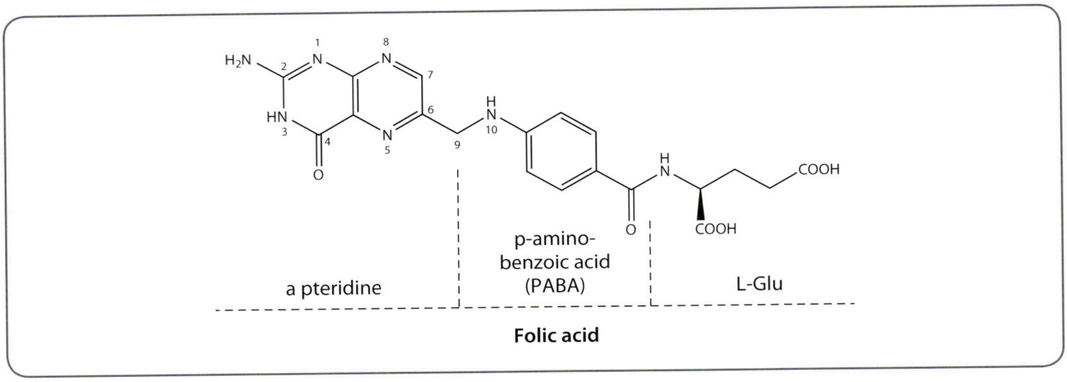

엽산의 구조

역사

1920년대 과학자들은 엽산의 부족과 빈혈은 동일한 조건임을 믿었으며, 1931년도에 Lucy Wills는 임신성 빈혈의 예방을 위하여 엽산이 필요하다는 것을 밝혀냈다. 또한, 빈혈이 맥주효모에 의하여 호전될 수 있음을 알아냈다. 1930년 후반에는 엽산이 맥주효모의 활성 물질로 확인되었으며 1941년 folic acid는 시금치에서 처음 분리 정제되어 잎을 나타내는 라틴어인 folium

에서 folic acid라 불려졌으며, 이때 엽산은 *Streptococcus lactis* R=*S. faecalis*의 성장 인자로 알려졌다.

The discovery of folic acid

1930, 1931	Wills & Mehta	Dietary anaemia in rats prevented by yeast extract
1931	Wills	Yeast or Marmite prevents macrocytic anaemia of pregnancy
1932	Vaughan	Marmite corrects anaemia of coeliac disease
1938	Wills & Evans	Purified liver extracts do not correct nutritional, pregnancy or macrocytic anaemia
1938	Day *et al*	Vitamin M corrects nutritional anaemia in monkeys
1938	Stokstad & Manning	Factor 'S', Vitamin Bc present in yeast, prevents
1940	Hogan & Parrott	nutritional anaemia in chickens
1940	Snell & Peterson	Norit eluate factor–factor absorbed from yeast or liver is growth factor for *Lactobacillus casei*
1941	Mitchell *et al*	'Folic acid' receives name and shown to be a growth factor for *Streptococcus lactis* R (*S. faecalis*)
1943	Fullerton; Watson & Castle	Idiopathic steatorrhoea megalobastic anaemia responds to crude liver extracts or yeast extract
1943	Wright & Welch	Enzyme hydrolysing folate polyglutamates to microbiologically active forms (monoglutamates) – folate conjugase
1944	Binkley *et al*	Yeast extracts potent as a source of Vitamin Bc only 2–5% as active for *L. casei*. Need enzymatic digestion to equalize activity
1945	Angier *et al*	Synthesis of folic acid and called pteroylglutamic acid
1945	Day *et al*	Purified *L.casei* factor is Vitamin M
1946	Pfiffner *et al*	Naturally occurring folate in liver is a heptaglutamate

대사경로

체내에서 엽산은 효소 dihydrofolate 환원제에 의해 pyrazine이 환원되어 dihydrofolateFH_2로 변한 뒤 tetrahydrofolateFH_4가 된다. Tetrahydeofolate는 탄소 하나로 구성된 작용기를 매개하는 운반체로 작용한다.

많은 임신이 무계획 상태에서 이루어지고, 거의 모든 여성이 임신을 확인하기 위해서 병원을 처음 방문하는 임신 6~7주에는 이미 태아의 뇌와 척추에 결손이 발생할 수 있기 때문이다. 따라서 임신 가능성이 있거나 임신한 여성은 엽산을 충분히 섭취하여야 한다. 또한 항생제, 피임약, 호르몬제 복용은 체내의 엽산 저장을 고갈시킨다. 미국과 중국의 공동 연구에 의하면 무뇌아, 이분척추 등과 같은 선천성 기형아가 많이 발생하는 중국의 북부지역에서 엽산을 400 μg 복용한 그룹에서는 1,000분의 1, 복용하지 않은 그룹에서는 1,000분의 5의 확률로 신경관 결손증이 발생했다. 체내에서 엽산은 DNA와 RNA의 합성을 위해 필요한 methionine 생산을 위해 필수적이다. 그러나 임신부 중 20~30%는 엽산에 의한 methionine 생산에 필요한 효소와 관련된 유전자에 돌연변이가 있을 수 있으므로 단순히 음식물 섭취에 의한 엽산 보충만으로는 엽산 부족현상을 일으킨다. 이때 언청이, 심장기형과 같은 기형이 나타날 수 있다. 이에 기형아를 낳은 경험이 있는 여성은 엽산 보충제를 4 mg, 그리고 이 같은 과거 경력이 없는 경우는 엽산 400 μg을 임신하기 3개월 전부터 최소 임신 13주까지 복용하면 효과적으로 예방할 수 있다. 엽산과 비타민 B_{12}의 결핍은 세포의 분화 및 세포 분열에 손상을 가져와 거대적아구성 빈혈 Megaloblastic anemia을 일으킨다. 거대적아구성 빈혈은 적혈구가 분열할 수 없어서 크고 미성숙한 상태로 남게 되어 발생한다.

엽산의 과잉 섭취는 비타민 B_{12}의 결핍 상태를 가리는 부작용이 발생하여 신경 손상을 일으킨다. 또한 과량의 엽산은 신장에 축적되어 신장 손상을 초래하기도 한다. 따라서 하루 1,000 μg 이상의 무분별한 과잉 섭취는 삼가해야 한다. 장기간의 엽산 과잉 섭취는 혈액에 악영향을 미쳐 비타민 B_{12} 결핍을 불러일으킨다. 또한 대량의 엽산은 아연 등 무기질의 활동에 지장을 초래한다.

권장량

엽산은 식품에 광범위하게 분포되어 있다. 엽산은 시금치에서 처음 분리되었으며, 엽산이 많이 들어 있는 식품에는 간, 이스트, 콩, 채소류, 과일류 등이 있다. 미국 식약청FDA은 임신하지 않은 성인의 경우 의사의 처방전이 필요 없는 비타민 보충제 엽산의 양을 400 μg으로 제한하고 있다. FDA는 과다한 합성형 엽산이 비타민 B_{12}Cobalamine의 결핍을 은폐할 수 있기 때문에 엽산 보충제의 복용을 규제한다.

참고문헌

1. Hoffbrand, A. V., & Weir, D. G. (2001). The history of folic acid. British Journal of Haematology, 113(3), 579-589.
2. Bailey, S. W., & Ayling, J. E. (2009). The extremely slow and variable activity of dihydrofolate reductase in human liver and its implications for high folic acid intake. Proceedings of the National Academy of Sciences, 106(36), 15424-15429.
3. Shaw, G. M., Schaffer, D., Velie, E. M., Morland, K., & Harris, J. A. (1995). Periconceptional vitamin use, dietary folate, and the occurrence of neural tube defects. Epidemiology, 6(3), 219-226.

Thiamine

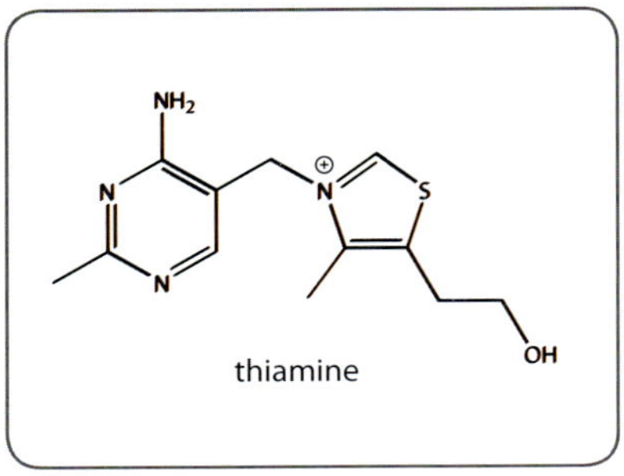

비타민 B_1의 구조

비타민 B_1티아민, thiamine은 가운데 위치한 탄소에 질소가 함유된 육각형의 환Pyrimidine과 황이 함유된 오각형의 환Thiazole이 메틸렌 다리Methylene bridge에 의해 연결되어 있다. 'Thio'는 '황'을 의미하며 'amine'은 '질소군'을 의미한다. 비타민 B_1의 중앙에 위치한 탄소와 각 환고리의 화학적 결합은 열에 장시간 노출되거나 알칼리용액 $pH>8.0$에서 조리했을 때 쉽게 파괴된다.

역사

Thiamine은 처음으로 기술된 수용성 비타민이고, 생존에 필수적인 비타민 개념의 미량물질을 발견을 위한 물질이다. 1884년에 일본 해군의 외과의사였던 Kanehiro Takaki1849–1920는 세균에 감염되었을 것이라는 이전의 각기병 이론을 폐기하고, 각기병이 불충분한 식사에 의한 것이라 가정을 세웠다. 흰쌀로 구성되어 있는 식이를 보리와 고기, 빵, 그리고 채소로 바꾸었을 때 아홉달의 항해에도 각기병이 거의 없음을 확인하였다. 그러나 Takaki는 성공적인 식이로 너무 많은 종류를 첨가하였고, 그 당시에는 Vitamin의 존재를 몰랐기 때문에, nitrogen 섭취 증가가 각기병에 도움을 준다고 믿었다. 게다가 식이증진 프로그램은 많은 비용을 필요로 하여, 러일전쟁1904–1905년 동안 많은 선원들이 각기병으로 사망하였다. 이후에 Takaki는 쌀겨와 현미에서 항각기병 인자를 발견한 이후 남작의 지위에 올랐다.

곡물에 대한 유사한 결과는 1987년에 네덜란드령 인도제도의 Christiaan Eijkman1858–1930에 의해 도출되었다. 정미된 쌀과 먹은 가금류에서 마비가 진행되었고, 정미하지 않은 쌀을 섭취한 후에 정상화 된다는 결과를 얻었다. 그는 쌀의 중심부에 있는 물질이 신경 독성을 일으켜 각기병을 유발하고, 곡물의 바깥면이 몸을 보호한다는 결론을 얻었다. Eijkman은 1929년 Vitamin의 발견에 대한 공로로 노벨생리의학상을 수상하였다. 유사한 연구로 Gerrit Grijns1865–1944은 쌀은 외부에 충분한 영양소를 가지고 있으며, 이는 정미에 의해서 제거된다고 결론을 내렸다.

이 물질들은 폴란드의 생화학자인 Casimir Funk에 의해 쌀겨에서 항신경염 물질로 분리되어 'Vitamine'생명의 아민, vital and amine, amino group을 함유이라 명명되었다. 1929년 독일의 화학자 Barend Coenraad Petrus Jansen과 Willem Frederik Donath는 분리 정제하여 결정형을 얻었으며, 화합물의 구조는 1934년 미국의 화학자인 Robert Runnels Williams에 의하여 결정되었다. 1936년에 동일 group에 의해 합성되었다. Thiamine은 처음에 aneurinAnti-neuritic vitamin, 항-신경염-비타민으로 명명되었다.

기능

비타민 B_1의 조효소 형태인 thiamine pyrophosphateTPP는 인산기가 2개 첨가된 형태로 피루브산Pyruvate, 알파케토글루타르산α–ketoglutarate, 분지상 케토산Branched-chain keto acids 등과 같은 알파케토산α–keto acids의 탈탄산반응Decarboxylation을 촉매 한다.

또한 육탄당인산Hexose phosphates과 오탄당인산Pentose phosphates의 케토전이Transketolation 반응을 촉매 한다. 케토전이 반응에 필요한 트랜스케톨레이즈Transketolase는 TPP를 필요로 하는 효소로 5탄당 인산회로Pentose phosphate pathway에서 6탄당인 포도당으로부터 5탄당을 만들어 낸다. 따라서 비타민 B_1은 탄수화물과 분지상 아미노산류신, 이소류신, 발린의 대사에 필요하다. 즉 비타민 B_1은 에너지 대사에 관여하므로, 비타민 B_1 필요량은 에너지소모량과 상관이 크다.

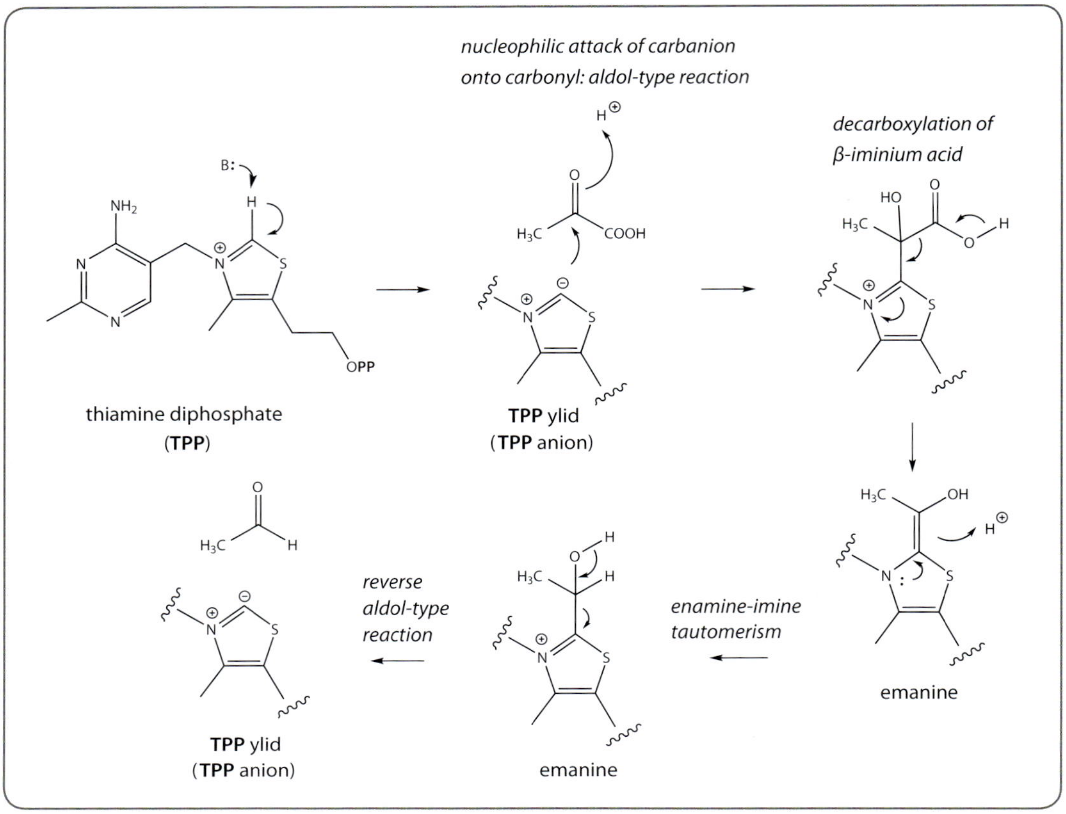

TPP의 α-keto acid의 decarboxylation reactions

결핍

비타민 B_1 부족증상은 초기에 뚜렷한 증세를 나타내지 않으므로 간과되기 쉽다. 비타민 B_1은 열량대사에 중요하며 모든 세포는 열량을 필요로 하기 때문에 비타민 B_1 결핍은 모든 기관에 영향을 미칠 수 있다. 그러나 신경계와 피부, 소화기관은 비타민 B_1 결핍에 특별히 민감하다. 왜냐하면 신경세포는 유난히 열량을 많이 사용하는 기관이며, 피부와 소화기계 세포도 빠르게 교체되기 위해 많은 열량이 필요하기 때문이다. 따라서 비타민 B_1의 결핍증은 대부분 신경계, 소화기계 또는 피부와 관련되어 있다.

비타민 B_1 결핍증상은 식욕부진, 체중감소, 무감각Apathy 등과 같은 정신적 증세, 과민성, 근육 무력증, 심장비대 등의 심혈관계 증세를 수반하며, 심각하게 결핍되면 신경계와 심혈관계 장애를 나타내는 각기병Beriberi이 유발된다. 각기병은 2가지 유형이 있다. 습성 각기병Wet beriberi은 말초신경장애 외에 심장 비대, 충혈성심장병과 함께 부종이 나타난다. 건성 각기병Dry beriberi은 말초신경장애 외에 극심한 근육소모가 나타난다.

산업화된 사회에서 비타민 B_1 결핍증은 주로 과다한 알코올 섭취자에게서 나타나는데, 이는 알코올 섭취가 식품 섭취를 제한할 수 있고 비타민 B_1의 흡수와 대사에 장애를 가져올 수 있기 때문이다. 영아의 각기병은 비타민 B_1 결핍증을 가진 엄마의 젖을 먹고 자란 경우 나타날 수 있으며, 젖 빨기 장애Sucking disorder, 구토, 무감각, 불안 등의 증상을 나타내고, 치명적인 급성 심부전을 나타낼 수도 있다.

Vitamin B_1 유도체

Allithiamine, fursultiamine 등 지용성이 증가된 비타민 B_1의 유도체가 있다. 이들은 중 알릴티아민은 마늘에서 발견되는 지용성 비타민 B_1의 형태로 티아민에 마늘의 주성분인 알리신이 결합된 성분이다. 활성형비타민 B_1이라 불리기도 하는데 지용성이라 배설이 늦어져 오래 몸에 작용한다.

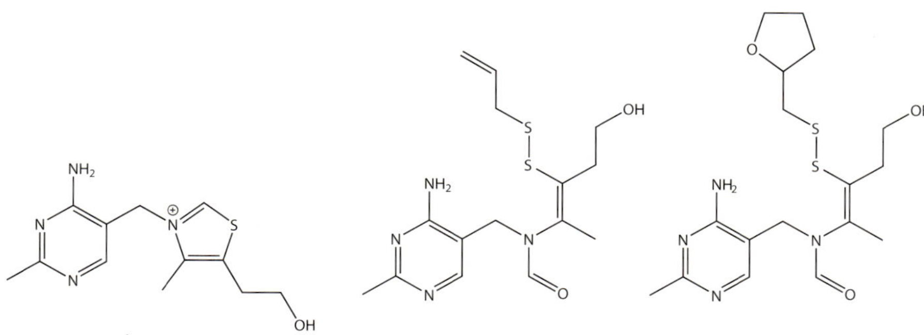

thiamine allithiamine fursultiamine

참고문헌

1. Peters, R. (1936). The biochemical lesion in vitamin B_1 deficiency: application of modern biochemical analysis in its diagnosis. Lancet, 227(5882), 1161-1165.

2. Makarchikov, A. F., Lakaye, B., Gulyai, I. E., Czerniecki, J., Coumans, B., Wins, P. & Bettendorff, L. (2003). Thiamine triphosphate and thiamine triphosphatase activities: from bacteria to mammals. Cellular and Molecular Life Sciences, 60(7), 1477-1488.
3. Lonsdale, D. (2004). Thiamine tetrahydrofurfuryl disulfide: a little known therapeutic agent. Medical Science Review, 10(9), RA199-RA203.

영문 색인

A

C

D

E

F

G

H

M

N

O

P

Q

R

S

T

W

X

Y

Z

국문 색인

ㄱ

ㄴ

ㅂ

ㅅ

ㅇ

ㅈ